郑州大学研究生教育质量提升工程项目资助
研究生教育、本科生教育规划教材

药理学教程

（思政版）

主审　张莉蓉　武艳敏
主编　范天黎　聂亚莉　韩圣娜

郑州大学出版社

图书在版编目（CIP）数据

药理学教程：思政版／范天黎，聂亚莉，韩圣娜主编. -- 郑州：郑州大学出版社，2024. 8. -- ISBN 978-7-5773-0431-1

Ⅰ. R96；G641

中国国家版本馆 CIP 数据核字第 2024495DY9 号

药理学教程：思政版
YAOLIXUE JIAOCHENG：SIZHENG BAN

策划编辑	张　霞		封面设计	苏永生
责任编辑	刘　莉		版式设计	苏永生
责任校对	张彦勤		责任监制	李瑞卿

出版发行	郑州大学出版社		地　址	郑州市大学路 40 号（450052）
出版人	卢纪富		网　址	http://www.zzup.cn
经　销	全国新华书店		发行电话	0371-66966070
印　刷	新乡市豫北印务有限公司			
开　本	850 mm×1 168 mm　1／16			
印　张	26.75		字　数	776 千字
版　次	2024 年 8 月第 1 版		印　次	2024 年 8 月第 1 次印刷

书　号	ISBN 978-7-5773-0431-1		定　价	98.00 元

作者名单

主　审　张莉蓉　武艳敏

主　编　范天黎　聂亚莉　韩圣娜

副主编　察雪湘　杜胜男　王　沛

编　委　（以姓氏笔画为序）

于　爽　王　沛　祁迎秋

杜胜男　张赛扬　范天黎

岳娅乐　聂亚莉　徐　霁

高　远　黄晨征　韩圣娜

察雪湘

前 言

为贯彻《高校思想政治工作质量提升工程实施纲要》，充分发挥课堂教学主渠道的育人作用，郑州大学基础医学院药理学系的教学团队在总结药理学教学内容、深入挖掘课程思政元素、积极开展课程思政教学的基础上，编写了这本《药理学教程(思政版)》，以推进思想政治教育在医学基础学科中的建设和发展。

药理学作为联系基础与临床、医学与药学的桥梁课程，是医学各专业学生的必修课。因此，《药理学教程(思政版)》不仅仅是医学生的教材，还是医学类从业者的重要参考书。本教材以现代药理学理论为基础，紧跟药理学研究和临床用药的最新进展，尽可能做到贴近专业、贴近岗位、贴近学生，力求保证教材的先进性和参考性，并突出实用性。本教材共46章，主要介绍药物的体内过程，药理作用及作用机制，临床应用及不良反应。本教材秉承"育人为本、德育为先"，把"立德树人"作为教育的根本任务，在每个章节前设立知识目标和思政目标，根据教学内容融入"思政元素"，即把培育和践行社会主义核心价值观有机融入教学体系，培养学生医者仁心和社会责任感，树立"健康中国"的价值观。本教材是思想政治教育与药理学教学相互融合的首次探索，是我们团队在教材编写上的一个创新和突破。我们将努力打造一本内容丰富、理念先进，适合医学本科生及研究生使用的药理学思政版教材，提升团队教学质量。

本教材专业名词术语以全国科学技术名词审定委员会最新公

布的名词术语为准,在编写过程中参考了《中华人民共和国药典》(2020版)、《药理学》(第9版,人民卫生出版社出版)等其他同行的研究成果和文献资料,在此向各位药理学前辈致以崇高的敬意和衷心的感谢!

虽然编者字斟句酌,反复审核,但限于自身的学识和水平,加上编写时间仓促,书中可能有不足和疏漏之处,恳请广大师生和读者批评指正,希望在广大师生和读者的帮助及支持下,本教材能够更加完善,编者能力也能得到进一步提升。

编 者
2024年2月

目　录

第一章 绪 论

一、药理学的研究内容与任务

(一)相关概念

1.药物 药物(drug)是指可以改变或查明机体的生理功能及病理状态,可用于预防、诊断和治疗疾病的化学物质。药品是一种产品,除含有药物外,还有其他成分,如赋形剂、矫味剂等。药物和毒物没有根本性区别(图 1-1),药物的大剂量使用或非正确使用可造成药物中毒,甚至危及生命,此时药物表现出毒物的作用;而针对特定情况使用特定剂量的某些毒物,能够产生治疗作用。

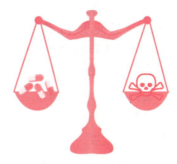

图 1-1 药物和毒物的关系

2.药理学 药理学(pharmacology)是研究药物与机体(含病原体)之间相互作用及作用规律的学科,可为防治疾病、合理用药提供理论知识和科学思维方法。药理学以基础医学为基础,又与临床医学密切相关,是连接基础医学和临床医学、医学和药学的双重桥梁学科。

(二)药理学的研究内容

药理学的研究内容有 2 个:一是研究药物对机体的作用及作用机制,即药物效应动力学(pharmacodynamics),又称药效学;二是研究药物在机体的影响下发生的变化及其规律(即机体对药物的处置过程),包括药物在体内的吸收、分布、代谢、排泄等过程及血药浓度随时间变化的科学规律,即药物代谢动力学(pharmacokinetics),又称药动学。

(三)药理学的任务

药理学既是理论科学,又是实践科学。其学科任务主要有:阐明药物的作用及作用机制,为临床合理用药、发挥药物最佳疗效、防治不良反应提供理论依据;研究开发新药,发现常用药物的新用途,为医药学的发展做出贡献;为其他生命科学的研究探索提供重要的科学依据和研究方法。药理学的3个学科任务是作为生命学科的一部分,揭示生命运动的规律,为科学发展做出贡献。

(四)药理学的实验方法

常用的药理学实验方法有功能学检测法、行为学实验方法、形态学方法、电生理学方法、免疫学方法、分子生物学方法等,概括起来可分为以下3类。①实验药理学方法:以健康动物或正常器官、组织、细胞、分子或离子通道为研究对象,对其进行药效学和药动学研究。该方法对于分析药物作用、作用机制及药动学的过程具有重要作用。②实验治疗学方法:以病理模型动物或组织器官、肿瘤细胞等为研究对象,对其进行药物作用的观察,既可在整体进行(体内实验),又可在体外进行(利用体外培养的细菌、细胞、寄生虫等来进行)。③临床药理学方法:以健康人或患者为研究对象,对其进行药效学、药动学和药物不良反应的研究,包括临床药效学、临床药动学、新药临床试验、临床疗效评价及不良反应监测,以便开发新药,推动药物治疗学发展,确保合理用药。

二、药物与药理学的发展史

(一)古代药物发展史

药物的应用历史悠久。世界上第一部关于药物的书籍,是公元前1550—公元前1292年埃及出版的《埃泊斯医药集》(*Eber's Papyrus*),整本书收录了约700种药物和处方。我国现存最早的一部药学专著——《神农本草经》于东汉时期(公元1世纪)集结整理,收载了365种药物,其中不少药物沿用至今,如人参、大黄、麻黄、当归、乌头等。世界上最早的药典是唐代的《新修本草》,这是一部由唐朝政府颁发的具有法律效力的药典,全书共收载884种药物,增加了安息香、龙脑等外来药品。明朝时期伟大医药学家李时珍,历时27年,在总结历代药方并亲身采集验证的基础上,完成了闻名世界的药物学巨著《本草纲目》,全书共52卷,约190万字,收载了1 892种药物、1 160幅插图、11 000多条药方。《本草纲目》不仅是国内研究中药者的经典书籍,而且受到国际医药学界的关注,并先后被译成了英语、日语、德语、法语、俄语、朝鲜语、拉丁语7种文本,流传于全世界,对促进我国和世界医药的发展做出了重大贡献,是药物发展史上的光辉一页。同样,青蒿素也是传统中医药送给世界人民的礼物。

(二)近现代药理学发展史

药理学的建立和发展与现代科学技术的发展紧密相关。在18世纪末和19世纪初,随着生理学和化学的发展,特别是有机化学的发展,药物的研究和开发进入了一个崭新的阶段,开创了实验药理学整体动物水平的研究方法,为现代药理学的研究奠定了基础。

19世纪中期,德国R. Buchheim教授建立了世界上第一个药理实验室并正式开设药理学课程,提出药物作用为细胞和药物相互作用所致,是"受体"理论的前驱,标志着现代药理学的诞生。1878年,R. Buchheim教授的学生Oswald Schmiedeberg编写了第一部药理学专著,提出了一系列药理学概念,开启了药物作用部位研究——器官药理学,推动了药理学在世界范围内的发展。1878年,英国的J. N. Langley根据阿托品与毛果芸香碱对猫唾液分泌的不同作用的研究,提出了受体的概念,为受体学说的建立奠定了基础。1909年,德国的P. Ehrlich用新胂凡纳明治疗梅毒,开创了化学药物治疗传染病的新纪元。1935年,德国的Domagk发现磺胺类药可以治疗细菌感染。1940年,英国科学家H. W. Florey在A. Fleming研究基础上,分离出青霉素,标志着化学治疗进入了抗生素时代,从此化学药物的研究和开发进入了黄金时期,在预防和治疗疾病及维护人类健康中发挥了重要作用。

随着自然科学技术的进一步发展及学科之间的相互交叉和依赖,药理学由过去只与生理学有联系的单一学科,发展成为与多种学科(生物化学、生物物理学、免疫学、遗传学和分子生物学)密切联系的综合学科,而且与相关学科相互渗透、分化融合并衍生出许多分支学科,如分子药理学、生化药理学、化疗药理学、免疫药理学、行为药理学、环境药理学、护理药理学等。随着高新技术在药理学中的应用,如微电极测量、核素技术、电子显微镜、电子计算机技术、纳米技术、基因工程等技术,药理学将以崭新的面貌迎接挑战,步入新的历史发展阶段。

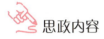 思政内容

传统中医药,国家之宝藏

20 世纪 50 年代,我国领导人指出,"中药应当很好地保护与发展。我国的中药有几千年的历史,是祖国极宝贵的遗产""我们中国如果说有东西贡献全世界,我看中医是一项"。2015 年,中国中医科学院首席科学家屠呦呦因研制创新抗疟药青蒿素获得诺贝尔生理学或医学奖。

疟疾是经蚊子叮咬或输入带疟原虫者的血液而感染疟原虫所引起的虫媒传染病,几千年来一直严重威胁人类的生命,尤其是儿童,严重者可造成脑损伤甚至死亡。20 世纪 60 年代,由于疟原虫对当时的抗疟药如氯喹等产生了抗药性,研制新的抗疟药已是刻不容缓。美国、英国、法国、德国等国家花费大量人力和物力,试图寻找新型有效的抗疟药物,但始终没有成功。1969 年,我国也启动了疟疾防治药物研究工作,屠呦呦受命担任该项目中医研究院科研组长,旨在找到具有新结构、克服抗药性的新型抗疟药。屠呦呦带领团队从中国的传统医学着手,通过发掘中国古老智慧、查阅中医药典籍、寻访民间医生,搜集了包括青蒿在内的 600 多种可能对疟疾治疗有效果的中草药药方,经过反复实验和研究分析,终于在青蒿中提取到了命名为"青蒿素"的活性物质。1973 年,屠呦呦合成了双氢青蒿素,并于 1992 年将其用于临床。自此,青蒿素及其衍生药物在世界各地被普遍采用,挽救了无数的生命。屠呦呦因此获得了 2015 年诺贝尔生理学或医学奖。青蒿素类药物的成功,不但是世界抗疟药的一大突破,而且是中医药送给世界人民的礼物,在中药现代化和国际化方面也是一个典范。

中医药是中华优秀传统文化的重要组成部分,是国家的宝藏,也是我们健康生活的深厚根基,为我们每个人的成长提供着丰富的资源和精神营养,如今正呈现出历久弥新的风貌。因此,增强文化自觉和文化自信,是我们坚定道路自信、理论自信、制度自信的题中应有之义。

三、新药开发与研究

新药(new drug)是指化学结构、药品组分或药理作用不同于现有药品的药物。我国《药品注册管理法》规定,新药系指未曾在中国境内上市销售的药品。已上市的药品改变剂型、改变给药途径、增加新的适应证或制成新的复方制剂,均不属于新药,但要按照新药来管理,即药品注册可以按照新药申请的程序进行申报。

新药开发是一个非常严格而又复杂的过程,涉及化学、生理学、医学、药理学、毒理学、药剂学、生物工程学、计算机等科学技术密集的系统工程,具有高科技含量、高投入、高风险、高效益、长周期的特点。新药从发现到生产直至临床应用,一般要经历创新阶段和开发阶段。在创新阶段,要确定合成或分离提纯产物的有效成分,并在病理模型上进行筛选,从而发现有开发价值的化合物。而新药开发阶段又分为临床前研究、临床研究和上市后药物监测 3 个阶段。

临床前研究主要是药物化学研究和药理学研究,前者包括药物制备工艺路线、理化性质、质量控制标准等;后者即临床前药理学研究,主要以实验动物为研究对象,进行药效学、药动学及毒理学

研究,即对新药进行有效性、选择性、作用机制,以及急性、慢性和特殊毒性的研究。

新药临床研究一般分为4期。

Ⅰ期临床试验又称为探索试验,是在20～30例正常成年志愿者身上进行初步的药理学及人体安全性试验,目的是阐明药物的疗效及观察人体对新药的耐受性程度,是新药人体试验的起始阶段。特殊药物如细胞毒类抗肿瘤药,也可在肿瘤患者志愿者中进行。

Ⅱ期临床试验为随机双盲对照临床试验,观察病例不少于100例,主要是对新药的有效性及安全性做出初步评价,并推荐临床给药剂量。该期试验中除了使用受试新药外,还应使用无药理活性的安慰剂及市场上已有的同类药物(阳性对照)进行对比观察。

Ⅲ期临床试验是新药批准上市前或试生产期间扩大的多中心临床试验,目的在于对新药的有效性、安全性进行社会性考察,相当于新药上市后的监测期,了解其长期使用后出现的不良反应,并继续考察新药的疗效。观察例数一般不应少于300例,研究以无对照试验为主,可在一个国家多家医院完成,亦可在国际范围内进行。

Ⅳ期临床试验是上市后在社会人群大范围内继续进行的受试新药安全性和有效性评价,是在广泛长期使用的条件下考察疗效和不良反应,特别是罕见的不良反应,以及发现新的治疗用途,便于对新药的发展前途进行评价,也叫售后调研。

为了更好地控制新药研发过程中的临床风险,使更多的有效化合物能够尽快上市,研发领域提出0期临床试验的概念。0期临床试验是一种先于传统的Ⅰ期临床试验开展的研究,旨在评价受试药物的药效学和药动学特征,特点是剂量小、周期短、受试者少,不以评价药物疗效为目的,而是对作用于靶点指标和/或生物标记的候选药物的药效学和药动学进行评价。目前通常只推荐在肿瘤、心血管疾病、神经系统疾病等严重威胁生命的疾病领域药物研发中使用。

新药开发的道路曲折而漫长,尤其是开发具有自主知识产权的创新药物,不但耗资巨大,而且历时漫长,先后可长达10～15年,但新药开发对我国建设创新型国家意义重大,是我国药品开发的主要方向。

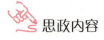 思政内容

不忘初心聚能量,锐意创新攀高峰

2018年4月11日,中国科学院上海药物研究所王逸平研究员因罹患克罗恩病离世,年仅55岁,同年11月,其被中宣部追授为"时代楷模"称号。

王逸平是一个与病魔争时间的药理学家,一个苦研良药的"患者",他以崇高的家国情怀和超乎寻常的毅力研究出造福人类的医学成果,展现了一名共产党员的政治本色。他不忘初心、胸怀大爱,始终把解除人民群众病痛作为人生追求,研发现代中药丹参多酚酸盐,造福2000多万名患者;他追求卓越、锐意创新,先后完成50多项新药药效学评价,构建了完整的心血管药物研发平台和体系;他坚忍执着、奋发忘我,以顽强的毅力和乐观的精神,25年与病魔不懈抗争,默默无闻投身科研,谱写了一曲感人至深的中药现代化奋进者之歌。

创新药物的研发不仅需要严谨、专注的工作精神,更需要毅力和坚持,还意味着要有更多的担当和责任,要承受比他人更多的风险和压力。面对困难,只有情怀如一、本色不改、锐意创新,才能凝聚更多能量,攀上高峰。

(范天黎)

第二章　药物效应动力学

学习目标

1.知识目标　①掌握药理效应、治疗效果、不良反应的种类及基本概念;药物量-效曲线的基本参数;受体激动药、拮抗药的概念及主要参数的含义。②熟悉药物安全性评价指标及剂量的概念。③了解受体类型、细胞内信号转导、受体调节。

2.思政目标　①具体问题,具体分析:结合中医学的辨证施治思想,掌握对因治疗和对症治疗的关系,理解"具体问题,具体分析"的精髓。②没有安全的药物,只有安全的医生:通过学习药物作用的双重性,引导学生敬畏、热爱生命,树立医者仁心、社会责任和"健康中国"的价值观,最大限度避免药物不良反应带来的较大损害。

药物效应动力学(pharmacodynamics)简称药效学,研究药物对机体的作用及作用机制,阐明药物防治疾病的规律。药效学是药理学的重要研究内容,可为临床合理用药和新药研发奠定基础。

第一节　药物作用与药理效应

一、药物作用与药理效应的概念

1.药物作用　药物作用(drug action)是指药物对机体的初始作用,是动因,是分子反应机制,有其特异性。药理效应(pharmacological effect)是药物作用的结果,是机体反应的表现,即细胞受药物作用后功能发生改变,导致组织器官产生某些效应。如去甲肾上腺素激动血管平滑肌细胞膜上的α受体为药物作用,激动α受体后所致的血压升高为药物效应,由于二者意义相近,通常并不严加区别。但当二者并用时,应体现先后顺序。

2.药理效应　药理效应体现在机体器官原有功能水平的改变:功能提高称为兴奋(excitation);功能降低称为抑制(inhibition)。兴奋和抑制是药物作用的基本表现。例如,尼可刹米可使呼吸加深加快,属兴奋作用;地西泮可以抗焦虑、镇静、催眠、抗惊厥等,属抑制作用。药物的兴奋作用和抑制作用不是绝对的,在一定条件下可相互转化。例如,中枢兴奋药过量可导致惊厥,持续惊厥可发生衰竭性抑制,甚至死亡。过度兴奋转入衰竭(failure)是另外一种性质的抑制。此外,同一药物对机体的不同组织器官也可产生不同的作用,甚至对同类组织的影响也不尽相同。例如,阿托品能使心率加快,表现为兴奋,使腺体分泌减少,表现为抑制。

3.药物作用的特异性和选择性　多数药物是通过化学反应而产生药理效应。这种化学反应的专一性使药物的作用具有特异性(specificity)。例如,阿托品可特异性地阻断M胆碱受体,而对其他受体影响不大。而化学反应的专一性又取决于药物的化学结构,这就是构效关系(structure-activity relationship),也就是说,化学结构是药物作用特异性的物质基础。

药物的作用还有选择性(selectivity),即在一定的剂量下,药物对不同的组织器官作用的差异性。药物作用的选择性与药物在体内的分布、机体组织细胞的结构及生化功能等方面存在差异有关。例如,碘与甲状腺组织有很强的亲和力,在该组织中可达很高的浓度,因此碘主要作用于甲状腺,对其他器官或组织影响很小,放射性碘还可应用于甲状腺功能亢进症的治疗。有些药物可影响机体的多种功能,有些药物只影响机体的一种功能,前者选择性低,后者选择性高,即选择性决定药物引起机体产生效应的范围。但选择性又是相对的,与剂量密切相关。一般药物在较小剂量或常用量时选择性较高,随着剂量增大,选择性下降,如巴比妥类药物随着剂量的增加,可依次产生镇静、催眠、抗惊厥和麻醉,最后麻痹中枢。

药物作用特异性强并不一定引起药理效应的选择性高,即二者不一定平行。在多数情况下,药物作用的特异性与选择性关系密切,如青霉素 G 抑制革兰氏阳性菌细胞壁合成作用的特异性很强,其杀灭敏感菌的选择性也很高;但也有些药物作用的特异性与选择性并不平行,如阿托品特异性地阻断 M 胆碱受体,但其药理效应的选择性并不高,对心脏、血管、平滑肌、腺体及中枢神经系统均有影响,而且有的兴奋、有的抑制。作用特异性强和/或效应选择性高的药物应用时针对性较好,反之,效应广泛的药物不良反应较多。但选择性低的药物在多种病因或诊断未明时也有其方便之处,如广谱抗生素、广谱抗心律失常药等。

二、药物作用的类型

依照药物产生的作用范围、作用方式、选择性及作用结果,可以将药物的作用分为以下几种类型。

1.局部作用和全身作用　根据药物是否吸收入血,可以把药物的作用分为局部作用(local action)和全身作用(general action)。前者是指药物未被吸收入血,在用药部位产生的作用,如氯霉素滴眼液治疗结膜炎,口服硫酸镁在肠道不易吸收而产生导泻作用,局部麻醉药注射于神经末梢或神经干阻断神经冲动传导产生的局部麻醉作用;后者是指药物从用药部位吸收入血后,分布到机体各组织器官所产生的作用,又称吸收作用(absorptive action),如阿托品吸收后产生的抑制腺体分泌、松弛平滑肌等作用。

2.直接作用与间接作用　根据药物作用方式,可以把药物的作用分为直接作用(direct action)和间接作用(indirect action)。前者又称原发作用(primary action),是指药物与组织器官直接接触后所产生的作用,如强心苷类选择性作用于心脏,加强心肌收缩力,增加慢性心力衰竭患者心输出量,改善全身循环,纠正缺血、缺氧的现象。后者是由直接作用引起的继发作用(secondary action),主要是由于机体的整体性而产生的神经反射或生理调节等效应,如强心苷类增加心输出量、反射性减慢心率的作用。有的药物既可产生直接作用,又可产生间接作用。例如,尼可刹米既能直接兴奋呼吸中枢,又能通过刺激颈动脉体和主动脉体化学感受器,反射性地兴奋呼吸中枢。

第二节　治疗效果与不良反应

药物的作用具有两重性。药物对疾病产生的治疗作用称为治疗效果;药物对机体所产生的无益有害的作用称为不良反应。临床治疗疾病,必须充分考虑用药安全性和有效性,根据治疗的需要权衡利弊,决定取舍。

一、治疗效果

治疗效果(therapeutic effect),简称疗效,是指药物作用的结果有利于改变患者的生理、生化功能或病理过程,使患病的机体恢复正常。根据治疗作用的效果,可将治疗作用分为2类。

1. 对因治疗　对因治疗(etiological treatment)用药目的在于消除原发致病因子,彻底治愈疾病,如用抗生素杀灭体内致病菌。

2. 对症治疗　对症治疗(symptomatic treatment)用药目的在于改善症状,如糖皮质激素用于退热、吗啡用于镇痛的治疗。

对因治疗又称"治本",对症治疗又称"治标",对因治疗和对症治疗在临床药物治疗中具有同等重要地位。临床对疾病治疗的目标是消除疾病发病原因,达到根治的目的。对症治疗虽然不能根除病因,但可缓解这些症状给患者带来的痛苦甚至生命的危害,对病因未明暂时无法根治的疾病必不可少。对某些重危急症如休克、惊厥、心力衰竭、心搏或呼吸暂停等,对症治疗可能比对因治疗更迫切。有时严重的症状可以作为二级病因,使疾病进一步恶化,如高热引起惊厥、剧痛引起休克等。此时的对症治疗(如退热或镇痛)对惊厥或休克而言,又可看成是对因治疗。

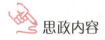 思政内容

具体问题,具体分析

对因治疗重要还是对症治疗重要? 这是临床上经常遇见的问题。中医学提倡"急则治其标,缓则治其本",最终达到"标本兼治"。

中医学的这一辨证施治思想不仅指导我们在临床用药时要掌握对因治疗和对症治疗的辨证关系,抓住疾病治疗中的主要矛盾,恰当地处理次要矛盾,即根据患者病情、经济状况、所处的医疗条件等因素灵活运用,妥善处理好对症治疗和对因治疗的关系,使这两种治疗相辅相成,不可偏废。而且更重要的是,在实际工作中我们也要具体问题具体分析:首先要抓住主要矛盾,即"牵牛要牵牛鼻子""好钢用在刀刃上,力气用在节骨眼上",同时也要统筹兼顾,学会弹钢琴的工作方法,恰当地处理次要矛盾。

二、不良反应

不良反应(adverse drug reaction,ADR)是指与用药目的无关,并给患者带来不适或痛苦的反应。多数不良反应是药物固有作用所致,一般情况下可以预知,但不一定能够避免。少数较严重的不良反应难以逆转,称为药源性疾病(drug-induced disease),例如,庆大霉素引起的神经性耳聋、青霉素引起的过敏性休克等。药物的不良反应主要有以下几类。

1. 副作用　副作用(side effect)是指药物在治疗量下产生的与治疗无关的作用。多由于药物作用选择性低,药理效应涉及多个器官,当某一效应作为治疗目的时,其他效应便可能成为副作用。例如,阿托品具有多方面作用,当以其缓解胃肠痉挛时,可产生口干、心悸、便秘等副作用。随着治疗目的的改变,副作用有时可以成为治疗作用。例如,在全身麻醉时,利用阿托品抑制腺体分泌的作用,则松弛平滑肌,引起的腹气胀或尿潴留就成了副作用。副作用是药物本身固有的作用,多数较轻微并可以预料。

2. 毒性反应　毒性反应(toxic reaction)是指在药物剂量过大或药物在体内蓄积过多时发生的危害性反应。毒性反应在性质和程度上与副作用均不同,通常比较严重,有时可致功能和器质性变

化。急性毒性(acute toxicity)常因剂量过大引起,多损害呼吸、循环、神经系统功能。例如,抗心力衰竭药地高辛过量可致心律失常。慢性毒性(chronic toxicity)是指药物在体内蓄积而逐渐引起的毒性反应,多损害肝脏、肾脏、骨髓、内分泌等的功能。"三致"反应是指药物引起的致癌、致畸胎和致突变,也属于慢性毒性的范畴。毒性反应常可预知,应该避免发生。例如,在治疗过程中注意用药剂量或剂量个体化、给药时间及定时检查有关的生理、生化指标,毒性反应是可以避免的。必要时,可以停药或改用其他药物,而企图增加剂量或延长疗程以达到治疗目的是十分危险的。

3.后遗效应　后遗效应(residual effect)是指药物停用后,血药浓度已降至阈浓度以下时所残存的药理效应。例如,服用巴比妥类催眠药后,次日晨出现的乏力、困倦等现象。

4.停药反应　停药反应(withdrawal reaction)是指患者长期应用某种药物,突然停药后出现原有疾病加剧的现象,又称回跃反应(rebound reaction)。例如,长期服用抗高血压药可乐定,突然停药,次日会出现血压回升甚至超过用药前水平。

5.变态反应　变态反应(allergic reaction)是指药物引起的免疫反应。非肽类药物作为半抗原与机体蛋白结合为抗原后,经过一段时间的敏化过程而发生的反应,常见于过敏体质的患者,故又称过敏反应(hypersensitive reaction)。反应性质与药物原有效应无关,用药理性拮抗药解救无效。变态反应临床表现差异很大,多与剂量无明显关系。轻微者常见皮疹、发热、水肿等,严重者表现为肝肾功能损害、造血系统抑制、休克等。一般停药后可逐渐消失,再用时可能再发。变态反应的致敏物质可能是药物或其代谢物,也可能是药剂中的杂质。变态反应是一类非常复杂的药物反应,往往难以预测,青霉素等药物虽可通过皮肤过敏试验(简称皮试)预防过敏,但仍需警惕皮试的假阳性或假阴性反应。属于半抗原的药物有一些抗生素、碘、阿司匹林等低分子量化合物。

6.特异质反应　特异质反应(idiosyncratic reaction)是指少数特异体质患者对某些药物反应特别敏感,反应性质也可能与常人不同,但与药物固有的药理作用基本一致,反应严重程度与剂量成比例,药理性拮抗药救治可能有效。特异质反应是一类先天遗传异常所致的反应,不是免疫反应,故不需预先敏化过程。如对琥珀胆碱有特异质反应的患者系因先天性血浆胆碱酯酶缺乏所致。

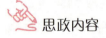 思政内容

没有安全的药物,只有安全的医生

俗话说"是药三分毒",在一般情况下,此"毒"指的是药物的副作用。由于副作用是在治疗量下出现,难以避免,但是一般反应较轻微,患者多可耐受,且可预知,并可设法减轻,因此不可因药物的副作用而抵制药品。例如,血管紧张素转化酶抑制药(ACEI)是治疗原发性高血压的一线药物,对各种高血压均有明显的降压效果,且对心脏、肾脏具有保护作用。但咳嗽是一些ACEI常见的不良反应,对于咳嗽不严重、可以耐受者,临床应鼓励继续使用ACEI,部分症状会自行消失。如果咳嗽持续、剧烈,需要停药,改用不使缓激肽增多的血管紧张素Ⅱ受体阻滞药。另外,对于一些具有急性毒性的药物来说,控制给药剂量和给药时间或剂量个体化是防止毒性反应发生的主要措施。例如,硝酸甘油具有扩张血管及松弛平滑肌的作用,常用于治疗心绞痛、心力衰竭等疾病,偶可引起眩晕、头痛、体位性低血压等不良反应,严重时可出现休克危及生命,必要时,可以停用硝酸甘油或改用其他药物,而企图增加剂量或延长疗程以达到治疗目的是十分危险的。最后,坚决避免用药不当造成的较大损害且不易恢复的慢性毒性反应疾病(也称药源性疾病)的发生,如庆大霉素引起的神经性耳聋。

任何药物都具有双重性,临床药物治疗中常需权衡利弊。当治疗作用的利大于不良反应发生的弊时,应当坚持原用药方案;当不良反应发生的弊大于治疗作用的利,甚至发生严重不良反应

时,应果断停药,对症予以抢救治疗并科学调整用药方案。作为医生,应敬畏、热爱生命,树立医者仁心、社会责任和"健康中国"的价值观,掌握用药原则,熟悉药物的不良反应、相互作用和患者身体情况(肝功能、肾功能等),合理用药,才能在临床药物治疗中最大限度发挥药物的治疗作用,减少其毒性作用。正所谓"没有安全的药物,只有安全的医生"。

第三节　药物剂量与效应关系

在一定范围内,药理效应与剂量成比例,即当药物的剂量(或浓度)增加或减少时,药物的效应随之增强或减弱,药物的这种剂量(或浓度)与效应之间的关系称为剂量-效应关系(dose-effect relationship),简称量-效关系。通过对量-效关系的研究,可定量分析和阐明药物剂量(或浓度)产生效应的规律,有助于了解药物作用的性质,并为临床用药提供参考。若以效应强度为纵坐标,药物的剂量(或浓度)为横坐标,可绘制出反映量-效关系的曲线,称为量-效曲线(dose-effect curve)或浓度-效应曲线(concentration-effect curve)。

一、量反应量-效曲线

药理效应按性质可分为量反应和质反应两类。量反应(graded response)是指药理效应强度随用药剂量增减呈连续变化的反应,可用具体数量或最大反应的百分率表示。例如,药物对呼吸、心率、血压、血糖等指标的作用,其研究对象为单一的生物单位,药效强度可用实测数值表示,数据有计量单位。如果药理效应不随着药物剂量或浓度的增减呈连续性量的变化,而表现为性质的变化,则称为质反应(quantal response or all-or-none response)。质反应以阳性或阴性、全或无的方式表现,如死亡与生存、清醒与睡眠等,其研究对象为一个群体。药效强度可通过计算产生反应的例数而获得数据。

量反应量-效曲线常见的绘制方法有两种:①以药物的剂量(整体动物实验)或浓度(体外实验)为横坐标,效应为纵坐标作图,可获得直方双曲线(rectangular hyperbola);②如将药物剂量或浓度改用对数值作图,则呈典型的对称S形曲线,这就是通常所说的量反应量-效曲线。从图2-1可以看出,随用药剂量或浓度增加,药效相应由弱到强,直至达到最大效应。低剂量时,药效随药量增加明显,以后药效增加趋势逐渐减弱,达某一限度时,药量再增加药效增大不明显。

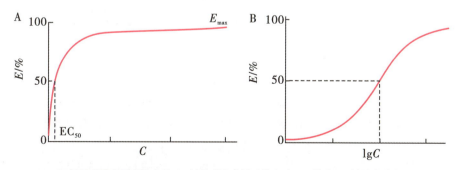

A.剂量或浓度用真数表示;B.剂量或浓度用对数表示。E.效应;C.剂量或浓度。

图2-1　药物作用的量-效曲线

通过对该曲线的分析,可以了解药物量-效关系的特点,并有利于对同类药物的性能进行比较。从量反应的量-效曲线可以看出下列几个特定位点。

1. 最小有效量或最小有效浓度　最小有效量(minimal effective dose)或最小有效浓度(minimal effective concentration)是指刚能引起效应的最小药物剂量或最小药物浓度,也称为阈剂量(threshold dose)或阈浓度(threshold concentration)。

2. 最大效应　随着剂量或浓度的增加,效应也增加。当效应增加到一定程度后,若继续增加药物剂量或浓度而其效应不再继续增强,这一药理效应的极限称为最大效应(maximal effect,E_{max}),也称效能(efficacy)。药物的最大效应一般取决于其内在活性。麻醉性镇痛药与解热镇痛药的主要区别之一是前者的效能高,能对抗剧痛;后者效能较低,仅能解除钝痛或中度疼痛。

3. 半最大效应浓度　半最大效应浓度(concentration for 50% of maximal effect,EC_{50})是指能引起50%最大效应的浓度。

4. 效价强度　效价强度(potency intensity)是指能引起等效反应(一般采用50%效应)的相对剂量或浓度,其值越小则强度越大。

药物的最大效应与效价强度含义不同,二者并不平行。例如,利尿药以每日尿排钠量为效应指标进行比较,中效利尿药氢氯噻嗪与环戊噻嗪的最大效应相等,但效价强度并不等,欲使每日尿排钠量达100 mmol,氢氯噻嗪用量需10 mg,而环戊噻嗪仅需0.3 mg;又如环戊噻嗪1 mg能引起相当于呋塞米100 mg的排钠量,即前者的效价强度为后者的100倍,但前者的排钠最大效应却远不如后者,所以临床上在应用噻嗪类无效时改用呋塞米常能奏效(图2-2)。但效价强度强的药物用药剂量比较小,在能达到临床实际应用效果时由于不良反应相对较小,也有其优点所在。因此,评价药物优劣时应兼顾二者,药物的最大效应值有较大实际意义,不区分最大效应与效价强度而只论某药较另药强若干倍易产生歧义。

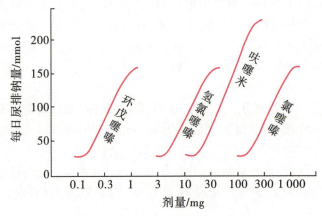

图2-2　各种利尿药的效价强度及最大效应比较

(横坐标为对数尺度)

二、质反应量-效曲线

药物引起质反应常需剂量达到某一临界值才能产生,且相同剂量药物对不同个体可能引起阳性结果,也可能引起阴性结果。因此,临界剂量的确定必须通过对多个或多组对象的试验,测得阳性反应百分率。在实际工作中,常将实验动物按用药剂量分组,以阳性反应百分率为纵坐标,以剂量或浓度为横坐标作图,也可得到与量反应相似的曲线。如果按照药物浓度或剂量的区段出现阳性反应频率作图得到常态分布曲线。如果按照剂量增加的累积阳性反应百分率作图,则可得到典型的S形量-效曲线(图2-3)。S形量-效曲线有利于测定反映治疗效应和毒理效应的数据,如半数有效量(median effective dose,ED_{50})和半数致死量(median lethal dose,LD_{50})等,常用于药物的安全性分析。

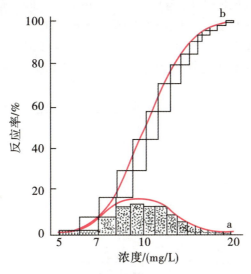

曲线 a 为区段反应率;曲线 b 为累计反应率。

图 2-3 质反应的量-效曲线

三、药物的安全性评价

1. ED_{50} 能够引起 50% 阳性反应(质反应)或 50% 最大效应(量反应)所需的剂量为 ED_{50},它是评价药物治疗效果的重要指标。

2. LD_{50} 能够引起半数实验动物死亡所需的剂量为 LD_{50},它是评价药物毒性的重要指标,在新药研发及药物筛选中有重要作用。LD_{50} 小,说明药物毒性大。

3. 治疗指数 药物 LD_{50} 与 ED_{50} 的比值称为治疗指数(therapeutic index,TI),即 $TI = LD_{50}/ED_{50}$。TI 是评价药物安全性的重要指标。一般来讲,TI 越大越安全。但对于量-效曲线中段斜率较平坦的药物来说,尽管 TI 较大,但是量-效曲线与毒性剂量曲线的首尾可能重叠(图 2-4),在未获得充分疗效的剂量下可能就会出现毒性反应,因此 TI 大的药物不一定安全。较好的药物安全性指标是安全范围,其值越大越安全。

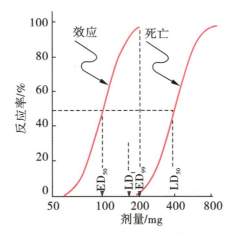

图 2-4 药物效应和毒性的量-效曲线

4.安全范围　药物5%致死量(LD₅)与95%有效量(ED₉₅)之间的距离称为安全范围(margin of safety)。安全范围也是评价药物安全性的指标,其范围越大,药物的安全性越高(图2-5)。

5.可靠安全系数　1%致死量与99%有效量的比值称为可靠安全系数(certain-safety factor,CSF),即 CSF=LD₁/ED₉₉,也是评价药物安全性的指标。若CSF>1,说明药物安全系数较大;若比值小于1,说明该药的安全系数小。

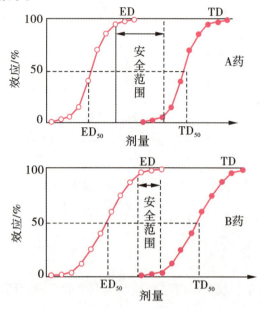

A药的治疗指数与B药相同,但A药的安全范围比B药大。

图2-5　药物的治疗指数与安全范围

第四节　药物作用的基本原理

　　药物作用的基本原理是药效学研究的重要内容。它不但有助于阐明药物治疗作用和不良反应发生的规律,为临床合理用药提供理论基础;而且为探索药物的构效关系、开发新药提供线索。同时也为深入了解机体内在的生理、生化或病理过程提供新依据及新理论。

　　药物的化学结构和理化性质各异、机体的生理生化过程又极复杂,决定了药物作用机制的多样性。药物的作用一般是通过改变机体的某些生理生化过程,进而影响细胞功能而产生的。药物改变机体功能的方式大致分为非特异性作用和特异性作用两大类。

一、非特异性作用

　　某些药物通过本身的理化性质(如酸碱性、溶解度、解离度、表面张力、渗透压等)对机体产生作用,发挥疗效,通常这类作用的选择性较低。常见的药物非特异性作用:①影响机体的渗透压,如渗透性利尿药、渗透性泻药、血容量扩充剂等;②影响体液酸碱度,如抗酸药、酸碱平衡调节剂等;③引起蛋白质沉淀,如酚类、醇类等消毒防腐药和重金属盐类等;④产生物理性屏障,如胶性抗溃疡药可覆盖溃疡表面,减轻胃液的刺激,促进组织愈合等;⑤产生吸附作用,如药用炭等;⑥表面活性作用,如阳离子型清洁剂;⑦膜稳定作用,如全身麻醉药等。

二、特异性作用

　　多数药物的作用与其化学结构有关,即取决于药物本身的空间结构,作用选择性高,结构发生改变,作用亦随之改变或消失。一般来说,结构相似的药物能与同一受体或酶结合产生相似或相反的作用。因此,药物经常以化学结构进行分类,如β-内酰胺类抗生素、喹诺酮类抗菌药等;而磺胺类药的化学结构与对氨基苯甲酸相似,通过竞争拮抗二氢叶酸合成酶,干扰敏感菌叶酸代谢产生抗菌作用。但有些药物化学结构式相同,互为光学异构体,其药理作用可能有显著差异,如左旋体奎宁有抗疟作用,而右旋体奎尼丁有抗心律失常作用。因此,了解药物的构效关系不仅可以帮助人们理解药物作用的性质和机制,还可促进新药的研制开发。

药物的特异性作用常见的有以下几种方式。

1. 参与或干扰细胞代谢　药物用于补充机体的营养代谢物质,治疗相应的缺乏症,如胰岛素治疗糖尿病。抗代谢药物的化学结构与内源性代谢物相似,可参与细胞代谢过程而不具有生物活性,从而干扰了正常代谢过程。如5-氟尿嘧啶结构可取代尿嘧啶掺入癌细胞 mRNA 中,干扰蛋白质合成而发挥抗癌作用。

2. 影响生理活性物质转运　许多药物可促进或抑制体内生物活性物质的转运而发挥作用。如麻黄碱促使交感神经末梢释放去甲肾上腺素而产生药理作用;大剂量碘抑制甲状腺激素分泌而发挥抗甲状腺作用等。

3. 影响细胞膜离子通道　细胞膜上无机离子通道控制钠离子(Na^+)、钾离子(K^+)、钙离子(Ca^{2+})等离子跨膜转运,某些药物可直接作用于不同部位的离子通道来影响相应的细胞功能,产生不同的药理作用。如局部麻醉药通过抑制 Na^+ 内流而阻滞神经传导,产生局部麻醉作用;奎尼丁可阻滞钠通道,发挥抗心律失常作用;硝苯地平阻滞血管平滑肌的钙通道,产生扩张血管作用,降低血压。

4. 影响核酸代谢　核酸[核糖核酸(ribonucleic acid,RNA)和脱氧核糖核酸(deoxyribonucleic acid,DNA)]是调控蛋白质合成、细胞分裂的基本生命物质。许多化疗药物可通过干扰核酸代谢而产生疗效。

5. 影响酶的活性　酶是生命活动所需的重要物质,具有广泛的生理生化功能并易受多种因素影响,是许多药物作用的靶点。药物可通过抑制或激活酶的活性而发挥作用。如有机磷酸酯类抑制胆碱酯酶,而解磷定则可使其复活;强心苷抑制钠钾 ATP 酶(Na^+-K^+-ATP 酶),产生正性肌力作用。

6. 影响免疫功能　除免疫血清及疫苗外,免疫增强药(如左旋咪唑)及免疫抑制药(如环孢素)通过影响免疫机制发挥疗效。例如,糖皮质激素类药物抑制免疫功能,可用于治疗自身免疫病及器官移植的排斥反应;白细胞介素-2 诱导 B 细胞、辅助性 T 细胞/抑制性 T 细胞的增殖与分化,具有增强免疫的作用。

7. 影响受体　近年来,人们对药物作用机制的认识已进入细胞水平和分子水平,上述几种作用方式常是互相联系的,并且药物作用过程也是一系列生理生化过程的连锁反应,因此,药物作用机制发展是动态的。科学技术的发展,不仅确认了受体的存在,而且证实大多数药物是通过与细胞膜上某些大分子蛋白质(受体)相结合而产生作用的。

第五节　药物与受体

一、受体研究的历史

受体(receptor)学说是现代生物医学科学中极重要的带有根本意义的理论,其发展已有一个多世纪的历史。受体的概念是 J. N. Langley(1852—1926 年)和 P. Ehrlich(1847—1915 年)于 19 世纪末和 20 世纪初在实验研究的基础上提出的。当时，Ehrlich 发现一系列合成有机化合物的抗寄生虫作用和引起的毒性反应有高度的特异性。Langley 根据阿托品和毛果芸香碱对猫唾液分泌具有拮抗作用这一现象，提出在神经末梢或腺细胞中可能存在一种能与药物结合的物质。1905 年，Langley 在观察烟碱与箭毒对骨骼肌的兴奋和抑制作用时，认为二药既不影响神经传导，也不是作用于骨骼肌细胞，而是作用于神经与效应器之间的某种物质，并将这种物质称为接受物质（receptive substance）。1908 年，Ehrlich 首先提出"受体"概念，指出药物必须与受体进行可逆性或非可逆性结合，方可产生作用。1913 年，他进一步指出药理作用是由于药物与机体特异接受位点的相互作用而产生的，但他没有将受体与免疫学上的抗体区分开来。"受体"一词的应用及其概念推广应归功于 Clark，他和 Schild（1937 年）先后用数学方法论述了药物与受体的相互作用，并提出药物效应大小与其占领的受体数目有关，不仅为现代受体学说打下了基础，而且将药理学从定性的研究发展到了定量的科学水平。随着现代科学技术的发展，人们对受体理化特性、立体构象，离子通道，受体亚型、分布、功能等方面均有更深入了解，受体的研究在阐明药物的作用机制、研制新药及生物学和医学的发展方面均起着重要作用。

二、受体的概念和特性

受体是一类介导细胞信号转导的功能蛋白质，它能识别周围环境中某种微量化学物质，特异性地与之结合，进而通过中介信息放大系统，触发后续的生理反应或药理效应。体内能与受体特异性结合的物质称为配体（ligand），也称第一信使，包括内源性神经递质、激素、自身活性物质、外源性药物等。受体对其配体有极高的识别能力，受体上具有高度选择性的某些立体构型，称为受点（receptor site）或结合位点（binding site），能准确识别特异性配体并与之结合。受体在体内有特定的分布点，目前已知的受体有 20 种以上。受体具有以下特性。

1. 灵敏性　受体在细胞中含量极微，但对配体识别能力很强，受体只需与很低浓度的配体结合就能产生显著的效应。

2. 特异性　引起某一类型受体兴奋反应的配体的化学结构非常相似，但不同光学异构体的反应可以完全不同，如奎宁为左旋体，有抗疟作用，而奎尼丁为其右旋体，有抗心律失常作用；氯霉素仅左旋体有抗菌作用等。同一类型的激动药与同一类型的受体结合时产生的效应类似。

3. 饱和性　受体数目是一定的，所以配体与受体结合的量–效曲线具有饱和性，作用于同一受体的配体之间存在竞争现象，它决定了药物可出现最大效应和竞争性拮抗作用。

4. 可逆性　配体与受体的结合多数是通过离子键、氢键或分子间引力（范德华力）等相互吸引的，可以解离，因此配体与受体的结合是可逆的，配体与受体复合物解离后可得到原来的配体而非代谢物；少数通过共价键结合，比较持久，较难逆转，且多半是临床所不希望的。

5. 多样性　同一受体可广泛分布到不同的细胞而产生不同效应，受体多样性是受体亚型分类的基础，受体受生理、病理及药理因素调节，经常处于动态变化之中。

三、药物和受体相互作用的学说

（一）经典的受体学说——占领学说

Clark 于 1926 年、Gaddum 于 1937 年分别提出占领学说（occupation theory），认为受体必须与药物结合才能被激活而产生效应，而效应的强度与被占领的受体数目成正比。当受体全部被占领时，出现最大效应。一般可用以下公式表达。

$$D+R \underset{k_2}{\overset{k_1}{\rightleftharpoons}} DR \longrightarrow E$$

（D 为药物，R 为受体，DR 为药物-受体复合物，k 为反应速率常数，E 为效应）

反应平衡时，

$$K_D = \frac{k_1}{k_2} = \frac{[D][R]}{[DR]} = \frac{[D]([R_T]-[DR])}{[DR]}$$

（K_D 为药物-受体复合物的解离常数，R_T 为受体总数，$R_T = [R] + [DR]$）

经推导得

$$\frac{[DR]}{[R_T]} = \frac{[D]}{K_D + [D]}$$

根据占领学说的观点，药物与受体的相互作用首先是药物与受体的结合，才能引起一系列连锁反应，产生效应（E）。而效应的强度与药物占领受体数目成正比，全部受体被占领时出现最大效应，所以

$$\frac{E}{E_{max}} = \frac{[DR]}{[R_T]} = \frac{[D]}{K_D + [D]}$$

当 [D] = 0 时，效应 = 0。

当 [D] ≫ K_D 时，[DR]/[R_T] = 100%，达最大效应，即 [DR]_max = [R_T]。

当 [DR]/[R_T] = 50% 时，即 50% 受体与药物结合时，K_D = [D]。

K_D 表示药物与受体的亲和力（affinity，即药物与受体结合的能力），其意义是引起最大效应的一半时（50% 受体被占领）所需的药物剂量，单位为摩尔。K_D 值越大，药物与受体的亲和力越小，即二者成反比。将 K_D 值的负对数（$-\lg K_D$）称为亲和力指数（pD_2），pD_2 与亲和力成正比，pD_2 值越大，亲和力越强。

然而，占领学说无法解释一些药物占领受体后并不产生效应的现象；以及不能解释某些药物在发生最大效应时，靶器官上尚有一定比例的受体未被占领。为此，1954 年 Ariens 和 Stephenson 修正了占领学说，提出药物与受体结合产生效应，不仅需要亲和力，而且需要药物具有内在活性。内在活性（intrinsic activity，又称效应力）是指药物与受体结合后产生效应的能力，其决定药物与受体结合时产生效应大小的性质，可用 α 表示，通常 0 ≤ α ≤ 1。只有亲和力而没有内在活性的药物，虽然可与受体结合，但不能产生效应。所以

$$\frac{E}{E_{max}} = \alpha \frac{[DR]}{[R_T]}$$

当两药亲合力相等时，其效应强度取决于内在活性强弱，当两药内在活性相等时，其效应强度则取决于亲合力（图 2-6）。

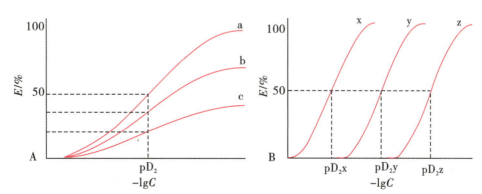

A. 亲和力：a=b=c。内在活性：a>b>c。B. 亲和力，x>y>z。内在活性：x=y=z。

图 2-6　3 种激动药与受体亲和力及内在活性的比较

(二)速率学说

Faton 于 1961 年提出速率学说(rate theory),对占领学说予以补充,认为药物效应的强度不只取决于被占领受体的多少,尚与结合后复合物解离的速度有关,即与解离常数(K_D)密切相关。如 K_D 值大,则结合后迅速解离,便于再次与药物结合产生效应。部分激动药 K_D 值较小,而拮抗药的 K_D 值更小,故解离很慢,可影响与药物再次结合的受体数量,而分别呈现微弱的激动作用或完全没有作用。如与激动药合用,可不同程度阻断激动药与受体的结合,影响效应的产生。

(三)二态模型学说

二态模型学说(two model theory)认为一些受体具有两种构象状态,即无活性的静息态(inactive,R_i)和有活性的活化态(active,R_a)。两者可互变,处于动态平衡,没有激动药存在时,平衡趋向 R_i。平衡趋向的改变,取决于药物对 R_i 及 R_a 亲和力的大小。如激动药对 R_a 的亲和力大于对 R_i 的亲和力,可使平衡趋向 R_a,并同时激动受体产生效应。一个完全激动药对 R_a 有充分的选择性,在有足够的药量时,可使受体构型完全转为 R_a。部分激动药对 R_a 的亲和力仅比对 R_i 的亲和力大50%左右,即便有足够的药量,也只能产生较小的效应。拮抗药对 R_a 及 R_i 的亲和力相等,并不改变两种受体状态的平衡。反向激动药(inverse agonist)对 R_i 的亲和力大于 R_a,药物与受体结合后引起与激动药相反的效应(图 2-7)。二态模型学说解释了为什么结构相似的药物对于同一受体有的是激动药,有的是拮抗药,还有的是部分激动药这一问题。

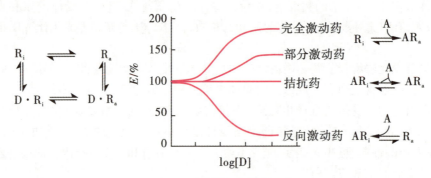

图 2-7 受体的二态模型示意

四、作用于受体的药物分类

根据药物与受体结合后所产生效应的不同,习惯上将作用于受体的药物分为激动药和拮抗药2类。

(一)激动药

激动药(agonist)是既有亲和力又有内在活性的药物,能与受体结合并激动受体产生效应。Clark 占领学说中的药物即属于激动药。根据其内在活性的大小又分为完全激动药(full agonist)和部分激动药(partial agonist)。前者具有较强的亲和力和较强的内在活性($\alpha=1$),与受体结合具有较强的激动效应;后者有较强的亲和力,但内在活性不强($0<\alpha<1$)。部分激动药单用时表现为较弱的受体激动效应;与激动药合用时,则可拮抗激动药的部分效应,故又称"双重作用药"。如喷他佐辛是阿片受体的部分激动药,可以引起较弱的镇痛效应,但与吗啡(阿片受体的完全激动药)合用时,可对抗后者镇痛效应的发挥。

(二)拮抗药

拮抗药(antagonist),又称阻断药,是与受体有较强亲和力而无内在活性($\alpha=0$)的药物。拮抗药本身不产生作用,但因占据受体,阻碍激动药与受体的结合,表现为拮抗作用。如普萘洛尔与心脏 β_1 受体结合,能阻断肾上腺素与心脏 β_1 受体结合,使肾上腺素兴奋心脏作用丧失,故而肾上腺素为激动药,而普萘洛尔是拮抗药。少数拮抗药以拮抗作用为主,同时尚有较弱的内在活性($\alpha<1$),故有部分激动受体作用,如具有内在拟交感活性的 β 受体拮抗药。

根据拮抗药与受体结合是否具有可逆性,可将其分为竞争性拮抗药和非竞争性拮抗药2类。

1. 竞争性拮抗药　竞争性拮抗药(competitive antagonist)与受体呈可逆性结合,并能与激动药竞争相同受体。与激动药合用时,竞争性拮抗药能降低激动药与受体的亲和力,但不影响激动药的内在活性,只要增加激动药的剂量,就能与拮抗药竞争结合部位,可使量-效曲线平行右移,但最大效应不变。竞争性拮抗药的作用可用拮抗参数(pA_2)表示,其含义为:当激动药与拮抗药合用时,若2倍浓度激动药所产生的效应恰好等于未加入拮抗药时激动药所引起的效应,此时所加入拮抗药的摩尔浓度的负对数值为 pA_2。pA_2 越大,拮抗作用越强。pA_2 还可用于判断激动药的性质,如2种激动药被同一拮抗药拮抗,且二者 pA_2 相近,则说明此2种激动药作用于同一受体。

2. 非竞争性拮抗药　某些拮抗药通过共价键与受体不可逆地结合,或者能引起受体的构型改变,从而干扰激动药与受体正常结合,这类药物称为非竞争性拮抗药(noncompetitive antagonist)。非竞争性拮抗药与激动药并用时,可使后者的活性及与受体的亲和力均降低,即不仅可使激动药的量-效曲线右移,而且能抑制其最大效应(图2-8)。即使增大激动药的剂量,也难以获得单用激动药时的最大效应,使激动药最大效应减小。

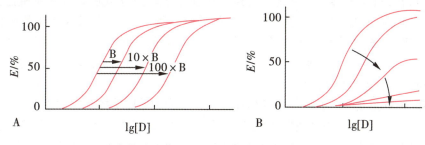

图2-8　竞争性拮抗药(A)与非竞争性拮抗药(B)的量-效曲线

(三)储备受体与沉默受体

激动药不一定要结合全部受体才能产生最大效应。产生最大效应时仍未与药物结合的受体称为储备受体(spare recepter)。一些活性高的药物只需与一部分受体结合(有时仅需结合1%~5%的受体)就能发挥最大效应,而拮抗药必须完全占领储备受体后才能发挥拮抗效应。另外,激动药占领的受体数目必须达到一定的阈值后才开始出现效应。当达到阈值后被占领的受体数目增多时,激动效应随之增强。阈值以下被占领的受体称为沉默受体(silent receptor)。

(四)药物效应和信号传递

药物与相应受体结合后必须通过细胞内第二信使传递信息,将获得的信息增强、分化、整合并传递给效应机制,方能发挥药理效应。整个过程非常复杂,尚有许多问题待进一步阐明。作为第二信使,除最早发现的环磷酸腺苷(cyclic adenosine monophosphate,cAMP)外,尚有环磷酸鸟苷(cyclic guanosine monophosphate,cGMP)、肌醇磷脂、钙离子(Ca^{2+})、甘油二酯、一氧化氮等物质,参与细胞内信息转导,引起药理效应。

五、受体的调节

受到各种生理和药理因素的影响时,受体的数量、亲和力和效应会发生改变。受体的这种自我调节是维持机体内环境稳定的重要因素。受体的调节有脱敏和增敏 2 种方式。

1. 受体脱敏　受体脱敏（receptor desensitization）是指长期使用某种激动药后，组织或细胞对激动药的敏感性和反应性下降。若组织或细胞只对某一种类型的受体激动药反应性下降，而对其他类型受体激动药的反应性不变，则称为激动药特异性脱敏（agonist-specific desensitization），与受体的磷酸化或内移有关；若组织或细胞对一种类型激动药脱敏，同时对其他类型激动药反应性也下降，则称为激动药非特异性脱敏（agonist-nonspecific desensitization），与受影响的受体存在共同反馈调节机制有关。

2. 受体增敏　受体增敏（receptor hypersensitization）是指长期使用拮抗药或受体激动药水平降低造成组织或细胞对药物的敏感性增高。如长期应用 β 受体阻断药普萘洛尔，突然停药时可导致"反跳"现象。

3. 受体的向下调节和向上调节　若受体脱敏和增敏只涉及受体密度变化，分别称为受体的向下调节（down-regulation）和向上调节（up-regulation）。受体下调可见于长期应用激动药时受体的数目减少，表现为受体对激动药的敏感性降低，出现耐受性（tolerance）。受体上调可见于长期应用拮抗药时受体的数目增加，出现受体增敏现象。

六、受体学说的临床意义

受体学说不仅理论性强，在临床用药中也有重要的应用价值和指导意义。

1. 受体的调节变化对药效学的影响　长期应用受体激动药可引起受体下调和脱敏，使机体对药物的敏感性降低，临床表现为对该药产生耐受性或抵抗性。反之，若长期使用受体拮抗药，则会引起受体上调和增敏，使机体对药物的敏感性增高，一旦停药，即使低浓度的激动药也可能产生过强反应。临床应用此类药物时应密切观察监护，根据受体调节的规律预测药物可能引起的不良反应，并调整用药种类及药物剂量。

2. 内源性配体对药效学的影响　与其他生理生化功能相似，受体及内源性配体也存在个体差异。例如，训练有素的运动员心率较常人缓慢，内源性乙酰胆碱作用较强。因此，阿托品类药物对其心率的影响也较正常人明显。普萘洛尔对内源性儿茶酚胺水平高的患者有显著的减慢心率作用，而对儿茶酚胺浓度低者作用不明显。内源性配体对部分激动药的影响更值得重视。例如，肌丙抗增压素（沙拉新）对高肾素型高血压患者有效，对肾素水平正常患者无效，对低肾素型患者甚至可导致血压升高。上述现象说明，在使用与内源性配体相关的受体拮抗药时，必须考虑内源性配体的浓度。若内源性配体浓度过高，应适当加大拮抗药的剂量；反之，当病情好转、内源性配体浓度有所减低时，应及时调整拮抗药的剂量，以免产生不良反应。在应用拟内源性配体的受体激动药时，则应注意受体的反馈调节对药效的影响。例如，儿茶酚胺类药物可作用于突触前膜受体，减少内源性配体的释放，持续用药可能导致疗效降低。吗啡类药物能增强脑啡肽的镇痛作用，持续用药可通过负反馈机制导致脑啡肽合成和释放减少，使脑啡肽系统异常，形成依赖性，渴求继续用药以维持该系统的功能。

3. 对药物协同和拮抗作用的新理解　以往认为，具有相似作用的 2 种药物联用时，若作用增强，即为协同作用。但部分激动药与激动药联用时，前者可拮抗或减弱后者的作用。也就是说，作用相同的药物联用也可以产生拮抗作用。此外，受体间的异种调节现象也使协同、拮抗概念有了新的发展。例如，离体实验证实 M 胆碱受体激动药可以增加 α 肾上腺素受体与配体的亲和力，提示 2 种作用不同的药物也有可能产生协同作用。因此，在临床用药时必须综合考虑影响药物的各种因素，以免药物联用导致不良后果。

4. 药物与受体相互作用影响临床用药　临床上对作用于同一受体的激动药（包括部分激动药）不应合用；作用于同一受体的激动药与拮抗药需要根据用药目的进行具体的分析。当激动药引起不良反应时,可以用作用于同一受体的拮抗药来消除其不良反应。如用酚妥拉明拮抗去甲肾上腺素的不良反应。

5.重视患者的整体功能状态 药物的受体后效应受机体生理功能的制约,有时还会通过生理调节机制产生间接作用。因此,用药时不仅要考虑药物对受体的作用,还要综合考虑受体后效应及影响药物作用的各种因素,才能取得良好的疗效。

（范天黎 岳娅乐）

第三章 药物代谢动力学

药物代谢动力学,简称药代动力学或药动学,是研究机体对药物的处置过程,包括药物在体内的吸收(absorption)、分布(distribution)、代谢(metabolism)和排泄(elimination)过程及血药浓度随时间变化的科学规律。利用药动学科学地计算临床用药剂量,设计合理的给药方案,对于维持有效血药浓度、控制药效的强弱久暂、减少不良反应、提高药物的疗效和安全性、最终达到临床最佳治疗效果具有重要意义。本章主要讨论药物的体内过程及药动学的重要概念和参数。

第一节 药物的跨膜转运

药物在机体内要穿越具有复杂分子结构与功能的各种生物膜,这一过程称为跨膜转运。生物细胞膜(包括细胞膜和各种细胞器的亚细胞膜)是镶嵌蛋白质的脂质双分子层结构。脂质分子中主要是磷脂,可使细胞膜具有一定的流动性和通透性,有利于脂溶性药物通过。蛋白质分子是生物膜的重要组成部分,参与构成酶、受体、物质载体和离子通道。药物的跨膜转运实际上就是药物在体内通过各种细胞膜的运动过程。跨膜转运的方式主要包括被动转运(passive transport)和主动转运(active transport)两大类。

一、被动转运

被动运动是指药物从高浓度的一侧转运到低浓度的一侧,其转运的方向和动力来源于细胞膜两侧的浓度差。浓度梯度愈大,转运速度就愈快。大多数药物是以被动方式进行转运的,包括简单扩散(simple diffusion)、滤过(filtration)和易化扩散(facilitated diffusion)。

被动转运的特点:①药物的转运是从高浓度到低浓度的扩散;②转运过程不消耗能量;③除易化扩散外不需要载体,无饱和现象和竞争抑制作用;④分子小、脂溶性高、极性小、非解离型的药物易发生转运。

（一）简单扩散

简单扩散，又称脂溶扩散，是指药物依靠其脂溶性穿透生物膜脂质双分子层的被动扩散。其特点是不消耗能量、不需要载体、无饱和现象及竞争性抑制现象，是药物最普遍、最重要的转运方式。药物的扩散速度除取决于膜两侧的浓度差外，还与药物的脂溶性和解离度有关。一般来说，脂溶性高（油水分配系数越大）、解离度小的药物容易通过细胞膜，反之则很难通过细胞膜。脂溶性越大、浓度梯度越高，扩散就越快。大多数药物属于弱酸性或弱碱性物质，药物的解离度主要受其 pKa 和体液 pH 值的影响。

用 Handerson-Hasselbalch 公式可以计算出药物在体内的解离度。

1. 弱酸性药物 $HA \Leftrightarrow H^+ + A^-$。

解离常数 $(Ka) = [H^+][A^-]/[HA]$。

解离常数的负对数值 $(pKa) = pH + lg([HA]/[A^-])$。

2. 弱碱性药物 $BH^+ \Leftrightarrow H^+ + B$。

解离常数 $(Ka) = [H^+][B]/[BH^+]$。

解离常数的负对数值 $(pKa) = pH + lg([BH^+]/[B])$。

pKa 为药物解离常数的负对数值，当 pH = pKa 时，$[HA] = [A^-]$ 或 $[BH^+] = [B]$，也就是说此时药物的解离度为 50%。pH 值的改变可以明显影响弱酸性或弱碱性药物的解离度，进而影响其跨膜转运。弱酸性药物在酸性环境下，主要以非解离型药物存在，容易跨膜转运，在胃液中可被吸收；在碱性环境下，主要以解离型药物存在，较难跨膜转运。弱碱性药物则正好相反。例如，阿司匹林的 pKa 为 3.5，为弱酸性药物，在胃液（pH = 1.4）酸性环境中解离度约为 0.8%，容易通过胃黏膜被吸收进入血液。

（二）滤过

滤过是指水溶性的极性或非极性药物分子借助流体静压或渗透压随体液通过细胞膜水性通道而进行的跨膜转运，又称水溶性扩散。体内大多数细胞，如结膜、小肠、泌尿道等上皮细胞的细胞膜水性通道很小，只允许分子量小于 100 Da 的物质通过，如锂离子、甲醇、尿素等；大多数毛细血管内皮细胞间的孔隙较大，直径可达 40 Å 以上，分子量大到 20 000 ~ 30 000 Da 的物质也能通过，故绝大多数药物均可经毛细血管内皮细胞间的孔隙滤过。但脑内除了垂体、松果体、正中隆起、极后区、脉络丛外，大部分毛细血管壁无孔隙，药物不能以滤过方式通过这些毛细血管进入脑组织内。

（三）易化扩散

易化扩散是指体内某些物质如葡萄糖、K^+、Ca^{2+} 等不能直接跨膜转运，需要借助细胞膜上的特异性载体从高浓度侧向低浓度侧扩散转运，转运过程中不消耗能量。载体转运有特异性：当药物浓度高时，载体可出现饱和现象；两种药物需要同一种载体转运时，可出现竞争性抑制现象。药物很少以此方式转运。某些不易溶于脂质又不能滤过的药物，如维生素 B_{12} 经胃肠道吸收、葡萄糖进入红细胞内等均以易化扩散的方式转运。

二、主动转运

主动转运，又称"上山"或逆流转运，是指药物逆浓度梯度或电化学梯度，从低浓度侧向高浓度侧转运。其特点是需要消耗能量和载体的协助。载体转运有特异性，且因载体的数目和转运能力有限，当被转运的底物浓度达到一定限度时，该转运系统出现饱和现象，同一载体转运两种化合物可出现竞争性抑制现象。例如，青霉素从肾小管分泌就是以主动转运方式进行的。此外，体内一些重要的离子（如 Na^+、K^+、Ca^{2+} 等）也是通过主动转运的方式维持人体正常的生理功能。

第二节　药物的体内过程

药物通过不同途径进入机体产生药效,然后由机体排出,需要经过吸收、分布、代谢和排泄4个动态过程,统称为药物的体内过程。其中吸收、分布及排泄只是药物发生空间位置的迁移,合称为药物的转运(transportation)。药物的代谢和排泄是药物从体内逐渐消失的过程,合称为药物的消除(elimination);药物的代谢则是发生了化学结构和性质上的变化,又称转化(transformation)。药物的体内过程对药物的起效时间、效应强度和维持时间都有很大的影响。药物的体内过程见图3-1。

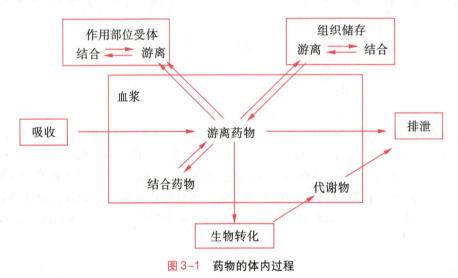

图3-1　药物的体内过程

一、吸收

药物从给药部位进入血液循环的过程称为吸收。除静脉注射或滴注等血管给药方式外,其他血管外给药途径都有吸收过程。药物吸收的速度或程度决定药理效应产生的快慢与强弱,药物的理化性质、给药途径、药物剂型、吸收环境等因素均会影响药物吸收的程度和速度,进一步影响药物的作用强度和起效时间。不同给药方式的特点如下。

1. 口服给药　口服给药是最常用、最安全的给药途径,大多数药物在胃肠道内以被动转运方式吸收。胃液偏酸性,弱酸性药物可从胃中吸收,但因胃内吸收表面积小,药物在胃内滞留时间较短,所以药物在胃内的吸收有限,且易受胃内容物及胃排空速度的影响。小肠黏膜薄、吸收面广(吸收面积约200 m^2),而且血流丰富,pH值适中,是口服给药的主要吸收部位。除胃肠道的pH值、表面积等因素影响药物的吸收外,还有以下因素影响吸收。①药物的理化性质:小分子、脂溶性大或极性低的药物容易被吸收。②药物的剂型:不同的剂型,药物吸收速度不同,如液体剂型比固体剂型容易吸收,散剂比片剂吸收快。③胃排空速度和胃肠内容物:胃排空快可加速药物进入小肠,药物吸收快。故促进胃排空能加速药物吸收,空腹给药吸收快,餐后给药吸收较平稳;反之抑制胃排空能延迟药物吸收。

经胃肠吸收的药物先经门静脉进入肝脏后才能进入体循环,部分药物在通过胃肠道黏膜和肝脏时,被酶代谢灭活,使进入体循环的药量减少,药效降低,这种现象称为首过消除(first pass elimination),又称首过效应(first pass effect)或第一关卡效应。首过消除较大的药物不适宜口服,可改用其他给药途径(如舌下、直肠给药等)。如硝酸甘油口服给药后约90%被肝药酶代谢,故采用舌下给药。

2.舌下和直肠给药　舌下给药时，药物可经舌下静脉迅速吸收直接进入体循环，无首过消除现象，起效快，可用于危重患者的抢救，但吸收面积有限，只适用于少数用药量小、脂溶性高且首过消除明显的药物。如心绞痛急性发作，舌下含服硝酸甘油可迅速控制症状。

直肠给药是指将药物放在距肛门口约 2 cm 处，经直肠黏膜吸收，在一定程度上可避免首过消除。由于直肠给药吸收面积小，该方法主要适用于少数刺激性强的药物（如水合氯醛）或不能口服用药的患者（如幼儿、严重呕吐或昏迷患者）。

3.吸入给药　由于肺泡表面积很大，肺血流量丰富，气体、挥发性液体（如吸入性麻醉药）或分散在空气中的固体微粒如气雾剂经吸入给药后，可直接经肺上皮细胞或呼吸道黏膜吸收而进入血液循环，吸收迅速并可避开首过消除。吸入性药物可经喷雾器制成大小不同的粒径，在呼吸道的不同部位发挥治疗作用。5 μm 直径以下的微粒可以到达肺泡并被迅速吸收，也可重新被呼出；10 μm 直径的微粒可在小支气管沉积，从而加强局部作用，如治疗支气管哮喘。

4.注射给药　常见的注射给药方法有皮下注射、肌内注射、静脉注射、静脉滴注等。特点为给药剂量准确，作用迅速，无首过消除，不受胃肠液和消化酶的影响。静脉给药因无吸收过程，故起效迅速，广泛用于急、重症患者的治疗。皮下注射和肌内注射的药物通过周围组织的毛细血管壁被吸收，然后进入体循环，药物吸收的快慢与注射部位的血流量密切相关。肌肉组织毛细血管丰富，血流量大，故肌内注射的药物吸收速度快于皮下注射。动脉内和鞘内注射均为特殊给药途径，用在特定的靶器官产生较高的浓度。注射给药要求较高，需要专业医护人员实施进行，患者使用不方便。

5.皮肤黏膜给药　脂溶性较高的药物可通过完整的皮肤角质层被吸收，发挥局部或全身治疗作用，其特点是吸收稳定、作用持久。水溶性药物则吸收较差，将促皮吸收剂如氮酮与药物制成贴皮剂经皮给药后吸收加快，可产生局部或全身作用。例如，硝酸甘油贴剂贴于前臂内侧或胸前区可预防心绞痛发作，每日只贴 1 次即可。黏膜内有丰富的毛细血管，比皮肤吸收能力强，吸收面积大，吸收速度快，常见的有鼻腔黏膜给药和口腔黏膜给药。

二、分布

药物被吸收后随血液循环被转运到机体各组织和器官的过程称为分布。分布影响药物在体内的贮存和消除速率，与药效和毒性的产生有关，也是药物产生选择性作用的主要原因之一。大多数药物在组织器官的分布是不均匀的，容易受多种因素的影响。

（一）器官血流量

药物分布的快慢主要与组织器官血流量有关。药物进入血液循环后首先向血流量大的组织器官分布，然后向血流量小的组织器官转移，这种现象称为药物的再分布（redistribution）。如静脉注射硫喷妥钠作为全身麻醉药，首先分布到血流丰富的脑组织，迅速产生麻醉作用，随后由于其脂溶性高又向血流量少的脂肪组织转移，以致麻醉作用迅速消失，患者立即苏醒。

（二）药物与血浆蛋白的结合率

进入血液循环的药物常按一定的比例与血浆蛋白可逆性结合。与血浆蛋白结合的药物称为结合型药物，没有与血浆蛋白结合的药物称为游离型药物。结合型药物与游离型药物在体内处于动态平衡状态。弱酸性药物主要与清蛋白结合，弱碱性药物主要与 α_1-酸性糖蛋白结合，脂溶性强的药物主要与脂蛋白结合。结合型药物因与血浆蛋白结合，分子量变大，难以跨膜转运，暂时失去药理活性，但可暂时储存在血液中；游离型药物分子量小，容易发生跨膜转运，产生药效。当游离型药物经体内代谢或排泄后，浓度降低，结合型药物会转化成游离型药物，保持两者的平衡状态。血浆蛋白结合率高的药物起效缓慢，作用温和，维持时间长。

血浆蛋白与药物结合的位点和结合容量有限,因此药物与血浆蛋白的结合具有饱和性,增加药量就可使血中游离药物浓度剧增,导致药效增强或产生毒性反应。联合用药时若两种药物出现蛋白结合竞争现象,将导致游离型药物浓度升高,出现药效增强或毒性反应。如抗凝血药华法林与血浆蛋白的结合率是99%,当加服保泰松后,血浆中的游离型华法林浓度增加,抗凝血作用增强甚至导致自发性出血。

肝硬化、尿毒症等疾病引起的血浆蛋白减少,会引起药物血浆蛋白结合率下降,从而容易发生药物的毒性反应。此外,药物在血浆蛋白结合部位上的相互作用并非都有临床意义,只有那些血浆蛋白结合率高、分布容积小、消除慢或治疗指数低的药物在临床上的相互作用才有临床意义。

(三)药物与组织细胞的结合

药物对机体某些组织细胞成分具有特殊的亲和力,使药物的分布不均匀,具有一定的选择性。例如,碘在甲状腺组织中的浓度高出其他组织1万多倍,故放射性碘适用于甲状腺功能的检测和甲状腺功能亢进症的治疗;氯喹在肝中的浓度高出血浆浓度700倍,因此其适用于阿米巴肝脓肿的治疗;氨基糖苷类抗生素与内耳淋巴液有高度亲和力,可导致内耳药物蓄积,引起耳毒性;有的药物与组织可发生不可逆结合,如四环素与钙形成络合物而长期储存于骨及牙齿,导致儿童生长抑制及牙齿黄染或畸形。

(四)体液 pH 值和药物的解离度

药物的 pKa 及体液 pH 值是决定药物分布的另一因素,在生理情况下,细胞内液的 pH 值为7.0,细胞外液的 pH 值为7.4。因此,弱酸性药物在细胞外液解离度高,不易从细胞外液扩散到细胞内液,在细胞外液浓度高;而弱碱性药物正好相反,在细胞内液浓度高。药物在体内的分布可随体液 pH 值的改变而出现变化,降低血液 pH 值能使弱酸性药物向细胞内转移,升高血液 pH 值可使弱酸性药物由细胞内向细胞外转运。根据这一原理,用碳酸氢钠碱化血液及尿液,可使脑细胞中苯巴比妥向血浆转移,并减少苯巴比妥在肾小管的重吸收,加速排泄,这是临床抢救巴比妥类药物中毒的重要措施之一。

(五)体内屏障

药物转运时可遇到一些特殊的屏障,这些屏障对药物的分布产生一定的影响,其中最重要的有血脑屏障、胎盘屏障、血眼屏障等。

1. 血脑屏障 血脑屏障(blood-brain barrier)是血-脑组织、血-脑脊液、脑脊液-脑组织3种屏障的总称,大多数药物很难通过血脑屏障进入脑脊液,只有脂溶性较高、分子量较小、非解离型、血浆蛋白结合率低的药物才能以简单扩散的方式通过血脑屏障,故脑脊液中药物浓度相对低于血药浓度。这种大脑自我保护的生理屏障,有利于维持中枢神经系统内环境的相对稳定,具有重要的临床意义。婴幼儿的大脑组织发育不完善,容易受到某些药物的影响。血脑屏障的通透性也并非一成不变,如在正常情况下,青霉素很难通过血脑屏障,但是对于脑膜炎患者,血脑屏障的通透性增高,使青霉素在脑脊液中达到有效治疗浓度。

当期望产生中枢神经系统药理作用时,应选择小分子、脂溶性高、血浆蛋白结合率低、易透过血脑屏障的药物。如全身麻醉药脂溶性越高,越容易通过血脑屏障,起作用越快;反之,为了减少中枢神经不良反应,对于生物碱,可将之季铵化以增加极性。例如,阿托品季铵化后变为甲基阿托品,不能通过血脑屏障,可减少中枢兴奋不良反应的发生。

2. 胎盘屏障 胎盘绒毛与子宫血窦之间的屏障称为胎盘屏障(placental barrier)。事实上,胎盘对药物的转运并无屏障作用,药物进入胎盘后,即在胎儿体内循环,并很快在胎盘和胎儿之间达到平衡,胎儿血液和组织内的药物浓度通常和母亲的血药浓度相似。故孕妇应禁用致畸或对胎儿有毒性的药物,妊娠第3周至第3个月末是药物致畸的高度危险期,孕妇用药应十分审慎。

3.血眼屏障　血眼屏障(blood-eye barrier)是血-视网膜、血-房水、血-玻璃体屏障的总称。血眼屏障可影响药物在眼内的浓度,脂溶性药物及分子量小于100 Da的水溶性药物容易通过。全身给药时,药物在眼内难以达到有效治疗浓度,故作用于眼科疾病的药物多以局部应用为好,采用结膜囊给药、结膜下注射或球后注射给药,可提高眼内药物浓度,减少全身不良反应。

三、代谢

代谢亦称生物转化,是指药物在体内发生的化学变化。药物代谢的主要器官是肝脏,肾脏、肠、神经组织及血浆中也有参与药物代谢的酶系统。代谢可改变药物的药理活性,多数药物经代谢后药理活性减弱或消失,称为灭活;但有极少数药物本无活性或活性较低,经代谢后才具有药理活性或活性增强,称为活化。

(一)药物的代谢方式和步骤

药物的代谢是在体内酶的参与下完成的,有氧化、还原、水解和结合4种代谢方式,可分为两相进行。Ⅰ相反应包括氧化、还原和水解反应,在药物的化学结构中引入或脱去某些基团(如—OH、—COOH、—NH$_2$或—SH等),生成极性较大的代谢物。如普鲁卡因在体内经酶水解而失活,巴比妥类药物通过氧化反应而灭活,无活性的环磷酰胺在体内经活化生成有抗癌作用的磷酰氮芥。如果药物的极性足够大,可直接经肾脏排泄。多数Ⅰ相反应的代谢物不会直接排出体外,而是进入Ⅱ相反应,即结合反应。Ⅰ相反应的代谢物或原形药物结构中的极性基团与葡萄糖醛酸、硫酸、氨基酸等内源性物质结合,药物活性减弱或消失,水溶性和极性增加,以水溶性代谢物经肾脏排泄。

(二)药物代谢酶

药物代谢必须在相应酶的作用下才能完成。代谢酶根据其存在部位的不同分为微粒体酶和非微粒体酶。

1.微粒体酶　主要存在于肝细胞滑面内质网上的微粒体混合功能酶系统,属于混合功能氧化酶系,细胞色素P450为其主要的氧化酶,该酶系统有100多种同工酶,是机体促进药物转化的主要酶系,故简称肝药酶。肝药酶的特点:①专一性低,为非特异性酶,能催化多种药物的代谢过程;②个体差异明显,造成差异的主要原因有遗传因素、环境因素、生理变化状态等;③酶活性易变,可受外界因素如药物的影响而出现增强或减弱的现象。

2.非微粒体酶　存在于线粒体、细胞质或血浆中的多种酶系统,如线粒体内的单胺氧化酶、血浆中的胆碱酯酶等分别转化单胺类药物和乙酰胆碱。特点是只针对特定的化学结构基团进行代谢,专一性强,故亦称专一性酶。

(三)影响药物代谢的因素

1.遗传因素　药物代谢的个体差异主要由药物代谢酶的个体差异引起,而遗传因素对药物代谢酶的个体差异起着重要的作用,多与微粒体酶活性差异有关。不同种族间由于药物代谢酶的遗传特性差异,可以导致药物代谢酶活性的差异;同一种族不同个体间由于药物代谢酶遗传基因的多态性,也可以导致药物代谢酶活性的差异,致使药物代谢差异。遗传因素是药物代谢差异的决定因素。

2.药物代谢酶的诱导和抑制　某些药物可使肝药酶的活性增强或减弱,改变药物的代谢速度,从而影响药物本身及其他经肝药酶代谢药物的作用强度与持续时间,产生药物的耐受性、药物的相互作用、个体差异等现象。

凡能增强肝药酶活性或增加肝药酶合成的药物均称为肝药酶诱导剂,常见的肝药酶诱导剂有苯妥英钠、苯巴比妥等。例如,巴比妥类药物有肝药酶诱导作用,若与抗凝血药双香豆素合用,可加速双香豆素的代谢,降低其血药浓度,使药效减弱。此外,巴比妥类药物作为肝药酶诱导剂,还可加速自身的代谢,长期用药出现耐受现象,故长期用药时应适当增加剂量。

凡能抑制肝药酶活性或减少肝药酶合成的药物均称为肝药酶抑制剂,常见的肝药酶抑制剂有氯霉素、异烟肼、西咪替丁等。肝药酶抑制剂能减慢药物在肝脏代谢的速度,使其血药浓度升高,药效增强,甚至出现毒性反应。若与华法林合用,可使华法林的抗凝血作用增强,严重者可导致自发性出血。

3. 肝血流量的改变　肝血流量是决定肝脏药物清除率的重要因素。在病理状态下,心输血量及肝血流量发生明显变化时,可能引起有临床意义的血流动力学性质的药物代谢改变。肝血流量的改变也可由药物引起,如苯巴比妥增加肝血流量,而普萘洛尔和吲哚美辛能降低肝血流量,从而引起有临床意义的药物相互作用。

4. 其他因素　包括环境、昼夜节律、生理因素、病理因素等。

四、排泄

排泄是指药物以原形或代谢物的形式经体内排泄器官或分泌器官排出体外的过程。排泄是药物自机体消除的重要方式,最重要的排泄器官是肾脏,消化道、肺、乳腺、汗腺等也有一定的排泄功能。药物或代谢物经这些器官排泄时具有如下规律:①大多数药物和代谢物的排泄属于被动转运;②在排泄或分泌器官中,药物或代谢物浓度较高时既具有治疗价值,又会造成某种程度的不良反应;③各药的排泄速率不同,尤其是排泄器官功能不全时可使排泄速率减慢,应根据其程度调整用药剂量或给药间隔。

（一）肾脏排泄

肾脏对药物及其代谢物的排泄有 3 种方式,包括肾小球滤过、肾小管分泌和肾小管的重吸收。

1. 肾小球滤过　影响药物滤过的主要因素是肾小球滤过率和药物与血浆蛋白结合的程度。肾小球的血流量大,滤过压高,同时毛细血管膜孔较大,游离型药物或药物代谢物都可经肾小球滤过,但与血浆蛋白结合的药物因分子量太大,不易滤过。病理状态如肾病及老年人可使药物的滤过减少,排泄减慢。

2. 肾小管分泌　经肾小管分泌而排泄的药物遵循主动转运的规律,需要载体参与,有饱和现象。肾小管上皮包括有机酸转运载体和有机碱转运载体 2 类分泌系统。若同时服用经同一载体转运的两种药物,会出现竞争性抑制分泌现象。例如,青霉素与丙磺舒合用,丙磺舒竞争性地抑制了青霉素自肾小管的分泌,导致青霉素的排泄速度减慢,抗菌作用增强,作用时间延长。

3. 肾小管的重吸收　肾脏主要在远曲小管以被动转运的方式对肾小管内药物进行重吸收。药物重吸收程度与药物的脂溶性、极性、解离度和尿液 pH 值有关。分子量小、脂溶性高、非解离型的药物和代谢物易经肾小管上皮细胞重吸收入血。改变尿液 pH 值可以明显改变弱酸性或弱碱性药物及其代谢物的解离度,从而影响药物的排泄。例如,弱酸性药物在酸性尿液中非解离型增加,脂溶性高,容易被肾小管重吸收,排泄减慢;在碱性尿液中解离型增多,脂溶性降低,重吸收少,排泄迅速。碱性药物则相反。临床可采用调节尿液 pH 值的方法作为药物中毒的解救措施之一（图 3-2）。例如,给予氯化铵可加速弱碱性药物氨茶碱的排泄,而弱酸性药物巴比妥类中毒,给予碳酸氢钠碱化尿液可加速药物的排泄。磺胺类药在肾小管中浓度较高,容易析出结晶损伤肾脏,应建议患者大量饮水并同服碳酸氢钠。

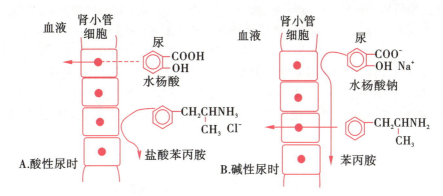

图 3-2　尿液酸碱度对弱酸性(水杨酸)和弱碱性(苯丙胺)药物肾小管重吸收的影响

(二)胆汁排泄

某些药物或代谢物可随胆汁分泌进入肠道,随粪便排出体外。任何影响肝血流量、肝细胞对药物的摄取和代谢、药物向胆汁的转运、胆汁形成的速度等因素,均可影响药物自胆汁排泄。有些药物如利福平、四环素、红霉素等从胆汁中排泄多,浓度高,有利于胆道感染的治疗。有些药物从肝细胞经胆汁排入肠道后,一部分被肠黏膜吸收再次进入肝,形成肠肝循环(enterohepatic circulation)。具有肠肝循环特点的药物排泄慢,药效持久,如洋地黄毒苷。

(三)乳汁排泄

乳汁偏酸性且富含脂质,弱碱性及脂溶性高的药物(如吗啡、阿托品、氯霉素、甲巯咪唑等)容易通过乳汁排泄,可能对婴幼儿产生不良影响。故哺乳期女性用药时应慎重。

(四)肺排泄

挥发性药物主要经肺排泄,如麻醉药异氟烷、乙醇等可经呼吸道排出,再如检测呼出气中的乙醇量是判定酒后驾车快速、简便的方法。

(五)其他途径的排泄

药物也可经汗液、唾液和泪液排泄。例如,某些药物在唾液中的浓度与血药浓度有一定的相关性,可通过测定唾液中药物浓度代替血药浓度检测,具有标本易采集、无创伤的优点,可用于临床血药浓度监测。

第三节　药物消除动力学

一、血药浓度-时间曲线

药物在吸收、分布、生物转化和排泄的过程中,血药浓度也随时间发生连续性的动态变化的过程称为血药浓度-时间关系。血药浓度-时间关系与药物起效的快慢、维持时间的长短、药效的强弱或不良反应密切相关,是药动学研究的中心问题。在给药后不同时间测定血药浓度,以时间为横坐标,血药浓度为纵坐标绘制出的曲线,称为血药浓度-时间曲线(concentration-time curve),简称药时曲线。药时曲线有助于定量分析药物在体内的动态变化过程,并可依据数学模型计算出药物代谢动力学的有关参数,预测用药后患者体内药量的动态变化规律,为临床确定给药剂量和给药间隔提供理论依据。

血管外单次用药的药时曲线呈山峰状,如图 3-3 所示。当体内药物的吸收速率大于消除速率时,曲线上升,坡度越陡,吸收速率越快。曲线最高点为药峰浓度(peak concentration,C_{max}),此点反映药物的吸收速率等于消除速率。从用药到出现药峰浓度所需要的时间称为达峰时间(peak time,T_{peak})。曲线降段反映药物消除速率大于吸收速率,曲线下降越快,药物消除越快。横轴与药时曲线围成的面积称为曲线下面积(area under the curve,AUC),反映药物进入体循环的相对积累量,与进入体内药物总量的多少成正比,也反映机体吸收药物的程度。AUC 值越大,说明药物被吸收的程度越高。

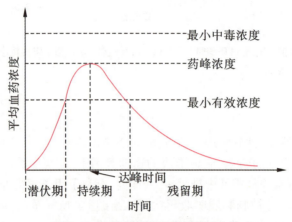

图 3-3　血管外单次用药的药时曲线

药时曲线可分为曲线潜伏期(latent period)、持续期(persistent period)和残留期(residual period) 3 个时期。从用药后至开始出现疗效或达到最小有效浓度的一段时间称为潜伏期,主要反映药物的吸收和分布过程。此外,静脉注射给药时一般无潜伏期。从开始出现药效至药物浓度逐渐增加达药峰浓度,再逐渐下降到最小有效浓度的持续时间,称为持续期,即药物维持有效浓度的时间。当体内药物已降至最小有效浓度以下,但又未从体内完全消除的一段时间称为残留期,反映药物的消除速度。残留期长,消除慢,容易造成药物在体内的蓄积,反复用药时会发生蓄积中毒。

二、房室模型

房室模型是指定量分析药物在体内动态变化的数学模型,不是解剖学意义上的房室,而是根据组织器官血流量、药物分布速率等因素,以数学方法划分的药动学概念的房室,其中一室模型和二室模型应用较多,三室模型或多室模型较复杂,虽有理论意义,但实际应用较少。

1.一室模型　将机体视作一个房室,药物进入血液循环后,立即分布到全身体液和各组织器官,瞬间达到动态平衡,然后以一定的速率从该室消除,药物的体内消除速率与血药浓度成正比。将属于一室模型的药物单次静脉注射,血药浓度的对数与时间在半对数坐标纸上作图,所得曲线为一条直线,呈单指数衰减,如图 3-4。

2.二室模型　由于药物在体内分布速度不同,可把机体视为药物分布速度不同的两个房室组成,即中央室和周边室。血流丰富并能迅速与血液中药物达到平衡的组织器官为中央室,如心、肝、肺、肾、脑等;血管稀少、血流缓慢的组织为周边室,如皮肤、脂肪、骨骼、静止状态下的肌肉等组织。大多数药物进入血液循环,首先分布到中央室,由中央室缓慢地分布到周边室,中央室和周边室的药物分布是可逆性的,最终药物分布达到动态平衡。二室模型较好地反映了体内药物浓度的动态变化。将属于二室模型的药物单次快速静脉注射,用血药浓度的对数与时间在半对数坐标纸上作图,其曲线呈双指数衰减曲线,如图 3-5。

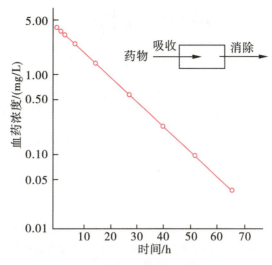

图 3-4　一室模型单次静脉注射药物的药时曲线

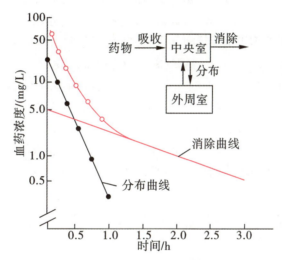

图 3-5　二室模型单次静脉注射药物的药时曲线

三、药物消除动力学

药物在体内消除过程中,血药浓度随时间的推移不断衰减,药物在体内随时间变化可用下列基本通式表达:$dC/dt=-kC^n$。式中 C 为血药浓度,t 为时间,dC/dt 为消除速率,k 为消除速率常数,负号表示血药浓度随时间延长而降低。$n=0$ 时,表示药物在体内按零级消除动力学(zero-order elimination kinetics)消除;$n=1$ 时,表示药物按一级消除动力学(first-order elimination kinetics)消除。

1. 一级消除动力学　也称恒比消除,是指单位时间内血浆中药物以恒定比例从体内消除,其消除速率与血药浓度成正比,公式为 $dC/dt=-kC$。当机体消除功能正常,体内药量未能超过机体的最大消除能力时,大多数药物的消除过程属于一级消除动力学,其积分方程为 $\lg C_t = -kt/2.303 + \lg C_0$,其中 C_t 为 t 时刻的血药浓度,C_0 为零时刻血药浓度,k 为该药物的一级消除速率常数。

一级消除动力学血药浓度与时间在普通坐标纸上作图为一曲线,而其血药浓度的对数值与时间在半对数坐标纸上作图则成一直线,故又称线性消除,如图 3-6。一级消除动力学的药物半衰期是恒定的,不随血药浓度的高低而变化。

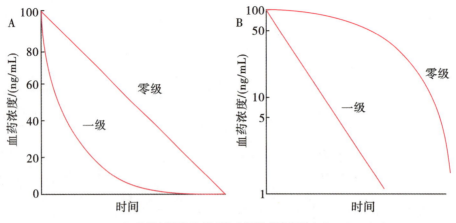

A. 常规坐标图；B. 半对数坐标图，纵坐标为 $\lg C$。

图 3-6　一级消除动力学和零级消除动力学的药时曲线

2. 零级消除动力学　也称恒量消除，是指单位时间内药物以恒定的量从体内消除，其消除速率恒定，与血药浓度无关，其公式为 $dC/dt = -k_0 C_0 = -k_0$。当机体消除功能低下或用药剂量过大，超过机体最大消除能力时，药物按零级消除动力学进行消除，其公式为 $C_t = -k_0 t + C_0$，其中 C_t 为 t 时刻的血药浓度，C_0 为零时刻血药浓度，k_0 为该药物的零级消除速率常数。

因在半对数坐标纸上作图的药时曲线呈曲线，故将药物的零级消除动力学消除又称非线性消除。零级消除动力学的半衰期不是恒定的，随血药浓度的高低而变化。

某些药物（如苯妥英钠、水杨酸等）在体内按照混合消除动力学消除，高剂量时，药物在体内的消除能力达到饱和，此时药物在单位时间内的消除量恒定，即按零级消除动力学消除；低剂量或低浓度时，药物在单位时间内按恒定比例消除，即按一级消除动力学消除。

第四节　药物代谢动力学重要参数

一、生物利用度

生物利用度（bioavailability, F）是指药物经血管外途径进入体循环的速度和程度，等于进入体循环的实际药量（A）占用药总量（D）的百分比，计算公式为 $F = A/D \times 100\%$。生物利用度可通过测定给药后的药时曲线 AUC 进行估算，反映进入体循环的药量。吸收量越大，则 AUC 越大，二者成正比。生物利用度是反映药物制剂吸收的重要药动学参数，是评价药物制剂质量或生物等效性的一个重要指标，也是排查药物中毒的原因，指导临床合理用药的重要依据。有时候不同厂家生产的同一种剂型的药品，甚至同一厂家生产的同一药品的不同批产品，其生物利用度也会有很大差异。

生物利用度可分为绝对生物利用度和相对生物利用度，前者为同一药物血管外途径给药的 AUC 与静脉注射的 AUC 的比值；后者为同一药物以同一途径给药的不同制剂的 AUC 的比值，计算公式如下：

$$绝对生物利用度 = \frac{口服制剂 AUC}{静脉注射制剂 AUC} \times 100\%$$

$$相对生物利用度 = \frac{被测制剂 AUC}{标准制剂 AUC} \times 100\%$$

二、血浆半衰期

血浆半衰期(half life time, $t_{1/2}$)是指血浆药物浓度下降一半所需要的时间,用 $t_{1/2}$ 表示,是描述药物消除规律重要的参数之一。绝大多数治疗量的药物在体内按一级消除动力学消除, $t_{1/2}$ 为恒定值,不受血药浓度的高低和给药途径的影响,为药物本身的固有属性。其与消除速率常数(k)的关系如下: $t_{1/2}=0.693/k$。

研究药物 $t_{1/2}$ 对临床有重要的意义。① $t_{1/2}$ 是药物分类和给药间隔长短的依据:根据 $t_{1/2}$ 的长短可将药物分为短效类、中效类和长效类。 $t_{1/2}$ 长的药物,给药间隔长; $t_{1/2}$ 短的药物,给药间隔短。②预测连续给药达到稳态血药浓度(steady-state concentration, Css)的时间:按一级消除动力学消除的药物,恒速静脉滴注或恒定剂量和给药间隔连续多次给药,约经过 5 个 $t_{1/2}$,药物的吸收速度与消除速度达到平衡,血药浓度维持在一个基本稳定的水平,即达到 Css,又称坪值。当病情危重需要迅速达到有效血药浓度时,按一级消除动力学消除的药物可首次给予负荷剂量(loading dose),使血药浓度迅速达到 Css。若给药间隔为 $t_{1/2}$,负荷剂量为 2 倍维持量。静脉滴注时可将首个 $t_{1/2}$ 滴注剂量的1.44倍静脉注射。因此,给予负荷量是临床常见的快速、有效的给药方法,但仅适用于安全范围大的药物。③预测停药后药物基本消除的时间:按一级消除动力学消除的药物,单次给药后经过 5 个 $t_{1/2}$,药物消除约97%,认为药物基本消除完毕。

Css 的高低与单位时间内给药总量成正比,剂量大则 Css 高,剂量小则 Css 低;单位时间内给药总量不变,延长或缩短给药间隔,会影响血药浓度的波动幅度,但并不影响达到 Css 的时间。

药物按零级动力学消除时, $t_{1/2}$ 不是常数,与血浆药物初始浓度成正比,初始血药浓度越高, $t_{1/2}$ 越长。此外,肝、肾功能不全时,药物 $t_{1/2}$ 明显延长,容易发生蓄积中毒,应适当减少用药剂量或延长给药间隔时间。

三、表观分布容积

表观分布容积(apparent volume of distribution, V_d)是指体内药物达到动态分布平衡时,体内药物总量(A)与血药浓度(C)的比值,理论上表示药物占有的体液容积。计算公式: $V_d=A/C$。式中 A 的单位为 mg, C 的单位为 mg/L, V_d 的单位为 L。

V_d 为药物的特征参数,没有实际的生理意义,并非药物在体内真正占有的体液容积,仅反映药物在体内组织器官分布范围的状况。一般来说, V_d 与药物的脂溶性、血浆蛋白结合率等影响因素有关, V_d 的实际意义在于它能反映体内药物分布的广泛程度或药物与组织的亲和力。如一个 70 kg 体重的正常人,体液总容量约占 60%,即 42 L。 V_d 在 5 L 左右时,表示药物主要分布于血浆; V_d 在 10~20 L 时,表示药物主要分布于细胞外液; V_d 在 40 L 时,则表示药物分布于全身体液; $V_d>100$ L 时,则说明药物可能集中分布至某个组织器官内。例如,甲状腺组织对碘的浓集作用。一般讲, V_d 值越小药物排泄越快,在体内置留时间越短。此外,临床可根据药物的 V_d 推算体内药物总量(D)、血药浓度(C)和产生期望药物浓度时所需的给药剂量等,计算公式为 $D=C \cdot V_d$。

四、血浆清除率

血浆清除率(plasma clearance, CL)是指单位时间内多少容积血浆中的药物被消除,即单位时间内从体内清除的药物表观分布容积,是肝脏、肾脏或其他消除器官清除药物的总和,计算公式: $CL=kV_d$。CL 作为药物消除的一个重要指标,反映了肝、肾功能的状态,其值越大,表明药物从体内清除得越快。在肝、肾功能不全时 CL 下降,药物易在体内蓄积,应适当调整剂量或延长用药间隔,以免蓄积中毒。

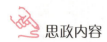思政内容

严谨治学,科学奉献,增强民族自信心

刘昌孝院士是我国中医药的药代动力学"开山鼻祖",于1968年建立了国内第一个药物代谢实验室,于1975年率先将该学科用于新药评价,于1980年出版了国内第一本药代动力学专著《药物代谢动力学》,于1995年建立了国内第一个部级药代动力学重点实验室,于2003年建立了国内第一个省部共建国家药代动力学重点实验室。刘昌孝院士提出的重要药代动力学标志物理论、中药质量标志物理论,整体引领了药代动力学,对人类健康做出了贡献。他致力于新药研究,承担多项重大科技项目和创新药物的药代动力学研究。2020年,已80岁高龄的刘昌孝院士临危受命,带领团队研制针对新型冠状病毒的新药。他在中药学术方面的造诣,激励了一代又一代人不断地向前,不停地进步,不断地探索,来挖掘中国宝贵医学的内涵。

继往开来,努力奋进

我国目前药物代谢与药物动力学研究队伍、研究水平、研究条件均得到了极大的提高。20世纪在我国改革开放初期,药物研发主要以仿制为主,药物代谢科技人员积极发挥专业能力和优势,与药学其他专业人员一起,为推进我国的药物研发、促进国民经济发展及保障人民的基本用药做出了积极的努力。我国药物代谢的研究水平、软硬件建设和研发理念正日趋与国际一流水平接轨。目前,我国已具备了包括虚拟、分子、亚细胞、细胞、器官和整体水平的多层次的研究和评价模型,以及可与国际接轨的体内药物及代谢物定量和定性分析鉴定的技术方法平台。药代动力学研究目前也面临新的挑战,需要新一代的药理学工作者前赴后继,继续提高我国的药代动力学研究水平。

(徐　霁)

第四章　影响药物效应的因素

📖 **学习目标**

1.知识目标　①掌握个体差异、习惯性、成瘾性、戒断现象等的定义。②熟悉影响药物作用的因素：药物方面的因素，机体方面的因素。③了解联合用药和药物相互作用及合理用药原则。

2.思政目标　以乙醇与其他药物的相互作用为例，引导学生珍爱生命、尊重生命。

药物的作用常受到多种因素的影响，如药物的剂量、制剂形式、给药途径、给药时间、联合用药、机体因素等。它们不仅会影响药物作用的强度，有时还可改变药物作用的性质。因此，临床用药时除了根据药物的药理作用选择药物外，还应熟悉各种因素对药物作用的影响，根据个体的情况，选择合适的剂量和给药方案，尽量做到给药个体化，达到最佳疗效。影响药物作用的因素主要有以下3个方面。

第一节　药物方面的因素

一、药物的化学结构

药物的化学结构与药物的作用密切相关。一般来讲，化学结构相似的药物具有相似的药理作用，因此常以化学结构对药物进行分类，如β-内酰胺类抗生素、喹诺酮类抗菌药物等。但有些药物的化学结构相似而作用相反，产生竞争性拮抗作用，如维生素 K 与华法林的化学结构相似，分别具有促凝血和抗凝血作用。此外，还有一些药物化学结构相同但互为旋光异构体，生物活性可能完全不同，如奎宁和奎尼丁互为旋光异构体，左旋体奎宁具有抗疟作用，右旋体奎尼丁则具有抗心律失常作用。

二、药物的剂量

药物的剂量直接影响药物作用的强弱，一般来讲，在一定的剂量范围内，剂量越大，效应越强。当药物到达最大效应后，继续增加剂量不仅无法使药效增强，反而增加不良反应，引发中毒甚至死亡现象。因此，药物剂量的恰当与否直接关系到用药的安全与疗效，临床用药时要根据患者的病情和药物特点严格掌握用药剂量，做到安全、有效、合理地使用药品。《中华人民共和国药典》中对药物的治疗量有明确规定，对毒性药品的极量也做了规定。临床应用的剂量一般为常用治疗量，不宜超过极量，临床用药时应严格遵守，但特殊情况除外，如阿托品用于解救有机磷酸酯类药物中毒时，允许超过极量。对那些治疗量非常接近中毒量的药物，要密切关注患者的用药反应，及时调整剂量。

三、药物剂型

制剂是指根据《中华人民共和国药典》或部颁标准等要求将药物制成具有一定规格、一定形态的各种制品。药物的剂型可直接影响药物的体内过程,主要表现在药物吸收速度和程度的差异,即生物利用度不同,从而导致药物作用快慢和强弱的差异。同一药物的不同剂型,生物利用度往往不同。一般来说,注射剂比口服制剂起效快、作用强,而维持时间较短。肌内注射时水溶液注射剂的吸收速度较混悬剂和油剂注射剂快。口服制剂中,液体制剂比固体制剂吸收快,即使都是固体制剂,吸收速度依次为散剂>胶囊剂>片剂>包衣片剂。

四、给药途径

给药途径可直接影响药物作用的强度和速度。不同给药途径的吸收速度由快到慢依次为静脉注射>吸入给药>舌下给药>肌内注射>皮下注射>口服>直肠>贴皮。一般来讲,口服给药作用缓慢、温和、简便安全,适用于大多数药物和患者;静脉给药起效快,作用强,适用于危重患者。此外,给药途径不仅影响药物起效的快慢和作用强弱,有时甚至会影响药物作用的性质。如硫酸镁口服有导泻作用,注射有抗惊厥和降压作用,外用则可消肿、镇痛。因此,临床用药应根据病情需要和制剂的特点选择适当的给药途径,以期达到较好的治疗效果。

五、给药时间及给药间隔

1.给药时间　用药时间可影响药物疗效的发挥,何时用药应根据药物特点及病情需要而定。一般来说,饭前服药吸收较好,起效较快;饭后服药吸收较差,显效较慢。容易受胃酸和食物影响的药物宜饭前服,对胃肠有刺激性的药物宜饭后服用,大部分降血糖药应在饭前服用以控制饮食对血糖的影响,助消化药应在饭前或饭时服用,驱肠虫药宜空腹或半空腹服用,催眠药宜在临睡前服用等。由于机体对药物的敏感性呈现昼夜节律性变化,受生物节律影响的药物应顺应其节律变化择时用药,以期获得较好的药效,减少不良反应。如糖皮质激素早晨一次给药对肾上腺皮质的抑制作用最轻;硝酸甘油早上给药抗心绞痛效果最佳。

2.给药间隔与给药次数　给药间隔及给药次数对于维持稳定的血药浓度甚为重要,应根据药物的消除速率、$t_{1/2}$、病情需要及患者的具体情况而定,防止血药浓度过高产生毒性反应或过低不能产生疗效。一般来讲,$t_{1/2}$长,给药间隔长,给药次数少;$t_{1/2}$短,给药间隔短,给药次数多。肝、肾功能不全时,可适当减少用量或延长给药间隔;毒性大的药物,应规定每日用量和疗程,长期用药应避免蓄积中毒。应根据疾病性质和病情特点确定疗程:对于一般性疾病,症状消失后即可停药;应用抗菌药物或抗肿瘤药时应按规定疗程用药,随意停药可导致病原微生物或肿瘤细胞产生耐药性;长期应用糖皮质激素类药物,如需停药,则应逐渐减量,不宜突然停药,否则可能出现反跳现象。

第二节　机体方面的因素

患者的年龄、性别、遗传因素、病理状态、心理因素等均可使药物效应发生差异,这种因人而异的药物反应称为个体差异(individual variation)。

一、年龄

不同年龄的个体对药物的反应可有明显的差异,许多生理功能、体液与体重的比例、血浆蛋白的含量等均可因年龄而异。一般所指的药物常用剂量为18～60岁成年人的药物平均剂量,而儿童和老年人因其生理学特点,对某些药物的反应可能与一般成年人有所不同。

1. 儿童　一般情况下,医学上规定 14 岁以下者为儿童。儿童处于生长发育的旺盛时期,其生理结构和生化功能尚未发育完善,对药物的代谢和排泄能力较差,与成年人有巨大差别,对药物敏感性高,不仅有量的差别,甚至会出现质的区别,容易发生不良反应和蓄积中毒,尤其对中枢抑制药、中枢兴奋药、利尿药、激素类等药物的反应比成年人更强烈,新生儿和早产儿更应引起注意。

早产儿及新生儿肝脏的代谢功能尚未健全,与药物代谢相关的各种酶活性很低,致使药物在体内的代谢速度减慢。如氯霉素导致的"灰婴综合征",就是由新生儿体内的葡萄糖醛酸结合酶不足导致循环衰竭,全身呈现灰紫色。新生儿的肾功能尚未完善,只有成年人的 20%,肾功能的成熟过程需要 8~12 个月才能达到成年人水平,一些经肾脏排泄的药物(如巴比妥类、地高辛等)排泄缓慢,必须减少剂量。婴幼儿的血脑屏障发育不完善,药物容易通过血脑屏障进入中枢系统,故婴幼儿对中枢抑制药和中枢兴奋药特别敏感,如使用吗啡时更容易引起呼吸抑制。婴幼儿体内的血浆蛋白总量偏少,若服用与血浆蛋白结合率高的药物(如地西泮、维生素 K 等),可将血浆蛋白结合部位的胆红素置换下来,导致游离型胆红素水平急剧升高而出现高胆红素血症。此外,儿童处于生长发育阶段,如长期应用某些药物可能影响其生长发育。例如,儿童服用四环素类药物可使牙齿黄染,并抑制骨骼的发育。因此,儿童用药必须考虑其生理特点。《中华人民共和国药典》对儿童用药剂量及计算方法有明确规定,应严格遵守。

2. 老年人　我国在医学上规定 60 岁以上的人称为老年人,其生理功能及调节机制逐渐降低,血浆蛋白量减少约 20%,导致游离型药物浓度增大,肝、肾功能随年龄增长而自然衰退,对药物的代谢和排泄能力逐年下降,各种药物血浆 $t_{1/2}$ 不同程度地延长,用药量一般为成年人剂量的 3/4。同时,老年人对药物的敏感性与一般成年人也有所不同,受体数目、药物与受体的亲和力等均发生改变,他们对中枢抑制药、心血管系统药、利尿药、非甾体抗炎药等的敏感性较高,更容易发生不良反应,应当慎用这些药物。此外,老年人往往同时患有多种慢性疾病,需长期治疗,用药的机会和种类较多,不合理用药造成的损害明显增加。因此,正确选择药物,尽量减少毒副反应和药源性疾病,对获得预期疗效尤为重要。

二、性别

除性激素外,性别对药物的反应通常无明显差别,但是男性和女性的生理功能不同。一般来说,女性体重比男性较轻,脂肪所占比例较大,药物作用的强弱也会有差别,在使用治疗指数低的药物时,女性可能需要较小的剂量。此外,女性有月经、妊娠、分娩、哺乳等特殊生理时期,用药时应适当注意。例如,女性月经期不宜服用泻药或抗凝血药,以免引起盆腔充血和月经过多。药物致畸作用大多发生在胚胎期,性激素、抗甲状腺药、抗癫痫药、抗肿瘤药等可通过胎盘屏障进入胎儿体内,影响胎儿的生长发育,甚至造成胎儿畸形或先天性功能障碍,因此孕妇在妊娠期间不可滥用药物。吗啡可能导致胎儿分娩出后呼吸受到抑制,临产前不可使用。哺乳期女性尽量避免服用经乳汁排泄量较大且对婴儿有影响的药物,如弱碱性药物和脂溶性高的药物。

三、遗传因素

少数人因体质差异而表现出对药物反应的不同,这种差异主要表现为量的差异和质的差异。个体在量方面表现为高敏性和耐受性,前者是指较小剂量即可产生较强的药理效应,即高敏性;后者是指机体对药物的敏感性较低,必须应用较大剂量才能产生应有的作用。此外,个体差异在质的方面表现为变态反应和特异质反应,因此临床用药时应注意个体之间的差异性。

遗传因素影响着机体对药物的异常反应,是产生个体差异的主要因素之一。遗传变异在药动学上表现为药物在体内的转化异常,如异烟肼需要经乙酰化代谢,其代谢速度在 2 种类型人群中相差数倍。服用等剂量的异烟肼后,药物在快代谢型机体内代谢速度加快,血药浓度较低,$t_{1/2}$较短,外周神经炎的发生率较低,对肝脏的损害较大;反之,异烟肼在慢反应型机体代谢速度减慢,$t_{1/2}$较长,容易出现不良反应如外周神经炎。遗传变异在药效学上表现为机体对药物的异常反应,如先天性缺乏高铁血红蛋白还原酶的患者在服用硝酸酯类药物后,容易出现高铁血红蛋白血症;葡萄糖-6-磷酸脱氢酶(G-6-PD)遗传缺陷者,在服用伯氨喹等药物后容易引起溶血反应。

四、病理状态

病理状态可影响机体对药物的敏感性,从而使药物疗效出现变化。如阿司匹林能够使发热患者的体温下降,而对正常人的体温无影响;磺酰脲类药物对胰岛功能完全丧失的糖尿病患者无降血糖作用等。同时,用药时还要注意患者有无潜在的疾病影响药物疗效。例如,氯丙嗪诱发癫痫、氢氯噻嗪加重糖尿病等。此外,患者的营养状况也会影响药物的作用。营养不良者对药物较敏感,对药物毒性反应的耐受性较差。

病理状态还可能改变机体对药物的处理能力。慢性肝病患者体内肝药酶的活性降低且含量减少,主要在肝脏代谢的药物灭活量减少,容易蓄积中毒;肾功能出现问题时,经肾脏排泄的药物清除能力下降,$t_{1/2}$延长,血药浓度升高,作用增强,为避免蓄积中毒,应适当延长给药间隔或减少剂量。如庆大霉素用于正常肾功能患者时$t_{1/2}$约为2.3 h,而用于肾功能严重损害的患者时$t_{1/2}$长达24 h,因此必须延长给药间隔,避免发生蓄积中毒,临床上应用时应考虑其适应证和禁忌证。总之,在临床用药过程中应充分考虑机体的病理状况,选择合适的药物和剂量。

五、心理因素

药物疗效的发挥常受患者心理状态的影响,尤其在慢性疾病、功能性疾病及症状较轻的疾病中更为典型。患者的情绪、对药物的信赖程度及医护人员的语言、态度、暗示等因素均可对药物的治疗效果产生影响。此外,患者对药物的信赖程度亦可影响药物的疗效。患者应以乐观的态度对待疾病,良好的心理状态能使患者正确面对疾病,减轻对疾病痛苦的主观感受,增强对疾病的抵抗能力,积极地配合临床治疗,更有利于疾病的治疗和康复。同时医护人员应对患者充分解释用药过程中可能出现的副作用,并采取有效措施,尽量减少药物的不良反应,提高药物应用的依从性;并且应主动地关心、爱护患者,帮助患者消除紧张的情绪,为患者提供优质服务,建立良好的医患关系,增强患者战胜疾病的信心,鼓励患者乐观地接受药物治疗,最大限度地发挥药物治疗效果。

第三节　联合用药的药物相互作用

2种或2种以上的药物同时或先后应用称为联合用药。药物联合使用时不可避免地会出现药物间的相互作用,使药物在体外产生物理或化学变化,或在体内产生药效学或药动学方面的改变,作用较单用时增强或减弱。因此,药物之间的相互作用大致分为体外的药物相互作用和体内的药物相互作用,而体内的药物相互作用又包括药动学的相互作用和药效学的相互作用。药物相互作用对机体可以产生有益的作用,也可以产生有害的作用。

一、体外的药物相互作用

体外的药物相互作用也称配伍禁忌(incompatibility),是指在配制药物的过程中,药物与药物、药物与辅料、药物与溶剂之间发生物理性的或化学性的相互作用,可出现混浊、沉淀、变色等现象,以及药效或毒性发生改变。体外的药物相互作用会产生物理性配伍禁忌和化学性配伍禁忌。

1. 物理性配伍禁忌　由于药物物理性质的变化,药物合用时影响了药物的配制。例如,樟脑与薄荷脑共用时,会出现液化现象。

2. 化学性配伍禁忌　由于发生氧化、还原、水解或酸碱中和等化学反应,药物合用时可能会出现沉淀、气体、变色或分解等现象,从而影响药物的作用,甚至引起血管堵塞等意外。如酸性药物盐酸氯丙嗪注射液与碱性药物异戊巴比妥钠注射液混合时就会出现沉淀;碳酸盐与盐酸、水杨酸等酸性药物配伍时会产生气体。

二、体内的药物相互作用

体内的药物相互作用不仅表现在药动学方面的相互影响,也表现在药效学方面的相互影响。前者是指药物的体内过程发生改变,血药浓度随之变化,药物的效应增强或减弱;后者是指药物效应之间的相互影响。

(一)药动学的相互作用

机体对药物的处置包括吸收、分布、代谢和排泄4个环节。药物的相互作用在这4个环节中均有可能发生,即药物的吸收、分布、代谢和排泄过程被其他药物干扰,使联合用药后药物的 $t_{1/2}$、药峰浓度和达峰时间、血浆蛋白结合率、生物利用度、清除率等方面发生改变,导致药物效应增强或减弱。

1. 影响吸收的药物相互作用　药物可通过不同的给药途径被吸收进入血液循环,口服是最常用的给药途径。因此,在胃肠道的吸收过程中容易发生药物的相互作用。

(1)改变吸收环境 pH 值:大多数药物是弱酸性或弱碱性的有机化合物,胃肠道 pH 值的改变将直接影响药物的解离度,进而影响药物的吸收。例如,水杨酸类药物在酸性环境吸收好,若同时服用碳酸氢钠,将减少此类药物的吸收。抗胆碱药、H_2 受体拮抗药、奥美拉唑等均可减少胃酸的分泌,会影响酸性药物的吸收。

(2)药物间的吸附和络合作用:药物之间产生物理性吸附或化学络合也会影响药物的吸收。如四环素类与含 Al^{3+}、Fe^{3+}、Ca^{2+}、Mg^{2+} 等含有多价金属离子的药物合用时可发生络合反应,影响药物的吸收,降低治疗效果。降血脂药考来烯胺可吸附地高辛等药物,导致药物的吸收率下降。

(3)加速或延缓胃肠排空:胃排空速度可影响药物到达小肠的时间和在小肠内的停留时间,从而影响药物在肠道内的吸收。例如,促进胃排空的药如甲氧氯普胺常能加速药物吸收,而抑制胃排空药如 M 胆碱受体阻断药阿托品可延缓药物的吸收。加快肠蠕动的药物如容积性泻药硫酸镁缩短药物在肠道的停留时间,明显减少药物的吸收。

2. 影响分布的药物相互作用

(1)血浆蛋白结合的相互竞争抑制:血液中游离型药物的浓度直接影响药物的药效和消除速度。由于药物与血浆蛋白的结合具有可逆性和饱和性,因此联合用药时,药物之间与血浆蛋白的结合可出现竞争性抑制。改变游离型药物与结合型药物的比例,发生药效的改变,其中血浆蛋白结合率高、表观分布容积小、安全范围小的药物更容易受其他药物置换,导致游离型药物浓度升高,作用加强,甚至出现严重的毒副作用。例如,香豆素类抗凝血药易被阿司匹林、保泰松等解热镇痛抗炎药置换而产生自发性出血现象。

(2)组织器官血流量的影响:有些药物可改变某些组织器官的血流量,进而影响其他药物在组织器官中的分布量。例如,去甲肾上腺素可使肝脏血流量降低,减少利多卡因在肝脏的分布量,使其代谢速度减慢,药效持续时间延长;而异丙肾上腺素可增加肝脏的血流量,使利多卡因在肝脏的分布量和代谢增加,药效减弱。

3. 影响代谢的药物相互作用　肝脏是药物代谢的重要器官,肝药酶是代谢药物的主要酶系,肝药酶诱导作用和肝药酶抑制作用可通过改变肝药酶的活性对药物的代谢产生影响,从而使药物效应产生相应的变化。药物在代谢过程的相互作用约占药动学方面的40%,是一类非常重要的相互作用。

(1)肝药酶诱导药:苯巴比妥、利福平、苯妥英钠等肝药酶诱导药可加速其他药物的代谢而使药效减弱。有些肝药酶诱导药不仅可加快其他药物的代谢,还可加速自身的代谢导致药效减弱,这种现象称为自身诱导现象,如巴比妥类药物久用后产生的耐受性。

(2)肝药酶抑制药:异烟肼、氯霉素、西咪替丁等肝药酶抑制药可减少其他药物在肝脏的代谢,血药浓度升高,药效加强,在临床药物合用时,必须适当减少用药剂量,以免发生中毒反应。

4.影响排泄的药物相互作用　肾脏是大多数药物排泄的主要器官,也是药物发生相互作用较多的部位。药物在排泄过程常受尿液的pH值、肾小管的分泌及肾脏血流量的影响。大多数药物及其代谢物为弱酸性或弱碱性的有机化合物,因此尿液pH值的改变可引起药物解离度的改变,进而影响药物的排泄。例如,碳酸氢钠碱化尿液可加速酸性药物的排泄,可用于水杨酸类、巴比妥类或磺胺类等酸性药物的中毒解救。此外,药物在肾小管的分泌是主动转运,当2种或2种以上通过相同机制分泌的药物合用时,就会发生竞争性抑制。例如,丙磺舒和青霉素合用时,丙磺舒会竞争占据酸性转运系统,妨碍青霉素的分泌,使其血药浓度增高,抗菌活性增强,维持时间延长。

(二)药效学的相互作用

联合用药后一种药物能增强或减弱另一种药物的药理作用,这种相互作用称为药效学的相互作用。

1.协同作用　即两药合用后效应相互增强,可分为相加作用和增强作用。

(1)相加作用:合用药物作用于同一部位或同一受体,并且内在活性相似时可产生相加作用。发生相加作用的药物合用时,各药都必须减少剂量,否则就有药物中毒的可能。例如,氨基糖苷类抗生素可抑制神经肌肉接头点,与肌肉松弛药合用时,可加重后者的肌肉松弛作用,引起呼吸肌麻痹,甚至死亡。

(2)增强作用:合用药物药理作用相似但作用部位或作用机制不同时,产生的效应大于药物单用时的效应总和时称为增强作用。如镇静催眠药与全身麻醉药联用,中枢抑制作用显著增强,可减少麻醉药的用量,提高安全性。β受体阻断药普萘洛尔与利尿药氢氯噻嗪均具有降压作用,但两者的作用机制不同,两药合用后降压作用大大增强,同时不良反应减少。

2.拮抗作用　药物相互作用时出现的药效降低甚至消失的现象称为拮抗作用,常见于受体的拮抗药与激动药之间的相互作用。拮抗作用又分为竞争性拮抗作用和非竞争性拮抗作用。若2种药物作用于同一部位或同一受体时,发生竞争抑制作用,药效明显降低的现象叫竞争性拮抗作用,可通过增加剂量而使作用发生逆转,如胆碱受体激动药与胆碱受体阻断药可互为中毒解救药物。若合用药物作用于不同部位或不同受体出现药效方面的拮抗作用时,称为非竞争性拮抗作用。非竞争性拮抗作用不随药物剂量的加大而发生逆转。例如,酚苄明与α受体形成牢固的共价键结合,使儿茶酚胺类物质难以发挥作用。

合理用药就是要求充分发挥药物的疗效而避免或减少可能发生的不良反应。当今药物的种类越来越多,相互之间的作用也会越来越复杂,如不考虑药物、机体等各方面的因素而盲目地联合用药,可能适得其反。因此,医护工作者除应掌握药物的药理作用与作用特点外,还应考虑影响药物作用的各种因素,并根据患者的具体情况制定最佳的给药方案。安全、有效、经济、适当地使用药物,减少和杜绝药物不良反应的发生,降低药品费用,保障人民安全用药,是医药工作者义不容辞的责任。

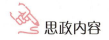 思政内容

珍爱生命，尊重生命

喝酒不吃药，吃药不喝酒，酒后谨慎用药。酒的主要成分是乙醇，而乙醇是许多药物代谢酶的诱导剂，喝酒后会加速一些药物的代谢，在体内停留时间缩短，药效降低。例如，在服用磺酰脲类降血糖药期间，乙醇作为药物代谢酶诱导剂而发挥作用，能促进磺酰脲类药物代谢，使其 $t_{1/2}$ 明显缩短，从而减弱其降血糖作用；如苯妥英钠等，服药期间如喝酒可降低疗效，甚至诱发癫痫发作。乙醇还可以增加地西泮、艾司唑仑（舒乐安定）、佐匹克隆等镇静催眠药对中枢神经系统的抑制作用，喝酒后服用本类药时可能导致中毒，抑制呼吸，甚至死亡。喝酒后服用头孢菌素类药物，很容易出现双硫仑样反应，严重时会威胁生命。因此，用药一定要遵医嘱，不能随便用药。

（徐　霁）

第五章 传出神经系统药理概论

📖 学习目标

1. 知识目标 ①掌握传出神经系统的分类及各型受体激动时的生理效应。②掌握传出神经按递质的分类,主要递质(乙酰胆碱和去甲肾上腺素)的生物合成、贮存、释放与作用消失方式。③了解传出神经系统效应产生的分子机制及传出神经系统药物的基本作用。

2. 思政目标 介绍递质学说的发展史,使学生认识到科学发现有时是漫长的,科学研究需要耐住寂寞、善于观察分析,在学习医学、做科学研究中要付出很多的努力和很长的时间来熟悉和掌握现代高度复杂的科学技能。

神经系统通常分为中枢神经系统和外周神经系统,前者包括脑和脊髓,后者包括脑和脊髓以外的神经和神经节。按功能的不同,外周神经系统分为传入神经系统(afferent nervous system)和传出神经系统(efferent nervous system)。用于传出神经系统的药物通过影响其递质的合成、贮存、释放、失活及与受体的结合而发挥作用。

第一节 传出神经系统的分类

一、传出神经系统的解剖学分类

传出神经系统包括自主神经系统(autonomic nervous system)和运动神经系统(somatic motor nervous system),前者分为交感神经(sympathetic nervous system)和副交感神经(parasympathetic nervous system),主要支配内脏器官、平滑肌、腺体等效应器,其活动一般不受人的意识控制,故称为非随意活动,如心脏排血、血流分配、食物消化等。运动神经系统则支配骨骼肌,通常为随意活动,如肌肉的运动、呼吸等。自主神经从中枢发出后,都要进入神经节,更换神经元后才能到达所支配的效应器,所以自主神经有节前纤维和节后纤维之分(图5-1)。而运动神经自中枢发出后,中途不更换神经元,直接到达骨骼肌,因此无节前纤维和节后纤维之分。上述2个神经系统通过其末梢释放的化学物质(神经递质)进行化学传递(信息传递)。这种传递可发生于神经元与神经元之间、神经元与其支配的效应器细胞之间,即神经末梢释放少量神经递质进入突触间隙,经转运方式跨越间隙,与特异性的受体分子结合,从而兴奋或抑制突触后细胞。药物可模拟或拮抗神经递质的作用,即可选择性修饰许多传出神经的功能,这些功能涉及许多效应组织,如心肌、平滑肌、血管内皮、外分泌腺、突触前的神经末梢等。

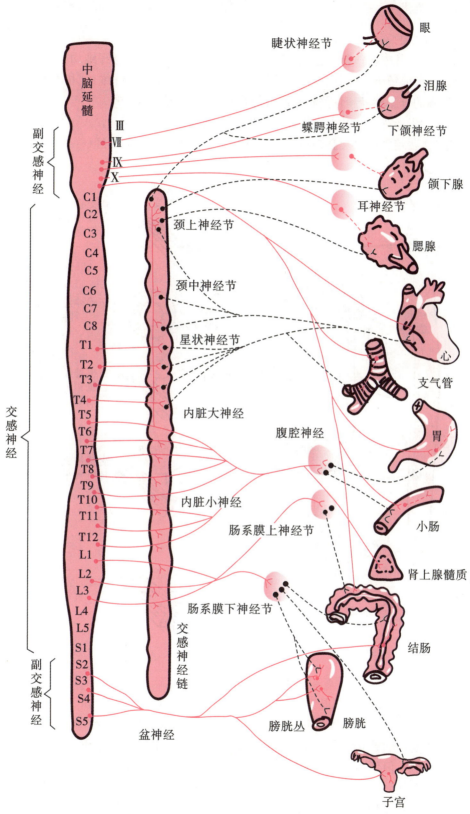

眼

睫状神经节

泪腺

蝶腭神经节

下颌神经节

颌下腺

耳神经节

腮腺

心

支气管

胃

腹腔神经

小肠

肾上腺髓质

结肠

膀胱

子宫

中脑延髓

Ⅲ
Ⅶ
Ⅸ
Ⅹ

副交感神经

C1
C2
C3
C4
C5
C6
C7
C8
T1
T2
T3
T4
T5
T6
T7
T8
T9
T10
T11
T12
L1
L2
L3
L4
L5
S1
S2
S3
S4
S5

交感神经

副交感神经

颈上神经节

颈中神经节

星状神经节

内脏大神经

内脏小神经

肠系膜上神经节

肠系膜下神经节

交感神经链

盆神经

膀胱丛

红色:胆碱能神经。黑色:去甲肾上腺素能神经。实线:节前纤维。虚线:节后纤维。

图 5-1　自主神经系统分布

二、传出神经按递质的分类

根据所释放递质的不同,可将传出神经分为2类。

1.胆碱能神经　凡末梢能释放乙酰胆碱(acetylcholine,ACh)的神经纤维均称为胆碱能神经,包括:①副交感神经节前纤维;②副交感神经节后纤维;③交感神经节前纤维;④极少数交感神经节后纤维,如支配汗腺的分泌神经和骨骼肌的血管舒张神经;⑤运动神经纤维。

2.去甲肾上腺素能神经　凡末梢能释放去甲肾上腺素(noradrenaline,NA)的神经纤维均称为去甲肾上腺素能神经。绝大部分交感神经节后纤维属于去甲肾上腺素能神经(图5-2)。

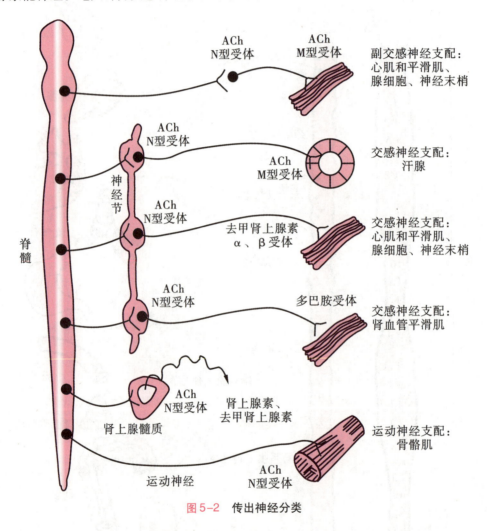

图5-2　传出神经分类

近年来除交感和副交感神经系统外,肠神经系统(enteric nervous system,ENS)日益受到关注。该神经系统由多种神经元组成,其细胞体位于肠壁的壁内丛,神经元和神经纤维组成复杂的神经网络,是调节胃肠道功能的独立整合系统。ENS在结构和功能上不同于交感和副交感神经系统,而与中枢神经系统相类似,但仍属于自主神经系统的一个组成部分。肠神经元的神经纤维可来自交感和副交感神经末梢,并可直接分布到平滑肌、腺体和血管。胃肠道运动功能主要受局部的ENS调节,与中枢神经系统具有相对独立性,如肠道的蠕动反射,可以在离体条件下进行,切断迷走神经或交感神经对胃肠道运动的影响很小。ENS神经元也可接受来自交感和副交感神经系统的冲动信息,并发送冲动至交感神经节和中枢神经系统。因此,该系统在药理学方面较交感神经或副交感神经系统更复杂,其中涉及多种神经肽和递质,如 5-羟色胺(5-hydroxytryptamine,5-HT)、一氧化氮(nitric oxide,NO)、三磷酸腺苷(adenosine triphosphate,ATP)、P 物质(substance P,SP)和神经肽(neuropeptide,NP)。

第二节　传出神经系统的递质

作用于传出神经系统的药物,主要作用靶位是传出神经系统的递质和受体,可通过影响递质的合成、贮存、释放、代谢等环节或通过直接与受体结合而产生生物效应。为了便于阐明传出神经系统药理学内容,首先介绍递质和受体相关的基本概念。

一、递质学说的发展

早在 100 多年前,科学家就已经关注神经与神经间或神经与肌肉间的冲动传递过程,其争议的焦点是上述冲动传递是电传递还是化学物质传递。1898 年,Lewandowsky 首先观察到肾上腺的提取物产生的生物效应与刺激迷走神经时相似。Langley 于 1901 年证实此提取物可能通过刺激交感神经末梢而发挥作用。交感神经递质的发现过程是漫长的,直到测定微量儿茶酚胺的特异性化学和生物学方法建立后,Von Euler 才于 1946 年从牛脾神经获得高纯度的 NA,显示 NA 即为哺乳类交感神经节后纤维的递质。对副交感神经而言,1921 年德国科学家 Loewi 在著名的离体双蛙心灌流实验中发现,迷走神经兴奋时可以释放一种物质,这种物质能抑制另一个离体蛙心的收缩。后于 1926 年证明这种抑制性物质就是 ACh。至此,传出神经系统的化学传递学说才日臻完善。这一学说已经被形态学、生理学、生物化学、药理学等学科的各种研究所证实。

化学传递的物质基础是神经递质(neurotransmitter),包括经典神经递质、神经肽、神经调质、神经激素和神经蛋白五大类,它们广泛分布于神经系统,担负着神经元与神经元之间、神经元与靶细胞之间的信息传递。神经递质主要在神经元中合成,而后储存于突触前囊泡内,在信息传递过程中由突触前膜释放到突触间隙,作用于效应细胞的受体,引起功能效应,完成神经元之间或神经元与效应器之间的信息传递。神经调质(neuromodulator)与神经递质类似,由突触前神经元合成,对主递质起调节作用,本身不直接负责跨突触的信号传递,或不直接引起效应细胞的功能改变。神经调质通过旁突触途径发挥作用,即神经元释放化学物质不经过突触结构,直接到达邻近或远隔的靶细胞。

二、传出神经突触的超微结构

突触(synapse)的概念最早是由英国神经学家 Sherrington 于 1897 年从生理学角度提出的,是指神经元与神经元之间,或神经元与某些非神经元之间的一种特殊的细胞连接。这些连接在结构上并没有原生质相连,仅互相接触。电镜下观察,化学性突触包括突触前部、突触后部和突触间隙。其中释放递质的一侧称为突触前部,有受体的一侧称为突触后部,两者之间有 15 ~ 1 000 nm 的间隙,即突触间隙(synaptic cleft)。参与形成突触前、后部的细胞膜,在局部特化增厚,分别称为突触前膜(presynaptic membrane)和突触后膜(postsynaptic membrane)。在运动神经末梢近突触前膜处,聚集着很多直径为 20 ~ 50 nm 的囊泡(vesicle)。据估计,单个运动神经末梢含有 30 万个以上的囊泡,而每个囊泡中含有 1 000 ~ 50 000 个 ACh 分子,在其突触后膜的皱褶内含有可迅速水解 ACh 的胆碱酯酶。

交感神经末梢有许多细微的神经分支,它们分布于平滑肌细胞之间。每个分支都有连续的膨胀部分,呈稀疏串珠状,称为膨体(varicosity)。每个神经元约有 3 万个膨体,每一个膨体则含有

1 000个左右的囊泡。囊泡内含有高浓度的NA(胆碱能神经末梢囊泡内含大量ACh),囊泡为递质合成、转运和贮存的重要场所。

三、传出神经的递质

递质的生物合成、储存、释放、失活与药物的作用有密切关系。

ACh 主要在胆碱能神经末梢合成,少量在胞体内合成,以胆碱和乙酰辅酶 A（acetylcoenzyme A, AcCoA）为原料。与其合成有关的酶为胆碱乙酰化酶（choline acetylase, ChAT；或称为胆碱乙酰转移酶）,可在细胞体形成,并随轴浆转运至末梢。AcCoA 在神经末梢线粒体内形成,但其自身不能穿透线粒体膜,需在线粒体内先与草酰乙酸缩合成枸橼酸盐,后者才能穿过线粒体膜进入细胞质,在枸橼酸裂解酶催化下重新形成AcCoA。胆碱和AcCoA 在ChAT 催化下,合成ACh。ACh 合成后进入囊泡并与ATP、囊泡蛋白共同贮存在囊泡中,当神经冲动到达神经末梢时,以胞裂外排方式释放到突触间隙,与突触后膜的胆碱受体结合并产生效应。ACh 作用的消除主要是被突触部位的乙酰胆碱酯酶（acetylcholine esterase, AChE）水解,ACh 一般在释放后数毫秒内即被此酶水解而失效,部分 ACh 被神经末梢摄取重新利用(图 5-3)。

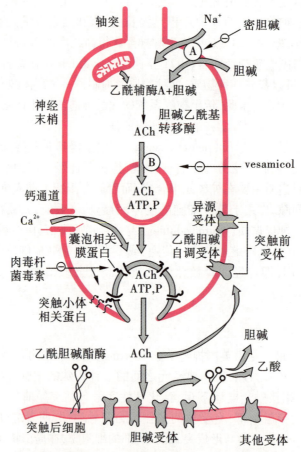

ACh. 乙酰胆碱；ATP. 三磷酸腺苷；P. 多肽；vesamicol. 囊泡转运体的特异性阻断剂。Ⓐ为钠依赖性载体；Ⓑ为乙酰胆碱载体。

图 5-3　胆碱能神经末梢递质合成、贮存、释放和代谢示意

酪氨酸是合成 NA 的基本原料,在酪氨酸羟化酶的催化作用下合成多巴,再经多巴脱羧酶脱羧成为多巴胺（dopamine, DA）。DA 由胺泵主动摄入囊泡中,经多巴胺 β-羟化酶催化合成 NA,并与

ATP 和嗜铬颗粒蛋白结合,贮存于囊泡中。当神经冲动抵达神经末梢时,NA 通过胞裂外排的方式释放入突触间隙而激动受体。NA 作用的消除主要由突触前膜胺泵主动将其回摄到神经末梢内,称为摄取-1,其摄取量为释放量的 75% ~95%。摄入神经末梢的 NA 可进一步被囊泡摄取贮存;部分未进入囊泡的 NA 可被细胞质中线粒体膜上的单胺氧化酶(monoamine oxidase,MAO)破坏。非神经组织(如心肌、平滑肌等)也能摄取 NA,称为摄取-2,摄取之后,即被细胞内的儿茶酚-O-甲基转移酶(catechol-O-methyltransferase,COMT)和 MAO 所破坏。此外,尚有小部分 NA 从突触间隙扩散到血液,最后被肝脏、肾脏等组织中的 COMT 和 MAO 破坏失活(图5-4)。

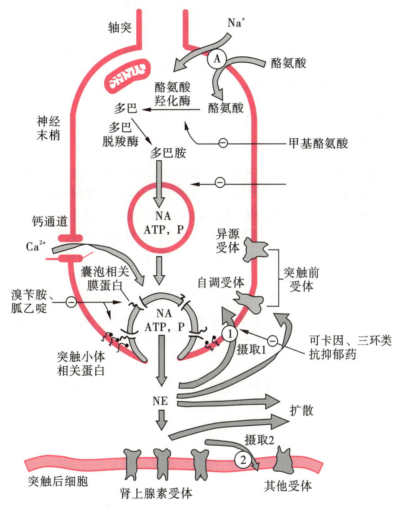

NE. 去甲肾上腺素;ATP.三磷酸腺苷;P. 多肽。Ⓐ为钠依赖性载体。

图5-4 去甲肾上腺素能神经末梢递质合成、贮存、释放和代谢示意

值得注意的是,ACh 和 NA 不是唯一的传出神经系统递质。研究发现,血管活性肠肽、一氧化氮、ATP 等在血管舒缩、平滑肌收缩中同样发挥着重要作用。

第三节　传出神经系统受体的命名及亚型

一、传出神经系统受体的命名

传出神经系统受体命名常按照传出神经末梢递质的选择性不同而定,能与 ACh 结合的受体称为乙酰胆碱受体(acetylcholine receptor)。早期研究发现副交感神经节后纤维所支配的效应器细胞膜的胆碱受体对以毒蕈碱为代表的拟胆碱药较敏感,故把这部分受体称为毒蕈碱型胆碱受体,即 M 胆碱受体。位于神经节和神经肌肉接头的胆碱受体对烟碱较敏感,故将其称为烟碱型胆碱受体,即 N 胆碱受体。能与 NA 或肾上腺素结合的受体称为肾上腺素受体。根据肾上腺素受体对拟肾上腺素类药物和阻断药敏感性的不同,又可分为 α 肾上腺素受体(简称 α 受体)和 β 肾上腺素受体(简称 β 受体)。能与 DA 结合的受体称为多巴胺受体(DA 受体)。

二、传出神经系统受体的亚型

1. M 胆碱受体亚型　M 胆碱受体属于与鸟苷酸结合调节蛋白(G 蛋白)偶联的超级家族受体。人们用分子克隆技术发现了 5 种不同基因编码的 M 胆碱受体亚型,根据配体对不同组织 M 胆碱受体相对亲和力不同,将 M 胆碱受体分为 M_1、M_2、M_3、M_4、M_5 受体。各亚型的氨基酸序列一级结构已经清楚,共有 460～590 个氨基酸残基。M 胆碱受体主要起到胆碱能神经传递的作用,广泛分布于全身各个器官组织,但不同组织中存在着不同受体亚型。M_1 受体主要位于中枢神经系统、外周神经元和胃壁细胞,介导兴奋作用;M_2 受体位于心脏和突触前末梢,调节心率;M_3 受体主要位于腺体、平滑肌,刺激腺体分泌,引起平滑肌收缩;M_4、M_5 受体主要位于中枢神经系统,具体作用尚不清楚。

2. N 胆碱受体亚型　N 胆碱受体分为 2 个亚型:N_M 受体和 N_N 受体。N_M 受体位于骨骼肌细胞膜上,激动时引起骨骼肌收缩。N_N 受体位于自主神经节细胞膜上,激动时引起神经节兴奋。N_M 受体和 N_N 受体激动时的效应统称为 N 样效应。

3. 肾上腺素受体亚型　肾上腺素受体分为 α 受体和 β 受体,α 受体主要为 α_1 和 α_2 2 种,目前已被克隆出 6 种亚型基因,即 α_{1A}、α_{1B}、α_{1D} 和 α_{2A}、α_{2B}、α_{2C}。α_1 受体激动时主要引起皮肤、黏膜血管收缩和瞳孔开大肌收缩;α_2 受体主要分布于去甲肾上腺素能神经末梢突触前膜,激动时可使递质 NA 释放减少,这是递质释放的自身调节机制。而 β 受体可进一步分为 β_1、β_2 和 β_3 3 种亚型。β_1 受体激动时引起心脏兴奋;β_2 受体激动时引起支气管舒张、骨骼肌血管及冠状动脉扩张等效应。突触前膜上亦有 β_2 受体,激动时可使递质 NA 释放增加。肾上腺素受体是研究较详细的受体之一。

4. DA 受体亚型　在肠系膜、肾脏、心、脑等器官的血管上还存在 DA 受体。DA 受体有 D_1、D_2、D_3、D_4 4 种受体。D_1 受体主要位于肾血管平滑肌;D_2 受体分布于神经末梢突触前膜和平滑肌效应器细胞上;D_3 受体存在于中枢;D_4 受体除存在于中枢外,也见于心血管系统。DA 受体亦属于 G 蛋白偶联受体。

多数内脏器官受去甲肾上腺素能神经和胆碱能神经的双重支配。在同一器官上,二者既对立又统一,共同维持内脏器官协调的生理功能。

传出神经系统受体的类型、分布及生理效应见表 5-1。

表5-1　传出神经系统受体的类型、分布及生理效应

受体类型			分布	效应
胆碱受体	M胆碱受体	M_1受体	中枢神经	兴奋
			胃壁细胞	分泌
		M_2受体	心脏	抑制
		M_3受体	内脏平滑肌	收缩
			腺体细胞	分泌
			瞳孔	缩瞳
	N胆碱受体	N_N受体	自主神经节	兴奋
		N_M受体	骨骼肌	收缩
肾上腺素受体	α受体	$α_1$受体	血管(皮肤、黏膜和内脏)	收缩
			瞳孔	散瞳
		$α_2$受体	突触前膜	抑制NA的释放
	β受体	$β_1$受体	心脏	兴奋
		$β_2$受体	支气管	舒张
			血管	扩张
			突触前膜	促进NA的释放
DA受体		D_1受体	血管(肠系膜、肾脏、冠状动脉)	扩张

第四节　传出神经系统药物的作用方式与分类

一、传出神经系统药物作用的方式

传出神经系统药物的基本作用靶点在于受体和递质两方面。

（一）直接作用于受体

许多传出神经系统药物可直接与胆碱受体或肾上腺素受体结合而发挥作用。由于这两类受体在体内分布较广,且它们的亚型又各有不同的功能,因此作用于它们的药物具有多种应用。与受体结合后所产生效应与神经末梢释放的递质效应相似,称为激动药;结合后不产生或较少产生拟似递质的作用,并可妨碍递质与受体结合,产生与递质相反的作用,就称为阻断药或拮抗药。许多肾上腺素受体和胆碱受体的激动药和阻断药在心血管疾病、呼吸道疾病、消化系统疾病、神经肌肉疾病及外科手术及治疗过程中得到了广泛的应用。

（二）影响递质

1.影响递质生物合成　包括前体药物和递质合成酶抑制剂,如密胆碱可以抑制ACh的生物合成,α-甲基酪氨酸能抑制NA的生物合成,但两者目前无临床应用价值,仅作为药理学研究的工具药。

2.影响递质释放　有些药物如麻黄碱可促进NA释放,而卡巴胆碱可促进ACh释放。有些药

物如可乐定和碳酸锂则可分别抑制外周和中枢 NA 释放而产生效应。

3.影响递质转运和贮存　有些药物可干扰递质 NA 的再摄取,如利血平通过抑制去甲肾上腺素能神经末梢内囊泡膜对 NA 的摄取,使囊泡内 NA 逐渐减少以至耗竭,从而妨碍去甲肾上腺素能神经冲动的传递而发挥抗去甲肾上腺能神经作用,导致降压。地昔帕明和可卡因都是摄取-1 抑制剂。

4.影响递质代谢　ACh 的体内灭活主要依赖乙酰胆碱酯酶水解,因此乙酰胆碱酯酶抑制剂可干扰体内 ACh 代谢,造成体内 ACh 堆积,从而产生拟胆碱作用。

二、传出神经系统药物的分类

传出神经系统药物按其作用性质不同,可分为拟似药(受体激动药)和拮抗药(受体阻断药),见表5-2。

表5-2　传出神经系统药物的分类

拟似药(受体激动药)	拮抗药(受体阻断药)
(一)胆碱受体激动药 1.M、N 受体激动药(卡巴胆碱) 2.M 受体激动药(毛果芸香碱) 3.N 受体激动药(烟碱)	(一)胆碱受体阻断药 1.M 受体阻断药 (1)非选择性 M 受体阻断药(阿托品) (2)M_1 受体阻断药(哌仑西平) (3)M2 受体阻断药(戈拉碘铵) (4)M3 受体阻断药(hexahydrosiladifenidol) 2.N 受体阻断药 (1)N_N 受体阻断药(樟磺咪芬) (2)N_M 受体阻断药(筒箭毒碱)
(二)抗胆碱酯酶药(新斯的明)	(二)胆碱酯酶复活药 1.氯解磷定 2.碘解磷定
(三)肾上腺素受体激动药 1.α、β 受体激动药(肾上腺素) 2.α 受体激动药 (1)α_1、α_2 受体激动药(去甲肾上腺素) (2)α_1 受体激动药(去氧肾上腺素) (3)α_2 受体激动药(可乐定) 3.β 受体激动药 (1)β_1、β_2 受体激动药(异丙肾上腺素) (2)β_1 受体激动药(多巴酚丁胺) (3)β_2 受体激动药(沙丁胺醇)	(三)肾上腺素受体阻断药 1.α 受体阻断药 (1)α_1、α_2 受体阻断药(酚妥拉明) (2)α_1 受体阻断药(哌唑嗪) (3)α_2 受体阻断药(育亨宾) 2.β 受体阻断药 (1)β_1、β_2 受体阻断药(普萘洛尔) (2)β_1 受体阻断药(阿替洛尔) (3)β2 受体阻断药(布他沙明) 3.α、β 受体阻断药(拉贝洛尔)

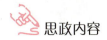 思政内容

善于思考，勇于探索
——受体学说的萌芽

1878年，英国生理学家约翰·纽波特·兰利(John Newport Langley，1852—1925年)在研究毛果芸香碱对猫的唾液分泌影响时，发现阿托品可以阻断毛果芸香碱的作用。

由此，兰格利有了大胆的猜想，或许在神经末梢或腺体细胞中存在着一种物质。此物质既可以与毛果芸香碱结合，又能与阿托品结合。如果先使用阿托品与其结合，毛果芸香碱就无法与其结合而发挥作用。

1905年，兰格利在研究烟碱与箭毒对肌肉的作用时，发现烟碱对肌肉有兴奋作用，而箭毒则阻断这种兴奋作用。因此，他结合以前的研究成果，认为这两种药物既不是通过影响神经传导，也不是直接作用于骨骼肌细胞而发挥作用，而是通过细胞膜上某一专一的作用部位来改变细胞反应。他将这种专一的作用部位称为"接受物质"(receptive substance)。"受体"学说最早的萌芽产生了。

（高　远）

第六章 胆碱受体激动药

胆碱受体激动药(cholinoceptor agonist),也称直接作用的拟胆碱药(direct-acting cholinomimetic drug),可直接激动胆碱受体,产生与乙酰胆碱类似的作用。乙酰胆碱是中枢和外周神经系统的内源性神经递质,其主要作用为激动 M 胆碱受体和 N 胆碱受体。前者主要分布于副交感神经节后纤维支配的效应器细胞;后者主要分布于神经肌肉接头(N_M受体)和自主神经节(N_N受体)。按作用选择性的不同,胆碱受体激动药分为 M 胆碱受体激动药和 N 胆碱受体激动药。

第一节 M 胆碱受体激动药

M 胆碱受体激动药(简称 M 受体激动药)分为两类:胆碱酯类和生物碱类。前者多数药物对 M 受体、N 受体均有兴奋作用,但以 M 受体为主,后者则主要兴奋 M 受体。

一、胆碱酯类

胆碱酯类(choline esters)包括乙酰胆碱和合成的胆碱酯类如醋甲胆碱、卡巴胆碱和贝胆碱。

乙酰胆碱

乙酰胆碱(acetylcholine,ACh)为胆碱能神经递质。其性质不稳定,极易被体内乙酰胆碱酯酶(acetylcholinesterase,AChE)水解,且作用广泛,选择性差,故无临床实用价值,可在科学研究中作为工具药使用。ACh 作为内源性神经递质,分布较广,具有非常重要的生理功能。

【药理作用】

1. 对心血管系统的作用

(1)舒张血管:静脉注射小剂量 ACh 可舒张全身血管,如肺血管和冠状血管。舒张血管作用主要由于激动血管内皮细胞 M_3 受体,导致内皮源性舒血管因子(endothelium-derived relaxing factor,EDRF)即一氧化氮释放,从而引起邻近平滑肌细胞松弛;也可能通过压力感受器或化学感受器反射引起。如果血管内皮受损,则 ACh 的上述作用将不复存在,相反可引起血管收缩。此外,ACh 也可激动去甲肾上腺素能神经末梢突触前膜 M_1 受体,抑制 NA 的释放而产生舒血管作用。

(2)减弱心肌收缩力:即负性肌力作用。胆碱能神经主要分布于窦房结、房室结、浦肯野纤维和心房,而心室较少有胆碱能神经支配,故 ACh 对于心脏的直接作用主要在心房。对心室的作用主要通过影响去甲肾上腺素能神经活性而间接产生。在人类和多数哺乳动物机体上,ACh 对心室肌的作用不太明显,只有当去甲肾上腺素能神经明显兴奋时,ACh 对心室肌的抑制作用才会显现出来。由于迷走神经末梢与交感神经末梢紧密相邻,当去甲肾上腺素能神经兴奋时,除自身负反馈作用抑制 NA 的释放外,由胆碱能神经末梢释放的 ACh 可激动交感神经末梢突触前膜 M_1 受体,反馈性抑制交感神经末梢 NA 的释放,导致心室肌收缩力减弱。

(3)减慢心率:即负性频率作用。ACh 能使窦房结舒张期自动除极延缓,复极化电流增加,使动作电位到达阈值的时间延长,导致心率减慢。

(4)减慢房室结和浦肯野纤维传导:即负性传导作用。ACh 可延长房室结和浦肯野纤维的不应期,使其传导减慢。

(5)缩短心房不应期:ACh 不影响心房肌的传导速度,但可使心房不应期及动作电位时程缩短,即为迷走神经作用。

2. 对胃肠道的作用 ACh 可兴奋胃肠道平滑肌,使其收缩幅度、张力和蠕动增加,能促进胃、肠分泌,引起恶心、嗳气、呕吐、腹痛、排便等症状。

3. 对泌尿道的作用 ACh 可使泌尿道平滑肌蠕动增加,膀胱逼尿肌收缩,使膀胱最大自主排空压力增加,减少膀胱容积,同时膀胱三角区和外括约肌舒张,导致膀胱排空。

4. 其他作用

(1)腺体:ACh 可使泪腺、气管和支气管腺体、唾液腺、消化道腺体和汗腺分泌增加。

(2)眼:ACh 局部滴眼可使瞳孔括约肌收缩,瞳孔缩小;睫状肌收缩,调节近视。

(3)神经节和骨骼肌:ACh 作用于自主神经节 N_N 受体和骨骼肌神经肌肉接头的 N_M 受体,引起交感和副交感神经节兴奋及骨骼肌收缩。此外,因肾上腺髓质受交感神经节前纤维支配,故 N_N 受体激动能引起肾上腺素释放。

(4)支气管:ACh 可使支气管平滑肌收缩,诱发哮喘。

(5)中枢:尽管中枢神经系统有胆碱受体存在,由于 ACh 不易通过血脑屏障,故外周给药很少产生中枢作用。

醋甲胆碱

醋甲胆碱(methacholine),又称乙酰甲胆碱。其甲基增强了其对胆碱酯酶水解作用的抵抗力,故其水解速度较 ACh 慢,作用时间较 ACh 长。本品对 M 受体具有相对选择性,尤其对心血管系统作用明显,在临床上用于治疗口腔黏膜干燥症。禁忌证为支气管哮喘、冠状动脉缺血和溃疡患者。

卡巴胆碱

卡巴胆碱(carbachol),又称氨甲酰胆碱。化学性质稳定,不易被胆碱酯酶水解,作用时间长,对 M 受体、N 受体的选择性与 ACh 相似,均有激动作用。本品对膀胱和肠道作用明显,可用于术后腹气胀和尿潴留,仅用于皮下注射,禁用静脉注射给药。该药副作用较多,且阿托品对它的解毒效果差,主要用于局部滴眼治疗青光眼。禁忌证同醋甲胆碱。

贝胆碱

贝胆碱(bethanechol),化学性质稳定,不易被胆碱酯酶水解。本品可兴奋胃肠道和泌尿道平滑肌,对心血管作用弱。在临床上可用于术后腹气胀、胃张力缺乏症、胃滞留等的治疗。由于其对M受体具有相对选择性,故其疗效较卡巴胆碱好。口服和注射均有效。禁忌证同醋甲胆碱。

二、生物碱类

生物碱类(alkaloids)主要包括3种天然生物碱,如毛果芸香碱(pilocarpine)、槟榔碱(arecoline)和毒蕈碱(muscarine)。另外,还有合成类似物震颤素(oxotremorine)。震颤素可激动基底神经节的M受体,产生震颤、共济失调、肌强直等帕金森病样症状,常作为工具药使用。

毛果芸香碱

毛果芸香碱,又称匹鲁卡品,是从毛果芸香属(*Pilocarpus*)植物中提取的生物碱。

【体内过程】 毛果芸香碱具有水溶和脂溶双相溶解性,故其滴眼液的通透性良好。1%毛果芸香碱滴眼液滴眼后10~30 min出现缩瞳作用,持续时间达4~8 h或8 h以上。降眼压作用的达峰时间约为75 min,持续4~14 h。用于缓解口干的症状时,20 min起效,单次使用,作用持续3~5 h;多次使用,作用持续10 h以上。母体化合物的清除$t_{1/2}$为0.76~1.35 h。毛果芸香碱及其代谢物随尿排出。

【药理作用】 毛果芸香碱能直接作用于副交感神经(包括支配汗腺的交感神经)节后纤维支配的效应器官的M受体,产生毒蕈碱样(M样)作用,其特点是对眼及腺体的作用强,而对心血管系统作用不明显。

1. 对眼的作用 毛果芸香碱滴眼后可引起缩瞳、降低眼压、调节痉挛等,见图6-1和图6-2。

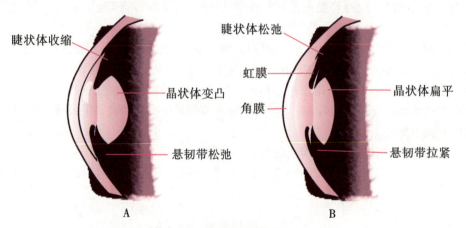

A.M受体激动药的作用;B.M受体阻断药的作用。

图6-1 药物对眼的调节

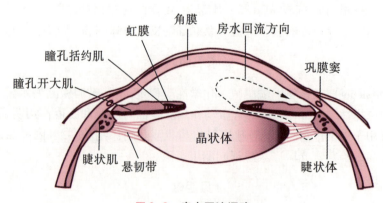

图6-2 房水回流通路

(1)缩瞳:虹膜内有2种平滑肌,一种是瞳孔括约肌,受动眼神经的胆碱能神经支配,神经兴奋时瞳孔括约肌向中心收缩,瞳孔缩小;另一种为瞳孔开大肌,受去甲肾上腺素能神经支配,神经兴奋时瞳孔开大肌向外周收缩,使瞳孔扩大。毛果芸香碱激动瞳孔括约肌上的M受体,使瞳孔括约肌收缩,瞳孔缩小。局部用药,作用可持续数小时至1 d。

(2)降低眼压:房水由睫状体上皮细胞分泌及血管渗出产生,经瞳孔流入前房,到达前房角间隙,主要经滤帘流入巩膜静脉窦,最后进入血液循环。毛果芸香碱通过缩瞳作用,使虹膜向中心拉动,虹膜根部变薄,使处于虹膜周围的前房角间隙扩大,房水易于经滤帘进入巩膜静脉窦,使眼压下降。

(3)调节痉挛:眼在视近物时,通过调节晶状体的曲度(凹凸度),使物体成像于视网膜上,从而看清物体,此为眼调节作用。晶状体囊富有弹性,促使晶状体有略呈球形的倾向。但由于受到悬韧带的外向牵拉,晶状体维持在较扁平的状态。悬韧带又受睫状肌控制,睫状肌由环状和辐射状2种平滑肌纤维组成,其中以动眼神经支配的环状肌纤维为主。动眼神经兴奋时或毛果芸香碱作用后,环状肌向瞳孔中心方向收缩,造成悬韧带放松,晶状体由于本身弹性变凸,屈光度增加。此时只适合于视近物,而难以看清远物。毛果芸香碱的这种作用称为调节痉挛,此作用可持续2 h,这是应用毛果芸香碱的副作用。睫状肌也受去甲肾上腺素能神经支配,但在眼的调节中不占重要地位,故拟肾上腺素药一般不影响眼的调节。

2.对腺体的作用　较大剂量的毛果芸香碱(10~15 mg,皮下注射)可明显增加汗腺和唾液腺的分泌,并使泪腺、胃腺、胰腺、小肠腺和呼吸道黏膜分泌增加。

【临床应用】

1.青光眼　青光眼为常见的眼科疾病,患者以特征性视神经萎缩和视野缺损为主要特征,并伴有眼压增高症状,严重者可致失明。低浓度(2%以下)的毛果芸香碱滴眼,可治疗闭角型青光眼(充血性青光眼)。用药后由于缩瞳作用,前房角间隙扩大,疏通房水回流,使眼压降低,从而缓解或消除青光眼的症状。但高浓度毛果芸香碱可使患者症状加重,不宜使用。本品对早期开角型青光眼(单纯性青光眼)也有一定的疗效,但机制未明,可能是因为毛果芸香碱扩张巩膜静脉窦周围的小血管及收缩睫状肌后,小梁网结构发生改变,利于房水回流,使眼压降低。毛果芸香碱容易透过角膜进入眼房,用药后数分钟即可使眼压下降,作用持续4~8 h。

2.虹膜睫状体炎　毛果芸香碱与扩瞳药交替使用,使虹膜收缩和舒张交替进行,防止虹膜与晶状体粘连。

3.其他　毛果芸香碱口服可用于治疗口腔干燥,但在增加唾液分泌的同时,汗液分泌也明显增加。本品还可用于抗胆碱药阿托品中毒的解救。

【不良反应】　毛果芸香碱局部应用不良反应较小。滴眼时应压迫眼内眦,避免药液流入鼻腔后吸收中毒。吸收后的不良反应主要由M样作用所致,表现为流涎、流泪、流涕、多汗、呼吸道分泌物增加、恶心呕吐、腹痛、腹泻、胸闷、气短、支气管痉挛、呼吸困难等。

毒蕈碱

毒蕈碱由捕蝇蕈(amanita muscaria)分离提取。本品虽不作为治疗性药物,但它具有重要的药理活性,故做简要介绍。

毒蕈碱是经典的M受体激动药,其效应与节后胆碱能神经兴奋效应相似。民间常有食用野生蕈而中毒的病例。毒蕈碱最初从捕蝇蕈中提取,但含量很低(约为0.003%),人食用捕蝇蕈后不至于引起中毒。丝盖伞菌属和杯伞菌属中含有较高的毒蕈碱成分,食用这些菌属后,30~60 min内即可出现毒蕈碱中毒症状,表现为流涎、流泪、恶心呕吐、头痛、视觉障碍、腹部绞痛、腹泻、支气管痉挛、心动过缓、血压下降、休克等。可用阿托品治疗,每隔30 min肌内注射1~2 mg。

第二节　N 胆碱受体激动药

N 胆碱受体(简称 N 受体)有 N_M 和 N_N 2 个亚型。N_M 受体分布于骨骼肌,N_N 受体分布于交感神经节、副交感神经节和肾上腺髓质。N 受体激动药有烟碱、洛贝林(山梗菜碱),以及合成化合物四甲铵、二甲基苯哌嗪等。

烟碱(nicotine,尼古丁)是由烟草(tobacco)中提取的一种液态生物碱,脂溶性极强,可经皮肤吸收。其对神经节 N_N 受体的作用呈双相性,即开始使用时可短暂兴奋 N_N 受体,随后可持续抑制 N_N 受体。烟碱对神经肌肉接头 N_M 受体的作用与此类似,其阻断作用可迅速掩盖其激动作用而产生肌肉麻痹。由于烟碱作用广泛、复杂,故无临床实用价值,仅具有毒理学意义。

烟草中含有烟碱成分,长期吸烟与许多疾病(如癌症、冠心病、溃疡、中枢神经系统疾病和呼吸系统疾病)的发生关系密切。此外,吸烟者的烟雾中也含有烟碱和其他致病物质,容易被他人被动吸入,损害他人健康。

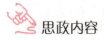 思政内容

打破传统,探索未知

曾经医学界都认为能使血管松弛的神经传递物质是乙酰胆碱(ACh)。那时候,美国药理学家 Furchgott 正在研究药物对血管的影响,他经常得到矛盾的实验结果:同一药物有时候会松弛血管,有时候又会收缩血管。有一天他注意到皮肤表面的细胞层参差不齐,他灵机一动,推想可能血管的内皮层细胞遭受破坏,才使药物失去松弛血管的功能;于是他设计了一套精密详细的实验来求证自己的推测。他把血管的内皮层除去,则 ACh 的功能尽失。只有当内皮层保持完整时,ACh 才能松弛血管。他得出结论:血管之所以会松弛,是因为内皮层细胞会产生一种能传递信息的分子,使得心脏血管的平滑肌松弛。他把这种传递信息的分子命名为内皮源性舒血管因子(endothelium-derived relaxing factor,EDRF),他的实验也引起了一阵寻找 EDRF 真面目的狂热。

(高　远)

第七章 抗胆碱酯酶药和胆碱酯酶复活药

1. 知识目标 ①掌握易逆性抗胆碱酯酶药的一般特性。②掌握常用易逆性抗胆碱酯酶药新斯的明的药理作用及临床应用。③掌握有机磷酸酯类中毒的症状及常用的解毒药和胆碱酯酶复活药的作用机制。④了解毒扁豆碱等药物的特点。⑤了解胆碱酯酶的生理作用及农业上常用的有机磷酸酯类名称。

2. 思政目标 ①学以致用,健康宣讲:通过普及农药的正确使用方法和中毒危害,提高人们对农药使用的安全意识,肩负起科普医学常识的责任。②敬佑生命,救死扶伤:讲解有机磷酸酯类(敌敌畏)中毒的抢救治疗过程,使学生理解生命价值和职业责任,坚定"敬佑生命、救死扶伤"的职业理想。

乙酰胆碱酯酶(acetylcholinesterase,AChE,真性胆碱酯酶)主要存在于胆碱能神经末梢突触间隙,也存在于胆碱能神经元和红细胞中,可将 ACh 水解为胆碱和乙酸,终止 ACh 的作用。抗胆碱酯酶药可与 AChE 结合,使 AChE 活性受抑制,导致胆碱能神经末梢释放的 ACh 堆积,产生拟胆碱作用。低剂量易逆性抗胆碱酯酶药可治疗重症肌无力和阿尔茨海默病,而难逆性抗胆碱酯酶药(如有机磷酸酯类)则主要用作农业杀虫剂。

第一节 胆碱酯酶

胆碱酯酶(cholinesterase,ChE)是一类糖蛋白,分为 AChE 和丁酰胆碱酯酶(butylcholinesterase,BChE,假性胆碱酯酶)。AChE 活性极高,1 个酶分子可在 1 min 内水解 6×10^5 个分子的 ACh。与 AChE 不同,BChE 主要存在于血浆中,主要水解其他胆碱酯,如琥珀胆碱,而对 ACh 的特异性较低,对终止体内 ACh 的作用不大。因此,本文所提及的胆碱酯酶主要指 AChE。

AChE 蛋白分子表面活性中心有 2 个能与 ACh 结合的部位,即带负电荷的阴离子部位和酯解部位。前者含有 1 个谷氨酸残基,后者含有 1 个由丝氨酸的羟基构成的酸性作用点和 1 个组氨酸咪唑环构成的碱性作用点,它们通过氢键结合,增强了丝氨酸羟基的亲核性,使之较易与 ACh 结合。AChE 通过 3 个步骤水解 ACh:①ACh 分子中带正电荷的季铵阳离子头,以静电引力与 AChE 的阴离子部位相结合,同时 ACh 分子中的羰基碳与 AChE 酯解部位的丝氨酸的羟基以共价键结合,形成 ACh 与 AChE 的复合物;②ACh 的酯键断裂,乙酰基转移到 AChE 的丝氨酸羟基上,使丝氨酸乙酰化,生成乙酰化 AChE,并释放出胆碱;③乙酰化 AChE 迅速水解,分离出乙酸,并使 AChE 游离,酶的活性恢复(图 7-1)。

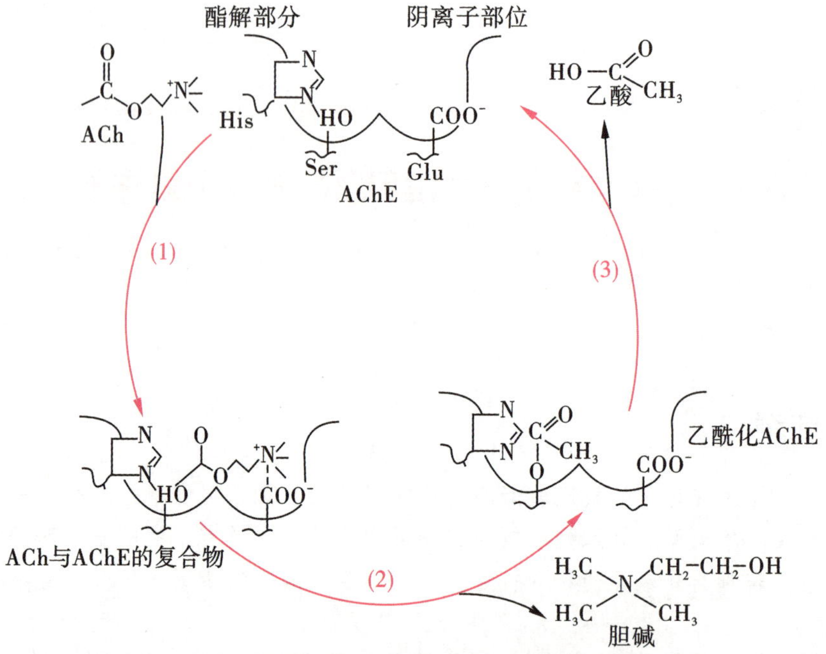

Glu. 谷氨酸；Ser. 丝氨酸；His. 组氨酸。

图7-1　乙酰胆碱酯酶水解乙酰胆碱过程示意

第二节　抗胆碱酯酶药

抗胆碱酯酶药(anticholinesterase agent)，又称间接作用的拟胆碱药，与 ACh 一样，能与 AChE 结合，但结合较牢固，水解较慢，使 AChE 活性受抑制，导致胆碱能神经末梢释放的 ACh 堆积，产生拟胆碱作用。按药理学性质的不同，抗胆碱酯酶药可分为易逆性抗胆碱酯酶药和难逆性抗胆碱酯酶药。后者主要为有机磷酸酯类，具有毒理学意义。

一、易逆性抗胆碱酯酶药

(一)易逆性抗胆碱酯酶药一般特性

多数易逆性抗胆碱酯酶药分子结构中含有带正电荷的季铵基团和酯结构(图7-2)。如新斯的明以季铵阳离子与 AChE 的阴离子部位结合，同时其分子中的羰基碳与 AChE 酯解部位的丝氨酸的羟基形成共价键，形成新斯的明与 AChE 的复合物；随后新斯的明中的二甲胺基甲酰基转移至丝氨酸羟基，生成二甲胺基甲酰化 AChE。该酶中二甲胺基甲酰化丝氨酸缓慢水解，最后形成二甲胺基甲酸和复活的 AChE。由于二甲胺基甲酰化 AChE 较乙酰化 AChE 水解速度慢，故酶的活性暂时消失，但比难逆性抗胆碱酯酶药有机磷酸酯类短，因此属于易逆性抗胆碱酯酶药(图7-3)。

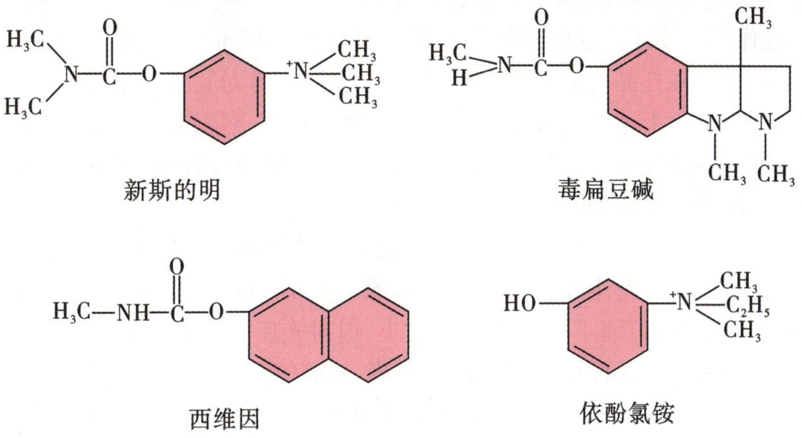

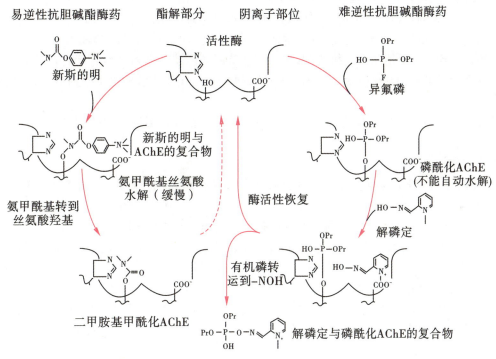

图 7-2 常见易逆性抗胆碱酯酶药的化学结构

图 7-3 易逆性和难逆性抗胆碱酯酶药的作用及解磷定复活胆碱酯酶的过程

【体内过程】 毒扁豆碱容易由胃肠道、皮下及黏膜吸收,并能通过血脑屏障。该药滴眼时如不压迫眼内眦,可经鼻腔黏膜吸收而引起全身反应。注射给药时,其大多数在体内经血浆酯酶水解灭活,尿中排泄极少。新斯的明及其他季铵类药物(如吡斯的明)口服吸收差,且不易进入中枢神经系统。新斯的明和吡斯的明可被血浆酯酶水解,水解产物季醇及母体化合物经尿排泄,注射给药时 $t_{1/2}$ 为 1~2 h。

【药理作用】

1. 对骨骼肌神经肌肉接头的作用 大多数强效抗胆碱酯酶药对骨骼肌的主要作用是通过抑制神经肌肉接头 AChE,但亦有一定的直接兴奋作用(新斯的明)。抗胆碱酯酶药可逆转由非除极化型(竞争性)神经肌肉阻滞药(如筒箭毒碱)引起的肌肉松弛,但并不能有效拮抗由除极化型肌肉松弛药(如琥珀胆碱)引起的肌肉麻痹,因后者引起肌肉麻痹主要由神经肌肉运动终板去极化所致。

2. 对平滑肌的作用　不同的药物对胃肠道平滑肌的作用不同。新斯的明可促进胃平滑肌收缩及增加胃酸分泌,可拮抗阿托品所致的胃张力下降及增强吗啡对胃的兴奋作用。当支配胃的双侧迷走神经切断后,新斯的明上述作用被减弱。新斯的明对食管下段具有兴奋作用,在食管明显松弛和扩张的患者,新斯的明能促进食管蠕动,并增加其张力。此外,新斯的明还可促进小肠、大肠(尤其是结肠)的活动,促进肠内容物排出。

3. 对眼的作用　本类药可引起瞳孔括约肌收缩和睫状肌收缩,导致瞳孔缩小和睫状肌调节痉挛,使视力调节在近视状态。其中缩瞳作用可在滴眼后几分钟内显现,30 min 达最大反应,持续数小时至数天不等。尽管瞳孔可缩小至"针尖样"大小,但对光反射一般不消失,而晶状体调节障碍较短暂,一般比缩瞳时间短。上述作用可促进房水回流,从而使升高的眼压下降。

4. 对心血管系统的作用　由于 ACh 既可作用于神经节,又可作用于神经节后纤维,因此对心血管功能的影响较复杂。而交感和副交感神经节兴奋对心血管的效应是相反的,因此抗胆碱酯酶药的效应为二者的综合结果。由于副交感神经对心脏的支配占优势,抗胆碱酯酶药引起 ACh 增多对心脏的主要作用表现为心率减慢、心输出量下降;对血管平滑肌和血压的影响较直接作用的胆碱受体激动剂弱。但大剂量抗胆碱酯酶药可引起血压下降,与药物作用于延髓的血管运动中枢有关。

5. 其他作用　由于许多腺体如支气管腺体、泪腺、汗腺、唾液腺、胃腺(胃窦 G 细胞和壁细胞)、小肠腺、胰腺等均受胆碱能节后纤维支配,故低剂量抗胆碱酯酶药即可增敏神经冲动所致的腺体分泌作用,较高剂量可增加基础分泌率。本类药还可引起细支气管和输尿管平滑肌收缩,使后者的蠕动增加。

此外,抗胆碱酯酶药对中枢各部位有一定兴奋作用,但在大剂量时,常引起抑制或麻痹,与血氧过低密切相关。

【临床应用】

1. 重症肌无力　重症肌无力是神经肌肉接头传递障碍所致的慢性疾病,其主要特征是骨骼肌经过短暂重复的活动后,出现肌无力症状,可表现为四肢无力、咀嚼和吞咽困难、眼睑下垂,严重者可导致呼吸困难。重症肌无力是一种自身免疫病,主要为机体对自身突触后运动终板的 N_M 受体产生免疫反应,在患者血清中可见抗 N_M 受体的抗体,从而导致 N_M 受体数目减少。新斯的明、吡斯的明和安贝氯铵为治疗重症肌无力常规药物,常用来控制疾病症状。剂量必须控制在能改善临床症状为度。由于上述药物作用时间较短,故需反复给药。

2. 腹气胀和尿潴留　新斯的明疗效较好,可用于手术后及其他原因引起的腹气胀及尿潴留。常用剂量为皮下或肌内注射,0.5 mg/次,注射后 10 ~ 30 min 可见肠蠕动加快,而口服溴化新斯的明15 ~ 30 mg,则需 2 ~ 4 h 才起效。

3. 青光眼　以毒扁豆碱、地美溴铵较多用。滴眼后瞳孔缩小,眼压下降。闭角型青光眼常用本类药进行短时的紧急治疗,长期疗法为手术治疗。开角型青光眼的发作具有逐渐加重的特点,且手术治疗效果不佳,可用本类药做长期治疗。

4. 非除极化型(竞争性)神经肌肉阻滞药过量时的解毒　主要用新斯的明、依酚氯铵和加兰他敏治疗。也用于 M 受体阻断药(如阿托品等药物)中毒的解救,常用毒扁豆碱。因其可穿透血脑屏障,理论上也可用于治疗某些具有中枢抗胆碱作用的药物中毒。但同时毒扁豆碱本身可产生严重的中枢毒性,因此,仅用于伴有体温升高或严重的室上性心动过速的中毒患者。

5. 阿尔茨海默病　阿尔茨海默病(Alzheimer disease, AD)患者脑内胆碱能神经功能低下,导致认知障碍,出现痴呆症状。人们已观察到在 AD 患者的中枢部位,尤其是皮质下区域如下橄榄核部位胆碱能神经元发生缺陷。因此,可以用增加中枢神经系统内胆碱能神经递质的方法来治疗 AD。他克林、多奈哌齐和加兰他敏可用于轻、中度 AD 的治疗。

（二）常用易逆性抗胆碱酯酶药

新斯的明

【体内过程】　新斯的明(neostigmine)为人工合成品,属于季铵类化合物。溴化新斯的明口服吸收少且不规则,口服后达峰时间为 1~2 h,作用持续 2~4 h。生物利用度只有 1%~2%,血浆蛋白结合率为 15%~25% ,$t_{1/2}$ 为 42~60 min。在体内部分药物被血浆胆碱酯酶水解,也被肝脏代谢一部分,主要经胆道排出,随尿排出不超过 40%。甲硫酸新斯的明肌内注射后,可迅速被消除。用药后 80% 的量可在 24 h 内经尿排泄,其中原形药物的排泄量可达 50%。本品不易通过角膜和血脑屏障,故对眼的作用较弱,也无明显的中枢作用。

【药理作用】　新斯的明具有选择性,对骨骼肌兴奋作用较强,表现为:①抑制 AChE 发挥拟胆碱作用;②直接激动骨骼肌运动终板上的 N_M受体;③促进运动神经末梢释放 ACh。此外,对胃肠道和膀胱平滑肌也有较强的兴奋作用,但对腺体、眼、心血管及支气管平滑肌作用弱。

【临床应用】

1.重症肌无力　新斯的明通过 N 样作用,改善肌无力症状。一般患者可采用口服给药,严重患者可皮下或肌内注射给药。

2.术后腹气胀及尿潴留　应用新斯的明后,ACh 积累使肠蠕动及膀胱张力增加,促进排气和排尿,用于术后腹气胀与尿潴留效果良好。

3.阵发性室上性心动过速　新斯的明对心脏的 M 样作用,可减慢心率。

4.非去极化型肌肉松弛药和阿托品中毒　新斯的明能对抗这些药物的作用,故可解救这些药物中毒。

【不良反应】　治疗量新斯的明不良反应较小,过量可产生恶心呕吐、腹痛、肌肉颤动、肌无力加重等,后者是由于药物严重抑制胆碱酯酶,使神经肌肉接头处有大量 ACh 堆积,导致骨骼肌持久去极化而阻断神经冲动的正常传递。此时,应停用新斯的明,用 M 受体阻断药阿托品和胆碱酯酶复活药做对抗性治疗。

【禁忌证】　机械性肠梗阻、尿路梗阻、支气管哮喘患者禁用。

毒扁豆碱

【体内过程】　毒扁豆碱(physostigmine,依色林,eserine)是从非洲毒扁豆的种子中提取的生物碱,现已人工合成,为叔胺类化合物,可迅速被胃肠、皮下组织和黏膜吸收,容易通过血脑屏障。

【药理作用】　毒扁豆碱小剂量时兴奋中枢神经系统,大剂量时抑制中枢神经系统;外周作用与新斯的明相似,表现为 M 受体、N 受体兴奋作用,但无直接兴奋受体的作用;具有缩瞳、降低眼压及收缩睫状肌而引起调节痉挛等作用,滴眼后 5 min 即出现缩瞳,眼压下降作用可维持 1~2 d,调节痉挛现象消失较快;作用较毛果芸香碱强而持久,但刺激性较大,使用前用 pH 4~5 的缓冲液配制,与毛果芸香碱交替使用可增强缩瞳效果。

【临床应用】　毒扁豆碱主要用于治疗青光眼急重症患者,可先用本品滴眼数次,后改用毛果芸香碱维持疗效。

【不良反应】　本品滴眼后可致睫状肌收缩而引起调节痉挛,并可出现头痛。故滴眼时应压迫眼内眦,以免药液流入鼻腔后吸收中毒。本品全身毒性反应较新斯的明严重,大剂量中毒时可致呼吸麻痹。其水溶液易被氧化,故溶液不宜久贮,应保存在棕色瓶内。

吡斯的明

【体内过程】　吡斯的明(pyridostigmine)的作用类似于新斯的明,但起效缓慢,作用时间较长。

口服后胃肠道吸收差,生物利用度为11.5%~18.9%,$t_{1/2}$约为3.3 h。可被血浆胆碱酯酶水解,也在肝脏代谢,可进入胎盘,但不易进入中枢神经系统。本品主要以原形药物与代谢物经尿排泄,微量从乳汁排泄。

【临床应用】 吡斯的明用于治疗重症肌无力,以及术后肠胀气、尿潴留等。

依酚氯铵

【体内过程】 依酚氯铵(edrophonium chloride)仍保留季铵基团,但抗AChE作用明显减弱,对骨骼肌兴奋作用强大。本品显效较快,用药后可立即改善症状,使肌肉收缩力增强,但维持时间很短,5~15 min后作用消失,故不宜作为治疗用药。

【临床应用】 用于诊断重症肌无力时,通常先快速静脉注射依酚氯铵2 mg,如在30~45 s后未见任何药物效应,可再静脉注射本品8 mg。给药后如受试者出现短暂的肌肉收缩改善,同时未见舌肌纤维收缩症状(此反应常见于非重症肌无力的其他患者),则提示诊断阳性。在诊断用药时应准备阿托品,以防出现严重毒性反应。本品可用于鉴别重症肌无力患者新斯的明或吡斯的明的用量不足、恰当或逾量。

安贝氯铵

【体内过程】 安贝氯铵(ambenonium chloride,酶抑宁)的作用类似于新斯的明,胃肠道吸收少,作用持续4~8 h,较新斯的明持久。

【临床应用】 安贝氯铵主要用于重症肌无力的治疗,尤其是不能耐受新斯的明或吡斯的明的患者。

地美溴铵

地美溴铵(demecarium bromide)是作用时间较长的易逆性抗胆碱酯酶药,用于治疗青光眼。滴眼后15~60 min可见瞳孔缩小,使用24 h后降眼压作用达峰值,作用持续9 d以上。用于治疗无晶状体畸形开角型青光眼及对其他药物无效的患者。

二、难逆性抗胆碱酯酶药

有机磷酸酯类

有机磷酸酯类(organophosphate)主要作为农业杀虫剂和环境卫生杀虫剂,如敌百虫、乐果、马拉硫磷、敌敌畏、内吸磷、对硫磷等。有些则用作战争毒气,如沙林、梭曼、塔崩等。仅少数作为缩瞳药治疗青光眼,如乙硫磷和异氟磷。

本类药对人、畜均有毒性,临床用药价值不大,但有毒理学意义。有机磷酸酯类脂溶性高,容易挥发,可经呼吸道、消化道黏膜及完整的皮肤吸收而中毒。有机磷酸酯类中毒分为急性中毒和慢性中毒两种。世界卫生组织认为杀虫剂中毒已成为全球性问题,尤其在发展中国家。职业性中毒最常见途径为经皮肤或呼吸道吸入,非职业性中毒则大多由口摄入。

【中毒机制】 有机磷酸酯类进入人体后,其亲电子性的磷原子与AChE酯解部位丝氨酸羟基上具有亲核性的氧原子以共价键结合,形成难以水解的磷酰化AChE,使AChE失去水解ACh的能力,造成ACh在体内大量积聚,引起一系列中毒症状。若不及时抢救,AChE可在几分钟或几小时内"老化"。"老化"过程可能是磷酸化AChE的磷酰化基团上的一个烷氧基断裂,生成更稳定的单烷氧基磷酰化AChE。此时,即使应用胆碱酯酶复活药也难以使酶活性恢复,必须等待新生的AChE形成,才可水解ACh。此过程可能需要几周时间。

【中毒表现】　由于 ACh 的作用极其广泛,故中毒症状表现多样化,主要为毒蕈碱样(M 样)和烟碱样(N 样)症状,即急性胆碱能危象。

1. 急性中毒　主要表现为对胆碱能神经突触(包括胆碱能节后神经末梢及自主神经节部位)、胆碱能神经肌肉接头和中枢神经系统的影响。

(1)胆碱能神经突触:当有机磷酸酯类被呼吸道吸入后,全身中毒症状可在数分钟内出现。如经胃肠道或皮肤吸收,可不同程度延缓中毒症状的出现,取决于所接触毒物的化学性质、脂溶性、稳定性、是否需经体内活化、磷酰化 AChE 的老化等因素。①当人体吸入或经眼接触毒物蒸气或雾剂后,眼和呼吸道症状可首先出现,表现为瞳孔明显缩小、眼球疼痛、结膜充血、睫状肌痉挛、视物模糊、眼眉疼痛、气道分泌物增加、咳嗽、呼吸急促。随着药物的吸收,由于血压下降所致的交感神经节兴奋,缩瞳作用可能并不明显。②也可见泪腺、鼻腔腺体、唾液腺、支气管和胃肠道腺体分泌增加。③呼吸系统症状还包括胸腔紧缩感,以及由支气管平滑肌收缩、呼吸道腺体分泌增加所致的呼吸困难。④当毒物由胃肠道摄入时,则首先出现厌食、恶心呕吐、腹痛、腹泻等胃肠道症状。⑤当毒物经皮肤吸收时,首先在吸收部位最邻近区域出现出汗及肌束颤动。严重中毒时,可见自主神经节呈先兴奋、后抑制的复杂的自主神经综合效应,表现为口吐白沫、呼吸困难、流泪、阴茎勃起、大汗淋漓、大小便失禁、心率减慢和血压下降。

(2)胆碱能神经肌肉接头:表现为肌无力、不自主肌束抽搐、震颤,并可导致明显的肌麻痹,严重时可引起呼吸肌麻痹。

(3)中枢神经系统:除了脂溶性极低的毒物外,其他毒物均可通过血脑屏障而产生中枢作用,表现为先兴奋、不安,继而出现惊厥,后转为抑制,出现意识模糊、共济失调、谵言、反射消失、昏迷等症状。严重中毒晚期,出现呼吸中枢麻痹所致的呼吸抑制,甚至呼吸停止;血管运动中枢抑制造成血压下降甚至循环衰竭,危及生命。

急性有机磷酸酯类中毒死亡可发生在 5 min 至 24 h 内,取决于摄入体内的毒物种类、量、途径等因素,死亡的主要原因为呼吸衰竭及继发性心血管功能障碍。

2. 慢性中毒　多发生于长期接触农药的人员,主要表现为血中 AChE 活性持续明显下降。临床症状为神经衰弱综合征、腹胀、多汗,偶见肌束颤动及瞳孔缩小。

【中毒诊断及防治】

1. 诊断　严重急性中毒的诊断主要依据毒物接触史和临床体征,对怀疑有轻度的急性或慢性中毒者,应测定其红细胞和血浆中的 AChE 活性。尽管 AChE 的活性在正常人群中差异极大,但中毒者在症状未出现前 AChE 的活性已明显降低至正常人群的平均水平以下。

2. 预防　按照预防为主的方针,严格执行农药生产、管理制度,并加强生产人员及使用农药人员的劳动保护措施及安全知识教育,预防中毒发生。

3. 急性中毒的治疗

(1)消除毒物:发现中毒时,应立即将患者移出中毒环境,去除污染的衣物。对由皮肤吸收者,应用温水和肥皂清洗皮肤。经口中毒者,应首先抽出胃液和毒物,并用微温的 2% 碳酸氢钠溶液或 1% 盐水反复洗胃,直至洗出液中不含农药味,随后给予硫酸镁导泻。敌百虫口服中毒时,不用碱性溶液洗胃,因其在碱性溶液中可转化为毒性更强的敌敌畏。眼部染毒者,可用 2% 碳酸氢钠溶液或 0.9% 氯化钠溶液冲洗。

(2)解毒药物

1)阿托品:为对症处理急性有机磷酸酯类中毒的特异性、高效能药物。阿托品能迅速对抗体内 ACh 的 M 样作用,表现为松弛多种平滑肌、抑制多种腺体分泌、加快心率、扩大瞳孔等,减轻或消除有机磷酸酯类中毒引起的恶心呕吐、腹痛、大小便失禁、流涎、支气管分泌物增多、呼吸困难、出汗、瞳孔缩小、心率减慢、血压下降等。由于阿托品对中枢的烟碱受体无明显作用,故对有机磷酸酯类中毒引起的中枢症状（如惊厥、躁动不安等）对抗作用较差。开始时可用阿托品 2～4 mg 静脉注射，亦可肌内注射。如无效，可每隔 5～10 min 肌内注射 2 mg，直至 M 受体兴奋症状消失或出现阿托品轻度中毒症状，即阿托品化。阿托品第 1 天用量常超过 200 mg，达到阿托品化，并维持 48 h。因阿托品不能使 AChE 复活，所以对中度或重度中毒患者必须采用阿托品与胆碱酯酶复活药早期联合应用的治疗措施。

2）胆碱酯酶复活药：可使被有机磷酸酯类抑制的 AChE 恢复活性。目前常用的药物有氯解磷定和碘解磷定（详见本章第三节）。

（3）解毒药物的应用原则

1）联合用药：阿托品能迅速缓解 M 样中毒症状。胆碱酯酶复活药不仅能恢复 AChE 的活性，还能直接与有机磷酸酯类结合，迅速改善 N 样中毒症状，对中枢中毒症状也有一定改善作用，故两者合用能取得较好的疗效。

2）尽早用药：阿托品应尽量早期使用。磷酰化 AChE 易"老化"，故胆碱酯酶复活药也应及早使用。

3）足量用药：给药足量以保证快速和高效。阿托品足量的指标是：M 样中毒症状迅速消失或出现阿托品化，即瞳孔散大、口干、皮肤干燥、颜面潮红、肺部啰音显著减少或消失、心率加快等。但需要注意避免阿托品中毒。胆碱酯酶复活药足量的指标是：N 样中毒症状全部消失，全血或红细胞中 AChE 活性分别恢复到 50%～60% 或 30% 以上。

4）重复用药：中、重度中毒或毒物不能从吸收部位彻底清除时，应重复给药，以巩固疗效。

（4）对症治疗：维持患者气道通畅，包括支气管内吸引术、人工呼吸、给氧；用地西泮（5～10 mg，静脉注射）控制持续惊厥；必要时进行抗休克治疗。

4. 慢性中毒的治疗　对于有机磷酸酯类慢性中毒，目前尚缺乏有效治疗方法，使用阿托品和胆碱酯酶复活药疗效均不佳。如生产工人或长期接触者，发现 AChE 活性下降至 50% 以下时，不待症状出现，即应彻底脱离现场，以免中毒加深。

第三节　胆碱酯酶复活药

胆碱酯酶复活药是一类能使被有机磷酸酯类抑制的 AChE 恢复活性的药物。它们不仅能使单用阿托品所不能控制的严重中毒病例得到解救，而且能显著缩短中毒的病程。目前常用的药物有氯解磷定和碘解磷定。

氯解磷定

氯解磷定（pralidoxime chloride，PAM-CL）水溶性高，溶解度大，水溶液较稳定，使用方便，可肌内注射或静脉给药，作用极快，不良反应较少，临床较常用。

【药理作用】

1. 恢复 AChE 的活性　与磷酰化 AChE 结合成复合物，复合物再裂解形成磷酰化氯解磷定，使 AChE 游离而复活。

2. 直接解毒作用　直接与体内游离的有机磷酸酯类结合，成为无毒的磷酰化氯解磷定并从尿中排出，从而阻止游离的毒物继续抑制 AChE 活性。

【临床应用】　氯解磷定用于治疗有机磷中毒。可明显减轻 N 样症状，对骨骼肌痉挛的抑制作用最明显，能迅速抑制肌束颤动；对中枢神经系统的中毒症状也有一定改善作用；但对 M 样症状影响较小。故应与阿托品合用，以控制症状。

【不良反应】　治疗量氯解磷定的毒性较小,肌内注射局部有轻微疼痛。静脉注射过快(>500 mg/min)可出现头痛、眩晕、乏力、视物模糊、恶心及心动过速。剂量过大(>8 g/24 h)时,氯解磷定也可以抑制 AChE,使神经肌肉传导阻滞,严重者出现癫痫样发作、抽搐、呼吸抑制。

碘解磷定

碘解磷定(pralidoxime iodide,PAM,派姆)为最早应用的胆碱酯酶复活药,药理作用和应用与氯解磷定相似。本品水溶性较低,水溶液不稳定,久置释放出碘。

【药理作用】　碘解磷定进入体内后,可与磷酰化 AChE 结合成复合物。复合物裂解后,形成磷酰化碘解磷定,使 AChE 游离而恢复其水解 ACh 的活性。碘解磷定也能与体内游离的有机磷酸酯类直接结合,成为无毒的磷酰化碘解磷定,由尿排出,从而阻止游离的毒物继续抑制 AChE 活性。

【临床应用】　对于不同的有机磷酸酯类中毒,本品的疗效存在差异。如对内吸磷、马拉硫磷和对硫磷中毒疗效较好,对美曲膦酯(敌百虫)、敌敌畏中毒疗效稍差,而对乐果中毒则无效。

【不良反应】　治疗量碘解磷定不良反应少见。如果剂量超过 2 g 或静脉注射速度过快(>500 mg/min),由于药物本身的神经肌肉阻断作用和抑制 AChE 的作用,可产生轻度乏力、视力模糊、复视、眩晕、头痛、恶心呕吐、心率加快等症状。

此外,本品含有碘,对组织有刺激性,亦可致碘过敏反应。由于不良反应多,药理作用弱,且只能缓慢静脉注射,故目前已较少使用本品。

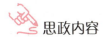 思政内容

生死时速,勇于担当

到今天为止,我们仍然可以在汕头大学医学院第一附属医院的官方网站上搜索到一篇题为《8 000 支阿托品刷爆朋友圈,我院医护人员工作获赞无数》的报道。该报道记录了这样一个故事:在 2017 年 5 月 18 日晚上,该院重症医学科(ICU)收治了 1 名因服用敌敌畏中毒的患者,此患者入院时已陷入昏迷,意识模糊,情况十分危急。患者的抢救工作需要使用大量的阿托品以达到"阿托品化",每小时需 400 mg。但是当时的医药市场已鲜少供应大剂量规格的阿托品,每支阿托品规格为 0.5 mg/mL,也就意味着,救活患者每小时要掰 800 支阿托品安瓿,总计要掰 8 000 支。

当晚,汕头大学医学院第一附属医院药剂科为了配合抢救工作,马上在全院范围内调配可用的阿托品。同时,ICU 值班医护人员集体出动,开展掰阿托品安瓿与抢救工作。就这样奋战一宿,直到次日早上 8 时交班时,ICU 的 8 名值班医护人员足足掰了 8 000 支阿托品安瓿! 随后该患者经过近1 个月的积极治疗,于 2017 年 6 月 16 日康复出院。该事件在朋友圈广泛传阅,随后人民网、央视网、腾讯网等也相继报道。该事件充分体现了在面临患者的生死危急时刻,医护人员全心全意救治患者的敬业精神。

(韩圣娜　王　沛)

第八章　胆碱受体阻断药

学习目标

1.知识目标　①掌握阿托品的药理作用、临床应用和不良反应。②掌握山莨菪碱、东莨菪碱及阿托品的合成代用品的作用特点。③了解胆碱受体阻断药的概念、分类。

2.思政目标　①中医学,博大精深:结合 2 000 多年前我国《神农本草经》就有莨菪类药物记载及华佗研制麻沸散的故事,培养学生的家国情怀和科学精神,增强学生的民族自信心和自豪感。②科学宣讲,合理用药:结合目前市场上有"神药"阿托品防治近视的说法,培养学生科学合理用药、安全用药的意识。

胆碱受体阻断药,又称抗胆碱药,是能竞争性与胆碱受体结合,阻止胆碱受体激动药与受体结合,从而呈现抗胆碱作用的药物。按其对胆碱受体选择性的不同,分为 M 胆碱受体阻断药和 N 胆碱受体阻断药。

第一节　M 胆碱受体阻断药

M 胆碱受体阻断药(简称 M 受体阻断药)能阻碍 ACh 或胆碱受体激动药与平滑肌、心肌、腺体、外周神经节和中枢神经系统的 M 受体结合,从而拮抗其拟胆碱作用,表现出胆碱能神经被阻断或抑制的效应,但通常对 N 胆碱受体(简称 N 受体)兴奋作用影响较小。但是,阿托品及其类似药物的季铵类衍生物等具有较强的拮抗 N 受体的活性,可干扰外周神经节或神经肌肉的传递。在中枢神经系统如脊髓、皮质和皮质下中枢,也存在胆碱能神经递质传递及 M 受体、N 受体的激动效应,大剂量或毒性剂量的阿托品及其相关药物通常对中枢神经系统具有先兴奋后抑制的作用,季铵类药物由于较难通过血脑屏障,对中枢神经系统的影响很小。

一、阿托品及其类似生物碱

本类药包括阿托品(atropine)、东莨菪碱(scopolamine)、山莨菪碱(anisodamine)等,多从茄科植物颠茄、曼陀罗及莨菪、唐古特莨菪等天然植物中提取。

天然存在的生物碱为不稳定的左旋莨菪碱,在提取过程中可得到稳定的消旋莨菪碱,即阿托品。东莨菪碱为左旋体,其抗 ACh 作用较右旋体强许多倍。

天然生物碱和大多数叔胺类 M 受体阻断药极易从肠道吸收,还可透过眼结膜。某些药物如东莨菪碱与合适的赋形剂配合使用时,可透皮吸收。阿托品为叔胺类生物碱,口服后由胃肠道迅速吸收,经 1 h 血药浓度达到峰值,吸收率为 50%。阿托品皮肤吸收差。相反,季铵类 M 受体阻断药由于极性高、脂溶性低、肠道吸收差，口服吸收率仅为 10% ~ 30%。阿托品及其他叔胺类 M 受体阻断药吸收后可广泛分布于全身组织，口服 30 ~ 60 min 后，中枢神经系统可达较高的药物浓度，尤其是东莨菪碱可迅速、大量地进入中枢神经系统，故其中枢作用强于其他药物。而季铵类药物较难通过血脑屏障，中枢作用较弱。50% ~ 60% 的阿托品以原形经尿排泄，其余可被水解，并与葡萄糖醛酸结合后从尿排出，$t_{1/2}$ 为 2 ~ 4 h。阿托品用药后，其对副交感神经功能的拮抗作用可维持 3 ~ 4 h，但对眼（虹膜和睫状肌）的作用可持续 72 h 或更久。

阿托品

【药理作用】　阿托品为竞争性 M 受体阻断药，与 M 受体有较高亲和力，但内在活性小，一般不产生激动作用，却能阻断 ACh 或胆碱受体激动药与受体结合，拮抗它们对 M 受体的激动效应。阿托品对 M 受体有较高选择性，但对 M 受体各亚型的选择性较低，对 M_1、M_2、M_3 受体都有阻断作用。大剂量阿托品对神经节的 N 受体也有阻断作用。

阿托品对外源性胆碱酯类的拮抗作用远强于其对节后胆碱能神经所释放的内源性 ACh 的拮抗作用，这可能与胆碱能神经末梢释放的内源性 ACh 离受体较近有关，在神经效应器接头内高浓度的 ACh 可拮抗阿托品的作用。

阿托品的作用广泛，各器官对它的敏感性亦不同。随着剂量增加，可依次出现腺体分泌减少、瞳孔扩大、心率加快、调节麻痹、胃肠道及膀胱平滑肌抑制，大剂量可出现中枢症状。

1. 对腺体的作用　阿托品能阻断腺体细胞膜上的 M 受体，使腺体分泌减少。对不同腺体的抑制作用强度不同，对唾液腺（M_3 受体亚型）和汗腺的作用最明显。在用 0.5 mg 阿托品时，即可见唾液腺和汗腺分泌减少，表现为口干和皮肤干燥；剂量增大，抑制作用更明显，同时泪腺及呼吸道腺体分泌也明显减少，对汗腺分泌的抑制作用可使体温升高；较大剂量也可减少胃液分泌，因为胃酸的分泌尚受组胺、促胃液素等的影响，阿托品可同时抑制胃中 HCO_3^- 的分泌，故对胃酸浓度影响较小。

2. 对眼的作用　无论局部滴眼还是全身用药，由于阿托品可阻断瞳孔括约肌和睫状肌上的 M 受体，瞳孔括约肌和睫状肌松弛，出现扩瞳、眼压升高和调节麻痹的作用。

(1) 扩瞳：阿托品能阻断瞳孔括约肌上的 M 受体，致瞳孔括约肌松弛，使肾上腺素能神经支配的瞳孔开大肌功能占优势，使瞳孔扩大。

(2) 眼压升高：由于阿托品使瞳孔扩大，虹膜退向四周边缘，前房角间隙变窄，阻碍房水回流进入巩膜静脉窦，使房水积聚而造成眼压升高，故青光眼患者禁用。

(3) 调节麻痹：阿托品阻断睫状肌的 M 受体，使睫状肌松弛而退向外缘，悬韧带拉紧致晶状体呈扁平状态，屈光度降低，不能将近物清晰地成像于视网膜上，造成看近物模糊不清，但视远物清晰。这种不能调节视力的作用称为调节麻痹。

3. 对平滑肌的作用　阿托品对胆碱能神经支配的多种内脏平滑肌有松弛作用，尤其对过度活动或痉挛性收缩的内脏平滑肌作用更明显。①可抑制胃肠道平滑肌痉挛，降低蠕动的幅度和频率，缓解胃肠绞痛。阿托品对胃肠括约肌的作用常取决于其功能状态，如当胃幽门括约肌痉挛时，阿托品则具有一定松弛作用，但作用较弱且不稳定。②阿托品也可降低尿道和膀胱逼尿肌的张力与收缩幅度，常可解除由药物引起的输尿管张力增高。对膀胱收缩的抑制作用涉及多种 M 受体亚型，其中 M_2 受体最重要，而 M_3 受体与膀胱逼尿肌收缩有关。③阿托品对胆管、支气管和子宫平滑肌的解痉作用较弱。

4. 对心血管系统的作用

(1) 心脏：治疗量阿托品（0.5 mg）可使部分患者心率短暂性轻度减慢，一般每分钟减少 4 ~ 8 次，但不伴随血压与心输出量的变化。阿托品减慢心率的作用是其阻断副交感神经节后纤维突触前膜 M_1 受体，减弱 ACh 释放的负反馈抑制作用所致。较大剂量（1 ~ 2 mg）阿托品可阻断窦房结

M_2受体,解除迷走神经对心脏的抑制作用,使心率加快。心率加快的程度取决于迷走神经张力,在迷走神经张力较高的青壮年,心率加快明显,如肌内注射 2 mg 阿托品,心率可增加 35~40 次/min。阿托品对运动状态、婴幼儿和老年人的心率影响小。

阿托品可拮抗迷走神经过度兴奋所致的房室传导阻滞,也可缩短房室结的有效不应期,增加心房颤动或心房扑动患者的心室率。

(2)血管:治疗量阿托品对血管、血压无明显影响,可能与多数血管床缺乏胆碱能神经支配有关,但阿托品可完全拮抗由胆碱酯类药物引起的外周血管扩张和血压下降。大剂量阿托品可引起皮肤血管扩张,出现皮肤潮红、温热等症状。当机体组织器官的微循环小血管痉挛时,大剂量阿托品也有明显解痉作用。扩血管作用机制不明,可能是机体对阿托品引起的体温升高(由于出汗减少)后的代偿性散热反应,也可能是阿托品的直接扩血管作用。

5. 对中枢神经系统的作用　治疗量阿托品对中枢神经系统的影响不明显。较大剂量(1~2 mg)可兴奋延髓和大脑,产生轻度的迷走神经兴奋作用。5 mg 时中枢兴奋明显增强,患者表现为焦躁不安、精神亢奋甚至谵妄、呼吸兴奋等。中毒量(10 mg 以上)可见明显中枢中毒症状,如烦躁、幻觉、定向障碍、共济失调、抽搐或惊厥等。继续增加剂量,则可由兴奋转为抑制,发生昏迷与呼吸麻痹,最后死于循环与呼吸衰竭。

【临床应用】

1. 解除平滑肌痉挛　阿托品可用于治疗各种内脏绞痛,对胃肠绞痛、膀胱刺激征(如尿频、尿急等)疗效较好;也可用于治疗儿童遗尿症,可增加膀胱容量,减少小便次数。但阿托品对胆绞痛或肾绞痛疗效较差,常需与阿片类镇痛药哌替啶合用。

2. 抑制腺体分泌　阿托品可用于全身麻醉前给药,以减少呼吸道腺体及唾液腺的分泌,防止分泌物阻塞呼吸道及吸入性肺炎的发生;也可用于严重盗汗(如肺结核)、流涎(如重金属中毒和帕金森病)及食管机械性阻塞(如肿瘤或狭窄)所造成的吞咽困难等病症的治疗。

3. 眼科应用

(1)虹膜睫状体炎:0.5%~1.0%阿托品溶液滴眼,可松弛虹膜瞳孔括约肌和睫状肌,使之充分休息,有助于炎症消退。还可与缩瞳药(如毛果芸香碱)交替应用,以预防虹膜与晶状体发生粘连。

(2)验光、眼底检查:阿托品滴眼可使睫状肌松弛,具有调节麻痹作用,此时由于晶状体固定,可准确测定晶状体的屈光度。亦可利用阿托品的扩瞳作用来检查眼底,但阿托品作用持续时间较长,一般扩瞳作用可维持 1~2 周,调节麻痹作用也要维持 2~3 d,视力恢复较慢,现已少用。常被合成的短效 M 受体阻断药后马托品或托吡卡胺等代替。但儿童验光时仍需用阿托品,因为儿童的睫状肌调节功能较强,须用阿托品发挥其充分的调节麻痹作用,使晶状体固定,以准确测定晶状体的屈光度。

4. 治疗缓慢型心律失常　阿托品能解除迷走神经对心脏的抑制作用,可用于治疗迷走神经过度兴奋所致的窦性心动过缓、窦房传导阻滞、房室传导阻滞等缓慢型心律失常。在急性心肌梗死的早期,尤其是发生在下壁或后壁的急性心肌梗死,常有窦性或房室结性心动过缓,严重时可因低血压及迷走神经张力过高,导致房室传导阻滞。阿托品可恢复心率以维持合适的血流动力学,从而改善患者的临床症状。但必须谨慎调节阿托品的剂量,剂量过低可致进一步的心动过缓,剂量过大则引起心率加快、心肌耗氧量增加而加重心肌梗死,并有引起心室颤动的危险。阿托品有时对晕厥伴过度的颈动脉窦反射患者的严重心动过缓也有效。在某些患者,阿托品可减轻伴有过缓心房率的室性期前收缩。阿托品对大多数室性心律失常的疗效差。对于缺血性心脏病引起的心律失常,因阿托品可使心率增加而加重心肌缺血,故应慎用。

5. 抗休克　对暴发型流行性脑脊髓膜炎、中毒性细菌性痢疾、中毒性肺炎等所致的感染性休克患者,可用大剂量阿托品治疗,以解除血管痉挛,扩张外周血管,改善微循环,增加重要器官的血流灌注。但对休克伴有高热或心率过快者不宜使用。

6. 解救有机磷酸酯类中毒　大剂量阿托品可迅速解除有机磷酸酯类中毒的 M 样症状,部分缓解中枢症状(详见第七章)。

【不良反应】　阿托品对组织器官的选择性不高,作用广泛,在临床上应用其中一种作用时,其他的作用则成为副作用。治疗量阿托品常见的不良反应有口干、便秘、视物模糊、心率加快、瞳孔扩大、皮肤潮红等。过量中毒时除上述症状加重外,还可出现中枢兴奋症状,如呼吸加深加快、高热、谵妄、幻觉、惊厥等中毒反应。严重时中枢兴奋转变为中枢抑制,出现昏迷、呼吸麻痹等。此外,误服过量的颠茄果、曼陀罗果或花、莨菪根茎等也可出现中毒症状。阿托品的最低致死量,成人为 80 ~ 130 mg,儿童约为 10 mg。

阿托品引起的一般不良反应于停药后可逐渐消失,无须特殊处理。阿托品中毒的解救主要为对症治疗。如属口服中毒,应立即洗胃、导泻,以促进毒物排出,并可用 M 受体激动药毛果芸香碱或胆碱酯酶抑制药毒扁豆碱、新斯的明对抗(当解救有机磷酸酯类中毒而用阿托品过量时,不能用胆碱酯酶抑制药)。但由于毒扁豆碱体内代谢迅速,患者可在 1 ~ 2 h 再度昏迷,故需反复给药。如患者有明显中枢兴奋表现,可用地西泮对抗,但剂量不宜过大,以免与阿托品导致的中枢抑制作用产生协同作用。不可使用吩噻嗪类药物,因这类药物具有 M 受体阻断作用而加重阿托品中毒症状。此外,应对患者进行人工呼吸、敷以冰袋及酒精擦浴以降低患者的体温,这对儿童中毒者更重要。

【禁忌证】　高热、心动过速、青光眼、前列腺肥大、幽门梗阻患者禁用。老年人慎用。

东莨菪碱

【药理作用】　东莨菪碱是一种颠茄类生物碱,其外周作用与阿托品相似,仅在作用强度上略有差异。其中抑制腺体分泌作用较阿托品强,扩瞳及调节麻痹作用较阿托品稍弱,对心血管系统的作用较弱,对中枢神经系统的作用较强,持续时间更久。在治疗量时即可引起中枢神经系统抑制,表现为困倦、遗忘、疲乏、少梦、快速眼动睡眠时相缩短等。此外,东莨菪碱尚有欣快作用,因此易造成药物滥用。

【临床应用】　①主要用于麻醉前给药,不仅能抑制腺体分泌,而且能抑制中枢,因此优于阿托品。如患者同时伴有严重疼痛,偶可发生与阿托品相似的兴奋不安、幻觉、谵妄等中枢症状。②治疗晕动病,其机制可能与抑制前庭神经内耳功能或大脑皮质功能有关,与苯海拉明合用可增强疗效。预防给药效果较好,如已出现晕动病的症状如恶心呕吐等,再用药则疗效差。③治疗妊娠呕吐及放射病呕吐。④对帕金森病有一定的疗效,可改善患者的流涎、震颤、肌肉强直等症状,可能与其中枢抗胆碱作用有关。

【不良反应和禁忌证】　本品不良反应和禁忌证与阿托品相似。

山莨菪碱

【药理作用】　山莨菪碱是从茄科植物唐古特莨菪中天然分离出的生物碱,为左旋品,简称 654;常用人工合成的山莨菪碱为消旋体,称为 654-2,具有明显的外周抗胆碱作用。其药理作用与阿托品类似,解除血管平滑肌痉挛和微循环障碍的作用较强,解除平滑肌痉挛作用与阿托品相似。抑制唾液腺分泌和扩瞳作用较弱,仅为阿托品的 1/20 ~ 1/10。因不易通过血脑屏障,故中枢作用很弱。

【临床应用】　山莨菪碱主要用于治疗感染性休克、内脏平滑肌绞痛、眩晕病、血管神经性头痛等。

【不良反应和禁忌证】　本品不良反应和禁忌证与阿托品相似,但毒性较低。

二、阿托品的合成代用品

阿托品用于内科疾病时,作用选择性差、不良反应较多,用于眼科疾病时,作用时间过久。针对这些缺点,通过改造其化学结构,人们合成了一些代用品,其中包括合成扩瞳药、合成解痉药和选择性 M 受体阻断药。

● 合成扩瞳药

后马托品(homatropine)为短效 M 受体阻断药,其扩瞳和调节麻痹作用都较阿托品短,作用维持 1~2 d,适用于一般眼科检查和验光。由于其调节麻痹作用较阿托品弱,在儿童尤为明显,故儿童验光仍需用阿托品。同类药物还有托吡卡胺(tropicamide)、尤卡托品(eucatropine)等。

● 合成解痉药

(一)季铵类解痉药

此类药物与阿托品类的叔胺类解痉药相比,有以下特点:①脂溶性低,口服吸收差;②不易通过血脑屏障,中枢神经系统作用少;③对胃肠道平滑肌解痉作用较强。

异丙托溴铵

【体内过程】 异丙托溴铵(ipratropium bromide)主要以气雾剂吸入给药,30~90 min 后作用达峰值,作用可维持 4~6 h。

【药理作用】 异丙托溴铵为 M 受体阻断药,注射给药时可产生与阿托品类似的支气管扩张、心率加快、抑制呼吸道腺体分泌等作用,但少有中枢作用。气雾剂吸入给药具有相对的选择性作用,对支气管平滑肌 M 受体选择性较高,松弛支气管平滑肌作用较强,对心率、血压、膀胱功能、眼压及瞳孔几乎无影响。

本品对吸入二氧化硫、臭氧、香烟等引起的支气管收缩具有保护作用,但对过敏介质(如组胺、缓激肽、5-羟色胺和白三烯)引起的支气管收缩保护作用较差。

【临床应用】 异丙托溴铵主要用于缓解慢性阻塞性肺疾病引起的支气管痉挛、喘息症状。本品对支气管哮喘或支气管高反应性患者疗效不满意。

【不良反应】 常见口干等不良反应。

溴丙胺太林

【体内过程】 溴丙胺太林(propantheline bromide,普鲁本辛)是一种临床常用的合成解痉药,口服吸收不完全,食物可妨碍其吸收,故宜在饭前 0.5~1.0 h 服用,作用时间约为 6 h。

【药理作用】 溴丙胺太林对胃肠道 M 受体的选择性较高,治疗量可明显抑制胃肠平滑肌,并能不同程度地减少胃液分泌。

【临床应用】 溴丙胺太林主要用于治疗胃、十二指肠溃疡,胃肠痉挛和泌尿道痉挛,也可用于治疗遗尿症及妊娠呕吐。

【不良反应】 与阿托品类似,中毒量溴丙胺太林可因神经肌肉接头传递阻断而引起呼吸麻痹。

溴甲东莨菪碱

溴甲东莨菪碱(scopolamine methylbromide)无东莨菪碱的中枢作用,药效稍弱于阿托品,口服吸收少,作用时间较阿托品长,常用口服量(2.5 mg)时,作用可维持 6~8 h,主要用于胃肠道疾病的治疗。

溴甲后马托品

溴甲后马托品（homatropine methylbromide）是后马托品的季铵类衍生物，抗毒蕈碱作用比阿托品弱，但神经节阻滞作用比较强。主要与氢可酮（hydrocodone）组成复方制剂作为镇咳药，也可缓解胃肠绞痛及辅助治疗消化性溃疡。

此外，季铵类解痉药尚有溴化甲哌佐酯（mepenzolate bromide）、奥芬溴铵（oxyphenonium bromide）、格隆溴铵（glycopyrronium bromide）、戊沙溴铵（valethamate bromide）、地泊溴铵（diponium bromide）、喷噻溴铵（penthienate bromide）、异丙碘铵（isopropamide iodide）、溴哌喷酯（pipenzolate bromide）、甲硫酸二苯马尼（diphenatil metilsulfate）、羟吡溴铵（oxypyrronium bromide）、依美溴铵（emepronium bromide）等，均可用于缓解内脏平滑肌痉挛，作为消化性溃疡的辅助用药。

（二）叔胺类解痉药

本类药均含叔胺基团，有以下特点：①脂溶性高，口服易吸收；②可以通过血脑屏障，故有中枢作用；③具有阿托品样胃肠解痉作用，还可抑制胃酸分泌。

本类药有双环维林（dicyclomine）、黄酮哌酯（flavoxate）和奥昔布宁（oxybutynin）。这些药物均有较强的非特异性直接松弛平滑肌作用，在治疗量下能减轻胃肠道、胆道、输尿管、子宫平滑肌痉挛。双环维林主要用于治疗平滑肌痉挛、肠蠕动亢进、消化性溃疡等；黄酮哌酯和奥昔布宁对膀胱平滑肌有较好的选择性解痉作用，主要用于治疗膀胱过度活动症。

托特罗定（tolterodine）是一种强的 M 受体阻断药，对膀胱具有选择性作用。在临床上主要用于治疗膀胱过度活动症。

贝那替秦（benactyzine，胃复康）能缓解平滑肌痉挛，抑制胃液分泌，且有中枢镇静作用。适用于兼有焦虑症的溃疡患者，亦可用于肠蠕动亢进及膀胱刺激征者。不良反应有口干、头晕、嗜睡等。

此外，叔胺类解痉药尚有羟苄利明（oxyphencyclimine）、阿地芬宁（adiphenine）、地美戊胺（anunopentamide）、甲卡拉芬（metcaraphen）、地芬明（diphemin）、丙哌维林（propiverine）和曲地碘铵（tridihexethyl iodide）等，这些药物均有非特异性内脏平滑肌解痉作用，在临床上主要用于治疗消化性溃疡、胃肠道痉挛等。

● 选择性 M 受体阻断药

阿托品及其合成代用品，绝大多数对 M 受体亚型缺乏选择性，不良反应较多。选择性 M 受体阻断药对受体的特异性较高，不良反应明显减少。

哌仑西平（pirenzepine）的结构与丙米嗪相似，属于三环类药物，为选择性 M_1 受体阻断药，但对 M_4 受体也有较强的亲和力。替仑西平（telenzepine）为哌仑西平同类物，对 M_1 受体的选择性阻断作用更强。二药均可抑制胃酸及胃蛋白酶的分泌，在临床上用于治疗消化性溃疡。在治疗量时较少出现口干、视物模糊等反应，也无阿托品样中枢兴奋作用。

索利那新（solifenacin）为选择性 M_3 受体阻断药，对膀胱平滑肌选择性较高，可抑制膀胱节律性收缩。在临床上主要用于治疗膀胱过度活动症，可明显改善尿频、尿急和尿失禁症状。耐受性良好，最常见的不良反应是口干和便秘，但程度较轻。

第二节　N 胆碱受体阻断药

N 胆碱受体阻断药(简称 N 受体阻断药)可阻碍 ACh 或胆碱受体激动药与神经节或运动终板上的 N 受体结合,表现出相应部位胆碱能神经的阻断和抑制效应。N 受体阻断药分为阻断神经节 N_N 受体的 N_N 受体阻断药和阻断运动终板上 N_M 受体的 N_M 受体阻断药,可用于手术时辅助麻醉或松弛骨骼肌。

一、神经节阻断药

神经节阻断药(ganglionic blocking drug),又称 N_N 受体阻断药,能与神经节的 N_N 受体结合,竞争性地阻断 ACh 与其受体结合,使 ACh 不能引起神经节细胞除极化,从而阻断神经冲动在神经节中的传递。

【药理作用】　这类药物对交感神经节和副交感神经节都有阻断作用,因此其综合效应常视两类神经对该器官支配以何者占优势而定。如交感神经对血管支配占优势,则用药后对血管主要为扩张作用,尤其对小动脉,使血管床血流量增加,加之静脉也扩张,回心血量减少及心输出量降低,结果使血压明显下降。又如在胃肠道、眼、膀胱等平滑肌和腺体则以副交感神经占优势,因此,用药后常出现便秘、扩瞳、口干、尿潴留、胃肠道分泌减少等。

【临床应用】　神经节阻断药可用于麻醉时控制血压,以减少手术区出血。也可用于主动脉瘤手术,尤其是当禁忌使用 β 肾上腺素受体阻断药时,应用神经节阻断药不仅能降压,而且能有效地防止因手术剥离而撕拉组织所造成的交感神经反射,使患者血压不至于明显升高。曾用于抗高血压,但现在已被其他抗高血压药取代。美卡拉明(mecamylamine)目前还较广泛应用于对抗吸烟成瘾时的戒断治疗;而樟磺咪芬(trimethaphan camsylate)可以诱发组胺释放,使其心血管反应即降压作用更明显,由此限制了其临床应用。本类药中的其他品种已基本不用。

二、骨骼肌松弛药

骨骼肌松弛药(skeletal muscularrelaxant,简称肌松药),又称 N_M 受体阻断药或神经肌肉阻滞药,能作用于神经肌肉接头后膜的 N_M 受体,产生神经肌肉阻滞的作用。按其作用机制不同,可将其分为除极化型肌松药和非除极化型肌松药。

(一)除极化型肌松药

除极化型肌松药(depolarizing muscularrelaxant),又称非竞争型肌松药,其分子结构与 ACh 相似,与神经肌肉接头后膜的 ACh 受体有较强亲和力,且在神经肌肉接头处不易被胆碱酯酶分解,因而产生与 ACh 相似但较持久的除极化作用,使神经肌肉接头后膜的 N_M 受体不能对 ACh 起反应,此时神经肌肉的阻滞方式已由除极化转变为非除极化,前者为 Ⅰ 相阻断,后者为 Ⅱ 相阻断,从而使骨骼肌松弛。该类骨骼肌松弛药起效快,持续时间短,主要用于插管等小手术麻醉的辅助药。其作用特点为:①最初可出现短时肌束颤动,该作用与药物对不同部位的骨骼肌除极化出现的时间先后不同有关;②连续用药可产生快速耐受性;③抗胆碱酯酶药不仅不能拮抗其骨骼肌松弛作用,反而能加强之,因此过量时不能用新斯的明解救;④治疗量并无神经节阻断作用。目前临床应用的除极化型肌松药只有琥珀胆碱。

琥珀胆碱

琥珀胆碱(suxamethoniun,succinylchcoline),又称司可林(scoline),由琥珀酸和两个分子的胆碱

组成,在碱性溶液中易被分解。

【体内过程】　琥珀胆碱进入体内后即可被血液和肝脏中的假性胆碱酯酶(丁酰胆碱酯酶)迅速水解为琥珀酰单胆碱和胆碱,肌肉松弛作用被明显减弱,琥珀酰单胆碱可进一步水解为琥珀酸和胆碱,肌肉松弛作用消失。约2%的药物以原形经肾脏排泄,其余以代谢物的形式从尿液中排出。

【药理作用】　琥珀胆碱的肌肉松弛作用快而短暂,静脉注射10~30 mg琥珀胆碱后,即可见短暂的肌束颤动,尤以胸腹部肌肉明显。起效时间为1.0~1.5 min,2 min时肌肉松弛作用达峰值,持续时间为5~8 min。肌肉松弛作用从颈部肌肉开始,逐渐波及肩胛、腹部和四肢。肌松部位以颈部和四肢肌肉最明显,面、舌、咽喉和咀嚼肌次之,对呼吸肌麻痹作用不明显,但对喉头及气管肌作用强。肌肉松弛作用的强度可通过滴注速度加以调节。

【临床应用】

1.气管内插管及气管镜、食管镜检查等短时操作　由于琥珀胆碱对喉肌的松弛作用较强,静脉注射作用快而短暂,对喉肌麻痹力强,故适用于气管内插管及气管镜、食管镜检查等短时操作。

2.辅助麻醉　琥珀胆碱静脉滴注可维持较长时间的肌肉松弛作用,便于在浅麻醉下进行外科手术,以减少麻醉药用量,保证手术安全。本药可引起强烈的窒息感,故清醒患者禁用,可先用硫喷妥钠行静脉麻醉后,再给予琥珀胆碱。成人短时外科手术,常用静脉注射剂量为0.2~1.0 mg/kg。为延长肌肉松弛时间,可用5%葡萄糖注射液配制成0.1%溶液静脉滴注,滴注速度为每分钟20~40 μg/kg,可维持肌肉松弛作用。由于该药个体差异较大,故须按反应调节滴速,以获得满意效果。

【不良反应】

1.窒息　琥珀胆碱过量可致呼吸肌麻痹,严重窒息可见于遗传性胆碱酯酶活性低下者,用时需要备有人工呼吸机。

2.眼压升高　琥珀胆碱能使眼外骨骼肌短暂收缩,引起眼压升高,故禁用于青光眼、白内障晶状体摘除术。

3.肌束颤动　琥珀胆碱产生肌肉松弛作用前有短暂肌束颤动,有25%~50%的患者出现术后肩胛部、胸腹部肌肉疼痛,一般3~5 d可自愈。

4.血钾升高　由于肌肉持久性除极化而释放K^+,琥珀胆碱可使血钾升高。如果患者同时有大面积软组织损伤(如烧伤)、恶性肿瘤、肾功能损害、脑血管意外等疾病存在,则血钾可升高20%~30%,危及生命。

5.心血管反应　琥珀胆碱兴奋迷走神经及副交感神经节,产生心动过缓、心搏骤停及室性节律障碍。在伴有烧伤或者神经肌肉病变时,给予琥珀胆碱可以导致骨骼肌中大量K^+释放,从而诱发心搏骤停。琥珀胆碱亦可兴奋交感神经节使血压升高。

6.恶性高热　恶性高热属于遗传病,是麻醉的主要死因之一,有很高的死亡率(65%)。一旦发生,必须迅速降低体温、吸氧、纠正酸中毒,用丹曲林(dantrolene)抑制肌浆网Ca^{2+}释放,并用抗组胺药对抗组胺释放作用,血压下降时可用拟交感胺处理。

7.其他　琥珀胆碱尚有增加腺体分泌、促进组胺释放等作用。

【药物相互作用】　本品在碱性溶液中可分解,故不宜与硫喷妥钠混合使用。凡可降低假性胆碱酯酶活性的药物都可使其作用增加,如胆碱酯酶抑制剂环磷酰胺、氮芥等抗肿瘤药,普鲁卡因、可卡因等局部麻醉药。有的氨基糖苷类抗生素(如卡那霉素)及多肽类抗生素(如多黏菌素B)也有肌肉松弛作用,与琥珀胆碱合用时容易导致呼吸麻痹,应注意。

(二)非除极化型肌松药

非除极化型肌松药(nondepolarizing muscular relaxant),又称竞争型肌松药(competitive muscular relaxant),能与ACh竞争神经肌肉接头的N受体,但不激动受体,能竞争性阻断ACh的除极化作用,使骨骼肌松弛。抗胆碱酯酶药可拮抗其肌肉松弛作用,故过量可用适量的新斯的明解救。本类药多为天然生物碱及其类似物,化学上属苄基异喹啉类,主要有筒箭毒碱(tubocurarine)、阿曲库铵(atracurium)、多库铵(doxacurium)、米库铵(mivacurium)等药。

筒箭毒碱

筒箭毒碱是从南美洲生产的马钱子科及防己科植物中提取的生物碱,右旋体具有生物活性,是临床应用最早的非去极化型肌松药。但因来源有限,且有一定缺点,现已少用。

【体内过程】　筒箭毒碱口服吸收差,一般采用静脉注射给药。作用的消失主要是由于药物在体内的再分布,故重复用药要减量以免蓄积中毒。绝大部分以原形经肾脏排泄。

【药理作用】

1. 肌肉松弛作用　静脉注射筒箭毒碱后,快速运动肌如眼部肌肉首先松弛,随后四肢、颈部、躯干肌肉出现松弛,继而肋间肌松弛,出现腹式呼吸。剂量加大,最终可导致膈肌麻痹,患者呼吸停止。肌肉松弛恢复时,其次序与肌肉松弛相反,即膈肌麻痹首先恢复。大剂量引起呼吸肌麻痹时,可进行人工呼吸,并用新斯的明对抗。

2. 组胺释放作用　筒箭毒碱可促进体内组胺释放,表现为组胺样皮疹、支气管痉挛、低血压、唾液分泌增多等症状。

3. 神经节阻滞作用　常用量筒箭毒碱有自主神经节阻滞作用,并可以部分抑制肾上腺髓质的分泌,造成血压降低。

【临床应用】　筒箭毒碱是临床应用最早的典型非去极化型肌松药。该药口服难以吸收,静脉注射后4~6 min起效,在临床上可作为麻醉辅助药,用于胸腹手术、气管插管等。

【不良反应】　筒箭毒碱具有神经节阻断和促进组胺释放作用,可引起血压下降、心率减慢、支气管痉挛、唾液分泌增多等。大剂量筒箭毒碱可引起呼吸肌麻痹,应及时进行人工呼吸,并静脉注射新斯的明2~3 mg对抗。

【禁忌证】　重症肌无力、支气管哮喘、严重休克患者禁用。

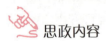思政内容

神奇莨菪,国人智慧

古典武侠小说中经常提及蒙汗药。许多人认为蒙汗药是作者杜撰的,其实蒙汗药就是用曼陀罗等中药制成的。曼陀罗又叫洋金花、山茄花,是茄科曼陀罗属植物。其主要成分是东莨菪碱、莨菪碱和少量阿托品。莨菪类成分植物的药用价值在我国《神农本草经》中早有记载,有2 000多年历史。秦代著名医学家扁鹊就曾用药酒麻醉,其中就有莨菪类药物的成分。莨菪类植物的有效成分包括阿托品、东莨菪碱等。莨菪亦名天仙子,古人知道内服其种子会使人狂浪放荡、暴躁、愉快、不知疼痛。三国时期的名医华佗用于外科手术麻醉的麻沸散中就有洋金花,并且还使用了麻醉术给患者治病,而近代医学使用乙醚进行全身麻醉才有200多年的时间。因此,麻沸散的发明是我国医药史上的不朽丰碑。

科学防治近视,正确使用阿托品

2018年9月14日中央电视台综合频道"生活提示"栏目组曾以《低浓度阿托品能防近视?》为题,对这一热点话题进行了特别报道。节目中的眼科医生透露,现在滥用低浓度阿托品已经成为一个问题。记者从国家药品监督管理局了解到,低浓度阿托品由于更远期的不良反应和并发症尚不

完全明确,所以在我国并未正式上市。但很多家长依然想方设法购买低浓度(0.01%)的阿托品,有到国外买的,也有网购的。甚至,网上还有专门教家长如何自己配制和使用低浓度阿托品的文章。

记者就此采访了中国中医科学院眼科医院屈光手术科尹连荣主任。尹主任表示,阿托品可以扩大瞳孔,使人出现畏光的情况,长期使用会引起白内障和视网膜的光损伤,长期睫状肌松弛也可能会使看近有一定的问题和困难。

眼科医生告诫:不要网络代购低浓度阿托品!低浓度阿托品是药物,要谨慎对待,且必须在专业眼科医生的指导下使用。

(韩圣娜　王　沛)

1. 知识目标　①掌握去甲肾上腺素、肾上腺素、多巴胺、麻黄碱、异丙肾上腺素的药理作用、临床应用、不良反应及禁忌证。②熟悉间羟胺的作用特点和临床应用。③了解间羟胺、去氧肾上腺素、甲氧明、多巴酚丁胺、沙丁胺醇等药物的作用特点和临床应用。

2. 思政目标　①深挖医药宝藏，传承民族文化：结合药理学一代宗师陈克恢发现麻黄碱的事迹，鼓励学生秉承先辈的探索精神，为祖国医药事业的发展贡献力量。②遵守医德规范，严守法律规定：结合麻黄碱类药品的管制，培养学生的法律意识。③科技创新促进健康：结合肾上腺素的发现，鼓励学生热爱科研，开动脑筋，积极探索未知。

第一节　构效关系及分类

肾上腺素受体激动药(adrenoreceptor agonists)是一类能与肾上腺素受体结合并激动受体，产生与肾上腺素作用相似的药物，又称拟肾上腺素药。

一、化学结构及构效关系

肾上腺素受体激动药的基本化学结构是 β-苯乙胺(图9-1)。

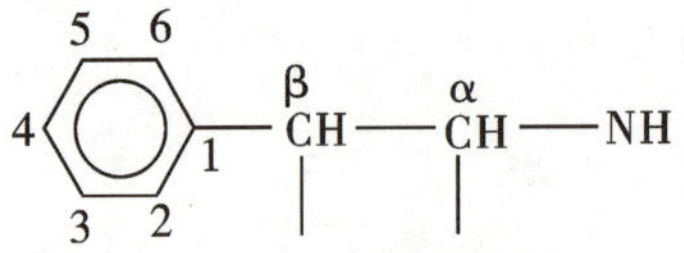

图9-1　β-苯乙胺化学结构

(1)肾上腺素、去甲肾上腺素、异丙肾上腺素、多巴胺等在苯环第3、4位碳上都有羟基，形成儿茶酚，故称儿茶酚胺类。它们在外周产生明显的 α、β 受体激动作用，容易被儿茶酚-O-甲基转移酶(catechol-O-methyltransferase, COMT)灭活，作用时间短，对中枢作用弱。如果去掉1个羟基，其外周作用将减弱，而作用时间延长，口服生物利用度增加。去掉2个羟基，则外周作用减弱，中枢作用加强，如麻黄碱。

(2)烷胺侧链 α 碳原子上的氢被甲基取代，则不易被单胺氧化酶(monoamine oxidase, MAO)代谢，作用时间延长；易被摄取-1所摄入，在神经元内存在时间长，促进递质释放，如间羟胺和麻黄碱。

（3）氨基氢原子被取代，药物对 α、β 受体选择性将发生变化。取代基从甲基到叔丁基，对 α 受体的作用逐渐减弱，对 β 受体的作用却逐渐加强。

（4）光学异构体碳链上的 α 碳和 β 碳如被其他基团取代，可形成光学异构体。在 α 碳上形成的左旋体，外周作用较强，如左旋去甲肾上腺素比右旋去甲肾上腺素作用强 10 倍以上。在 α 碳形成的右旋体，中枢兴奋作用较强，如右旋苯丙胺的中枢作用强于左旋苯丙胺。

二、分类

肾上腺素受体激动药按其对不同肾上腺素受体类型的选择性分为三大类：①α、β 肾上腺素受体激动药（简称 α、β 受体激动药）；②α 肾上腺素受体激动药（简称 α 受体激动药）；③β 肾上腺素受体激动药（简称 β 受体激动药）。肾上腺素受体激动药的分类和对受体的选择性见表 9-1。

表 9-1　肾上腺素受体激动药的分类和对受体的选择性

肾上腺素受体激动药的分类		主要激动的受体
α、β 受体激动药	肾上腺素	α_1 受体、α_2 受体、β_1 受体、β_2 受体
	多巴胺	α_1 受体、β_1 受体、D_1 受体
	麻黄碱	α_1 受体、α_2 受体、β_1 受体、β_2 受体
α 受体激动药	去氧肾上腺素、甲氧明	α_1 受体
	羟甲唑啉、可乐定	α_2 受体
	去甲肾上腺素、间羟胺	α_1 受体、α_2 受体、β_1 受体
β 受体激动药	多巴酚丁胺	β_1 受体
	沙丁胺醇、特布他林	β_2 受体
	异丙肾上腺素	β_1 受体、β_2 受体

第二节　α、β 受体激动药

肾上腺素

【来源】　肾上腺素（adrenaline，AD；epinephrine）是肾上腺髓质的主要激素，其生物合成主要是在髓质嗜铬细胞中首先形成去甲肾上腺素，然后进一步经苯乙胺-N-甲基转移酶的作用，使去甲肾上腺素甲基化形成肾上腺素。药用肾上腺素可从家畜肾上腺提取或人工合成。肾上腺素的化学性质不稳定，见光易失效；在中性尤其是碱性溶液中，容易氧化呈粉红色或棕色而失去活性。

【体内过程】　肾上腺素口服后在碱性肠液、肠黏膜及肝内易被破坏氧化失效，不能达到有效血药浓度。皮下注射因能收缩血管，故吸收缓慢，作用维持时间长，为 1 h 左右。肌内注射的吸收速度远较皮下注射快，作用维持 10～30 min。肾上腺素在体内的摄取及代谢途径与去甲肾上腺素相似。静脉注射或滴注肾上腺素 96 h 后主要以代谢物和少量原形经肾脏排泄。

【药理作用】　肾上腺素主要激动 α 和 β 受体。

1. 对心血管系统的作用

（1）兴奋心脏：肾上腺素作用于心肌、传导系统和窦房结的 β_1 及 β_2 受体，加强心肌收缩性，加速传导,加快心率,提高心肌的兴奋性。对离体心肌的 β 型作用特征是加速收缩性发展的速率(正性缩率作用)。由于心肌收缩力增强,心率加快,故心输出量增加。肾上腺素舒张冠状血管,改善心肌的血液供应,且作用迅速。肾上腺素兴奋心脏,提高心肌代谢,使心肌耗氧量增加,剂量过大或静脉注射过快,可引起心律失常,出现期前收缩,甚至引起心室颤动。当患者处于心肌缺血、缺氧及心力衰竭时,肾上腺素有可能使病情加重或引起快速型心律失常,如期前收缩、心动过速,甚至心室颤动。

(2)舒缩血管:肾上腺素激动血管平滑肌上的 α 受体,使血管收缩;激动 β_2 受体,使血管舒张。体内各部位血管的肾上腺素受体的种类和密度各不相同,所以肾上腺素对血管的作用取决于各器官血管平滑肌上 α、β_2 受体的分布密度及给药剂量。肾上腺素对机体各部位血管的作用见表 9-2。

表 9-2　肾上腺素对机体各部位血管的作用

各部位血管	受体	效应
皮肤、黏膜血管	α_1	强烈收缩
肾、肝、脾等内脏的血管	α_1	收缩
脑、肺血管	α_1	收缩,因血压升高,被动扩张
骨骼肌血管	β_2	扩张
冠状动脉	β_2	扩张(代谢物腺苷↑→扩张血管)
	α_1	收缩

(3)升高血压:皮下注射常用量(0.5~1.0 mg)或静脉滴注中等剂量(10 μg/min)肾上腺素时,由于心脏兴奋,皮肤、黏膜血管收缩,收缩压和舒张压升高;由于骨骼肌血管的舒张作用抵消或超过了皮肤、黏膜血管收缩作用的影响,故舒张压不变或下降;此时脉压加大,身体各部位血液重新分配,有利于紧急状态下机体能量供应的需要。较大剂量或快速静脉滴注肾上腺素时,由于缩血管反应,收缩压和舒张压均升高。肾上腺素的典型血压改变多为双相反应,即给药后迅速出现明显的升压作用,而后出现微弱的降压反应,后者持续作用时间较长。如预先给予 α 受体阻断药,肾上腺素的升压作用可被翻转,呈现明显的降压反应,表现出肾上腺素对血管 β_2 受体的激动作用。

2.对平滑肌的作用　肾上腺素对平滑肌的作用主要取决于器官组织上的肾上腺素受体类型。激动支气管平滑肌的 β_2 受体,发挥强大的舒张支气管作用,并能抑制肥大细胞释放组胺等过敏介质。激动支气管黏膜血管的 α 受体,使其收缩,降低毛细血管的通透性,有利于消除支气管黏膜水肿。使 β_1 受体占优势的胃肠平滑肌张力降低、自发性收缩频率和幅度减少。对子宫平滑肌的作用与性周期、充盈状态和给药剂量有关,妊娠末期能降低子宫张力和抑制子宫收缩。肾上腺素的 β 受体激动作用可使膀胱逼尿肌舒张,α 受体激动作用使三角肌和括约肌收缩,由此引起排尿困难和尿潴留。

3.对代谢的作用　肾上腺素能促进机体代谢。治疗量时,可使耗氧量升高 20%~30%;在人体,由于 α 受体和 β_2 受体的激动都可能致肝糖原分解,而肾上腺素兼具 α、β 作用,故其升高血糖作用较去甲肾上腺素显著。此外,肾上腺素降低外周组织对葡萄糖的摄取,部分原因与抑制胰岛素的释放有关。肾上腺素激活甘油三酯酶来加速脂肪分解,使血液中游离脂肪酸水平升高,可能与激动 β_1、β_3 受体有关。

4.对中枢神经系统的作用　肾上腺素不易通过血脑屏障,治疗量时一般无明显中枢兴奋现象,大剂量时出现中枢兴奋症状,如激动、呕吐、肌强直,甚至惊厥等。

【临床应用】

1. 心搏骤停　溺水、麻醉和手术意外、药物中毒、急性传染病、心脏传导阻滞等所致的心搏骤停,可用肾上腺素做心室内注射,同时配合有效的心脏按压、人工呼吸和纠正酸中毒。对电击引起的心搏骤停,使用肾上腺素配合电除颤等进行抢救也能收到一定的疗效。

2. 过敏性休克　肾上腺素激动 α 受体,收缩小动脉和毛细血管前括约肌,降低毛细血管的通透性;激动 β 受体可改善心功能,缓解支气管痉挛;减少过敏介质释放,扩张冠状动脉,可迅速缓解过敏性休克的临床症状,挽救患者的生命,为治疗过敏性休克的首选药。应用时一般肌内或皮下注射给药,严重病例亦可用生理盐水(0.9% 氯化钠注射液)稀释 10 倍后缓慢静脉注射,但必须控制注射速度和用量,以免引起血压骤升、心律失常等不良反应。

3. 支气管哮喘　肾上腺素可迅速控制支气管哮喘急性发作,其作用是:①激动 β_2 受体,舒张支气管平滑肌;②激动 α 受体,使支气管黏膜血管收缩,降低毛细血管通透性,消除支气管黏膜充血水肿;③激动 β 受体,抑制肥大细胞释放组胺等过敏物质,减轻过敏性炎症。但本品由于不良反应严重,仅用于急性发作者。

4. 与局部麻醉药配伍　在局部麻醉药中加入少量肾上腺素,可使注射部分的血管收缩而延缓局部麻醉药的吸收,延长麻醉时间,并减少局部麻醉药吸收中毒的发生。一般局部麻醉药中肾上腺素的浓度为 1:250 000,一次用量不要超过 0.3 mg。但在末梢部位如手指、足趾、耳廓、阴茎等手术时,局部麻醉药中不宜加肾上腺素,以免引起局部组织缺血性坏死。

5. 局部止血　鼻黏膜出血和牙龈出血时,可将浸有 0.1% 盐酸肾上腺素的纱布或棉球堵塞局部,使血管收缩而止血。

【不良反应】　肾上腺素的不良反应主要为心悸、烦躁、头痛、血压升高等。剂量过大时,α 受体过度兴奋而使血压骤升,有发生脑出血的危险,故老年人慎用。当 β 受体兴奋过强时,肾上腺素可使心肌耗氧量增加,引起心肌缺血和心律失常,甚至心室颤动,故应严格掌握剂量。

【禁忌证】　高血压、脑动脉硬化、器质性心脏病、糖尿病、甲状腺功能亢进症等患者禁用。

多巴胺

多巴胺(dopamine,DA)是多巴的脱羧基产物,也是去甲肾上腺素的前体物质,药用 DA 为人工合成品。

【体内过程】　DA 口服后容易在肠道和肝脏中被破坏而失效。一般静脉滴注给药,在体内迅速经 MAO 和 COMT 代谢灭活,故作用时间短暂。因为 DA 不易通过血脑屏障,所以外源性 DA 无中枢作用。

【药理作用】　DA 能激动 DA 受体及 α、β 受体,并能促进去甲肾上腺素释放而发挥间接作用。

1. 对心血管系统的作用

(1)兴奋心脏:DA 激动心脏的 β_1 受体并促进去甲肾上腺素释放,使心肌收缩力增强,心输出量增加。一般剂量对心率影响不大,与肾上腺素相比,DA 兴奋心脏作用较温和,较少引起心律失常。

(2)对血管、血压的影响:治疗量 DA 可激动 DA 受体,使肾和肠系膜血管舒张;激动 α 受体,使皮肤、黏膜血管收缩;使收缩压升高而舒张压几乎无变化。大剂量时则以 α 受体的兴奋作用占优势,除兴奋心脏外,主要表现为血管收缩,总外周阻力增加,故收缩压和舒张压均升高。

2. 对肾脏的作用　DA 激动肾血管 DA 受体,使血管舒张,肾血流增加,肾小球滤过率增加。还能直接作用于肾小管,有排钠利尿作用,当肾血流量尚无明显改变时,钠排出量已增加。大剂量 DA 因激动肾血管的 α 受体,使肾血管明显收缩。

【临床应用】

1. 休克　DA 对伴有心肌收缩力减弱、尿量减少而血容量已补足的心源性、感染性、失血性休克疗效好。

2. 急性肾衰竭　DA 与强效利尿药(如呋塞米)合用,效果更好。

【不良反应】　DA 的不良反应一般较轻,偶见恶心呕吐。如剂量过大或滴注太快,可出现心动过速、心律失常和肾血管收缩所致肾功能下降等,一旦发生,应减慢滴注速度或停药。如仍不消失,可用酚妥拉明拮抗。与单胺氧化酶抑制药或三环类抗抑郁药合用时,应酌情减少 DA 剂量。

【禁忌证】　室性心律失常、闭塞性血管病、心肌梗死、动脉硬化、高血压患者慎用。嗜铬细胞瘤患者禁用。

麻黄碱

麻黄碱(ephedrine)是从中药麻黄中提取的生物碱。2 000 多年前的《神农本草经》就有麻黄能"止咳逆上气"的记载,麻黄碱现已人工合成,药用其左旋体或消旋体。

【体内过程】　麻黄碱口服易吸收,可通过血脑屏障。小部分在体内经脱胺氧化而被代谢,大部分以原形经肾脏排泄,消除缓慢,故作用较肾上腺素持久。$t_{1/2}$ 为 3 ~ 6 h。

【药理作用】　麻黄碱可直接和间接激动肾上腺素受体,它的直接作用在不同组织可表现为激动 α_1、α_2、β_1、β_2 受体,还可促进肾上腺素能神经末梢释放去甲肾上腺素而发挥间接作用。与肾上腺素比较,麻黄碱具有下列特点:化学性质稳定,口服有效;拟肾上腺素作用弱而持久;中枢兴奋作用较显著;易产生快速耐受性。

1. 对心血管的作用　麻黄碱可兴奋心脏,使心肌收缩力加强,心输出量增加。在整体情况下,由于血压升高,反射性减慢心率,此作用可抵消其直接加快心率的作用,故心率变化不大。麻黄碱的升压作用出现缓慢,但维持时间较长。

2. 对支气管平滑肌的作用　麻黄碱松弛支气管平滑肌的作用较肾上腺素弱,起效慢,作用持久。

3. 对中枢神经系统的作用　麻黄碱具有较显著的中枢兴奋作用,较大剂量可兴奋大脑和皮质下中枢,引起精神兴奋、不安、失眠等。

4. 快速耐受性　麻黄碱短期内反复给药,作用逐渐减弱,称为快速耐受性,也称脱敏,停药后可以恢复。每日用药小于 3 次,则快速耐受性一般不明显。对于麻黄碱产生快速耐受性的机制,一般认为有受体逐渐饱和、递质逐渐耗损 2 种因素。放射性配体结合实验证明,离体豚鼠肺组织在连续给予麻黄碱后,其与 β 受体的亲和力显著下降。

【临床应用】　①用于预防支气管哮喘发作和治疗轻症支气管哮喘,对于重症急性发作的疗效较差。②消除鼻黏膜充血所引起的鼻塞,常用 0.5% ~ 1.0% 麻黄碱溶液滴鼻,可明显改善黏膜肿胀。③防治某些低血压状态,如用于防治硬膜外和蛛网膜下腔麻醉所引起的低血压。④缓解荨麻疹和血管神经性水肿的皮肤黏膜症状。

【不良反应】　麻黄碱有时出现中枢兴奋所致的不安、失眠等,晚间服用宜加镇静催眠药来防止失眠。连续滴鼻治疗过久,可产生反跳性鼻黏膜充血或萎缩。

【禁忌证】　同肾上腺素。

第三节 α受体激动药

去甲肾上腺素

去甲肾上腺素（noradrenaline，NA；norepinephrine，NE）是去甲肾上腺素能神经末梢释放的主要递质，也有少量自肾上腺髓质分泌。药用为人工合成品，性质不稳定，遇光和碱易失效，故忌与碱性药物配伍。

【体内过程】 去甲肾上腺素口服因局部作用，使胃黏膜血管收缩而影响其吸收，在肠内易被碱性肠液破坏；皮下注射时，因血管剧烈收缩吸收很少，且易发生局部组织坏死，故一般采用静脉滴注给药。外源性去甲肾上腺素不易通过血脑屏障，很少到达脑组织。内源性和外源性去甲肾上腺素大部分被神经末梢摄取后，进入囊泡贮存（摄取-1）；被非神经元摄取者，大多被COMT和MAO代谢而失活（摄取-2）。代谢物为活性很低的间甲去甲肾上腺素，其中一部分再经MAO的作用，脱胺形成3-甲氧-4-羟扁桃酸，后者可与硫酸或葡萄糖醛酸结合，经肾脏排泄。由于去甲肾上腺素进入机体后迅速被摄取和代谢，故作用短暂。

【药理作用】 去甲肾上腺素主要激动α受体（包括α_1和α_2受体）；也可激动β_1受体，但较弱；对β_2受体几乎无作用。

1. 收缩血管 去甲肾上腺素激动血管α_1受体，使血管收缩，主要使小动脉和小静脉收缩。皮肤、黏膜血管收缩最明显，其次是肾脏血管。此外，脑、肝脏、肠系膜甚至骨骼肌血管也呈收缩反应。动脉收缩使血流量减少，静脉显著收缩使总外周阻力增加。冠状血管舒张，主要是心脏兴奋，心肌的代谢物（腺苷等）增加所致，同时因血压升高，提高了冠状血管的灌注压，故冠状动脉血流量增加。激动血管壁的去甲肾上腺素能神经末梢突触前膜α_2受体，抑制去甲肾上腺素释放。

2. 兴奋心脏 去甲肾上腺素较弱激动心脏的β_1受体，使心肌收缩性加强，心率加快，传导加速，心输出量增加。在整体情况下，心率由于血压升高而反射性减慢；另外，由于药物的强烈血管收缩作用，总外周阻力增高，增加了心脏的射血阻力，使心输出量不变或下降。剂量过大时，心脏自动节律性增加，可能引起心律失常，但较肾上腺素少见。

3. 升高血压 小剂量去甲肾上腺素静脉滴注，由于心脏兴奋，心输出量增加，但血管收缩尚不剧烈，故收缩压升高、舒张压升高不多而脉压增大。较大剂量时由于全身血管强烈收缩，外围阻力明显增加，故收缩压升高的同时舒张压也明显升高，脉压变小。

【临床应用】

1. 休克和低血压 去甲肾上腺素主要用于治疗神经源性休克的早期及某些药物（如氯丙嗪）引起的低血压等，常被间羟胺代替。去甲肾上腺素静脉滴注时，应使收缩压维持在90 mmHg（12 kPa）左右，以保证心、脑、肾等重要器官的血液供应。长时间或大剂量用药可造成微循环障碍，有人主张α受体阻断药酚妥拉明与去甲肾上腺素合用，以对抗去甲肾上腺素过分强烈的α样作用，保留其β样作用。

2. 上消化道出血 去甲肾上腺素适量稀释口服，可使食管或胃黏膜血管收缩而产生局部止血效果。

【不良反应】

1. 局部组织坏死 去甲肾上腺素静脉滴注浓度过大，时间过长或药液漏出血管外，均可使局部血管强烈收缩，引起组织缺血坏死。可用酚妥拉明或普鲁卡因做局部浸润注射，使血管扩张。

2. 急性肾衰竭 去甲肾上腺素用药过久或剂量过大均可使肾血管强烈收缩，肾血流减少，引起急性肾衰竭、尿量减少甚至无尿,故用药期间尿量应保持在 25 mL/h 以上。

【禁忌证】　伴有高血压、动脉硬化、器质性心脏病、少尿、无尿、严重微循环障碍的患者及孕妇禁用。

间羟胺

间羟胺(metaraminol,aramine,阿拉明),化学性质较去甲肾上腺素稳定,主要作用是直接激动 α 受体,对 β_1 受体作用较弱。间羟胺也可被肾上腺素能神经末梢摄取进入囊泡,通过置换作用促使囊泡中的去甲肾上腺素释放,间接地发挥作用。短时间内连续应用,可因囊泡内去甲肾上腺素减少,使效应逐渐减弱,产生快速耐受性。在产生耐受性时,适当加用小剂量去甲肾上腺素可恢复或增强其升压作用。

间羟胺收缩血管、升高血压的作用较去甲肾上腺素弱而持久,略增加心肌收缩性,使休克患者的心输出量增加。对心率的影响不明显,有时因血压升高反射性减慢心率,但很少引起心律失常。对肾脏血管的收缩作用较去甲肾上腺素弱,但仍能显著减少肾脏血流量。间羟胺可静脉滴注也可肌内注射,故临床作为去甲肾上腺素的代用品,用于治疗各种休克早期及手术后或脊髓麻醉后的休克。也可用于治疗阵发性房性心动过速,特别是伴有低血压的患者,反射性减慢心率,并对窦房结可能具有直接抑制作用,使心率恢复正常。

去氧肾上腺素

去氧肾上腺素(phenylephrine,neosynephrine,新福林)为 α_1 受体激动药,作用与去甲肾上腺素相似,但弱而持久,主要是收缩血管、升高血压,可反射性使心率减慢。由于本品能明显减少肾脏血流量,现很少用于抗休克。可用于治疗脊椎麻醉、全身麻醉及某些药物如吩噻嗪类所致的低血压,还可用于治疗阵发性室上性心动过速。

去氧肾上腺素尚能激动瞳孔开大肌上的 α_1 受体,使之收缩,产生扩瞳作用。与阿托品相比,本品扩瞳作用弱,起效快而维持时间短,主要在眼底检查时作为快速短效的扩瞳药。

可乐定

可乐定(clonidine)为 α_2 受体激动药,主要用于高血压的治疗。还用于青光眼的治疗,主要是通过激动 α_2 受体,以负反馈的方式抑制交感神经,减少房水生成而降低眼内压。

羟甲唑啉和阿可乐定

羟甲唑啉(oxymetazoline,氧甲唑啉)可直接激动血管平滑肌 α_1 受体,引起血管收缩。滴鼻用于治疗鼻黏膜充血和鼻炎,常用浓度为 0.05%,作用在几分钟内发生,可持续数小时。偶见局部刺激症状,小儿用后可致中枢神经系统症状,故 2 岁以下儿童禁用。

可乐定的衍生物阿可乐定(apraclonidine)是外周突触后膜 α_2 受体激动药,通过负反馈机制,抑制交感神经,并减少房水生成,增加房水流出,产生降眼压效果,用于青光眼的短期辅助治疗,特别是在激光疗法之后,预防眼压回升。对瞳孔大小、视力及眼调节功能均无影响。

右美托咪定

右美托咪定(dexmedetomidine)是美托咪定(medetomidine)的右旋异构体,对中枢 α_2 受体激动的选择性强,具有抗交感、镇静和镇痛的作用,其药理作用主要与激动 α_2 受体相关。本品通过激动突触前膜 α_2 受体,抑制去甲肾上腺素的释放,可终止疼痛信号的传导;通过激动突触后膜 α_2 受体,抑制交感神经活性,引起血压和心率的下降;与脊髓内的 α_2 受体结合后产生镇痛、镇静及缓解焦虑的作用。在临床上用于重症监护治疗期间开始插管和使用呼吸机患者的镇静;术前用药还可降低麻醉剂(如氯胺酮、地氟烷、异氟烷)的用药剂量,减轻拟交感胺类药引起的血流动力学紊乱。常见的不良反应是低血压和心动过缓。

第四节　β 受体激动药

异丙肾上腺素

异丙肾上腺素(isoprenaline,isoproterenol,ISO)是人工合成品,药用其盐酸盐,化学结构是去甲肾上腺素氨基上的氢原子被异丙基取代,是经典的 β_1、β_2 受体激动药。

【体内过程】　异丙肾上腺素口服容易在肠黏膜与硫酸基结合而失效;气雾剂吸入给药,吸收较快;舌下含服,因能舒张局部血管,少量可从黏膜下的舌下静脉丛迅速吸收。吸收后主要在肝脏及其他组织中被 COMT 代谢。异丙肾上腺素较少被 MAO 代谢,也较少被去甲肾上腺素能神经摄取,因此其作用维持时间较肾上腺素略长。

【药理作用】　异丙肾上腺素对 β_1、β_2 受体均有强大的激动作用,对 α 受体基本无作用。

1. 兴奋心脏　异丙肾上腺素对心脏 β_1 受体具有强大的激动作用,表现为正性肌力和正性频率作用,缩短收缩期和舒张期。与肾上腺素相比,异丙肾上腺素加快心率、加速传导的作用较强,心肌耗氧量明显增加,对窦房结有显著兴奋作用,也能引起心律失常,但较少产生心室颤动。

2. 对血管、血压的影响　异丙肾上腺素激动血管上 β_2 受体,主要使骨骼肌血管舒张,对肾血管和肠系膜血管舒张作用相对较弱,对冠状血管也有舒张作用。由于心脏兴奋和外周血管舒张,收缩压升高而舒张压下降,脉压增大。当舒张压下降明显时,冠状动脉的灌注压下降,有效血流量不增加。

3. 扩张支气管　异丙肾上腺素激动 β_2 受体,舒张支气管平滑肌,此作用比肾上腺素稍强。也具有抑制组胺等过敏介质释放的作用,但对支气管黏膜血管无收缩作用,故消除支气管黏膜充血水肿作用较肾上腺素弱。久用可产生耐受性。

4. 促进代谢　异丙肾上腺素促进糖原分解而使血糖升高,作用比肾上腺素弱;使血中游离脂肪酸升高,增加组织耗氧量。

【临床应用】

1. 心搏骤停　异丙肾上腺素用于治疗窦房结功能障碍和高度房室传导阻滞所致的心搏骤停。因其直接兴奋窦房结,较少引起心室颤动。本品常与去甲肾上腺素或间羟胺合用于心室内注射。

2. 房室传导阻滞　异丙肾上腺素可防治二度、三度房室传导阻滞,采用静脉滴注或舌下含化。

3. 支气管哮喘　异丙肾上腺素可控制支气管哮喘的急性发作,采用舌下含化或气雾剂吸入,疗效快而强。因其容易引起心悸等,久用可出现耐受性,近年已被选择性 β_2 受体激动药(如沙丁胺醇等)取代。

【不良反应】　异丙肾上腺素常见心悸、头痛、皮肤潮红等不良反应。气雾剂治疗哮喘时,患者如不正确掌握剂量,频繁吸入或一次吸入过量,可致心肌耗氧量明显增加,容易引起严重心律失常。长期使用可产生耐受性,一般停药 7～10 d 后,耐受性可消失。

【禁忌证】　心绞痛、心肌梗死、心肌炎、甲状腺功能亢进症等患者禁用。

多巴酚丁胺

多巴酚丁胺(dobutamine)为人工合成品,其化学结构和体内过程与 DA 相似,口服无效,仅供静脉注射给药。

【药理作用】 多巴酚丁胺主要激动 β_1 受体。它是含有右旋多巴酚丁胺和左旋多巴酚丁胺的消旋体。前者阻断 α_1 受体,后者激动 α_1 受体,对 α 受体的作用因此而抵消。两者都激动 β 受体,但前者激动 β 受体的作用为后者的 10 倍。消旋多巴酚丁胺的作用是两者的综合结果,主要表现为激动 β_1 受体。

与异丙肾上腺素比较,多巴酚丁胺的正性肌力作用比正性频率作用显著。多巴酚丁胺很少增加心肌耗氧量,也较少引起心动过速。静脉滴注速度过快或浓度过高时,则引起心率加快。这可能是由于外周阻力变化不大和心脏 β_1 受体激动时正性肌力作用的参与。而外周阻力的稳定又可能是 α_1 受体介导的血管收缩作用与 β_2 受体介导的血管舒张作用相抵消所致。

【临床应用】 多巴酚丁胺主要用于治疗心肌梗死并发心力衰竭,可增加心肌收缩力和心输出量,降低肺毛细血管楔压,并使左心室充盈压明显降低,改善心功能,继发地促进排钠、排水和增加尿量,有利于消除水肿。

【不良反应】 多巴酚丁胺用药期间可引起血压升高、心悸、头痛、气短等不良反应。偶尔导致室性心律失常。

【禁忌证】 梗阻性肥厚型心肌病患者禁用,因其可促进房室传导。心房颤动、心肌梗死、高血压患者慎用。

其他 β_1 受体激动药有普瑞特罗(prenalterol)、扎莫特罗(xamoterol)等,主要用于慢性充血性心力衰竭的治疗。

β 受体激动药还包括选择性激动 β_2 受体的药物,常用的药物有沙丁胺醇(salbutamol,羟甲叔丁肾上腺素)、特布他林(terbutaline,间羟叔丁肾上腺素)、克仑特罗(clenbuterol,双氯醇胺)、奥西那林(orciprenaline,间羟异丙肾上腺素)、沙美特罗(salmeterol)等,它们在临床上主要用于支气管哮喘的治疗。

米拉贝隆

米拉贝隆(mirabegron)是一种选择性 β_3 肾上腺素受体激动药,目前上市药品为缓释片剂,用于治疗膀胱过度活动症伴急迫性尿失禁、尿急、尿频。高血压患者慎用。近年来,选择性激动 β_3 受体的药物开发主要集中在抗肥胖、抗糖尿病、解除胃肠道平滑肌痉挛、抗炎等方面。

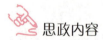 思政内容

科学用药,严守法规

《本草纲目》记载麻黄有"发汗散寒,宣肺平喘,利水消肿"的功效。

1924 年,国际药理学一代宗师陈克恢从中药麻黄中提取了麻黄碱,并在权威药理杂志上报道了麻黄碱与肾上腺素、酪胺具有同样的作用。将 1～5 mg 麻黄碱静脉注射给麻醉狗或破坏脑脊髓的猫,可使其颈动脉压长时间升高、心肌收缩力增强、血管收缩、支气管舒张,也可使离体子宫加速收缩,还对中枢神经有兴奋作用;滴入眼内,可引起瞳孔扩大。这些作用都和肾上腺素相同,所不同的是,麻黄素口服有效,作用时间长,且毒性较低。并证明它可以治疗过敏性疾病、枯草热和支气管哮喘。麻黄碱作为平喘药曾一度风靡世界。直到现在,我们平时常见的感冒药如复方氨酚烷胺片(康泰克)、美息伪麻片(白加黑),其抗感冒症状的有效成分依然是盐酸伪麻黄碱。

然而,麻黄碱与冰毒的化学结构类似,不法分子利用麻黄碱制作冰毒。因此,没有药品经营许可证而买卖麻黄碱超过 5 kg 的,构成非法买卖制毒物品罪,处 3 年以下有期徒刑。超过 50 kg 的,处

3 年以上 10 年以下有期徒刑。如明知对方制造毒品而提供麻黄碱的,属于制造毒品的共犯。含麻黄碱类药品管理制度规定,单次购买含麻黄碱类复方制剂不得超过 2 盒,并出示身份证。门店对该类药品设独立的进、销、存台账,并由专人管理。

心之复苏,肾上腺素

肾上腺素由英国医生乔治·奥勒弗(George Oliver)、伦敦大学的生理学教授爱德华·阿尔伯特·沙比-沙费尔(Edward Albert Sharpey-Schafer)发现。1893 年的秋天,奥勒弗医生发明了血压计。他用这台仪器测量人和动物的血压,并将各种动物的腺体提取出来,再注射入其他动物体内,然后通过血压计测量桡动脉的血压,观察注射物对血压的影响。在一次实验中,他发现吞下从山羊肾上腺中提取的物质,用血压计测到受试者桡动脉的收缩增加。1894 年,奥勒弗与沙费尔教授合作发表文章,阐释用甘油、水、乙醇从动物肾上腺中提取出了一种物质,这种物质注射到动物体内有明显的收缩血管、升高血压、加快心率等作用,并将其命名为肾上腺素。肾上腺素现已用作急救界心脏复苏的一线药。

(察雪湘)

第十章　肾上腺素受体阻断药

1. 知识目标　①掌握酚妥拉明、普萘洛尔等代表药物的药理作用、临床应用、不良反应和禁忌证。②熟悉酚苄明的作用特点、临床应用及不良反应。③了解 α、β 受体阻断药的分类及各类药物的作用特点和临床应用。

2. 思政目标　专注目标,执着追求:结合布莱克在发现普萘洛尔的过程中所展现的坚持与执着,培养学生做事专注执着、百炼成钢的精神。

肾上腺素受体阻断药是一类能与肾上腺素受体结合,本身不产生或较少产生拟肾上腺素作用,但却阻断肾上腺素能神经递质或肾上腺素受体激动药产生作用的药物。根据阻断受体的不同,肾上腺素受体阻断药分为 α 受体阻断药、β 受体阻断药和 α、β 受体阻断药 3 类。

第一节　α 受体阻断药

α 受体阻断药能选择性地与 α 受体结合,其本身不激动或较弱激动肾上腺素受体,却能阻碍去甲肾上腺素能神经递质及肾上腺素受体激动药与 α 受体结合,从而产生抗肾上腺素作用。它能将肾上腺素的升压作用翻转为降压作用,这个现象称为"肾上腺素作用的翻转"(adrenaline reversal)。这可解释为 α 受体阻断药选择性地阻断了与血管收缩有关的 α 受体,与血管舒张有关的 β 受体未被阻断,所以肾上腺素的血管收缩作用被取消,而血管舒张作用得以充分地表现出来。对于主要作用于血管 α 受体的去甲肾上腺素,α 受体阻断药只取消或减弱其升压效应而无"翻转作用"。对于主要作用于 β 受体的异丙肾上腺素的降压作用则无影响(图 10-1)。

α 受体阻断药具有较广泛的药理作用,根据这类药物对 α_1、α_2 受体的选择性不同,可将其分为 3 类:①非选择性 α 受体阻断药,包括短效类(酚妥拉明、妥拉唑林)和长效类(酚苄明);②选择性 α_1 受体阻断药,如哌唑嗪(prazosin);③选择性 α_2 受体阻断药,如育亨宾(yohimbine)。

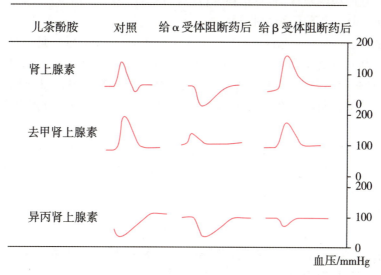

图 10-1　给予肾上腺素受体阻断药前后儿茶酚胺对犬血压的作用

一、非选择性 α 受体阻断药

（一）短效类

短效 α 受体阻断药与 α 受体结合较疏松，易于解离，作用持续时间短。肾上腺素受体激动剂可与本类药竞争同一受体，故此类药物又称竞争性 α 受体阻断药。

酚妥拉明和妥拉唑林

【体内过程】　酚妥拉明（phentolamine）生物利用度低，口服效果仅为注射给药的 20%。口服后 30 min 血药浓度达到峰值，作用维持时间为 3~6 h；肌内注射作用维持时间为 30~45 min。大多以无活性的代谢物从尿中排泄。妥拉唑林（tolazoline）口服吸收缓慢，排泄较快，以注射给药为主。

【药理作用】　酚妥拉明和妥拉唑林与 α 受体以氢键、离子键结合，较疏松，易于解离，故能竞争性地阻断 α 受体，对 α_1、α_2 受体具有相似的亲和力，可拮抗肾上腺素的 α 型作用，使激动药的量-效曲线平行右移，但增加激动药的剂量仍可达到最大效应。妥拉唑林作用稍弱。

1. 对血管的作用　酚妥拉明具有阻断血管平滑肌 α_1 受体和直接扩张血管作用。静脉注射能使血管舒张，血压下降，静脉和小静脉扩张明显，舒张小动脉使肺动脉压下降，外周血管阻力降低。

2. 对心脏的作用　酚妥拉明可兴奋心脏，使心肌收缩力增强，心率加快，心输出量增加。这种兴奋作用部分由血管舒张、血压下降，反射性兴奋交感神经引起；部分是阻断神经末梢突触前膜 α_2 受体，从而促进去甲肾上腺素释放，激动心脏 β_1 受体的结果。偶尔导致心律失常。此外，酚妥拉明尚具有阻滞钾通道的作用。

3. 其他作用　此类药也能阻断 5-羟色胺（5-HT）受体，激动 M 受体和 H_1、H_2 受体，促进肥大细胞释放组胺。其兴奋胃肠道平滑肌的作用可被阿托品拮抗。酚妥拉明可引起皮肤潮红等。妥拉唑林可增加唾液腺、汗腺等的分泌。

【临床应用】

1. 外周血管痉挛性疾病　酚妥拉明和妥拉唑林可以治疗肢端动脉痉挛的雷诺综合征、血栓闭塞性脉管炎及冻伤后遗症。

2. 去甲肾上腺素滴注外漏　长期过量静脉滴注去甲肾上腺素或静脉滴注时去甲肾上腺素外

漏,可致皮肤缺血、苍白和剧烈疼痛,甚至坏死,此时可用酚妥拉明 10 mg 或妥拉唑林 25 mg 溶于 10～20 mL 生理盐水中做皮下浸润注射。

3. 顽固性充血性心力衰竭和急性心肌梗死　心力衰竭时,由于心输出量不足,交感神经张力增加、外周阻力增高、肺充血及肺动脉压力升高,容易产生肺水肿。应用酚妥拉明可扩张血管、降低外周阻力,使心脏后负荷明显降低、左室舒张末压与肺动脉压下降、心输出量增加,心力衰竭得以减轻。酚妥拉明等血管扩张药还可治疗其他药物治疗无效的急性心肌梗死及充血性心脏病所致心力衰竭。

4. 休克　酚妥拉明可以舒张血管,降低外周阻力,使心输出量增加,并能降低肺循环阻力,防止肺水肿的发生,从而改善休克状态时的内脏血液灌注,解除微循环障碍。尤其对休克症状改善不佳而左心室充盈压增高者疗效好。适用于治疗感染性、心源性和神经源性休克,但给药前必须补足血容量。

5. 肾上腺嗜铬细胞瘤　酚妥拉明可以用于嗜铬细胞瘤所致的高血压的治疗、嗜铬细胞瘤的鉴别诊断、骤发高血压危象的治疗及手术前的准备。做鉴别诊断试验时,酚妥拉明可引起严重低血压,其曾有致死的报道,故应特别慎重。

6. 药物引起的高血压　此类药用于治疗肾上腺素等拟交感胺药物过量所致的高血压。亦可用于治疗突然停用可乐定或应用单胺氧化酶抑制药患者食用富含酪胺食物后出现的高血压危象。

7. 其他　妥拉唑林可用于治疗新生儿的持续性肺动脉高压,酚妥拉明口服或直接阴茎海绵体内注射用于诊断或治疗阳痿。

【不良反应】　常见低血压,胃肠平滑肌兴奋所致的腹痛、腹泻、呕吐,诱发溃疡。静脉给药可能引起严重的心律失常和心绞痛,因此需要缓慢注射或滴注。

【禁忌证】　胃炎、胃及十二指肠溃疡、冠心病患者慎用。

(二) 长效类

长效 α 受体阻断药与 α 受体形成牢固的共价键,阻断 α 受体作用强大而持久,即使加入高浓度肾上腺素受体激动药也难与之竞争,故又称非竞争性 α 受体阻断药。

酚苄明

【体内过程】　酚苄明(phenoxybenzanune,苯苄胺)口服吸收率达20%～30%。因局部刺激性强,不做肌内注射或皮下注射。静脉注射酚苄明后,其分子中的氯乙胺基需要环化形成乙撑亚胺基,才能与 α 受体牢固结合,阻断 α 受体,故起效慢,1 h 后达到最大效应,但作用强大。本品的脂溶性高,大剂量用药可蓄积于脂肪组织中,然后缓慢释放,故作用持久。其主要在肝脏代谢,经肾脏、胆汁排泄。1 次用药,12 h 排泄 50%,24 h 排泄 80%,作用可维持 3～4 d。

【药理作用】　酚苄明可与 α 受体形成牢固的共价键。在离体实验时,即使应用大剂量去甲肾上腺素也难以完全对抗其作用,需待药物从体内清除后,α 受体阻断作用才能消失,属于长效非竞争性 α 受体阻断药。酚苄明具有起效慢、作用强而持久的特点。

酚苄明能舒张血管,降低外周阻力,降低血压,其作用强度与交感神经兴奋性有关。对于静卧的正常人,酚苄明的降压作用不明显。但当伴有代偿性交感性血管收缩,如血容量减少或直立时,就会引起显著的血压下降。血压下降所引起的反射作用,以及阻断突触前膜 α_2 受体作用和对摄取-1、摄取-2 的抑制作用,可使心率加快。酚苄明除阻断 α 受体外,在高浓度应用时,还具有抗 5-HT 及抗组胺作用。

【临床应用】　①治疗外周血管痉挛性疾病。②抗休克:治疗感染性休克。③治疗嗜铬细胞瘤:对不宜手术或恶性嗜铬细胞瘤的患者,可持续应用酚苄明。也用于嗜铬细胞瘤手术前准备。④治疗良性前列腺增生：用于治疗前列腺增生引起的阻塞性排尿困难，可明显改善症状，可能与阻断前列腺和膀胱底部的 α 受体有关。

【不良反应】　常见体位性低血压、反射性心动过速、心律失常和鼻塞；口服可致恶心呕吐、嗜睡、疲乏等；静脉注射或用于休克时必须缓慢给药并密切监护。

二、选择性 α_1 受体阻断药

选择性 α_1 受体阻断药对动脉和静脉的 α_1 受体有较高的选择性阻断作用，对去甲肾上腺素能神经末梢突触前膜 α_2 受体无明显作用，因此在拮抗去甲肾上腺素和肾上腺素升压作用的同时，无促进神经末梢释放去甲肾上腺素及明显加快心率的作用。

哌唑嗪

哌唑嗪（prazosin）选择性阻断 α_1 受体，对突触前膜的 α_2 受体阻断作用很弱，故加快心率的作用较轻。能舒张小动脉和小静脉，降低血压，是目前临床上治疗高血压的常用药物之一。

坦洛新

坦洛新（tamsulosin）对 α_{1A} 受体的阻断作用明显强于对 α_{1B} 受体的阻断作用，生物利用度高，$t_{1/2}$ 为 9 ~ 15 h。对良性前列腺肥大疗效好，由此人们认为 α_{1A} 受体可能是控制前列腺平滑肌最重要的 α 受体亚型。研究表明 α_{1A} 受体主要存在于前列腺，而 α_{1B} 受体主要存在于血管，所以尽管非选择性 α 受体阻断药酚苄明、选择性 α_1 受体阻断药如哌唑嗪和 α_{1A} 受体阻断药均可用于治疗良性前列腺肥大，改善排尿困难，但对于心血管的影响明显不同，酚苄明可降低血压和引起心悸，哌唑嗪可降低血压，而坦洛新则对心率和血压无明显影响。

三、选择性 α_2 受体阻断药

育亨宾

育亨宾（yohimbine）为选择性 α_2 受体阻断药。α_2 受体在介导交感神经系统反应中起重要作用，包括中枢与外周。育亨宾易进入中枢神经系统，阻断 α_2 受体，可促进去甲肾上腺素能神经末梢释放去甲肾上腺素，增加交感神经张力，导致血压升高、心率加快。育亨宾也是 5-HT 的拮抗药。

育亨宾主要用作实验研究中的工具药，并可用于治疗男性性功能障碍及糖尿病患者的神经病变。选择性高的 α_2 受体阻断药如咪唑克生（idazoxan），可用于抑郁症的治疗。

第二节　β 受体阻断药

β 受体阻断药是一类能选择性与 β 受体结合，竞争性阻断肾上腺素受体激动药与 β 受体结合而发挥作用的药物（图 10-2）。

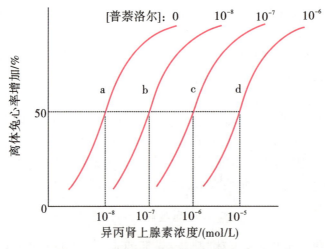

图 10-2　普萘洛尔的典型竞争性拮抗曲线

β 受体可分为 β₁、β₂ 2 种亚型,按其对受体亚型的选择性不同,可分为 β₁、β₂ 受体阻断药,β₁ 受体阻断药,α、β 受体阻断药 3 类(表 10-1),详见本章第三节。

表 10-1　β 受体阻断药分类及药理学特性

类别	药物	脂溶性	生物利用度/%	内在拟交感活性	膜稳定作用
β₁、β₂ 受体阻断药	普萘洛尔(propranolol)	+	30	-	+
	噻吗洛尔(timolol)	-	55	-	-
	吲哚洛尔(pindolol)	-	85	+ +	+
	纳多洛尔(nadolol)	-	35		
β₁ 受体阻断药	美托洛尔(metoprolol)	+	40	-	-
	阿替洛尔(atenolol)	+	50		
	醋丁洛尔(acebutolol)	+	40	+	+
α、β 受体阻断药	拉贝洛尔(labetalol)	+	30	-	-

【体内过程】　β 受体阻断药的体内过程特点与各类药的脂溶性有关。β 受体阻断药口服后自小肠吸收,但由于受脂溶性及首过消除的影响,其生物利用度个体差异较大。如普萘洛尔、美托洛尔等口服易吸收,而生物利用度低;吲哚洛尔、阿替洛尔生物利用度相对较高。进入血液循环的β受体阻断药一般能分布到全身各组织,高脂溶性和低血浆蛋白结合率的 β 受体阻断药,分布容积较大。脂溶性高的药物主要在肝脏代谢,少量以原形随尿排泄。本类药的 $t_{1/2}$ 多数在 3～6 h,纳多洛尔的 $t_{1/2}$ 可达 10～20 h,属长效 β 受体阻断药。脂溶性小的药物,如阿替洛尔、纳多洛尔主要以原形经肾脏排泄。由于本类药主要由肝脏代谢、肾脏排泄,故肝、肾功能不全者应调整剂量或慎用。

【药理作用】

1. β 受体阻断作用

(1)心血管系统:在整体实验中,β 受体阻断药的作用取决于机体去甲肾上腺素能神经张力及药物对 β 受体亚型的选择性。例如,它对正常人休息时心脏的作用较弱,当心脏交感神经张力增高时(运动或病理状态),对心脏的抑制作用明显,主要表现为心率减慢、心肌收缩力减弱、心输出量减少、心肌耗氧量下降、血压略降。β 受体阻断药还能延缓心房和房室结的传导,延长心电图的 P-R

间期(房室传导时间)。应用β受体阻断药普萘洛尔引起肝脏、肾脏、骨骼肌等的血流量减少,一方面来自其对血管β$_2$受体的阻断作用,另一方面与其抑制心功能,反射性兴奋交感神经,使血管收缩、外周阻力增加有关。β受体阻断药对正常人血压的影响不明显,而对高血压患者具有降压作用。本类药用于治疗高血压,疗效可靠,但其降压机制复杂,可能涉及药物对多种系统β受体阻断的结果。

(2)支气管平滑肌:非选择性的β受体阻断药阻断支气管平滑肌的β$_2$受体,收缩支气管平滑肌而增加呼吸道阻力。但这种作用较弱,对正常人影响较少,只有对支气管哮喘或慢性阻塞性肺疾病患者,有时可诱发或加重哮喘。选择性β$_1$受体阻断药的此作用较弱。

(3)代谢

1)脂肪代谢:一般认为人类脂肪的分解主要与激动β$_1$、β$_3$受体有关,近年来人们对β$_3$受体的研究较多,认为存在于脂肪细胞中的β$_3$受体介导脂肪分解,最近人类β$_3$受体已被克隆。长期应用非选择性β受体阻断药可以增加血浆中极低密度脂蛋白水平,中度升高血浆甘油三酯水平,降低高密度脂蛋白水平,而低密度脂蛋白水平无变化,减少游离脂肪酸自脂肪组织释放,增加发生冠状动脉粥样硬化性心脏病的危险性。选择性β$_1$受体阻断药对脂肪代谢作用较弱,其作用机制尚待研究。

2)糖代谢:肝糖原的分解与激动α$_1$、β$_2$受体有关,儿茶酚胺增加肝糖原的分解,可在低血糖时动员葡萄糖。当β受体阻断药与α受体阻断药合用时,可拮抗肾上腺素的升高血糖作用。普萘洛尔并不影响正常人的血糖水平,也不影响胰岛素的降低血糖作用,但能延缓用胰岛素后血糖水平的恢复,可能是其抑制了低血糖引起儿茶酚胺释放所致的糖原分解。β受体阻断药往往会掩盖低血糖症状(如心悸等),从而延误低血糖的及时诊断。

3)甲状腺功能亢进时,β受体阻断药不仅能对抗机体对儿茶酚胺的敏感性增高,而且可抑制甲状腺素(T$_4$)转变为三碘甲腺原氨酸(T$_3$),有效控制甲状腺功能亢进症的症状。

(4)肾素:β受体阻断药通过阻断肾小球旁器细胞的β$_1$受体来抑制肾素的释放,这可能是其降压作用原因之一。

2.内在拟交感活性　有些β受体阻断药除了能阻断β受体外,对β受体亦具有部分激动作用,也称内在拟交感活性(intrinsic sympathomimetic activity,ISA)。由于这种作用较弱,通常被其β受体阻断作用掩盖。若对实验动物预先给予利血平以耗竭体内儿茶酚胺,使药物的β受体阻断作用无从发挥,这时再用具有内在拟交感活性的β受体阻断药,其激动β受体的作用即可表现出来,引起心率加速、心输出量增加等。内在拟交感活性较强的药物在临床应用时,其抑制心肌收缩力、减慢心率和收缩支气管的作用较不具内在拟交感活性的药物弱。

3.膜稳定作用　实验证明,有些β受体阻断药具有局部麻醉作用和奎尼丁样作用,这两种作用都是其降低细胞膜对离子的通透性所致,故称为膜稳定作用。对人离体心肌细胞的膜稳定作用仅在高于临床有效血药浓度几十倍时发生。此外,无膜稳定作用的β受体阻断药对心律失常仍然有效。因此,认为这一作用在常用量时与其治疗作用无明显相关。

4.对眼的作用　β受体阻断药可以降低眼压,治疗青光眼。其作用机制可能是通过阻断睫状体的β受体,减少cAMP生成,进而减少房水产生。

【临床应用】

1.心律失常　β受体阻断药对多种原因引起的快速型心律失常有效,尤其对运动或情绪紧张、激动所致的心律失常,以及心肌缺血、强心苷中毒引起的心律失常疗效好。

2.心绞痛和心肌梗死　β受体阻断药对心绞痛有良好的疗效。心肌梗死患者早期应用普萘洛尔、美托洛尔、噻吗洛尔等,均可降低心肌梗死的复发率和猝死率。

3.高血压　β受体阻断药是治疗高血压的基础药物。

4.充血性心力衰竭　β受体阻断药对扩张型心肌病的心力衰竭治疗作用明显,现认为与以下几方面的因素有关:改善心脏舒张功能;缓解儿茶酚胺引起的心脏损害;抑制前列腺素或肾素所致缩血管作用;使 β 受体上调,恢复心肌对内源性儿茶酚胺的敏感性。

5. 甲状腺功能亢进症　近年来人们将普萘洛尔用于治疗甲状腺功能亢进症。甲状腺功能亢进症引起的多种症状,特别是心脏和代谢方面的异常,与 β 受体兴奋有关,因此用 β 受体阻断药治疗效果明显。

6. 其他　噻吗洛尔局部应用可以减少房水形成,降低眼压,用于治疗原发性开角型青光眼。新开发的治疗青光眼的 β 受体阻断药有左布诺洛尔(levobunolol)、美替洛尔(metipranolol)等。另外,β 受体阻断药还可用于治疗偏头痛、减轻震颤、治疗酒精中毒等。

【不良反应】　一般不良反应有恶心呕吐、轻度腹泻等消化道症状,偶见过敏性皮疹、血小板减少等。严重的不良反应常与应用不当有关,可导致以下严重后果。

1. 心血管反应　由于 β 受体阻断药对心脏 $β_1$ 受体的阻断作用,患者出现心功能抑制,特别是心功能不全、窦性心动过缓和房室传导阻滞的患者,由于其心脏活动中交感神经占优势,故患者对本类药的敏感性提高,病情加重,甚至发生重度心功能不全、肺水肿、房室传导完全阻滞,甚致心搏骤停等严重后果。具有内在拟交感活性的 β 受体阻断药较少出现心动过缓、负性肌力等心功能抑制现象。同时服用维拉帕米或用于抗心律失常时,应特别注意缓慢型心律失常。β 受体阻断药对血管平滑肌 $β_2$ 受体的阻断作用,可使外周血管收缩甚至痉挛,导致四肢发冷、皮肤苍白或发绀,出现雷诺症状或间歇性跛行,甚至引起脚趾溃烂和坏死。

2. 诱发或加重支气管哮喘　由于 β 受体阻断药对支气管平滑肌 $β_2$ 受体的阻断作用,非选择性 β 受体阻断药可使呼吸道阻力增加,诱发或加剧哮喘,选择性 $β_1$ 受体阻断药及具有内在拟交感活性的药物一般不引起上述不良反应,但这类药物的选择性往往是相对的,故对哮喘患者应用时仍应慎重。

3. 反跳现象　长期应用 β 受体阻断药时如突然停药,可使原来的病情加重,如血压上升、严重心律失常或心绞痛发作次数增加,甚至产生急性心肌梗死或猝死,此种现象称为反跳现象。其机制与受体向上调节有关,因此在病情控制后应逐渐减量直至停药。

4. 其他反应　偶见眼-皮肤黏膜综合征,个别患者有幻觉、失眠和抑郁症状。少数人可出现低血糖及加强降血糖药的降血糖作用,掩盖低血糖时出汗和心悸的症状而出现严重后果,此时可慎重选用具有 $β_1$ 受体选择性的阻断药。

【禁忌证】　严重左心室功能不全、窦性心动过缓、重度房室传导阻滞、支气管哮喘患者禁用。心肌梗死患者、肝功能不全者慎用。

普萘洛尔

【体内过程】　普萘洛尔(propranolol,心得安)的特点:①高脂溶性,口服吸收快且完全。②肝脏代谢率高,首过消除明显,口服生物利用度较低;当长期或大剂量给药时,肝脏代谢功能饱和,其生物利用度可提高。③血浆蛋白结合率高,约90%。④在体内分布广,容易通过血脑屏障。⑤$t_{1/2}$较短,为 3 ~ 4 h。⑥口服血药高峰浓度存在明显的个体差异。

【药理作用】

1. β 受体阻断作用

(1)心血管系统:①普萘洛尔可以阻断心脏的 $β_1$ 受体,使心率减慢,心肌收缩力减弱,传导速度减慢,心输出量减少,心肌耗氧量下降。当交感神经活性增高时,其抑制心脏的作用更明显。②阻断血管平滑肌上 $β_2$ 受体,加之心功能抑制,反射性地兴奋交感神经,引起全身血管收缩和外周阻力增加,肝脏、肾脏、骨骼肌等组织血流量减少,冠状动脉血流量也减少。

(2)支气管平滑肌:普萘洛尔可以阻断支气管平滑肌上 $β_2$ 受体,使支气管平滑肌收缩而增加呼吸道阻力,对支气管哮喘患者可诱发或加重哮喘发作。

(3)肾素:普萘洛尔可以阻断肾球旁器细胞的 $β_1$ 受体,减少肾素分泌。在 β 受体阻断药中,普萘洛尔降低肾素分泌作用最强。

2.膜稳定作用　普萘洛尔高浓度时可降低心肌细胞膜对离子的通透性,即具有膜稳定作用。作用性质与奎尼丁相似,使心肌除极速度、幅度下降,自律性降低,抑制房室结传导,延长不应期。产生膜稳定作用的血药浓度要比临床有效血药浓度高出 50~100 倍,因此认为这一作用在治疗量时与其治疗作用的关系不大。

【临床应用】

1.高血压　普萘洛尔可使高血压患者的血压下降,伴有心率减慢。

2.心律失常　普萘洛尔对多种原因引起的室上性和室性心律失常均有效,尤其对交感神经兴奋、强心苷中毒引起的心律失常疗效较佳。

3.心绞痛　普萘洛尔对心绞痛有良好的疗效,可减少发作次数,提高运动试验耐受量,改善心功能。

4.心肌梗死　普萘洛尔可降低复发率和猝死率,但需要连续用药 1 年以上。

5.甲状腺功能亢进症　普萘洛尔可降低基础代谢率,减慢心率,控制激动不安等症状,故可迅速控制甲状腺危象的症状。

6.其他　普萘洛尔还可用于治疗嗜铬细胞瘤、肥厚型心肌病、偏头痛、震颤、焦虑症、门静脉高压等疾病。

【不良反应】

1.一般反应　如恶心呕吐、头痛、失眠、抑郁等,偶见过敏反应等。

2.心脏反应　普萘洛尔可使心率减慢、房室传导阻滞,甚至诱发心力衰竭。

3.支气管哮喘　普萘洛尔可诱发或加重支气管哮喘发作,有支气管哮喘史者禁用。

4.反跳现象　长期应用普萘洛尔,可使 β 受体数目向上调节,对儿茶酚胺作用敏感化。突然停药,患者可出现很强的拟交感效应,如易激动、出汗、心动过速等。因此,停药时应逐渐减量到停药。

【禁忌证】　支气管哮喘、严重房室传导阻滞、窦性心动过缓、急性心功能不全者禁用;低血压和肝功能不全者慎用。

吲哚洛尔

吲哚洛尔(pindolol)的特点:①口服吸收生物利用度高(约90%);②阻断 β 受体作用强(约为普萘洛尔的 15 倍);③有显著的内在拟交感活性。吲哚洛尔在阻断 β 受体的同时,尚具有不同程度的 β 受体激动作用,表现出部分的拟交感作用。但这种激动作用较弱,往往被 β 受体阻断作用掩盖。具有内在拟交感活性的 β 受体阻断药的特点:①对心功能抑制弱;②支气管平滑肌收缩作用弱;③增大剂量可使心率加快、心输出量增加。

噻吗洛尔

噻吗洛尔(timolol)是作用最强的非选择性 β 受体阻断药,其滴眼剂可通过角膜渗透到眼内,减少房水生成,从而降低眼压,用于治疗青光眼,且无缩瞳、调节痉挛等不良反应。

美托洛尔

美托洛尔(metoprolol)对 β_1 受体有选择性阻断作用,缺乏内在拟交感活性,对 β_2 受体作用较弱,故增加呼吸道阻力作用较轻,但对哮喘患者仍应慎用。常用其酒石酸或琥珀酸盐,口服用于治疗各型高血压、心绞痛、心律失常、甲状腺功能亢进症、心脏神经症等,近年来也用于伴有左心室收缩功能异常的症状稳定的慢性心力衰竭患者等。口服吸收迅速且完全,口服后 1.5~2.0 h 血药浓度达到峰值,生物利用度约为 50%,有效血药浓度为 0.05~0.10 μg/mL,血浆蛋白结合率约为

12%,$t_{1/2}$为3～4 h,具有亲脂性,主要在肝脏代谢,经肾脏排泄。静脉注射用于治疗室上性快速型心律失常,预防和治疗心肌缺血、急性心肌梗死伴快速型心律失常和胸痛。

艾司洛尔

艾司洛尔(esmolol)为选择性 β_1 受体阻断药,主要作用于心肌的 β_1 受体,大剂量时对气管和血管平滑肌的 β_2 受体也有阻断作用。在治疗量无内在拟交感活性或膜稳定作用。临床使用其盐酸盐注射剂,起效快速,作用时间短,主要用于心房颤动、心房扑动时控制心室率,围术期高血压及窦性心动过速的治疗。

此类药物还有阿替洛尔(atenolol,氨酰心安)、妥拉洛尔(tolamolol,胺甲苯心安)、倍他洛尔(betaxolol,倍他心安)、普拉洛尔(practolol,心得宁)、醋丁洛尔(acebutolol,醋丁酰心安)等。

第三节　α、β 受体阻断药

本类药对 α、β 受体的阻断作用选择性不强,在临床上主要用于高血压的治疗,以拉贝洛尔为代表,其他药物还有布新洛尔(bucindolol)、阿罗洛尔(arotinolol)、氨磺洛尔(amosulalol)、卡维地洛(carvedilol)等。

拉贝洛尔

拉贝洛尔(labetalol)又称柳胺苄心定。

【体内过程】　拉贝洛尔口服可吸收,部分可被首过消除,生物利用度为20%～40%,口服个体差异大,容易受胃肠道内容物的影响。其 $t_{1/2}$ 为4～6 h,血浆蛋白结合率为50%。约有99%在肝脏迅速代谢,少量以原形经肾脏排出。

【药理作用】　拉贝洛尔由于在化学结构上有2个化学中心,有4种立体异构体,即(R,R)-、(R,S)-、(S,R)-、(S,S)-拉贝洛尔。其药理学特性较复杂,每一种异构体可显示不同的活性,阻断受体的选择性各不相同:(R,R)-型主要阻断 β 受体;(S,R)-型几乎没有 β 受体阻断作用,对 α 受体的阻断作用最强;(R,S)-型几乎没有 α、β 受体阻断作用;(S,S)-型缺乏 β 受体阻断作用;(R,R)-型对 β_2受体具有某些内在拟交感活性,可引起血管舒张。临床应用的拉贝洛尔为消旋混合物,所以兼有 α、β 受体的阻断作用,对 β 受体的阻断作用约为普萘洛尔的1/2.5,α 受体的阻断作用为酚妥拉明的1/10～1/6,对 β 受体的阻断作用强于对 α 受体阻断作用的5～10倍。对 β_2受体的内在拟交感活性及药物的直接作用,可使血管舒张,增加肾脏血流量。

【临床应用】　拉贝洛尔多用于治疗中度和重度高血压、心绞痛,静脉注射可用于治疗高血压危象。与单纯 β 受体阻断药相比,拉贝洛尔能降低卧位血压和外周阻力,一般不降低心输出量,可降低立位血压,引起体位性低血压。

【不良反应】　拉贝洛尔常见眩晕、乏力、恶心等不良反应。

【禁忌证】　哮喘、心功能不全患者禁用。儿童、孕妇及脑出血者忌静脉注射。注射液不能与葡萄糖氯化钠注射液混合滴注。

阿罗洛尔

阿罗洛尔(arotinolol)为非选择性 α、β 受体阻断药。

【体内过程】　阿罗洛尔口服后2 h血药浓度达到峰值,$t_{1/2}$约为10 h,连续给药无蓄积性。在体内代谢后仍保持一定的药理活性,其代谢物部分经肾脏排泄,部分经粪便排泄。

【药理作用】　阿罗洛尔对 β 受体的阻断作用大致是对 α 受体阻断作用的 8 倍。临床观察表明本品可降低心肌收缩力,减慢心率,减少心肌耗氧量,减少心输出量。适宜的 α 受体阻断作用,在不使末梢血管阻力升高的情况下,呈现 β 受体阻断作用而降压。

【临床应用】　阿罗洛尔可用于治疗高血压、心绞痛及室上性心动过速,对高血压合并冠心病疗效佳,可提高生存率。本品亦可用于原发性震颤的治疗,一般从每天 10 mg 开始,最多不超过30 mg。长期应用要定期监测心、肝、肾功能。如有心动过缓或低血压,应减量或停药。

【不良反应】　阿罗洛尔少见的不良反应有乏力、胸痛、头晕、稀便、血清转氨酶升高等。罕见的不良反应有心悸、心动过缓、心力衰竭加重、周围循环障碍、消化不良、皮疹、荨麻疹等。

【禁忌证】　孕妇及哺乳期女性禁用。

卡维地洛

卡维地洛(carvedilol)是一个新型的同时具有 α_1、β_1、β_2 受体阻断作用的药物,无内源性拟交感活性,高浓度时有钙拮抗作用,还具有抗氧化、抑制心肌细胞凋亡、抑制心肌重构等多种作用。它是左旋体和右旋体的混合物,前者具有 α_1、β_1 受体阻断作用,后者只具有 α_1 受体阻断作用,整体 α、β 受体阻断作用的比例为 1∶10,因此阻断 α 受体引起的不良反应明显减少。卡维地洛是邻位取代的苯氧乙胺衍生物,其抗氧化作用的结构基础在于其侧链上的咪唑基团。能消除体内产生的过量自由基,抑制氧自由基诱导的脂质过氧化,保护细胞免受损伤。

卡维地洛是第一个被正式批准用于治疗心力衰竭的 β 受体阻断药。本药用于治疗充血性心力衰竭可以明显改善症状,提高射血分数,防止和逆转心力衰竭进展过程中出现的心肌重构,提高生活质量,降低心力衰竭患者的住院率和病死率。

卡维地洛治疗轻度、中度高血压的疗效与其他 β 受体阻断药、硝苯地平等类似。用药量应从小剂量开始(首次 3.125~6.250 mg,2 次/d),根据病情需要每 2 周增量 1 次,最大剂量可用到 50 mg/次,2 次/d。

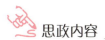 思政内容

专注目标,执着追求,心得安让心安

英国科学家詹姆斯·布莱克(James Black,1924—2010 年),凭着他的专注执着,先后合成了 2 个"重磅炸弹"级的药物——普萘洛尔(心得安)与西咪替丁,在 1988 年收获了沉甸甸的诺贝尔奖。

1948 年,美国乔治亚医学院的雷蒙德·P. 阿尔奎斯特(Raymond P. Ahlquist)提出体内存在 2 种肾上腺素受体,并将其命名为 α 受体和 β 受体,布莱克对阿尔奎斯特的观点深信不疑,并从 1952 年开始着手寻找 β 受体阻断药。他先花了整整 10 年来弄清 2 个问题——肾上腺素和去甲肾上腺素是怎样与受体结合的?结合后又是怎样进行化学信息传递的?直到 1962 年,布莱克和他的同事们才成功地合成了第一个 β 受体阻断药——丙萘洛尔,但在动物实验中发现丙萘洛尔可使小鼠产生胸腺瘤,不能用于临床。布莱克毫不气馁,终于又合成了普萘洛尔,它就是我们今天所熟知的心得安。心得安不仅比丙萘洛尔更有效,而且避免了小鼠的致癌现象,还没有内在拟交感活性。用药后,可使心率减慢,心肌收缩力和心输出量降低,冠状动脉血流量下降,心肌耗氧量明显减少,血压下降。如今,心得安已广泛应用于高血压、心绞痛和心肌梗死、心律失常、充血性心力衰竭、甲状腺功能亢进症等疾病的治疗。

(蔡雪湘)

第十一章 麻醉药

学习目标

1.知识目标 ①掌握吸入性麻醉药乙醚、氧化亚氮、氟烷、恩氟烷、七氟烷及静脉麻醉药硫喷妥钠、氯胺酮的作用特点及临床应用。理解主要复合麻醉方法的药理基础。②熟悉局部麻醉药普鲁卡因、丁卡因、利多卡因、布比卡因的特点及临床用途。③了解局部麻醉药的体内过程及影响局部麻醉药作用的因素。

2.思政目标 学史明理、学史增信、学史崇德、学史力行,回顾麻醉药的发展史,践行明理增信、崇德力行。

麻醉药(anesthetics)是可逆地抑制神经冲动传导和/或引起意识消失、消除或减轻手术等伤害性刺激引起的感受、反应,以利于手术进行的药物。根据作用范围的不同,麻醉药可分为全身麻醉药及局部麻醉药。全身麻醉药又分为吸入性麻醉药和静脉麻醉药,局部麻醉药又分为酯类和酰胺类。

第一节 全身麻醉药

全身麻醉药(general anesthetics)简称全麻药,是具有麻醉作用,能可逆性抑制中枢神经系统功能,引起暂时性感觉、意识和反射消失,骨骼肌松弛,以便进行外科手术的药物。麻醉作用包括镇痛、催眠、肌肉松弛、遗忘、意识消失、抑制异常应激反应等诸多方面,但镇痛作用是其中最基本、最重要的作用。较早应用的吸入性麻醉药有乙醚、氧化亚氮等,临床现在应用较多的是含氟的吸入性麻醉药。静脉麻醉药有硫喷妥钠等。

一、吸入性麻醉药

吸入性麻醉药(inhalational anesthetics)是由呼吸道经肺泡吸收而起到麻醉作用的一类挥发性液体或气体药物。前者如乙醚、氟烷、恩氟烷、异氟烷等,后者如氧化亚氮。氧化亚氮因麻醉效价低,现多被含氟液体麻醉药所代替。

【体内过程】 吸入性麻醉药经肺泡膜扩散而被吸收入血,吸收速度受肺泡通气量、吸入气中药物浓度、血/气分布系数等的影响,可用最小肺泡浓度(minimum alveolar concentration,MAC)来表示各药的麻醉强度。MAC是指在1个大气压下,能使50%的患者痛觉消失的肺泡气体中全麻药的浓度。每个吸入性麻醉药都有恒定的MAC,MAC越小,药物的麻醉作用越强。全麻药在血中的溶解度通常用血中药物浓度与吸入气体中药物浓度达到平衡时的比值即血/气分布系数表示。血/气分布系数大的药物在血液中溶解度大,血中药物分压升高较慢,即达到血/气分压平衡状态较慢,故麻醉诱导期长。提高药物浓度及肺通气量,可提高摄取率,使血液中药物的分压上升加快,缩短麻醉诱导期。吸入性麻醉药脂溶性高,容易进入类脂质含量丰富的脑组织,血中药物浓度与脑组织中药物浓度达到平衡时的比值即脑/血分布系数,脑/血分布系数大,进入脑组织的药量大,麻醉效应强而持久。吸入性麻醉药极少被肝脏代谢或肾脏排泄,主要以原形经呼吸道排出体外。当停止给药后,机体组织中未经代谢的原形药物随血流经过肺泡排出,脑/血分布系数和血/气分布系数较低的药物易被血液带走,苏醒快,相反则苏醒慢。

【作用机制】　全麻药作用机制目前有多种学说,但确切的作用机制尚未完全阐明。早期的脂质学说认为,吸入性麻醉药的麻醉强度与其脂溶性成正比,其依据是化学结构各异的全麻药均有较高脂溶性。脂溶性较高的全麻药容易溶入神经元细胞膜的脂质层,引起细胞膜物理、化学性质改变,使膜蛋白功能障碍,影响受体和离子通道功能,抑制神经冲动的传递,引起全身麻醉的效应。

近些年的蛋白质学说认为,配体门控离子通道可能是全麻药作用的主要分子靶点。全麻药可以通过抑制兴奋性突触和增强抑制性突触的传递功能而发挥作用,其特异性的机制是干扰配体门控离子通道的功能。绝大多数的全麻药可通过直接激活 γ-氨基丁酸(γ-amino-butyric acid,GABA)A 受体(GABA$_A$ 受体)或间接调节 GABA$_A$ 受体对 GABA$_A$ 神经递质的敏感性,促进 Cl$^-$ 通道开放,使细胞膜超极化,导致中枢神经系统的抑制而产生全身麻醉的效应。

【常用药物】

1. 乙醚　乙醚(ether)是经典麻醉药,为无色澄明、易挥发的液体,具有刺激性臭味,易燃易爆,化学性质不稳定,遇光、热、空气易氧化。麻醉浓度的乙醚对呼吸功能和血压几乎无影响,对心、肝、肾的毒性也小。乙醚尚有箭毒样作用,故肌肉松弛作用较强。但乙醚的麻醉诱导期和苏醒期较长,容易发生麻醉意外。其特殊臭味可刺激气管黏液分泌,引起吸入性肺炎,且因易燃易爆,手术室现已少用。但因为其使用简便,在野战、救灾等情况下仍有重要的应用价值。

2. 恩氟烷和异氟烷　恩氟烷(enflurane)、异氟烷(isoflurane)是目前较常用的吸入性麻醉药。两者为同分异构体,与氟烷有相似特性,但化学性质稳定。其特点为麻醉诱导期平稳快速,麻醉深度易于调整,麻醉停药后苏醒快。麻醉时肌肉松弛良好,不增加心肌对儿茶酚胺的敏感性。反复使用对肝脏无明显副作用,偶有恶心呕吐。主要用于麻醉维持。

3. 七氟烷　七氟烷(sevoflurane,SEVO)化学结构与异氟烷相似,为无色透明液体,无恶臭味,不燃不爆。麻醉诱导期短、苏醒迅速,麻醉深度易于控制,无明显呼吸道刺激作用,对心功能影响小。目前广泛用于儿童及成年人诱导麻醉和维持麻醉。

二、静脉麻醉药

静脉麻醉药(intravenous anesthetics)为非挥发性全麻药,药物经静脉给药后达到中枢神经系统产生全身麻醉。麻醉方法简便易行,麻醉速度快,无明显的诱导期,但一般麻醉维持时间较短,在临床上主要与吸入性麻醉药配合使用,以缩短后者的诱导期、增加后者的安全性和减少后者的用量。常用的静脉麻醉药有硫喷妥钠、氯胺酮、丙泊酚、依托咪酯、咪达唑仑、右美托咪定等。

硫喷妥钠

硫喷妥钠(thiopental sodium)属于超短效巴比妥类,是最常用的麻醉诱导药。该药脂溶性高,极易通过血脑屏障,静脉注射后几秒内入脑,诱导短,无兴奋期。在体内迅速重新分布,从脑组织转运到肌肉、脂肪等组织,因而作用维持时间短,脑中 $t_{1/2}$ 仅 5 min,患者苏醒很快。硫喷妥钠的镇痛效应差,肌肉松弛不完全,在临床上主要用于诱导麻醉、基础麻醉和脓肿的切开引流及骨折、脱臼的闭合复位等短时手术。硫喷妥钠对呼吸中枢有明显抑制作用,故新生儿、婴幼儿禁用。硫喷妥钠容易诱发喉头和支气管痉挛,故支气管哮喘患者禁用。

氯胺酮

氯胺酮(ketamine)是唯一具有镇痛作用的非巴比妥类静脉麻醉药,可用于麻醉诱导和维持。该药脂溶性大于硫喷妥钠数倍,麻醉作用迅速、短暂。能选择性阻断痛觉冲动向丘脑和新皮质传导,同时又能兴奋脑干及边缘系统,引起意识模糊、短时记忆缺失、痛觉完全消失,但意识并未完全消失,常伴有梦幻、肌张力增加、血压上升等症状,这种意识和感觉的分离状态称为分离麻醉。氯胺酮麻醉时体表镇痛作用明显,内脏镇痛作用差,但诱导迅速。对呼吸影响轻微,但对心血管有明显兴奋作用。适用于短时的体表小手术,如烧伤清创、切痂、植皮等。

丙泊酚

丙泊酚(propofol)为最常用的短效静脉麻醉药,具有良好的镇静、催眠效应,起效快、维持时间短,无呼吸道刺激,患者可快速苏醒。能抑制咽喉反射,有利于气管插管;能降低颅内压和眼压,减少脑耗氧量及脑血流量。可用于门诊短小手术的辅助用药,也可作为全麻诱导、维持及镇静、催眠辅助用药。对心血管和呼吸系统有抑制作用,静脉注射过快可致呼吸抑制和/或心搏骤停、血压下降、心动过缓等。

三、复合麻醉

复合麻醉(combined anesthetics)是指同时或先后应用2种以上的麻醉药物或其他辅助药物,以达到满意的术中和术后镇痛效果及满意的手术条件。

1. 麻醉前给药　麻醉前给药(premedication)是指手术前为了消除患者的紧张情绪及弥补麻醉药的缺点而应用药物。如术前常用苯巴比妥或地西泮消除患者的紧张情绪;注射M受体阻断药来防止唾液及支气管分泌物所致的吸入性肺炎,并防止反射性心律失常;注射镇痛药可在较浅麻醉分期获得满意的镇痛效果。

2. 基础麻醉　对于过度紧张或不合作的小儿患者,为了使麻醉顺利进行,进入手术室前给予较大剂量催眠药,如巴比妥类,使患儿进入深睡状态,这种方法称为基础麻醉(basal anesthesia)。在此基础上进行麻醉,可减少麻醉药用量,使麻醉平稳。

3. 诱导麻醉　诱导麻醉(induced anesthesia)是指用诱导期短的硫喷妥钠或氧化亚氮以缩短诱导期,使患者迅速进入外科麻醉期,避免诱导期的不良反应,然后改用其他药物维持麻醉。

4. 低温麻醉　低温麻醉(hypothermal anesthesia)是指用氯丙嗪配合物理降温,使体温下降到28~30℃,使基础代谢率降低,降低心、脑等重要器官的耗氧量,可用于一些复杂的心血管、颅脑等的手术。

5. 合用肌肉松弛药　在麻醉时合用肌肉松弛药阿曲库铵、琥珀胆碱或筒箭毒碱,以满足手术时肌肉松弛的要求。

6. 控制性降压　控制性降压(controlled hypotension)是指加用短效血管扩张药硝普钠或钙拮抗药使血压适度适时下降,并抬高手术部位,以减少出血。常用于止血难度大的脑科手术。

7. 神经安定镇痛术　神经安定镇痛术(neuroleptanalgesia)常用氟哌利多和芬太尼按50∶1制成的氟芬合剂做静脉注射,使患者意识模糊、自主动作停止、痛觉消失,适用于外科小手术。

第二节 局部麻醉药

局部麻醉药(local anaesthetics)简称局麻药,是一类以适当浓度应用于局部神经末梢或神经干周围,能暂时、完全、可逆性地阻断神经冲动的产生和传导,在意识清醒的状态下,使局部痛觉暂时性消失的药物。局部麻醉作用消失后,神经功能可完全恢复,且各类组织无损伤。

常用局麻药在化学结构上由三部分组成,即芳香环、中间链和胺基团,中间链直接影响本类药的作用,可以为酯链或酰胺链。根据中间链结构的不同,常用局麻药分为酯类(如普鲁卡因、丁卡因等)和酰胺类(如利多卡因、布比卡因等)。

【药理作用及机制】

1. 局部麻醉作用 局麻药作用于神经,能提高神经纤维兴奋阈值,减慢传导速度,降低动作电位幅度,使神经元完全丧失兴奋性和传导性,从而阻断神经冲动的传导。其阻滞程度与局麻药的剂量、浓度,以及神经纤维的类别、粗细等因素有关。一般规律是神经纤维末梢、神经节及中枢神经系统的突触部位对局麻药最敏感,细神经纤维比粗神经纤维更容易被阻断。对无髓鞘的交感、副交感神经节后纤维,在低浓度时可显效。对有髓鞘的感觉和运动神经纤维,则在高浓度时才能产生作用。对混合神经产生作用时,药物浓度自低到高,首先消失的是痛觉,其次是冷觉、温觉、触觉和压觉,最后产生运动麻痹。神经冲动传导的恢复则按相反的顺序进行。

2. 局部麻醉作用机制 局麻药作用机制的学说较多,目前公认的是局麻药主要从膜内侧可逆地阻断电压依赖性钠通道,使 Na^+ 在其作用期间不能进入细胞内,抑制膜兴奋性,从而阻断神经冲动的产生与传导,发挥局部麻醉作用。因此,局麻药具有亲脂性、非解离型的特点,故其能够透入神经,而透入神经后则须转变为解离型带电的阳离子才能发挥作用。局麻药阻滞 Na^+ 内流的作用具有使用依赖性(use-dependence),即对开放态的钠通道阻断作用最强,开放态的钠通道数目越多,其阻滞作用越大,局麻效应也越强。因此,局麻药对兴奋状态神经的麻醉作用较静息状态的神经更明显。

【临床应用】

1. 表面麻醉 表面麻醉(surface anaesthesia)是将穿透性较强的局麻药涂于黏膜表面,使黏膜下神经末梢麻醉。用于鼻、口腔、喉、食管、眼睛、泌尿生殖道等黏膜部位的浅表手术。常选用丁卡因或者利多卡因。

2. 浸润麻醉 浸润麻醉(infiltration anaesthesia)是将局麻药注射于皮下或手术视野附近的组织,使局部神经末梢受到药物浸润后产生麻醉。常用于浅表的小手术。可选用利多卡因、普鲁卡因、布比卡因等。

3. 神经阻滞麻醉 神经阻滞麻醉(nerve blocking anesthesia)是将局麻药注射到外周神经干或神经丛周围,阻断神经冲动传导,使该神经所支配的区域产生麻醉。常用于四肢及口腔手术。可选用利多卡因、普鲁卡因和布比卡因。

4. 蛛网膜下腔麻醉 蛛网膜下腔麻醉(subarachnoid anaesthesia),又称脊髓麻醉(spinal anaesthesia)或腰麻,是将局麻药自腰椎间注入蛛网膜下腔,麻醉该部位的脊神经根。首先被阻断的是交感神经纤维,其次是感觉神经纤维,最后是运动神经纤维。蛛网膜下腔麻醉的麻醉范围广,适用于下腹部及下肢手术。可选用布比卡因、罗哌卡因、普鲁卡因和丁卡因。为减少药物扩散入脑,通常采用改变溶液比重的方法。

5. 硬膜外麻醉 硬膜外麻醉(epidural anaesthesia)是将药液注入硬膜外腔,麻醉药沿着神经鞘扩散,阻断穿过椎间孔的神经根。由于硬膜外腔不与颅腔相通,药液不会扩散至脑组织,很少产生腰麻时头痛或脑脊膜刺激的现象。用于颈部到下肢的手术,特别是上腹部手术。硬膜外麻醉和蛛网膜下腔麻醉所用的局麻药剂量相差很大,故应十分谨慎,避免将药物注入蛛网膜下腔。在临床上常于硬膜外插入导管以便反复多次给药。常用药物为利多卡因、布比卡因等。

6.区域镇痛　近年来,外周神经阻滞技术及局麻药的发展为患者提供了更理想的围手术期镇痛的有效方法,通常与阿片类药物联合应用,可减少阿片类药物的用量。酰胺类局麻药(如布比卡因、罗哌卡因)在区域镇痛(regional analgesia)中运用最广泛,尤其是罗哌卡因,具有感觉和运动阻滞分离的特点,使其成为区域镇痛的首选药。

【常用局麻药】

1.普鲁卡因　普鲁卡因(procaine),又称奴佛卡因(novocaine),毒性较小,是常用的局麻药之一。本药属短效酯类局麻药,亲脂性低,对黏膜的穿透力弱,一般不用于表面麻醉,局部注射用于浸润麻醉。注射给药后 1~3 min 起效,可维持 30~45 min,加入肾上腺素后维持时间延长至 1~2 h。普鲁卡因在血浆中被酯酶水解,转变为对氨基苯甲酸和二乙氨基乙醇,前者能对抗磺胺类药的抗菌作用,故应避免与磺胺类药同时应用。过量应用可引起中枢神经系统及心血管反应。有时可出现过敏反应,故用药前应做皮试,但皮试阴性者仍可能发生过敏反应。

2.利多卡因　利多卡因(lidocaine),又称赛罗卡因(xylocaine),是目前应用最多的酰胺类局麻药。在相同浓度下与普鲁卡因相比,利多卡因具有起效快、作用强而久、穿透力强、安全范围较大等特点,对组织几乎没有刺激性,局部血管扩张作用不明显。可用于多种形式的局部麻醉,有全能麻醉药之称,主要用于传导麻醉和硬膜外麻醉。局麻时效与药液浓度有关,一般在 1.5 h 左右。本药反复应用可产生快速耐受性。本药也可用于心律失常的治疗。

3.丁卡因　丁卡因(tetracaine),又称地卡因(dicaine),化学结构与普鲁卡因相似,属于酯类局麻药,其麻醉强度比普鲁卡因强 10 倍,毒性大 10~20 倍。脂溶性高,穿透力强,与神经组织结合快而牢固,且作用迅速,1~3 min 显效,持续 2 h 以上。常用于表面麻醉,也可用于传导麻醉、腰麻和硬膜外麻醉。因毒性大,一般不用于浸润麻醉。

4.布比卡因　布比卡因(bupivacaine),又称麻卡因(marcaine),是长效酰胺类局麻药,麻醉作用强,持续时间长(可达 5~10 h)。主要用于浸润麻醉、传导麻醉和硬膜外麻醉。

5.罗哌卡因　罗哌卡因(ropivacaine)化学结构类似于布比卡因,其阻断痛觉的作用较强,但对运动的作用较弱,作用时间短,使患者能够尽早离床活动并缩短住院时间。对心脏的毒性比布比卡因小,有明显的收缩血管作用,使用时无须加入肾上腺素。适用于硬膜外麻醉、臂丛阻滞和局部浸润麻醉。对子宫和胎盘血流几乎无影响,故适用于产科手术麻醉。

【不良反应】

1.毒性反应　即局麻药的剂量或浓度过高,或误将药物注入血管时引起的全身作用,主要有中枢神经系统毒性反应和心血管系统毒性反应。

(1)中枢神经系统毒性反应:局麻药对中枢神经系统的作用是先兴奋后抑制,这是由于中枢抑制性神经元因对局麻药比较敏感而首先被阻滞,中枢神经系统因脱抑制而出现兴奋症状。用药初期表现为眩晕、烦躁不安、多言、震颤、焦虑甚至惊厥,之后中枢过度兴奋可转为抑制,表现为昏迷和呼吸衰竭状态。局麻药引起的惊厥是边缘系统兴奋性扩散引起的,静脉注射地西泮能加强边缘系统 GABA 能神经元的抑制作用,适用于局麻药中毒性惊厥的治疗。

(2)心血管系统毒性反应:局麻药对心肌细胞膜具有膜稳定作用,可降低心肌兴奋性,使心肌收缩力减弱、传导减慢和不应期延长。多数局麻药还可扩张血管,导致血压骤降甚至休克。布比卡因较易发生室性心动过速和心室颤动,而利多卡因具有抗心律失常作用。

2.过敏反应　较少见。主要表现为荨麻疹、支气管痉挛、呼吸困难、血管性水肿等。普鲁卡因等酯类局麻药发生过敏反应比酰胺类局麻药多。

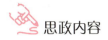 思政内容

麻醉药的前世今生

2 000 年前的《列子·汤问》中记载了扁鹊用麻醉药为扈婴二人进行换心手术。1 800 多年前，据《后汉书·华佗传》记载，华佗使用全麻药"麻沸散"进行手术。据考证，麻沸散的主要成分是中药曼陀罗、乌头、大麻、闹羊花(羊踯躅)、香附子等。

18 世纪后期，英国化学家 J. 普利斯特列(J. Priestley)制造了氧化亚氮(N_2O)。随后英国托马斯·贝多道斯(Thomas Beddoes)和其学生戴维(Davy)发现，将猫放在盛有 N_2O 的容器里，猫会失去知觉，从容器里移除后约 0.5 h，猫可恢复知觉；在人体，N_2O 可引起欣快感和缓解疼痛，鉴于其兴奋性，N_2O 被称为笑气。美国牙科医生 H. 韦尔斯(H. Wells)率先使用 N_2O 作为拔牙的麻醉剂，但笑气麻醉时间短、不稳定，只能用于短时手术。1846 年，美国医生 W. T. G. 摩尔顿(W. T. G. Morton)用乙醚代替笑气进行无痛拔牙，后来爱丁堡大学的 J. Y. 辛普森(J. Y. Simpson)医生将乙醚用于无痛分娩并取得成功。乙醚的使用标志着麻醉学进入吸入麻醉时期，但乙醚有刺激气味，容易让患者咳嗽，且其易燃、易爆。20 世纪 50 年代，氟烷用作吸入性麻醉药。1968 年人们发现七氟醚诱导麻醉快，患者苏醒快，呼吸道刺激小，目前是临床常用的吸入性麻醉药。

静脉麻醉药的出现明显晚于吸入性麻醉药。1872 年，格雷(Gray)医生用水合氯醛做静脉注射，产生了全身麻醉的效果。1903 年，德国赫尔曼·埃米尔·费歇尔(Hermann Emil Fischer)和约瑟夫·弗里德里希·冯·梅林(Joseph Friederich Von Mering)合成了长效巴比妥酸盐，并发现其具有催眠作用。1932 年，环己烯巴比妥和硫喷妥钠 2 种静脉麻醉药物的应用标志着现代静脉麻醉的开始。1970 年英国 ICI 公司格伦(Glen)研究酚类衍生物时，首先发现了丙泊酚，其脂肪乳剂为溶剂时因代谢迅速、脂溶性高等优点被临床医生广泛接受。

1884 年，奥地利眼科医生柯勒(Kohler)发现了可卡因对眼睛的局部麻醉作用。1904 年，局部麻醉作用优良的普鲁卡因诞生了，其盐酸盐水溶性较大，可制成水针剂，是目前常用的局麻药之一。新的局麻药不断涌现，人们发现了酰胺类、氨基酮类、氨基醚类等结构类型的局麻药，使用方法也在不断改进和完善。局部麻醉和神经阻滞麻醉，包括椎管内阻滞，已成为目前临床上应用较多的麻醉方法。

(察雪湘)

第十二章 镇静催眠药

1. 知识目标 ①掌握苯二氮䓬类的药理作用、作用机制、临床应用和不良反应。②熟悉巴比妥类的作用特点、临床应用和不良反应。③了解其他镇静催眠药(水合氯醛、甲丙氨酯、格鲁米特、甲喹酮、丁螺环酮、唑吡坦、佐匹克隆、扎来普隆)的作用特点。

2. 思政目标 ①健康的体魄来源于充足的睡眠:介绍失眠的危害,使学生养成良好的作息习惯。②遵守医德规范,严守法律规定:介绍《麻醉药品、精神药品处方管理规定》,培养学生坚定不移的医德,使其遵守处方管理法则。

镇静催眠药(sedative-hypnotics)是一类抑制中枢神经系统功能而起镇静催眠作用的药物。这类药物小剂量时引起安静或嗜睡的镇静作用,较大剂量时引起类似生理性睡眠的催眠作用。常用药物包括苯二氮䓬类、巴比妥类、新型非苯二氮䓬类及其他镇静催眠药。

第一节 苯二氮䓬类

苯二氮䓬(benzodiazepine, BZ)类的基本化学结构为 1,4-苯并二氮䓬。目前在临床应用的 BZ 类有 20 多种,这些药物在抗焦虑、镇静、催眠、抗惊厥、肌肉松弛方面各有侧重。按药物 $t_{1/2}$ 的长短,BZ 类药物分为长效、中效、短效 3 类(表 12-1)。

表 12-1 常用 BZ 类药物的分类和作用时间

分类	药物名称	达峰时间/h	$t_{1/2}$/h	代谢物活性 $t_{1/2}$/h
短效	三唑仑(triazolam)	1	2 ~ 3	7
	奥沙西泮(oxazepam)	2 ~ 4	10 ~ 20	-
中效	氯硝西泮(clonazepam)	1	24 ~ 48	±
	劳拉西泮(lorazepam)	2	10 ~ 20	-
	替马西泮(temazepam)	2 ~ 3	10 ~ 40	-
	阿普唑仑(alprazolam)	1 ~ 2	12 ~ 15	-
	艾司唑仑(estazolam)	2	10 ~ 24	-

续表 12-1

分类	药物名称	达峰时间/h	$t_{1/2}$/h	代谢物 $t_{1/2}$/h
长效	地西泮(diazepam)	1~2	20~80	80
	氟西泮(flurazepam)	1~2	40~100	81
	氯氮草(chlordiazepoxide)	2~4	15~40	82
	夸西泮(quazepam)	2	30~100	73

注:-表示无活性,±表示弱活性。

【体内过程】 BZ 类口服吸收迅速且完全,口服后 0.5~1.5 h 血药浓度达到峰值。血浆蛋白结合率较高,地西泮的血浆蛋白结合率高达 95% 以上。但因其具有较高的脂溶性,静脉注射后可迅速分布于脑组织,随后进行再分布并蓄积于脂肪和肌肉组织。本类药主要经肝药酶代谢,血浆 $t_{1/2}$ 长短不一。部分药物的代谢物具有与母体药物相似的活性,而其 $t_{1/2}$ 则比母体药物更长。如氟西泮的血浆 $t_{1/2}$ 仅为 1~2 h,而其主要活性代谢物去烷基氟西泮的 $t_{1/2}$ 为 81 h。长期使用长效药物,应防止药物及其活性代谢物在体内蓄积。BZ 类及其代谢物最终与葡萄糖醛酸结合而失活,经肾脏排出(图 12-1)。

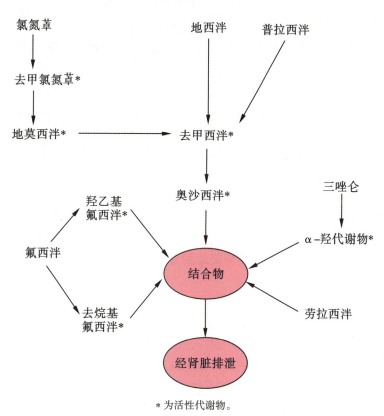

* 为活性代谢物。

图 12-1　BZ 类的代谢过程(以苯二氮草的代谢过程为例)

【作用机制】 BZ 类的中枢作用与其增强 GABA 的抑制作用有关。$GABA_A$ 受体是一个大分子复合体,为配体门控氯离子(Cl^-)通道,按其氨基酸排列次序可分为 α、β、γ、δ 亚单位,周围存在 5 个结合位点,分别结合 GABA、BZ 类、巴比妥类、印防己毒素、乙醇等(图 12-2)。GABA 与 $GABA_A$ 受体结合,使细胞膜 Cl^- 通透性增加,Cl^- 大量进入细胞膜内引起细胞膜超级化,神经元兴奋性降低。BZ

类与GABA$_A$受体复合物上的BZ结合位点结合,促进GABA与GABA$_A$受体结合,增加Cl$^-$通道开放的频率而增加Cl$^-$内流,产生中枢抑制效应。

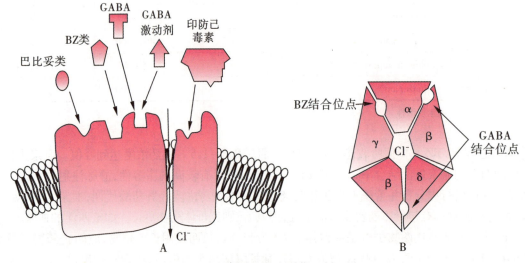

A. 侧面观；B. 上面观。

图 12-2　GABA$_A$受体氯离子通道复合体

【药理作用及临床应用】

1. 抗焦虑作用　焦虑是多种精神失常的常见症状,患者多有恐惧、紧张、忧虑、失眠等。BZ类抗焦虑作用是通过对边缘系统中的BZ受体的作用而实现的,选择性较高,小剂量即可明显改善上述症状,对各种原因引起的焦虑均有显著疗效。对持续性焦虑状态,宜选用长效类药物,如地西泮和氟西泮。对间断性严重焦虑患者,则宜选用中效及短效类药物,如三唑仑、奥沙西泮等。

2. 镇静、催眠作用　BZ类随着剂量加大,出现镇静及催眠作用,能明显缩短诱导睡眠时间,显著延长睡眠持续时间,减少觉醒次数。作为镇静催眠药,BZ类有以下优点：①治疗指数高,安全范围大,对呼吸影响小,加大剂量也不引起全身麻醉；②对快速眼动睡眠(rapid eye movement sleep,REMS)影响较小,停药后出现代偿性REMS延长现象较巴比妥类轻,但可明显缩短第3期和第4期的非快速眼动睡眠(non-rapid eye movement sleep,NREMS),减少此期发生的夜惊症和夜游症；③依赖性和戒断症状也较轻微；④对肝药酶几乎没有诱导作用,不影响其他药物代谢；⑤嗜睡、运动失调等不良反应较轻。已取代巴比妥类药物成为临床最常用的镇静催眠药,主要用于治疗失眠、麻醉前给药、心脏电复律及内窥镜检查前给药。

3. 抗惊厥和抗癫痫作用　BZ类有抗惊厥作用,在临床上用于破伤风、子痫、小儿高热惊厥和药物中毒性惊厥的辅助治疗。地西泮静脉注射是目前治疗癫痫持续状态的首选药。

4. 中枢性肌肉松弛作用　BZ类有较强的肌肉松弛作用,可缓解动物的去大脑僵直,也可缓解人类大脑损伤所致的肌肉僵直。在临床上用于治疗脑血管意外、脊髓损伤等引起的中枢性肌强直,缓解局部关节病变、腰肌劳损及内镜检查所致的肌肉痉挛。

5. 其他作用　较大剂量BZ类可致记忆缺失。一般剂量BZ类对正常人呼吸功能无影响,较大剂量BZ类可轻度抑制肺泡换气功能,有时可致呼吸性酸中毒。对慢性阻塞性肺疾病患者,上述作用可加剧。对心血管系统,小剂量BZ类作用轻微,较大剂量BZ类可降低血压、减慢心率。常用于心脏电复律及各种内窥镜检查前给药。

【不良反应】　BZ类毒性较小,安全范围大,很少因用量过大而引起死亡。BZ类过量中毒可用氟马西尼进行鉴别诊断和抢救。氟马西尼是BZ结合位点的拮抗药,特异地竞争性拮抗BZ类衍生物与GABA$_A$受体上特异性结合位点的结合,但对巴比妥类、其他中枢抑制药引起的中毒无效。

BZ类连续治疗量用药,常出现头晕、嗜睡、乏力、记忆力下降等反应。大剂量偶尔导致共济失调、运动功能障碍、言语含糊不清,甚至昏迷和呼吸抑制。静脉注射过快对心血管、呼吸系统可产生抑制作用,同时应用吗啡或其他中枢抑制药、乙醇等可显著增强中枢抑制作用。长期服用可发生耐受性、依赖性和成瘾性,停药时可出现反跳现象和戒断症状如失眠、焦虑、心动过速、呕吐、震颤等。与巴比妥类相比,BZ类的戒断症状发生较迟、较轻。因BZ类可透过胎盘屏障和随乳汁分泌,故孕妇和哺乳期女性忌用。

【药物相互作用】 BZ类与中枢抑制药或乙醇合用,可增强中枢抑制作用,加重嗜睡、呼吸抑制、昏迷,严重者可死亡,故合用时须降低药物剂量。肝药酶诱导剂(如苯妥英钠、卡马西平、利福平、苯巴比妥等)可缩短地西泮等药物的 $t_{1/2}$,加速药物代谢;肝药酶抑制剂(如西咪替丁等)可抑制地西泮等药物在肝脏代谢,延长药物的 $t_{1/2}$。

地西泮

地西泮(diazepam,DZP),又称安定,为BZ类的典型代表药物,也是目前临床上最常用的镇静、催眠及抗焦虑药。口服吸收迅速且完全,经1~2 h血药浓度达到峰值。肌内注射时,由于pH值的影响,吸收缓慢而不规则,峰浓度低于同剂量口服浓度,急需发挥疗效时应静脉注射。地西泮容易通过血脑屏障,血浆蛋白结合率高达95%以上。肝脏活性代谢物为去甲地西泮、奥沙西泮和替马西泮,最终与葡萄糖醛酸结合随尿排出。地西泮可经乳汁排出,故哺乳期女性禁用。

BZ类在临床上用于抗焦虑、镇静、催眠、抗惊厥和抗癫痫,静脉注射给药是治疗癫痫持续状态的首选。地西泮安全范围大,一般不良反应与中枢神经系统抑制作用有关。常见嗜睡、记忆力下降、头晕、乏力等,其次为早醒、易激动、步履不稳、共济失调等,还能影响技巧动作和驾驶安全,偶见视物模糊、低血压、尿失禁等。长期应用可产生耐受性,用于治疗失眠时耐受性发生较快,而用于抗焦虑时耐受性产生较慢。停药可产生戒断症状,其症状严重程度与剂量有关,因此不宜长期服用,宜短期或间歇性用药。

三唑仑

三唑仑(triazolam)属于短效镇静催眠药,诱导入睡迅速,口服吸收迅速且完全,15~30 min起效,达到峰浓度的时间约为1 h,$t_{1/2}$为2~3 h,血浆蛋白结合率约为90%。在肝脏代谢,代谢物无催眠作用。在临床上用于治疗各类失眠。常见的不良反应为嗜睡、头晕、头痛等。较大剂量引起顺行性记忆缺失和异常行为的概率增高,长期用药可产生依赖性。三唑仑对有些病例容易导致激惹和攻击行为,在英国等国家已经停用。自2005年3月1日起,我国将该药列入国家一类精神药品。

奥沙西泮

奥沙西泮(oxazepam),又称去甲羟基安定、舒宁,属于短效BZ类,为地西泮的活性代谢物。口服吸收慢而不完全,口服后3 h血药浓度达到峰值,血浆蛋白结合率高达98%左右,在肝脏与葡萄糖醛酸结合后灭活,代谢物及少量原形药随尿排出。作用与地西泮相似,有较强的抗焦虑、抗惊厥作用,催眠作用较弱。主要用于治疗焦虑症,也用于失眠和癫痫的辅助治疗。

艾司唑仑

艾司唑仑(estazolam),又称舒乐安定,属于中效BZ类。具有较强的抗焦虑、镇静、催眠、抗惊厥作用及较弱的肌肉松弛作用。催眠作用比硝西泮强,$t_{1/2}$为10~24 h,对各型失眠均有良好的疗效,也可用于治疗癫痫、惊厥、焦虑症及麻醉前给药。用于催眠,一般没有后遗效应,偶有轻度乏力、嗜睡、口干、头晕等不良反应。

氯氮䓬

氯氮䓬(chlordiazepoxide),又称利眠宁,属于长效 BZ 类镇静催眠药。药理作用、不良反应类似于地西泮。口服吸收完全、缓慢,血浆蛋白结合率约为 96%,药物缓慢进入脑组织。在体内代谢为去甲氯氮䓬、去甲地西泮等,这些代谢物均有活性,且在体内代谢缓慢,长期应用可引起代谢物积聚,产生后遗效应。可用于抗焦虑、催眠及缓解酒精戒断症状。

氟西泮

氟西泮(flurazepam),又称氟安定,是长效 BZ 类镇静催眠药,作用与地西泮相似,但催眠作用强。口服易吸收,存在明显的首过消除,活性代谢物 N-去烷基氟西泮,$t_{1/2}$ 达 50 h 以上,导致该代谢物在体内积聚而产生后遗效应。氟西泮能缩短入睡时间,减少觉醒次数和时间,延长总睡眠时间,明显延长 NREMS 第 2 期,缩短慢波睡眠。常见的不良反应为眩晕、嗜睡、共济失调等,也可引起兴奋、乏力、头痛等症状。长期应用可产生依赖性,应间断或短期应用。

氟马西尼

氟马西尼(flumazenil,安易醒)是咪唑并苯二氮䓬类化合物,是 BZ 结合位点的拮抗剂,与 BZ 竞争结合位点,从而表现出拮抗 BZ 类的作用。氟马西尼能拮抗地西泮、氯硝西泮、咪达唑仑等多种药物的作用,但对巴比妥类和三环类药物过量引起的中枢抑制无拮抗作用。主要用途是 BZ 类过量的治疗,能有效地催醒患者和改善 BZ 类中毒所致的呼吸、循环抑制。也可用作 BZ 类过量的诊断,如对怀疑 BZ 类中毒的患者使用氟马西尼,累积剂量达到 5 mg 而不起反应,则该患者的抑制状态并非由 BZ 类引起。通常患者对氟马西尼能较好耐受,常见的不良反应为恶心呕吐、焦虑、烦躁等。对于有癫痫史的患者,氟马西尼可诱发癫痫。

第二节　巴比妥类

巴比妥类是巴比妥酸的衍生物。巴比妥酸本身并无中枢抑制作用,用不同取代基取代 C_5 上的 2 个氢原子后,可获得一系列中枢抑制药,显示出强弱不等的镇静、催眠作用。取代基长且有分支(如异戊巴比妥)或双键(如司可巴比妥)者,作用强而短;若其中 1 个氢原子被苯环取代(如苯巴比妥),则有较强的抗癫痫、抗惊厥作用;若 C_2 位的 O 被 S 取代(如硫喷妥钠),则脂溶性增高,静脉注射立即生效,但维持时间很短。按 $t_{1/2}$ 的长短,巴比妥类药物分为超短效、短效、中效和长效 4 类。不同类型巴比妥类药物的作用时间与用途见表 12-2。

表 12-2　不同类型巴比妥类药物的作用时间与用途

分类	药物	显效时间	维持时间/h	主要用途
超短效	硫喷妥钠	静脉注射,立即	0.25	静脉麻醉
短效	司可巴比妥	0.25 h	2.00~3.00	镇静、催眠、抗惊厥
中效	异戊巴比妥	0.25~0.50 h	3.00~6.00	镇静、催眠、抗惊厥
中效	戊巴比妥	0.25~0.50 h	3.00~6.00	镇静、催眠、抗惊厥
长效	苯巴比妥	0.50~1.00	6.00~8.00	抗惊厥、镇静、催眠

【体内过程】　巴比妥类为弱酸性药物,口服或肌内注射均易吸收,迅速分布于全身各组织和体液,也容易通过胎盘进入胎儿循环,可经乳汁分泌。药物进入脑组织的速度与其脂溶性成正比。如脂溶性小的苯巴比妥静脉注射需 30 min 才能起效。而脂溶性高的硫喷妥钠极易通过血脑屏障,静脉注射后立即生效,但作用维持 15 min 左右,与该药迅速自脑组织分布至外周脂肪组织有关。药物在体内主要有 2 种消除方式,即经肝药酶代谢和以原形经肾脏排泄。如戊巴比妥和硫喷妥钠是在肝脏代谢,作用时间短;苯巴比妥部分经肝药酶代谢,代谢物与葡萄糖醛酸结合,部分以原形经肾脏排泄,经肾脏排泄时部分可被肾小管重吸收,因此作用时间延长。尿液 pH 值对以原形经尿液排泄的药物影响较大。碱化尿液时,苯巴比妥解离型增多,肾小管重吸收减少,排出增加。因此,苯巴比妥中毒时可用碳酸氢钠碱化尿液以加速药物的排出。

【作用机制】　巴比妥类对中枢神经系统有普遍性抑制作用,该作用与其激活 GABA$_A$ 受体有关。通常在无 GABA 存在时,巴比妥类能模拟 GABA 的作用,直接增加 Cl⁻ 的通透性,引起细胞膜超极化。在作用机制方面,巴比妥类是通过延长 Cl⁻ 通道开放时间而增强 Cl⁻ 内流,引起细胞膜超极化而产生抑制性作用。麻醉剂量下,还可抑制电压依赖性 Na⁺ 和 K⁺ 通道,从而抑制神经元的高频放电。此外,巴比妥类还可减弱或阻断谷氨酸作用于相应的受体后去极化导致的兴奋性反应,引起中枢抑制作用。

【药理作用及临床应用】　巴比妥类对中枢神经系统有普遍性抑制作用,随着剂量增加,其中枢抑制作用逐渐增强,相继表现为镇静、催眠、抗惊厥及抗癫痫、麻醉等作用。大剂量可产生明显的心血管系统抑制作用,过量可因呼吸中枢麻痹而死亡。因为安全性差、易发生依赖性,巴比妥类作为镇静催眠药应用已减少,目前在临床上主要用于抗惊厥、抗癫痫和麻醉。

1. 镇静、催眠作用　小剂量巴比妥类可产生镇静作用,缓解烦躁不安、焦虑等状态;中等剂量巴比妥类产生催眠作用,缩短入睡时间,减少觉醒次数和延长睡眠时间。巴比妥类可改变正常睡眠模式,缩短 REMS,久用停药后 REMS 时相可"反跳性"显著延长,伴有多梦,引起睡眠障碍,患者不愿停药,这可能是巴比妥类产生精神依赖性和躯体依赖性的重要原因之一。因此,巴比妥类已经不作为镇静催眠药常规使用。

2. 抗惊厥和抗癫痫作用　苯巴比妥有较强的抗惊厥和抗癫痫作用,在临床上用于强直-阵挛性发作和癫痫持续状态的治疗,也用于治疗小儿高热、破伤风、子痫、脑膜炎、中枢兴奋药引起的惊厥,常采用肌内注射。

3. 麻醉作用　超短效巴比妥类如硫喷妥钠静脉注射用于静脉麻醉和诱导麻醉。

【不良反应】　催眠剂量的巴比妥类可引起次日晨眩晕、困倦、精神不振、精细运动不协调等后遗效应,称为"宿醉"。少数患者可出现荨麻疹、血管神经性水肿、哮喘等过敏反应,偶可致剥脱性皮炎等严重过敏反应。中等剂量巴比妥类可轻度抑制呼吸中枢,严重肺功能不全和颅脑损伤所致的呼吸抑制者禁用。大剂量巴比妥类能明显抑制呼吸中枢,若静脉注射速度过快,治疗量也可产生呼吸抑制。呼吸深度抑制是巴比妥类中毒致死的主要原因。

长期应用巴比妥类可使患者对该类药产生精神依赖和躯体依赖,突然停药可出现严重的戒断症状,表现为兴奋、失眠、焦虑、震颤、肌肉痉挛甚至惊厥。苯巴比妥是肝药酶诱导剂,不仅加速自身代谢,还可加速其他药物代谢,减弱药物作用强度,影响药效。

第三节　新型非苯二氮䓬类

唑吡坦(zolpidem,思诺思)为新型非 BZ 类镇静催眠药,能选择性地作用于 BZ 结合位点的 BZ_1 亚型,增加 GABA 对 $GABA_A$ 受体的亲和性,导致 Cl^- 通道开放,引起细胞膜超极化。抗焦虑、中枢性肌肉松弛和抗惊厥作用较弱,有较明显的镇静、催眠作用,可缩短睡眠潜伏期,减少觉醒次数和延长总睡眠时间。后遗效应、耐受性、药物依赖性、戒断症状都较轻。安全范围大,但与其他中枢抑制药(如乙醇)合用,可引起严重的呼吸抑制。15 岁以下儿童、孕妇、哺乳期女性禁用。老年人应从常用量的半量开始服用。

佐匹克隆(zopiclone)为环吡咯酮类催眠药,是第三代镇静催眠药的代表,具有镇静、催眠、抗焦虑、抗惊厥、肌肉松弛作用。该药的长期临床试验及应用显示其具有疗效确切、不良反应较少的特点。佐匹克隆通过与 BZ 结合位点结合,增强 GABA 抑制作用,其作用迅速且能有效达 6 h,缩短入睡潜伏期,延长睡眠时间,提高睡眠质量。后遗效应、宿醉现象比 BZ 类更轻。长期使用无明显的耐药、停药反跳现象。

扎来普隆(zaleplo)属于新型非 BZ 类药,对 BZ_1 亚型的选择性强,与 $GABA_A$ 受体复合体的亲和力高,增加 GABA 的抑制作用。适用于成年人入睡困难的短期治疗,能够有效缩短入睡时间,在维持正常睡眠的同时对 REMS 无影响。服用超过 4 h,次日晨无明显"宿醉"反应。具有良好的耐受性,长期应用几乎无依赖性。成瘾性比较:BZ 类>佐匹克隆>唑吡坦>扎来普隆。

第四节　其他镇静催眠药

水合氯醛(chloral hydrate)是三氯乙醛的水合物,口服迅速吸收,15 min 起效,1 h 血药浓度达到峰值,作用维持 6~8 h。催眠作用温和,不缩短 REMS,无明显后遗效应,可用于治疗顽固性失眠或其他催眠药效果不佳的患者。大剂量有抗惊厥作用,可用于治疗小儿高热、破伤风、子痫等引起的惊厥。安全范围较小,使用时应注意。口服因其具有强烈的胃黏膜膜刺激性,容易引起恶心呕吐、上腹部不适等,不宜用于胃炎及溃疡患者。大剂量应用时能抑制心肌收缩,缩短心肌不应期,过量应用对心、肝、肾实质性脏器有损害,故严重心、肝、肾疾病患者禁用。一般以 10% 溶液口服。可直肠给药,以减少刺激性。长期服用可产生依赖性和耐受性,戒断症状较严重,应防止滥用。

甲丙氨酯(meprobamate,又称眠尔通)、格鲁米特(glutethimide)和甲喹酮(methaqualone)也都有镇静、催眠作用,但久服都可成瘾。

丁螺环酮(buspirone)是一种新的非 BZ 类,抗焦虑作用与地西泮相似,但无镇静、肌肉松弛、抗惊厥作用。许多资料表明,中枢神经系统 5-HT 是引起焦虑的重要递质。丁螺环酮为 $5-HT_{1A}$ 受体的部分激动药,激动突触前 $5-HT_{1A}$ 受体,反馈性抑制 5-HT 释放,从而发挥抗焦虑作用。它对 $GABA_A$ 受体并无作用。其抗焦虑作用在服药后 1~2 周才能显效,4 周达到最大效应。口服吸收好,首过消除明显,在肝脏代谢,$t_{1/2}$ 为 2~4 h。在临床上适用于治疗焦虑性激动、内心不安、紧张等急慢性焦虑状态。不良反应有头晕、头痛、胃肠功能紊乱等,无明显的生理依赖性和成瘾性。

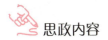 思政内容

健康的体魄来源于充足的睡眠

《2020 中国大学生健康调查报告》显示,30%的大学生对自己的睡眠状况表示不满意。77%的大学生表示,自己在过去1年中曾有过睡眠困扰,其中主要问题是睡眠不足。丰富的社交生活和各种电子产品是导致睡眠不足的主要因素。

失眠会引起注意力无法集中、情绪不稳定、记忆力持续下降,加速身体衰老,影响内分泌,导致代谢紊乱。长期失眠影响人体内分泌、免疫和生物代谢过程,导致脂肪和糖代谢紊乱,以及心脑血管疾病的发生,还容易并发神经衰弱、抑郁症、焦虑症。

遵守医德规范,严守法律规定

《希波克拉底誓词》中提到"我愿尽余之能力与判断力所及,遵守为病家谋利益之信条,并检束一切堕落及害人行为,我不得将危害药品给予他人,并不作此项之指导,虽然人请求亦必不与之"。

BZ 类镇静催眠药属于精二类处方药,开具时应严格遵守《麻醉药品、精神药品处方管理规定》,并使用专用处方。第二类精神药品处方的印刷用纸为白色,处方右上角标注"精二"。第二类精神药品处方一般不得超过 7 d 用量;对于某些特殊情况,处方用量可适当延长,但医师应当注明理由。麻醉药品处方至少保存 3 年,精神药品处方至少保存 2 年。

(察雪湘)

第十三章 抗癫痫药和抗惊厥药

学习目标

1. 知识目标 ①掌握苯妥英钠、卡马西平、苯巴比妥、扑米酮、乙琥胺、丙戊酸钠、苯二氮䓬类、拉莫三嗪、托吡酯的抗癫痫作用、用途和不良反应,硫酸镁抗惊厥作用、不良反应及注意事项。②熟悉癫痫发作的分类及药物选择。③了解抗癫痫药治疗注意事项。
2. 思政目标 ①科学抗癫,引领健康生活:对抗癫痫相关知识进行科普宣传,使学生注重对患者给予人文关怀和心理疏导,帮助患者走出阴影,战胜癫痫。②深挖医药宝藏,传承开拓创新:中医学是医药宝藏,通过介绍由胡椒碱合成的抗癫痫新药伊来西胺片,培养学生积极探索的精神。

癫痫(epilepsy)是由脑局部病灶的神经元兴奋性过高而产生阵发性的异常高频放电,并向周围扩散而出现大脑功能短暂失调的综合征。症状表现为突然发作性和短暂性的运动、感觉、意识、行为、自主神经等不同程度的障碍,可伴有脑电图改变。根据临床表现的不同,癫痫发作通常分为2类:①局限性发作,包括单纯性局限性发作和复合性局限性发作(神经运动性发作);②全身性发作,包括失神性发作、肌阵挛性发作、强直-阵挛性发作及癫痫持续状态。

局限性发作是指大脑局部异常放电且扩散至大脑半球某个部位所引起的发作,一般只表现大脑局部功能紊乱的症状。单纯性局限性发作,又称局灶性癫痫,主要表现为局部肢体运动或感觉异常,持续20～60 s,与发作时被激活的皮质部位有关。复合性局限性发作,又称精神运动性发作,病灶常位于颞叶和额叶,主要表现为冲动性神经异常,同时伴有不同程度的意识障碍,出现无意识的运动,如唇抽动、摇头等,可持续30 s至2 min。

全身性发作是异常放电涉及全脑而导致突然意识丧失,其所包括的4种类型分别表现为不同的临床特征。①失神性发作,又称小发作,多见于儿童。患儿常出现短暂的意识突然丧失,脑电图呈3 Hz/s 高幅左右对称的同步化棘波,每次发作持续5～30 s。②肌阵挛性发作,按年龄的不同分为婴儿、儿童、青春期肌阵挛,表现为部分肌群发生短暂(约1 s)的休克样抽动,意识丧失。脑电图呈现特有的短暂暴发性多棘波。③强直-阵挛性发作,又称大发作。患者意识突然丧失,全身强直-阵挛性抽搐,口吐白沫,牙关紧闭,继之较长时间的中枢神经系统功能全面抑制,可持续数分钟。脑电图呈高幅棘慢波或棘波。④癫痫持续状态是指强直-阵挛性发作持续状态,反复抽搐,持续昏迷,容易危及生命。

第一节　抗癫痫药

癫痫是多种病因引起的长期反复发作的慢性神经系统疾病,其特征为发作时大脑灰质神经元群产生阵发性的异常高频放电,并向周围扩散而出现大脑功能短暂失调。抗癫痫药(antiepileptic)是指用于防治癫痫发作的药物。抗癫痫药的作用机制包括两个方面:①增强 GABA 的作用,拮抗兴奋性氨基酸的作用;②干扰 Na^+、Ca^{2+}、K^+ 等离子通道,发挥膜稳定作用。常用的抗癫痫药包括苯妥英钠、卡马西平、苯巴比妥、扑米酮、乙琥胺、丙戊酸钠、苯二氮䓬类等。

苯妥英钠

苯妥英钠(phenytoin sodium,大仑丁)为二苯乙内酰脲的钠盐,是 1938 年开始使用的非镇静催眠性抗癫痫药。

【体内过程】　苯妥英是一种难溶于水的弱酸,苯妥英钠为其钠盐制剂,呈强碱性(pH = 10.4),刺激性强,不宜肌内注射。静脉注射用于治疗癫痫持续状态。口服吸收不规则,每日给药 0.3 ~ 0.6 g,连续服药 6 ~ 10 d 才能达到有效血药浓度(10 ~ 20 μg/mL),血浆蛋白结合率为 85% ~ 90%。主要经肝药酶代谢为羟基苯妥英钠,与葡萄糖醛酸结合后经肾脏排出,不足 5% 以原形经尿排出。消除速度与血药浓度密切相关,血药浓度低于 10 μg/mL 时按一级动力学消除,$t_{1/2}$ 约为 20 h;高于此浓度时按零级动力学消除,$t_{1/2}$ 可延长至 60 h。使用时个体差异大,故给药时要注意剂量个体化。苯妥英钠的血药浓度>10 μg/mL 时,可控制癫痫发作(图 13-1);>20 μg/mL 时,则开始出现毒性反应。因此,最好在血药浓度监控下给药。

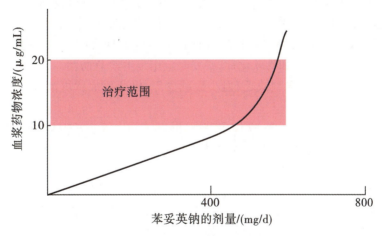

图 13-1　苯妥英钠抗癫痫治疗浓度范围

【药理作用及机制】　苯妥英钠抗癫痫作用机制较复杂,它不能抑制癫痫灶异常放电,但可阻止病灶部位的异常放电向周围正常组织扩散。该作用可能与其抑制突触传递的强直后增强(post-tetanic potentiation,PTP)有关。PTP 是指反复高频电刺激(强直刺激)突触前神经纤维,引起突触传递易化,使突触后纤维反应较未经强直刺激前增强的现象。PTP 在癫痫灶异常放电的扩散过程中也起易化作用。

苯妥英钠可通过如下机制起到膜稳定作用:①苯妥英钠可以选择性阻滞钠通道,延长通道失活时间,增加动作电位阈值,使 Na^+ 依赖性动作电位不能形成,这是其抗惊厥作用的主要机制;②苯妥英钠可以选择性阻断 L 型和 N 型钙通道,但对哺乳动物丘脑神经元的 T 型钙通道无阻断作用,这可能与其治疗失神性发作无效有关;③苯妥英钠可影响钙调素激酶系统,Ca^{2+} 的第二信使作用是通过 Ca^{2+}-受体蛋白-钙调素及其偶联的激酶系统介导的。苯妥英钠可以通过抑制钙调素激酶的活性,影响突触传递功能;通过抑制突触前膜的磷酸化过程,使 Ca^{2+} 依赖性释放过程减弱,减少谷氨酸等兴奋性神经递质的释放;通过抑制突触后膜的磷酸化,减弱递质与受体结合引起的去极化反应,加上对钙通道的阻滞作用,共同产生稳定细胞膜作用。

【临床应用】

1. 癫痫　苯妥英钠是治疗强直-阵挛性发作和局限性发作的首选药,由于起效慢,故常用苯巴比妥等作用较快的药物控制发作,在改用本药前,应逐步撤除前用药物,不宜长期合用。对失神性发作无效,甚至使病情恶化。静脉注射用于治疗癫痫持续状态。

2. 三叉神经痛、舌咽神经痛、坐骨神经痛等　此类神经痛放电活动与癫痫类似,可引起剧烈疼痛。苯妥英钠能使疼痛减轻,减少发作,可能与其稳定神经元细胞膜有关。

3. 心律失常　苯妥英钠是治疗强心苷过量中毒所致的室性心律失常的首选药。

【不良反应】

1. 局部刺激　苯妥英钠呈强碱性,对胃肠道有刺激性,口服容易引起食欲减退、恶心呕吐、腹痛等症状,饭后服用可减轻不良反应。静脉注射可能导致静脉炎。

2. 齿龈增生　长期应用苯妥英钠可出现齿龈增生,多见于儿童和青少年,发生率约为 20%。这与部分药物从唾液排出,刺激胶原组织增生有关,注意口腔卫生和经常按摩牙龈可减轻增生,一般停药后 3~6 个月症状可自行消退。

3. 中枢神经系统反应　苯妥英钠剂量过大可引起中毒,出现小脑-前庭系统功能失调症状,表现为眼球震颤、眩晕、复视、共济失调、头痛等反应。严重者可出现谵妄、幻觉等精神症状或昏迷等。

4. 造血系统反应　长期应用苯妥英钠可导致叶酸缺乏,发生巨幼细胞贫血,可能与其抑制叶酸吸收并加速其代谢,以及抑制二氢叶酸还原酶有关。宜用甲酰四氢叶酸防治。

5. 骨骼系统反应　苯妥英钠可诱导肝药酶而加速维生素 D 代谢,长期应用可引起低钙血症。儿童用药后易发生佝偻病样改变和骨软化症,必要时应用维生素 D 防治。

6. 过敏反应　可见皮疹、粒细胞缺乏、血小板减少等,停药后症状可消失。长期用药应定期检查血常规和肝功能。

7. 其他反应　偶见男性乳房增大、女性多毛症、淋巴结肿大等。妊娠早期用药偶见畸胎。久用后骤然停药可使发作加剧,甚至诱发癫痫持续状态。

【药物相互作用】　苯妥英钠本身是肝药酶诱导剂,可使避孕药、糖皮质激素、奎尼丁等药物代谢加快,作用减弱;磺胺类、水杨酸类、口服抗凝血药等可与苯妥英钠竞争血浆蛋白的结合部位,使游离型苯妥英钠的血药浓度增加;氯霉素、异烟肼等通过抑制肝药酶来提高苯妥英钠的血药浓度,而巴比妥类、卡马西平等通过诱导肝药酶来降低其血药浓度。

卡马西平

卡马西平(carbamazepine,CBZ,酰胺咪嗪)的结构类似于三环类抗抑郁药。最初用于治疗三叉神经痛,从 20 世纪 70 年代开始用于治疗癫痫。

【体内过程】　卡马西平难溶于水,口服吸收缓慢且不规则,口服后 2~4 h 血药浓度达到峰值,有效血药浓度为 4~10 μg/mL,血浆蛋白结合率为 75%~80%。在肝脏代谢为有活性的环氧化物,仍有抗癫痫作用。

【药理作用及机制】　卡马西平的作用机制与苯妥英钠相似,治疗浓度卡马西平可降低神经元细胞膜对 Na^+、Ca^{2+} 的通透性,提高神经元的兴奋阈,抑制 PTP,因而可抑制癫痫灶的异常放电及扩散。同时还能增强中枢抑制性递质 GABA 在突触后的作用。因化学结构与丙米嗪类似,卡马西平还具有抗胆碱、抗抑郁及抑制神经肌肉接头传递的作用,可刺激抗利尿激素的分泌,产生抗利尿作用。

【临床应用】　卡马西平是广谱抗癫痫药,对各类癫痫均有不同程度的疗效,是治疗单纯性局限性发作和强直-阵挛性发作的首选药之一,同时还有抗复合性局限性发作和失神性发作的作用。对癫痫并发的精神症状亦有效果。治疗三叉神经痛优于苯妥英钠,对舌咽神经痛也有效。还具有很强的抗抑郁作用,对锂盐无效或不能耐受的躁狂症、抑郁症也有效,比锂盐疗效好且副作用少。

【不良反应】　卡马西平常见眩晕、嗜睡、视物模糊、恶心呕吐、共济失调等症状,无须中断治疗,1 周左右症状可自行消退。偶见严重的不良反应,如骨髓抑制(粒细胞减少、再生障碍性贫血、血小板减少)、肝损伤等。

【药物相互作用】　卡马西平可诱导肝药酶,加快其他药物(如扑米酮、苯妥英钠、乙琥胺、丙戊酸钠和氯硝西泮)的代谢。

苯巴比妥

苯巴比妥(phenobarbital,鲁米那)是最早使用的抗癫痫药。至今仍因起效快、疗效好、毒性小和价格低而广泛用于临床。

【药理作用及机制】　苯巴比妥不仅能抑制病灶神经元的高频异常放电,还能阻止异常放电的扩散。其抗癫痫作用可能与以下作用有关:①与突触后膜上的 GABA 受体复合物的 1 个变构调节单位结合,增加 GABA 介导的 Cl^- 内流,导致细胞膜超极化,降低膜兴奋性;②作用于突触前膜,阻断前膜对 Ca^{2+} 的摄取,减少 Ca^{2+} 依赖性的神经递质(去甲肾上腺素、乙酰胆碱、谷氨酸等)的释放。

【临床应用】　苯巴比妥为广谱抗癫痫药,对强直-阵挛性发作和癫痫持续状态效果佳,对单纯部分性发作和精神运动性发作也有效,对失神性发作和婴儿痉挛效果差。苯巴比妥作为镇静催眠药,大剂量对中枢抑制作用明显,故不作为首选药。在控制癫痫持续状态时,临床更倾向于用戊巴比妥钠静脉注射。

【不良反应】　较大剂量苯巴比妥可出现嗜睡、精神萎靡、共济失调等不良反应,用药初期较明显,长期使用可产生耐受性。本药为肝药酶诱导剂,与其他药物联合应用时应注意相互影响。

扑米酮

扑米酮(primidone),又称去氧苯比妥或扑痫酮,化学结构与苯巴比妥类似,口服吸收迅速且完全,在体内主要被代谢成苯巴比妥和苯乙基丙二酰胺,二者仍有抗癫痫作用,且消除缓慢。作用机制与苯巴比妥相似,不宜与苯巴比妥合用,与苯妥英钠和卡马西平合用有协同作用。扑米酮与苯巴比妥相比无特殊优点,且价格较贵,仅用于其他药物无效的患者。扑米酮可引起镇静、嗜睡、眩晕、共济失调、复视等,偶见粒细胞减少、巨幼细胞贫血、血小板减少等。用药期间应定期检查血常规,严重肝、肾功能不全者禁用。

乙琥胺

乙琥胺(ethosuximide)属于琥珀酰亚胺类。

【体内过程】　乙琥胺口服吸收完全,口服后 3 h 血药浓度达到峰值,血浆蛋白结合率低。儿童需要 4~6 d 血药浓度才达到稳定水平,成年人需要更长时间。成年人 $t_{1/2}$ 为 40~50 h,儿童约为 30 h。约 25% 以原形经尿排出,其余经肝药酶代谢,主要代谢物为羟乙基衍生物,与葡萄糖醛酸结合后随尿排出。

【药理作用及机制】　乙琥胺的作用机制可能与选择性抑制丘脑神经元 T 型钙通道有关,从而抑制 3 Hz 异常放电的发生,而丘脑 3 Hz 异常放电被认为在失神性发作时起重要作用。在临床用药高于治疗浓度时,还可抑制 Na^+-K^+-ATP 酶,抑制 GABA 转氨酶的作用。

【临床应用】 乙琥胺对戊四氮所致的阵挛性惊厥有显著的对抗作用。在临床上对失神性发作有效,其疗效虽不及氯硝西泮,但不良反应及耐受性产生较少,是临床治疗失神性发作的首选药。对其他类型癫痫无效。

【不良反应】 乙琥胺毒性较低,常见胃肠道反应,如厌食、呃逆、恶心呕吐等;其次为中枢神经系统反应,如头痛、头晕、困倦、昏睡、欣快等。对有精神病病史者可引起精神失常,表现为焦虑、抑郁、短暂的意识丧失、幻听、攻击行为等。偶见粒细胞缺乏或嗜酸性粒细胞减少,严重者发生再生障碍性贫血,故用药期间应定期检查血常规。

丙戊酸钠

丙戊酸钠(sodium valproate)化学名为二丙基乙酸钠。1882 年主要作为有机溶媒被合成,1963 年被发现具有较强的抗惊厥作用,1964 年用于治疗癫痫获得成功。

【体内过程】 丙戊酸钠口服吸收迅速且完全,口服后 1~4 h 血药浓度达到峰值,血浆蛋白结合率为 90%,$t_{1/2}$ 约为 15 h。大部分以原形排出,小部分在体内主要代谢为丙戊二酸,与葡萄糖醛酸结合后经肾脏排泄。

【药理作用及机制】 丙戊酸钠不抑制癫痫灶的放电,但能阻止病灶异常放电的扩散。抗癫痫作用与其增加脑内 GABA 的功能有关,它能抑制脑内 GABA 转氨酶和琥珀酸半醛脱氢酶,减少 GABA 的代谢;提高谷氨酸脱羧酶活性,使 GABA 生成增多,并能提高突触后膜对 GABA 的反应性,从而增强 GABA 能神经突触后抑制作用。此外,丙戊酸钠具有阻断电压依赖性钠通道和丘脑 T 型钙通道的作用。

【临床应用】 丙戊酸钠为广谱抗癫痫药,对各类型癫痫都有一定的疗效。对强直-阵挛性发作的疗效不如苯妥英钠、苯巴比妥,但不良反应较轻;当两药无效时,丙戊酸钠仍有效。对失神性发作的疗效优于乙琥胺,但由于肝毒性大,一般不作为首选。对精神运动性发作的疗效与卡马西平相似,对非典型失神性发作的疗效不及氯硝西泮。可作为强直-阵挛性发作合并失神性发作时的首选药,对其他药物未能控制的顽固型癫痫也可能有效。

【不良反应】 常见恶心呕吐、食欲减退等胃肠道反应,故丙戊酸钠宜饭后服用。偶有嗜睡、乏力、平衡失调、震颤等中枢神经系统症状,减量后症状可减轻。严重不良反应为肝损伤,30%的患者在服药几个月内出现无症状性肝功能异常,主要表现为天冬氨酸转移酶升高,偶见重症肝炎、急性胰腺炎和高氨血症。少数患者表现为皮疹、脱发、血小板减少和血小板聚集障碍所致的出血时间延长。用药期间应定期检查肝功能和血常规。

苯二氮䓬类

苯二氮䓬(benzodiazepine,BZ)类普遍用于镇静、催眠和抗惊厥。常用的药物有地西泮、硝西泮与氯硝西泮。

【体内过程】 BZ 类口服后吸收迅速且完全,肌内注射吸收慢而不规则,紧急情况下静脉注射给药。血浆蛋白结合率高达 95% 以上。在肝脏代谢,一些活性代谢物的 $t_{1/2}$ 比母体药物长,又因存在肝肠循环,连续使用容易蓄积。

【药理作用及机制】 BZ 类可抑制病灶神经元放电向周围扩散,但不能抑制这种异常放电;可促进 GABA 与 $GABA_A$ 受体结合,通过增加 Cl^- 通道开放的频率而增强 GABA 对 $GABA_A$ 受体的作用,引起细胞膜超极化,降低膜兴奋性。

【临床应用】

1. 地西泮 地西泮(diazepam,安定)是治疗癫痫持续状态的首选药,静脉注射显效快且较其他药物安全,但作用维持时间较短。在癫痫持续状态的急性期,地西泮与劳拉西泮联用作用持续时间更长,肌痉挛消失后用苯妥英钠静脉注射维持疗效。

2. 硝西泮 硝西泮(nitrazepam,硝基安定)主要用于治疗失神性发作,尤适用于婴儿痉挛、肌阵挛性发作等,也可用于抗惊厥。

3. 氯硝西泮 氯硝西泮(clonazepam,氯硝安定)抗癫痫谱较广,对各型癫痫都有疗效。对失神性发作的疗效比地西泮好,静脉注射也可治疗癫痫持续状态。对婴儿痉挛和肌阵挛性发作也有效。久服后突然停药可加剧癫痫发作,甚至诱发癫痫持续状态。故仍以乙琥胺作为失神性发作的首选药。

【不良反应】 苯二氮䓬类安全范围大,常见的不良反应是嗜睡、头晕、乏力和记忆力下降。大剂量时偶见共济失调。静脉注射速度过快可引起呼吸、循环抑制,严重者可致呼吸、心搏停止。与其他中枢抑制药或乙醇合用时,可加重中枢抑制作用如嗜睡、呼吸抑制、昏迷等,严重者可死亡。久服可产生依赖性和成瘾性,停用可出现反跳现象和戒断症状,表现为失眠、焦虑、心动过速、呕吐、出汗,甚至惊厥等。

氟桂利嗪

氟桂利嗪(flunarizine,FNZ)为双氟化哌啶衍生物,可选择性阻断 L 型和 T 型钙通道。近年来发现其有较强的抗惊厥作用,对多种动物癫痫模型具有不同程度的对抗作用,其特点为抗电休克惊厥作用较强,对戊四氮引起的阵挛性惊厥无效。对各型癫痫均有效,尤其对局限性发作、强直-阵挛性发作效果较好。其抗癫痫作用机制除与阻断钙通道有关外,还与选择性阻断电压依赖性钠通道相关。口服易吸收,口服后 $2 \sim 4$ h 血药浓度达到峰值,$t_{1/2}$ 为 $19 \sim 22$ d,99% 与血浆蛋白结合,然后重新分布到各组织中。本药是一种安全、有效的抗癫痫药,用于治疗各型癫痫,尤其对局限性发作、强直-阵挛性发作效果较好。毒性小,严重不良反应少见,常见的不良反应为困倦。

拉莫三嗪

拉莫三嗪(lamotrigine,利必通)为苯三嗪类衍生物,作用类似于苯妥英钠和卡马西平。

【体内过程】 拉莫三嗪口服吸收迅速且完全,生物利用度为98%,达峰时间为 $0.5 \sim 5.0$ h,血浆蛋白结合率为55%,$t_{1/2}$ 为 $6.4 \sim 30.4$ h(平均12.6 h)。在肝脏代谢,代谢物与葡萄糖醛酸结合后经肾脏排出。与肝药酶诱导剂苯妥英钠、卡马西平合用,可使 $t_{1/2}$ 缩短。

【药理作用及机制】 拉莫三嗪主要是通过阻断电压依赖性钠通道,减少 Na^+ 内流,从而稳定神经元细胞膜和抑制兴奋性神经递质的释放。也可作用于电压门控钙通道,减少谷氨酸的释放而抑制神经元过度兴奋。在不影响正常神经元的电生理活动的同时,选择性抑制病灶内神经元去极化和高频放电过程,从而阻止病灶异常放电。

【临床应用】 拉莫三嗪用于治疗各型癫痫。对其他抗癫痫药不能控制的局限性发作、强直-阵挛性发作、非典型失神性发作、儿童肌阵挛性发作均有不同程度的疗效,在临床上多与其他抗癫痫药合用,治疗一些难治性癫痫。可作为成年人局限性发作的辅助治疗药。

【不良反应】 常见头晕、平衡失调、困倦、头痛、复视、恶心呕吐。较少见的不良反应有变态反应、面部皮肤水肿、光敏性皮炎等,如与丙戊酸钠合用,上述症状发生的危险可增加 3 倍。突然停药可发生惊厥。拉莫三嗪可经乳汁分泌,故哺乳期女性禁用。

托吡酯

托吡酯(topiramate,TPM)为磺酸基取代的单糖衍生物,是 1995 年上市的新型广谱抗癫痫药。

【体内过程】 托吡酯口服吸收迅速且完全,口服后 1~4 h 血药浓度达到峰值。可迅速通过血脑屏障,脑脊液药物浓度为血药浓度的 40%。血浆蛋白结合率约为 15%,$t_{1/2}$ 为 20~30 h,小部分在肝脏代谢为无活性产物,其余大量以原形经肾脏排泄。

【药理作用及机制】 托吡酯可阻断电压依赖性钠通道,减少 Na^+ 内流,但作用弱于苯妥英钠和卡马西平。托吡酯可增加 GABA 诱发的 Cl^- 内流,提高 GABA 介导的抑制性作用。还可减少谷氨酸释放,并通过抑制兴奋性氨基酸的 AMPA 亚型受体而抑制谷氨酸介导的兴奋性作用。

【临床应用】 托吡酯主要用于治疗部分性(包括全身性部分发作)及强直-阵挛性发作,对失神性发作也有效,但剂量宜大。可作为难治性局限性发作和强直-阵挛性发作的辅助治疗药物。

【不良反应】 常见眩晕、头痛、嗜睡、感觉异常、思维异常、共济失调等中枢神经系统反应,久用能自行消失。胃肠道反应可有食欲减退、恶心、腹泻等。可致畸,故孕妇忌用。

第二节　抗惊厥药

惊厥是中枢神经系统过度兴奋而引起的全身骨骼肌强烈的不随意收缩,呈强直性或阵挛性抽搐,常见于高热、子痫、破伤风、强直-阵挛性发作、某些药物中毒等引起的中枢神经系统的过度兴奋。常用抗惊厥药包括巴比妥类、地西泮、水合氯醛、硫酸镁等。

硫酸镁

硫酸镁(magnesium sulfate)口服不易吸收,有导泻及利胆作用。注射给药产生抗惊厥作用。

【药理作用及机制】 Mg^{2+} 主要存在于细胞内液,细胞外液中的 Mg^{2+} 仅占 5%。血液中 Mg^{2+} 浓度为 2.0~3.5 mg/100 mL,低于此浓度,神经及肌肉组织的兴奋性升高。Mg^{2+} 参与体内多种生理和生化过程,如在神经冲动传递及神经-肌肉应激的维持方面具有重要作用。注射硫酸镁能抑制中枢及外周神经系统,使骨骼肌、心肌、血管平滑肌松弛,从而发挥肌肉松弛作用和降血压作用。作用机制可能是 Mg^{2+} 和 Ca^{2+} 化学性质相近,可以特异性竞争 Ca^{2+} 结合位点,拮抗 Ca^{2+} 的作用,如运动神经末梢释放乙酰胆碱需要 Ca^{2+} 参与,而 Mg^{2+} 可竞争 Ca^{2+} 的作用,干扰乙酰胆碱的释放,使神经肌肉接头处乙酰胆碱减少,导致骨骼肌松弛。此外,硫酸镁可扩张血管,导致血压下降;也作用于中枢神经系统,引起感觉及意识丧失。

【临床应用】 硫酸镁主要用于缓解子痫、破伤风等引起的惊厥,也可用于高血压危象。在临床上常以肌内注射或静脉滴注给药。

【不良反应】 安全范围窄,血镁过量可抑制延髓呼吸中枢和血管运动中枢,引起呼吸抑制、血压骤降和心搏骤停。肌腱反射消失是呼吸抑制的先兆,连续用药期间应经常检查腱反射。中毒时应立即进行人工呼吸,并缓慢注射氯化钙或葡萄糖酸钙紧急抢救。

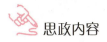 思政内容

科学抗癫，引领健康生活

我国 2020 年流行病学调查资料显示，我国癫痫的发病率为 7/‰，约 900 万人患有癫痫。其中600 万患者每年都有发作，而且每年还会出现 40 万新增患者，其中超过一半是儿童、青少年。癫痫患者长期忍受病痛对身心的严重折磨，其家人也承受着巨大的心理和经济压力。

科学抗癫，刻不容缓！癫痫虽然难治，但并不是不能治愈的。各国临床研究表明，新诊断的癫痫患者，如果接受规范、合理的抗癫痫药治疗，70% ~ 80% 的发作是可以控制的，其中 60% ~ 70% 的患者经过 2 ~ 5 年的治疗是可以停药的。

加强对癫痫患者及其家属的科普宣传，增强患者疾病康复的信心，通过播放抗癫痫科普宣传片、免费赠阅科普书籍等方式，提升广大癫痫患者对疾病的认识，坚定战胜疾病的信心，以积极的心态接受正规治疗。

深挖医药宝藏，传承开拓创新

2010 年 9 月 27 日，我国具有完全自主知识产权的抗癫痫药品伊来西胺片上市。这款由北京大学医学部专家历时 30 年研发的抗癫痫产品，是从云南西双版纳特产的白胡椒中提取的胡椒碱合成的，具有明显抗惊厥效果，副作用小，克服了西药治疗癫痫副作用多的缺陷。伊来西胺片通过了美国国立卫生研究院精神病与中风研究所（NINDS）验证，打破了抗癫痫领域仿制药垄断的局面。

（察雪湘）

第十四章 治疗中枢神经系统退行性疾病药

📖 **学习目标**

1.知识目标　①掌握抗帕金森病药的分类及各类药物的作用机制、临床应用和不良反应。②了解抗阿尔茨海默病药的分类及特点。

2.思政目标　注重人文关怀和心理疏导，关爱帕金森病患者从"衣食住行"开始。

中枢神经系统退行性疾病是一组由慢性进行性中枢神经组织退行性变性而产生的疾病的总称，主要包括帕金森病(Parkinson disease,PD)、阿尔茨海默病(Alzheimer disease,AD)、肌萎缩侧索硬化症(amyotrophic lateral sclerosis,ALS)、亨廷顿病(Huntington disease,HD)等。这类疾病的病变部位和病变机制各不相同，但是神经元发生退行性病理学改变是它们的共同特征。中枢神经系统退行性疾病的发病率逐年增加，已成为仅次于心血管疾病和癌症的严重影响人类健康和生活质量的第三位因素。流行病学调查结果显示，帕金森病和阿尔茨海默病主要发生于中老年人，本章重点介绍治疗这两种疾病的药物。

第一节　抗帕金森病药

帕金森病，又称震颤麻痹(paralysis agitans)，是一种主要表现为进行性锥体外系功能障碍的中枢神经系统退行性疾病。这种疾病因英国人詹姆斯·帕金森(James Parkinson)于1817年首先描述而得名，其典型临床症状为静止性震颤、肌肉强直、运动迟缓和共济失调，严重者伴记忆障碍、痴呆等症状，严重影响患者的生活质量。

PD的病因尚未完全阐明，其中"多巴胺(dopamine,DA)学说"得到大多数学者的公认。该学说认为，PD是因纹状体内DA减少或缺乏所致，其原发性因素是黑质内多巴胺能神经元退行性病变(图14-1)。黑质中多巴胺能神经元发出上行纤维到达纹状体，其末梢与尾-壳核神经元形成突触，以DA为递质，对脊髓前角运动神经元起抑制作用；同时尾核中的胆碱能神经元与尾-壳核神经元形成突触，以乙酰胆碱(ACh)为递质，对脊髓前角运动神经元起兴奋作用。正常时这两种递质处于动态平衡状态，共同调节机体的运动功能。PD患者因黑质病变，DA合成减少，使纹状体DA含量减少，造成黑质-纹状体通路多巴胺能神经功能减弱，胆碱能神经功能相对占优势，锥体外系的平衡被打破，患者出现肌张力增高等症状。

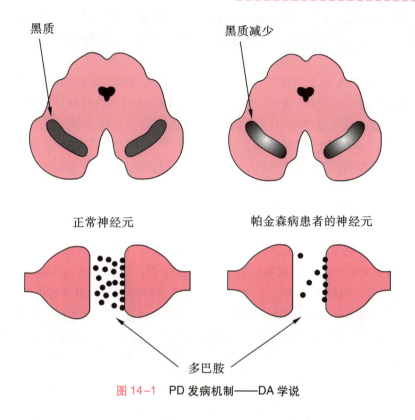

黑质 黑质减少

正常神经元 帕金森病患者的神经元

多巴胺

图 14-1 PD 发病机制——DA 学说

目前药物治疗并不能完全治愈 PD,但合理用药可以显著改善患者的生活质量。经典的抗帕金森病药分为 2 类。①拟多巴胺类药:直接补充 DA 前体物质或抑制 DA 降解而产生作用。②中枢抗胆碱药:拮抗相对过高的胆碱能神经功能来缓解症状。其他新的治疗手段(如多功能干细胞移植、基因干预治疗等方法)也正在研究之中。

一、拟多巴胺类药

拟多巴胺类药是一类能增加纹状体内 DA 含量或直接兴奋 DA 受体的药物,自 20 世纪 60 年代推出左旋多巴治疗 PD 获得明显效果后,本类药有了长足的发展。主要包括多巴胺的前体药、左旋多巴的增效药、多巴胺受体激动药和促多巴胺释放药。

(一)多巴胺的前体药

左旋多巴

左旋多巴(levodopa,L-DOPA)是由酪氨酸形成儿茶酚胺的中间产物,是 DA 的前体物质,现已人工合成,是目前最常用的治疗 PD 的药物。

【体内过程】 L-DOPA 口服易吸收,口服后 0.5~2.0 h 血药浓度达到峰值,$t_{1/2}$ 为 1~3 h,大部分在外周组织被 L-芳香族氨基酸脱羧酶(L-amino acid decarboxylase,AADC)脱羧转变为 DA。DA 不易通过血脑屏障,因此仅 1% 左右的 L-DOPA 可通过血脑屏障进入中枢发挥疗效。外周 DA 的形成不仅减弱了 L-DOPA 的疗效,而且在外周引起一系列不良反应。同时合用 AADC 抑制药,可减少外周 DA 的生成,使 L-DOPA 更多地进入脑内,转化为 DA 而生效,并可减少不良反应。L-DOPA 生成的 DA 一部分被 MAO 或 COMT 代谢,经肾脏排泄,另一部分通过突触的摄取机制返回多巴胺能神经末梢。

【药理作用及机制】 PD 患者的黑质多巴胺能神经元退行性变,酪氨酸羟化酶减少,使脑内酪

氨酸转化为 L-DOPA 极度减少,但将 L-DOPA 转化为 DA 的能力仍存在。L-DOPA 进入中枢神经系统后转变为 DA,补充纹状体中 DA 的不足而发挥抗 PD 的作用,但其在中枢转变为 DA 的详细过程尚不十分清楚。

【临床应用】 L-DOPA 用于治疗各种类型的 PD,但对吩噻嗪类等抗精神病药所引起的锥体外系不良反应(本药阻断了 DA 受体)无效。其作用特点:①疗效与黑质纹状体病损程度相关,轻症或较年轻患者疗效好,重症或年老体弱者疗效较差;②对肌肉僵直和运动困难的疗效好,对震颤的疗效差;③起效慢,用药 2～3 周出现体征改善,用药 1～6 个月后疗效最强。用药早期,约 80% 的 PD 患者症状明显改善,但随着用药时间的延长,疗效逐渐下降,3～5 年后疗效已不显著,可能与病程进展、受体下调及其他代偿机制有关。

【不良反应】 分为早期反应和长期反应两大类型。

1. 早期反应

(1)胃肠道反应:约 80% 的 L-DOPA 治疗者出现恶心呕吐、食欲减退等,数周后可适应。这主要是因为 L-DOPA 在外周和中枢脱羧成 DA,分别直接刺激了胃肠道和兴奋了延髓催吐化学感受区 D_2 受体,加用 AADC 后可明显减少该反应,饭后服用或缓慢增加药量也可减轻上述症状。

(2)心血管反应:约 30% 的 L-DOPA 治疗者出现体位性低血压。其原因可能是外周形成的 DA 一方面作用于交感神经末梢,反馈性抑制其释放去甲肾上腺素;另一方面作用于血管壁的 DA 受体,舒张血管。还有些患者出现心律失常,主要是新生的 DA 作用于心脏 β 受体的缘故,可用 β 受体阻断药加以治疗。

2. 长期反应

(1)运动过多症:也称为运动障碍,是异常动作舞蹈症的总称,是由于服用大量 L-DOPA 后,DA 受体过度兴奋,出现手足、躯体和舌的不自主运动。服药 2 年以上者运动过多症发生率可达 90%。

(2)症状波动:服用 L-DOPA 3～5 年后,40%～80% 的患者出现症状快速波动,重则出现"开-关反应(on-off response)",即突然发生的肌强直性运动不能(关),此现象持续数分钟或数小时后,又突然自动恢复为良好状态但常伴有运动障碍(开),2 种现象可交替出现,严重妨碍患者的日常活动。

(3)精神症状:如失眠、焦虑、幻觉、妄想等,也有抑郁症等精神病症状。

【药物相互作用】

1. 维生素 B_6 维生素 B_6 是 AADC 的辅酶,能加速 L-DOPA 在外周组织转化成 DA,降低 L-DOPA 的疗效,增加外周 DA 引起的不良反应,故应用 L-DOPA 时禁止同服维生素 B_6。

2. 利舍平 利舍平可妨碍神经末梢对 DA 的摄取,耗竭黑质纹状体中 DA,引起锥体外系运动失调,降低 L-DOPA 的疗效,故二者不宜合用。

3. 抗精神病药 吩噻嗪类和丁酰苯类抗精神病药均可阻断中枢 DA 受体,L-DOPA 不仅对其引起的帕金森综合征无效,而且还可加重原精神病的症状。

(二)左旋多巴的增效药

1. AADC 抑制药

卡比多巴

卡比多巴(carbidopa,α-甲基多巴肼)是较强的外周 AADC 抑制药。不易通过血脑屏障,与 L-DOPA 合用时,仅抑制外周 AADC 的活性,减少 DA 在外周组织的生成,提高脑内 DA 的浓度。既能增强 L-DOPA 的疗效,又能减轻其外周副作用,是 L-DOPA 的重要辅助用药。卡比多巴单用无效,与 L-DOPA 按 1：10 或 1：4 比例配伍制成复方制剂,称为心宁美(sinemet)。

苄丝肼

苄丝肼(benserazide,羟苄丝肼)的作用类似卡比多巴,与 L-DOPA 组成复方制剂美多巴,比例为1∶4,其作用特性与心宁美相似。

2.MAO-B 抑制药　人体内 MAO 分为 A、B 2 型,MAO-A 主要分布于肠道,其功能是对食物、肠道内和血液循环中的单胺进行氧化脱氨代谢;MAO-B 主要分布于黑质-纹状体,其功能是降解 DA。

司来吉兰

司来吉兰(selegiline,丙炔苯丙胺)选择性抑制中枢神经系统 MAO-B 的活性,能迅速通过血脑屏障,降低脑内 DA 的降解代谢,使 DA 浓度增加。本品与 L-DOPA 合用后,能增加其疗效,减少 L-DOPA用量,减少外周副作用,并能消除长期单独使用 L-DOPA 出现的"开-关反应"。临床长期试验表明,两者合用更有利于缓解症状,延长患者寿命。本品低剂量对外周 MAO-A 无作用,肠道和血液中 DA 和酪胺代谢不受影响,不会产生 MAO 非选择性抑制剂所引起的高血压危象,但大剂量(>10 mg/d)亦可抑制 MAO-A,应避免使用。司来吉兰代谢物为苯丙胺和甲基苯丙胺,偶可出现焦虑、失眠、幻觉等精神症状。慎与哌替啶、三环类抗抑郁药或其他 MAO 抑制药合用。

3.COMT 抑制药　L-DOPA 代谢有 2 条途径:由 AADC 脱羧转化为 DA,经 COMT 代谢转化成3-O-甲基多巴,后者又可与 L-DOPA 竞争转运载体而影响 L-DOPA 的吸收和进入脑组织。因此,抑制 COMT 就显得尤为重要:既可降低 L-DOPA 的降解,又可减少3-O-甲基多巴对其转运入脑的竞争性抑制作用,提高 L-DOPA 的生物利用度和在纹状体中的浓度。

硝替卡朋

硝替卡朋(nitecapone)增加纹状体中 L-DOPA 和 DA。该药不易通过血脑屏障,当与卡比多巴合用时,它只抑制外周的 COMT,而不影响脑内 COMT,增加纹状体中 L-DOPA 的生物利用度。

托卡朋和恩他卡朋

托卡朋(tolcapone)和恩他卡朋(entacapone)为新型选择性 COMT 抑制药,能延长 L-DOPA 的 $t_{1/2}$,稳定血药浓度,使更多的 L-DOPA 进入脑组织,延长症状波动患者"开"的时间。两者均可明显改善病情稳定的 PD 患者日常生活能力和运动功能,尤其适用于伴有症状波动的患者。恩他卡朋仅发挥外周作用,作用时间短。托卡朋能同时抑制外周和中枢 COMT,由于具有严重肝毒性,用药时应严密监测肝功能。

(三)多巴胺受体激动药

溴隐亭

溴隐亭(bromocriptine,溴麦角隐亭),是一种半合成的麦角生物碱,为 D_2 样受体(含 D_2、D_3、D_4受体)强激动剂,对 D_1 样受体(含 D_1、D_5 受体)具有部分拮抗作用,对外周 DA 受体、α 受体也有较弱的激动作用。大剂量溴隐亭激动黑质-纹状体通路的 D_2 受体,改善多巴胺能神经功能;小剂量溴隐亭激动结节-漏斗通路的 D_2 受体,抑制催乳素和生长激素释放。

溴隐亭在临床上用于治疗 PD,由于其不良反应较多,因此主要用于 L-DOPA 疗效差或不能耐受者,与 L-DOPA 合用时能减少症状波动;也用于治疗催乳素分泌过多引起的乳溢、闭经、经前期综合征,缓解周期性乳房痛和乳房结节的症状;也可治疗肢端肥大症和女性不孕症。

溴隐亭不良反应呈剂量依赖性,而且是可逆的。消化系统不良反应常见食欲减退、恶心呕吐、便秘,其对消化性溃疡患者诱发出血。用药初期,心血管系统不良反应常见体位性低血压;长期用药可出现无痛性手指血管痉挛,减少药量后症状可缓解;也可诱发心律失常,一旦出现应立即停药。运动功能障碍方面的不良反应类似于 L-DOPA。精神系统症状比 L-DOPA 更常见且严重,如幻觉、错觉、思维混乱等,停药后症状可消失。其他不良反应包括头痛、鼻塞、腹膜和胸膜纤维化、红斑性肢痛。

普拉克索和罗匹尼罗

普拉克索(pramipexole)和罗匹尼罗(ropinirole)为非麦角生物碱类 DA 受体激动药,能选择性激动 D_2 样受体(特别是 D_2、D_3 受体),而对 D_1 样受体几乎没有作用。与溴隐亭相比,本类药患者耐受性较好,用药剂量可以很快增加,1 周以内即可达治疗浓度,虽然也会引起恶心和乏力,但胃肠道反应较小。罗匹尼罗可单独应用于 PD 的早期治疗,也可作为辅助用药与 L-DOPA 合用,减轻由 L-DOPA 引起的不良反应。

普拉克索和罗匹尼罗的不良反应与拟多巴胺类药相似,如恶心、体位性低血压、运动功能障碍等。作为辅助用药可引起幻觉和精神错乱。已经证实服用普拉克索和罗匹尼罗的患者在驾车时,可能出现突发性睡眠,酿成交通事故,因此服药期间禁止从事驾驶和高警觉性工作。

利舒脲

利舒脲(lisuride)为 D_1 类受体激动药、D_1 类受体弱拮抗药,激动作用比溴隐亭强 1 000 倍,用于治疗 PD 的优点有改善运动功能障碍、减少严重的"开-关反应"和 L-DOPA 引起的运动过多症(即异常动作舞蹈症)。

（四）促多巴胺释放药

金刚烷胺

金刚烷胺(amantadine)系合成类抗病毒药,在用于流行性感冒(简称流感)预防时偶然被发现对 PD 有效。金刚烷胺可促进纹状体中残存的多巴胺能神经元释放 DA,抑制 DA 再摄取。该药还有直接激动 DA 受体和较弱的抗胆碱作用,这可能与其拮抗 N-甲基-D-天冬氨酸(N-methyl-D-aspartate,NMDA)受体有关,但确切机制尚不清楚。金刚烷胺用药后显效快,作用持续时间短,应用数天即可获得最大疗效,但连用 6~8 周后疗效逐渐减弱,对 PD 的肌肉强直、震颤和运动障碍的缓解作用较强,优于抗胆碱药物,但不及 L-DOPA。长期用药时可出现下肢皮肤网状青斑,可能为儿茶酚胺释放引起外周血管收缩所致。此外,金刚烷胺可引起精神不安、失眠、运动失调等,偶可致惊厥,故癫痫患者禁用。

二、中枢抗胆碱药

在 L-DOPA 问世前,抗胆碱药曾是治疗 PD 最有效的药物。目前抗胆碱药主要用于早期轻症患者、不能耐受 L-DOPA 或 L-DOPA 治疗无效的患者。此外,抗胆碱药与 L-DOPA 合用,可使半数以上的 PD 患者病情得到改善,其对抗精神病药所致的帕金森综合征也有效。传统 M 受体阻断药阿托品、东莨菪碱也对 PD 有治疗作用,但因外周抗胆碱作用引起的副作用大,所以现在主要使用合成的中枢性 M 受体阻断药。

苯海索

苯海索(benzhexol,安坦)口服吸收快且完全,可通过血脑屏障进入脑内,阻断中枢 M 受体,抑制黑质-纹状体通路中 ACh 的作用,抗震颤效果好,也能改善运动障碍和肌肉强直,但是对动作迟缓疗效较差。少数不能接受 L-DOPA 或 DA 受体激动药的 PD 患者,可用本药治疗。苯海索外周抗胆碱作用为阿托品的 1/10 ~ 1/3,不良反应与阿托品相似但较轻,青光眼和前列腺肥大患者禁用。

苯扎托品

苯扎托品(benzatropine,苄托品)作用近似阿托品,具有抗胆碱作用,同时还有抗组胺、局部麻醉和大脑皮质抑制作用。临床应用及不良反应同苯海索。

第二节　抗阿尔茨海默病药

阿尔茨海默病(Alzheimer disease,AD)是一种以进行性认知障碍和记忆力损害为主的中枢神经系统退行性疾病。主要病理学特征为脑萎缩,镜下可见细胞间 β-淀粉样蛋白沉积形成的老年斑和神经元胞体内的神经纤维缠结。患者表现为记忆力、判断力、抽象思维等一般智力的丧失,精神行为的异常,但视力、运动能力等不受影响。AD 患者占老年期痴呆患者总数的 70% 左右,其发病率在 65 岁人群中为 5%,在 95 岁人群中则高达 90% 以上。该病总病程为 3 ~ 20 年,确诊后平均存活时间为 10 年左右。本病要经历 2 种死亡,首先是精神死亡,然后是肉体死亡,给患者本人、家庭和社会带来相当沉重的负担。随着人类寿命的延长和社会老龄化问题的日益突出,AD 患者的数量和比例将持续增高。

尽管有关 AD 的研究进展很快,但 AD 的病因仍未阐明,迄今尚无特效治疗药物。由于 AD 主要表现为认知和记忆障碍,其解剖基础主要为海马组织结构的萎缩,功能基础主要为胆碱能神经兴奋传递障碍、中枢神经系统内胆碱能神经元数目减少等,因此目前采用的 2 种治疗策略分别是增加中枢胆碱能神经功能和拮抗谷氨酸能神经的功能,其中胆碱酯酶抑制药和 NMDA 受体拮抗药效果相对肯定,虽不能从根本上消除病因,但能缓解认知功能下降的症状,延缓 AD 的进一步发展。

此外,改善 AD 认知功能的药物均有一定改善精神症状的作用。如果非药物治疗和改善认知的药物治疗后患者仍有较严重的精神症状,可根据症状分别给予抗精神病药、抗抑郁药和苯二氮䓬类药物进行治疗。

一、胆碱酯酶抑制药

本类药中的他克林(tacrine)是美国食品药品监督管理局(Food and Drug Administration,FDA)批准的第一个治疗 AD 的药物,为第一代可逆性中枢胆碱酯酶抑制药,因有严重不良反应,特别是肝毒性,现已撤市。

多奈哌齐

多奈哌齐(donepezil)为第二代可逆性中枢胆碱酯酶抑制药,通过抑制 AChE 来增加中枢 ACh 的含量,对丁酰胆碱酯酶无作用。该药口服吸收完全,不受进食和服药时间的影响。药物主要由肝药酶代谢,代谢物中 6-O-脱甲基衍生物体外抗 AChE 活性与母体药物相同。代谢物和少量原形药物主要经肾脏排出,$t_{1/2}$ 约为 70 h,故可每天服用 1 次。多奈哌齐在临床上用于轻、中度 AD 的治疗,可改善患者的认知功能及延缓病情发展,具有剂量小、毒性低、价格相对较低等优点。不良反应可见腹泻、疲乏、恶心、肌肉痉挛、失眠、头晕等,这些反应轻微、短暂,在 1 ~ 2 d 内可缓解,连续服药 2 ~ 3 周后症状自行消失。

加兰他敏

加兰他敏(galanthamine)为第二代可逆性中枢胆碱酯酶抑制药,对神经元中的 AChE 有高度选择性,其对神经元中 AChE 的抑制作用比对血中丁酰胆碱酯酶的抑制作用强 50 倍,是 AChE 竞争性抑制药。用于治疗轻、中度 AD,临床有效率为 50% ~ 60%。用药 6 ~ 8 周后疗效显著,且没有肝毒性。治疗初期(2 ~ 3 周)有恶心呕吐、腹泻等不良反应,连续用药后症状可逐渐消失。

利斯的明

利斯的明(rivastigmine,卡巴拉汀)为第二代可逆性中枢胆碱酯酶抑制药,对大脑皮质和海马的 AChE 具有选择性抑制作用,而对纹状体和心脏的 AChE 几乎无影响。可以改善 AD 患者胆碱能神经介导的认知功能障碍,提高记忆力、注意力和方位感;尚可减慢淀粉样蛋白前体的形成。利斯的明口服迅速吸收,约 1 h 达到稳态血药浓度,血浆蛋白结合率约为 40%,容易通过血脑屏障。在临床上用于治疗轻、中度 AD。主要不良反应有恶心呕吐、乏力、眩晕、精神错乱、嗜睡、腹痛、腹泻等,继续服用一段时间或减量后症状一般可消失。国内临床试验资料显示,除消化道不良反应发生率略高于多奈哌齐外,其他不良反应与多奈哌齐相似。禁用于严重肝、肾损伤患者及哺乳期女性。病态窦房结综合征、房室传导阻滞、消化性溃疡、哮喘、癫痫、肝或肾中度受损患者慎用。

石杉碱甲

石杉碱甲(huperzine A,哈伯因)是我国学者于 1982 年从石杉科植物中提取的一种生物碱,是一种高选择性可逆性胆碱酯酶抑制药。石杉碱甲具有显著的改善记忆和认知功能的作用,可用于老年性记忆功能减退及 AD 患者。常见的不良反应有恶心、头晕、多汗、腹痛、视物模糊等,一般可自行消失,严重者可用阿托品拮抗。由于石杉碱甲具有拟胆碱作用,有严重心动过缓、低血压、心绞痛、哮喘及肠梗阻患者慎用。

二、NMDA 受体非竞争性拮抗药

美金刚

美金刚(memantine,美金刚胺)是一种 NMDA 受体非竞争性拮抗药,是第一个美国 FDA 批准用于治疗中、重度 AD 的药物。美金刚可以适度结合 NMDA 受体,当谷氨酸以病理量释放时,美金刚可减少谷氨酸的神经毒性作用;当谷氨酸释放过少时,美金刚可改善记忆过程所需谷氨酸的传递。已有报道表明,该药能显著改善 AD 患者的认知功能,延缓其日常生活能力的进行性下降。在临床上可用于治疗老年性记忆功能减退及 AD,以改善患者的记忆和认知能力。患者服药后可出现轻微眩晕、不安、头重、口干等不良反应,肝功能不全、意识紊乱患者及孕妇、哺乳期女性禁用,肾功能不全时应减量。

三、其他药物

近年来为改善 AD 患者的认知功能,延缓病情发展,所用的药物还有如下几类。

1. M 受体激动药　如占诺美林、米拉美林等。
2. 抗氧化药　如维生素 E、褪黑素、银杏提取物等。
3. 脑代谢激活药　如脑活素等。
4. 神经保护药　如丙戊茶碱等。
5. 钙通道阻滞药　如尼莫地平等。

6.其他处于临床试验阶段的新型抗 AD 药物　如抗 β-淀粉样蛋白药巴匹珠单抗等。

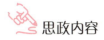思政内容

关爱帕金森病患者,从"衣食住行"开始

　　2020 年流行病学统计显示,全球有大约 450 万帕金森病(PD)患者,中国有 220 万 PD 患者。我国 60 岁以上的老年人超过 1% 患有 PD,65 岁以上的老年人中大约有 1.7% 的人患有 PD,70 岁以上患病率达 3%～5%,是继肿瘤、心脑血管病之后中老年人的"第三杀手",而且每年新发病例近 10 万人。世界卫生组织专家预测,中国 2030 年的 PD 患者将达到 500 万。

　　PD 患者伴有震颤、僵直、运动功能障碍,衣服要买宽松、吸汗的,扣子要少,可以买有拉链的衣服,方便患者自己穿脱衣服。日常饮食要营养均衡、多餐次,可应用社会爱心人士专门设计的 PD 患者专用勺子。在住的方面,卧室内,患者及家属注意:屋内摆放带扶手的高脚椅子;床不宜太高或太低,方便起卧;中晚期患者的床上安置固定的架子,上有悬带下垂,方便患者借助悬带坐起;床的侧方绑 1 根宽带子,晚间可以借助手的力量独自翻身;床头灯的开关要设置在顺手的地方;睡衣、床单和被褥都使用绸缎面,方便夜间翻身;铺设防滑地板和地砖,潮湿后尽可能擦干。在出行方面,要特别注意防止患者跌倒,主要包括以下 5 个方面:夜间起床必须保证光线足够;睡在带厕所的卧室,或床旁放置便盆;室内地面应平坦,减少台阶;用防滑地板或地砖;行动不便者使用助行器。

（蔡雪湘）

第十五章　抗精神病药

学习目标

1. 知识目标　①掌握氯丙嗪的药理作用、作用机制、临床应用和不良反应。②了解其他抗精神病药的作用特点、临床应用和不良反应。

2. 思政目标　关注精神卫生，关爱精神病患者，增强患者对疾病康复的信心，提升学生的综合医学素养和人文修养。

精神失常（psychiatric disorder）是由多种病理因素导致的以精神活动障碍为特征的一大类疾病，包括精神分裂症、躁狂症、抑郁症和焦虑症。除药物治疗外，社会应更多地关注精神卫生，预防精神病，关爱精神病患者。

抗精神病药（antipsychotics），根据其临床用途分为抗精神分裂症药（antischizophrinic）、抗躁狂药（antimaniacs）、抗抑郁药（antidepressant）和抗焦虑药（anxiolytics）。

第一节　抗精神分裂症药

精神分裂症（schizophrenia）是一组以思维、情感、行为之间不协调，精神活动与现实脱离为主要特征的最常见的一类精神失常。根据临床症状的不同，精神分裂症分为Ⅰ型精神分裂症和Ⅱ型精神分裂症。Ⅰ型精神分裂症患者的表现以幻觉、妄想、思维紊乱等阳性症状为主，Ⅱ型精神分裂症患者的表现以情感淡漠、主动性缺乏、思维贫乏等阴性症状为主。本节所述药物多数对Ⅰ型精神分裂症治疗效果好，对Ⅱ型精神分裂症治疗效果较差甚至无效。抗精神分裂症药主要用于治疗精神分裂症及其他精神失常的躁狂状。根据化学结构的不同，抗精神分裂症药分为吩噻嗪类、硫杂蒽类、丁酰苯类及其他药物。大多数抗精神分裂症药是多巴胺（DA）受体阻断药，具有相似的药理作用，但在发挥治疗作用的同时，可引起情绪冷漠、精神运动迟缓、运动障碍等不良反应。

【作用机制】　精神分裂症的发病原因至今未明，其中 DA 功能亢进假说、DA/5-HT 平衡障碍假说得到较多学者的认可。中脑-边缘通路和中脑-皮质通路主要调控人类的精神活动，目前多认为Ⅰ型精神分裂症主要与这 2 条 DA 通路功能亢进密切相关。中枢神经系统主要有 4 条 DA 通路：①黑质-纹状体通路是锥体外系运动功能的高级中枢；②中脑-边缘通路主要调控情绪反应；③中脑-皮质通路主要参与对认知、思想、感觉、理解和推理能力的调控；④结节-漏斗通路主要调控垂体激素的分泌，如抑制催乳素的分泌，促进促肾上腺皮质激素和生长激素的分泌等。

DA 是中枢神经系统内重要的神经递质之一，通过与脑内 DA 受体结合而参与神经精神活动的调节。中枢神经系统内有 5 种 DA 受体亚型（D_1、D_2、D_3、D_4、D_5亚型）。D_1、D_5称为 D_1样受体，而 D_2、

D_3、D_4 称为 D_2 样受体。黑质-纹状体通路主要存在 D_1 样受体(D_1、D_5 亚型)和 D_2 样受体(D_2、D_3 亚型),中脑-边缘通路和中脑-皮质通路主要存在 D_2 样受体(D_2、D_3、D_4 亚型),结节-漏斗系统主要存在 D_2 样受体中的 D_2 亚型。

吩噻嗪类等抗精神分裂症药主要通过阻断中脑-边缘通路和中脑-皮质通路的 D_2 样受体而发挥治疗作用。但目前临床使用的大多数抗精神分裂症药不是 D_2 样受体选择性拮抗剂,在发挥疗效的同时,因拮抗黑质-纹状体通路的 DA 受体而在不同程度上引起锥体外系副作用。

近些年发现,中枢 5-HT 对 DA 功能可能具有调节作用。5-HT 神经元集中于中缝核,向前投射至中脑,向两侧投射至新皮质广泛区域,调节着生理睡眠-觉醒周期。阻断 $5-HT_{2A}$ 受体可引起黑质、皮质前额叶等部位 DA 释放增加,兴奋该区 D_1 受体,对精神分裂症的阴性症状具有显著改善作用。$5-HT_{2A}$ 受体阻断药亦称为非经典抗精神分裂症药,如氯氮平和利培酮,主要通过阻断 $5-HT_{2A}$ 受体来调节中枢 DA 功能,从而改善精神分裂症的阳性与阴性症状。由于其拮抗 $5-HT_{2A}$ 受体的作用显著强于其拮抗 D_2 受体的作用,因此,即使长期应用氯氮平和利培酮亦无锥体外系反应发生。

一、经典抗精神分裂症药

(一)吩噻嗪类

吩噻嗪是由硫、氮原子联结 2 个苯环而成的 1 种具有三环结构的化合物,其 2、10 位被不同基团取代获得本节述及的吩噻嗪类抗精神分裂症药。目前国内临床常用的吩噻嗪类抗精神分裂症药有氯丙嗪、奋乃静、氟奋乃静、三氟拉嗪、硫利达嗪等,其中氯丙嗪是吩噻嗪类抗精神分裂症药物的典型代表,也是应用最广泛的抗精神分裂症药。

氯丙嗪

氯丙嗪(chlorpromazine),又称冬眠灵(wintermin),主要拮抗脑内边缘系统 DA 受体,这是其抗精神分裂症作用的主要机制;也能阻断 α 受体和 M 受体,因此其药理作用广泛,长期应用不良反应多。作为第一个精神安定药及抗精神病药,尽管选择性较低,目前氯丙嗪在临床治疗中仍发挥着重要作用。

【体内过程】 氯丙嗪口服吸收慢而不规则,血药浓度达到峰值时间为 2~4 h,个体差异大,食物及抗胆碱药能延缓或减少其吸收。肌内注射吸收迅速,但因刺激性强,应深部注射,生物利用度为口服给药的 3~4 倍。进入血液后,90% 以上与血浆蛋白结合。脂溶性高,分布较广,在脑、肺、肝、脾、肾中较多,容易通过血脑屏障,脑内浓度可达血药浓度的 10 倍以上。主要在肝脏代谢,经肾脏排泄,排泄缓慢,停药后数周乃至半年后,尿中仍可检出其代谢物。氯丙嗪在体内的消除和代谢随年龄增加而递减,老年患者消除和代谢速度慢,故需酌情减量。

【药理作用】

1. 对中枢神经系统的作用

(1)抗精神分裂症作用:氯丙嗪主要通过阻断中脑-边缘系统和中脑-皮质通路的 D_2 样受体而发挥抗精神分裂症作用。由于氯丙嗪对黑质-纹状体通路 D_2 样受体的亲和力与这 2 条通路上的受体几乎没有差异,因此在长期应用氯丙嗪的患者中,锥体外系反应的发生率较高。

氯丙嗪对中枢神经系统有较强的抑制作用,也称神经安定作用。精神分裂症患者用药后会变得安静,兴奋躁动得到迅速控制,继续用药后幻觉、妄想等阳性症状逐渐消失,理智恢复,情绪安定,生活自理。氯丙嗪对抑郁、情感淡漠、行为退缩等阴性症状疗效较差,对抑郁症无效,甚至加剧。正常人一次口服治疗量氯丙嗪后,出现镇静、安定、注意力下降、感情淡漠、对周围事物不感兴趣和答话缓滞,但理智正常;在安静环境下可以入睡,但易唤醒,醒后神态清楚,随后又易入睡。

（2）镇吐作用：小剂量氯丙嗪选择性阻断延髓第四脑室底部的催吐化学感受区的 D_2 受体，大剂量氯丙嗪直接抑制呕吐中枢，产生强大的镇吐作用。氯丙嗪可对抗药物（如吗啡、强心苷、四环素等）和疾病（如恶性肿瘤、尿毒症、放射病、妊娠中毒等）引起的呕吐，但对前庭刺激引起的晕动病呕吐无效。对顽固性呃逆有效，与其抑制位于延髓与催吐化学感受区旁呃逆的中枢调节部位有关。

（3）对体温调节的影响：氯丙嗪抑制下丘脑体温调节中枢，使体温调节失灵，体温随着外界环境温度的变化而变化。氯丙嗪不仅能降低发热患者的体温，还可降低正常人体温，环境温度越低其降温作用越显著，与物理降温同时应用，有协同降温作用。

2.对自主神经系统的作用　氯丙嗪能阻断 α 受体和 M 受体。阻断 α 受体，可使血管扩张、外周阻力降低、血压下降，翻转肾上腺素的升压效应，但连续应用易产生耐受性，且不良反应较多，故不适合治疗高血压。氯丙嗪可阻断 M 受体，但作用较弱，无治疗意义，可引起口干、便秘、视力模糊等副作用。

3.对内分泌系统的影响　氯丙嗪能阻断下丘脑结节-漏斗系统 DA 通路的 D_2 受体，抑制下丘脑多种激素的分泌。例如，减少催乳素抑制因子的释放，使催乳素分泌增加，引起乳房增大及泌乳，故乳腺癌患者禁用；抑制促性腺激素释放激素的分泌，使卵泡刺激素和黄体生成素释放减少，排卵延迟；抑制垂体生长激素的分泌，引起生长减慢，试用于巨人症的治疗；抑制促肾上腺皮质激素的分泌，使糖皮质激素分泌减少。

【临床应用】

1.精神分裂症　氯丙嗪能显著改善阳性症状，对以精神运动性兴奋、幻觉、妄想为主的精神分裂症疗效较好，尤其对急性患者效果显著，但不能根治，需要长期用药。主要用于Ⅰ型精神分裂症的治疗，也可用于治疗躁狂症及其他精神分裂症伴兴奋躁动、紧张、妄想等症状。一般连续用药6周至6个月，症状消失，但连续用药后疗效逐渐减弱并出现耐受性。对慢性精神分裂症患者疗效较差，对Ⅱ型精神分裂症患者无效甚至加重病情。

2.呕吐与顽固性呃逆　氯丙嗪对多种药物（如吗啡、强心苷、四环素等）和疾病（如尿毒症、恶性肿瘤）引起的呕吐有显著的镇吐作用。对顽固性呃逆具有显著疗效。对晕动病引起的呕吐无效。

3.低温麻醉与人工冬眠　临床常用氯丙嗪配合冰浴等物理降温方法，使体温降至28～32℃，用于低温麻醉。氯丙嗪与中枢抑制药哌替啶、异丙嗪配成冬眠合剂，用于"人工冬眠"，使患者处于深睡状态，体温、基础代谢及组织耗氧量均降低，减轻机体对伤害性刺激的反应。多用于严重创伤、感染性休克、高热惊厥、甲状腺危象、中枢性高热等的辅助治疗，以争取时间采取其他治疗措施。

【不良反应】　氯丙嗪药理作用广泛，不良反应较多。

1.常见的不良反应　中枢抑制症状，如嗜睡、困倦、乏力、淡漠等；α 受体阻断症状，如血压下降、体位性低血压、鼻塞、反射性心悸等；M 受体阻断症状，如视物模糊、口干、便秘、眼压升高等。长期用药会引起内分泌紊乱，如乳房增大、泌乳、闭经、抑制儿童生长等。氯丙嗪局部刺激性较强，可用深部肌内注射；静脉注射可致血栓性静脉炎，应以生理盐水或葡萄糖注射液稀释后缓慢注射。

2.锥体外系反应　锥体外系反应发生率与药物种类和剂量、个体敏感性、长期用药有关，主要表现如下。①帕金森综合征：临床表现与PD相似，表现为面部呆板、肌张力增高、动作迟缓、震颤、流涎等，一般在用药数周或数月发生。②急性肌张力障碍：以面、颈、唇及舌肌痉挛多见，表现为口眼歪斜、斜颈、伸舌、张口、呼吸运动障碍、吞咽困难等。多出现在用药后第1～5天。③静坐不能：患者表现为坐立不安、反复徘徊。以上3种反应主要是氯丙嗪阻断了黑质-纹状体通路的 D_2 样受体，使纹状体中的 DA 功能减弱而 ACh 功能增强引起，通过减少药量、停药来减轻或消除症状，也可使用中枢性抗胆碱药苯海索来缓解。④迟发性运动障碍：长期服用氯丙嗪（1年以上），部分患者可引起一种特殊而持久的运动障碍，称为迟发性运动障碍，表现为口-面部不自主的有节律的刻板式运动，如吸吮、鼓腮、舔舌等口、舌、腮三联征，广泛性舞蹈样手足徐动症等。停药后上述症状长期不消失,可能是因突触后膜 DA 受体长期被阻断,使 DA 受体向上调节,受体数目增加,敏感性提高,从而使黑质-纹状体 DA 功能相对亢进。中枢性抗胆碱药反而使症状加重,抗 DA 药可以减轻此反应。尽管迟发性运动障碍症状通常较轻,但一旦发展为严重病例,则进一步恶化患者的生活质量。

3.精神异常　氯丙嗪本身可以引起精神异常,如意识障碍、萎靡、淡漠、兴奋、躁动、消极、抑郁、幻觉、妄想等,应与原有疾病加以鉴别,一旦发生应立即减量或停药。

4.惊厥与癫痫　少数患者用药过程中出现局部或全身抽搐,脑电有癫痫样放电,有惊厥或癫痫史者更容易发生,应慎用,必要时加用抗癫痫药。

5.过敏反应　常见症状有皮疹、接触性皮炎。少数患者出现肝损伤、黄疸,也可出现粒细胞减少、溶血性贫血、再生障碍性贫血等。

6.急性中毒　一次吞服大剂量氯丙嗪可致急性中毒,患者出现昏迷,血压下降至休克水平,还可能出现心肌损害,如心动过速、心电图异常(ST-T 改变和 Q-T 间期延长)。

7.心血管和内分泌系统反应　如体位性低血压、持续性低血压休克,多见于年老伴动脉硬化、高血压患者;心电图异常、心律失常。长期用药还会引起内分泌紊乱,如乳房增大、泌乳、月经停止、抑制儿童生长等,主要是由于氯丙嗪拮抗了 DA 介导的下丘脑催乳素释放抑制途径,引起高催乳素血症,导致乳漏、闭经及妊娠试验假阳性;正常的男性激素向雌激素转变受到影响时会导致性欲增强。性功能障碍(阳痿、闭经)的出现可能会使得患者不合作。

【药物相互作用】　氯丙嗪能增强其他中枢抑制药(镇静催眠药、镇痛药、抗组胺药等)的作用,联合使用时注意调整剂量;特别是与吗啡、哌替啶等合用时要注意呼吸抑制与血压下降。氯丙嗪能降低 DA 受体激动药、左旋多巴及胍乙啶的作用。氯丙嗪与肾上腺素合用,产生肾上腺素作用的翻转导致低血压和心动过速。肝药酶诱导剂如苯妥英钠、卡马西平等可加速氯丙嗪代谢,合用时应注意调整剂量。

其他吩噻嗪类药物

其他吩噻嗪类药物有奋乃静(perphenazine)、氟奋乃静(fluphenazine)、三氟拉嗪(trifluoperazine)等。其共同特点是抗精神分裂症作用强,锥体外系症状亦很显著,镇静作用较弱。

奋乃静的作用较氯丙嗪缓和,除镇静、控制精神运动兴奋作用次于氯丙嗪外,其他同氯丙嗪;用于治疗各型精神分裂症,对慢性精神分裂症的疗效高于氯丙嗪。

氟奋乃静和三氟拉嗪的中枢镇静作用较弱,且具有兴奋和激活作用。抗幻觉、妄想作用强,对行为退缩、情感淡漠等症状有较好的疗效,适用于精神分裂症偏执型和慢性精神分裂症的治疗。

(二)硫杂蒽类

硫杂蒽类抗精神分裂症药的基本结构和药理作用与吩噻嗪类相似,主要代表药物为氯普噻吨。

氯普噻吨

氯普噻吨(chlorprothixene),又称泰尔登(tardan),结构与三环类抗抑郁药相似,故有较弱的抗抑郁作用。抗精神分裂症、抗幻觉、抗妄想作用不如氯丙嗪,但调整情绪、控制焦虑和抑郁的作用较氯丙嗪强,适用于治疗伴有焦虑或抑郁的精神分裂症、焦虑性神经症、更年期抑郁症等。不良反应与氯丙嗪类似,但较轻,锥体外系反应较少。

(三)丁酰苯类

丁酰苯类抗精神分裂症药的化学结构与吩噻嗪类完全不同,但其药理作用、临床应用与吩噻嗪类相似。

氟哌啶醇

氟哌啶醇(haloperidol)是第一个合成的丁酰苯类药物,化学结构与氯丙嗪完全不同,但能选择性阻断 D_2 样受体,抗精神分裂症作用强大,镇静、降压作用较弱。氟哌啶醇适用于控制以兴奋躁动、幻觉、妄想为主的精神分裂症,也可用于慢性精神分裂症及其维持治疗。锥体外系反应发生率高达80%,常见急性肌张力障碍和静坐不能,长期应用可出现迟发性运动障碍。但其心血管系统的不良反应较轻,对肝功能的影响小。

氟哌利多

氟哌利多(droperidol),又称氟哌啶,在体内吸收迅速,肌内注射与静脉注射起效时间几乎相同,代谢快,维持时间短。$t_{1/2}$ 分为两部分,开始为 10 min,最终为 2.2 h。作用与氟哌啶醇相似,可消除精神紧张,还有抗休克、镇吐、抗焦虑作用。在临床上常与镇痛药合用,以增强镇痛药的作用,如与芬太尼配合使用,患者会进入一种不睡眠的特殊麻醉状态——精神恍惚、活动减少、痛觉消失、对环境淡漠,称为"神经阻滞镇痛术",可进行小手术、各种内窥镜检查、造影等。也可用于麻醉前给药、镇吐、控制精神分裂症患者的攻击行为。

(四)其他抗精神分裂症药

舒必利

舒必利(sulpiride)是苯甲酰胺类抗精神分裂症药,可选择性阻断中脑-边缘系统 D_2 受体。奏效快,有"药物电休克"之称。对紧张型精神分裂症的疗效好,有改善患者与周围的接触、活跃情绪、减轻幻觉和妄想的作用,对情绪低落、抑郁等症状也有治疗作用,对长期用其他药物治疗无效的难治性病例仍有一定的疗效。锥体外系反应较氯丙嗪轻,可致迟发性运动障碍。对自主神经系统几乎无影响。

五氟利多

五氟利多(penfluridol)属于二苯基丁酰哌啶类抗精神分裂症药,是口服长效抗精神分裂症药,1 次用药疗效可维持数日至 1 周,其长效的原因可能与其贮存于脂肪组织,从而缓慢释放有关。抗精神分裂症作用较强,与氟哌啶醇相似,阻断 D_2 样受体,用于治疗急、慢性精神分裂症,尤其适用于慢性精神分裂症患者,对幻觉、妄想、退缩均有较好的疗效,但镇静作用较弱。其不良反应以锥体外系反应最常见。

二、非典型抗精神分裂症药

非典型抗精神分裂症药与经典抗精神分裂症药相比耐受性好,很少发生锥体外系反应、高催乳素血症等不良反应。本类药在改善精神分裂症状尤其是阴性症状方面效果均较经典抗精神分裂症药好。因此,本类药被推荐为首发精神分裂症患者的"一线治疗药",代表药包括氯氮平、利培酮、齐拉西酮、阿立哌唑、奥氮平等。

氯氮平

氯氮平(clozapine)属于苯二氮䓬类,是新型抗精神分裂症药,目前我国许多地区已将其作为治疗精神分裂症的首选药。氯氮平可以特异性阻断中脑-边缘系统和中脑-皮质系统的 D_4 受体,对黑质-纹状体系统的 D_2、D_3 受体几乎无亲和力,因此几乎无锥体外系反应。还可阻断 $5-HT_{2A}$ 受体,协调5-HT、多巴胺能神经系统的相互作用和平衡,因此氯氮平也称为"5-HT-DA 受体阻断药"。

　　氯氮平为广谱神经安定药,对精神分裂症的疗效与氯丙嗪相当,且起效迅速,多在 1 周内见效。抗精神分裂症作用强,适用于慢性精神分裂症患者,对其他抗精神分裂症药无效的精神分裂症的阴性和阳性症状都有治疗作用;也可用于长期给予氯丙嗪等抗精神分裂症药引起的迟发运动障碍,可明显改善其迟发性运动障碍的症状,原有精神病也可得到控制。氯氮平具有抗胆碱作用、抗组胺作用、抗 α 受体作用,几乎无锥体外系反应、内分泌紊乱等不良反应,但可引起粒细胞减少,严重者可致粒细胞缺乏,因此用药期间必须做白细胞计数检查。

利培酮

　　利培酮(risperidone)是第二代非典型抗精神分裂症药,其药理作用及临床应用与氯氮平相似,对D_2受体、$5-HT_{2A}$受体有阻断作用,且对$5-HT_{2A}$受体的作用显著强于D_2受体。利培酮适于治疗首次发作或多次发作的精神分裂症患者,对精神分裂症的阳性症状如幻觉、妄想、思维障碍等,以及阴性症状均有疗效。该药较独特的一点是对精神分裂症患者的认知功能障碍和继发性抑郁亦具有治疗作用。利培酮 4~6 mg/d 时,其效果与氟哌啶醇(10~20 mg/d)相当或更好,而且较少出现锥体外系反应。剂量低于 8 mg/d 时,利培酮锥体外系反应的发生率较氟哌啶醇低。利培酮由于有效剂量小、用药方便、见效快、锥体外系反应轻等优点,容易被患者接受,治疗依从性优于其他抗精神分裂症药,已成为目前治疗精神分裂症的一线药物。

齐拉西酮

　　齐拉西酮(ziprasidone)是继氯氮平、利培酮、奥氮平和喹硫平之后全球上市的第五个非典型抗精神分裂症药。对 D_2、D_3、$5-HT_{2A}$、$5-HT_{2C}$、$5-HT_{1A}$、$5-HT_{1D}$、α 受体具有较高的亲和力,对组胺H_1受体具有中等亲和力,对 M 受体无亲和力。也是目前唯一对去甲肾上腺素、5-HT 再摄取都有抑制作用的非典型抗精神分裂症药。齐拉西酮对急性或慢性、初发或复发精神分裂症均有很好疗效;对精神分裂症阳性症状(视听幻觉、妄想)、阴性症状(动机缺乏和逃避社会)有效。常见的不良反应有头痛、嗜睡、异常活动、恶心、便秘、消化不良和心血管反应。

阿立哌唑

　　阿立哌唑(aripiprazole)是一种新型的非典型抗精神分裂症药,对多巴胺能神经系统具有双向调节作用,是 DA 递质的稳定剂。与 D_2、D_3、$5-HT_{1A}$、$5-HT_{2A}$受体有很高的亲和力。通过对 D_2、$5-HT_{1A}$受体的部分激动作用及对$5-HT_{2A}$受体的拮抗作用来产生抗精神分裂症作用。口服阿立哌唑后 3~5 h 血药浓度达到峰值,$t_{1/2}$为 48~68 h。在临床上用于治疗各类型的精神分裂症,对精神分裂症的阳性和阴性症状均有明显疗效。

第二节　抗躁狂药

　　躁狂症的特征是情绪高涨、烦躁不安、活动过度、思维和语言不能自制。发病机制尚未明确,可能与脑内单胺类神经递质平衡失调有关。抗精神分裂症药氯丙嗪、奥氮平、利培酮等,抗癫痫药卡马西平、丙戊酸钠、拉莫三嗪等也具有抗躁狂症作用。目前临床上治疗躁狂症最常用的药物是碳酸锂。

碳酸锂

　　碳酸锂(lithium carbonate)自 1949 年起用于临床治疗躁狂症。

【体内过程】 碳酸锂口服吸收快,口服后 2~4 h 血药浓度达到峰值。不与血浆蛋白结合,在体内分布较广,先分布于细胞外液,然后逐渐蓄积于细胞内。由于通过血脑屏障进入脑组织和神经元需要一定时间,因此锂盐显效较慢。$t_{1/2}$ 为 18~36 h。碳酸锂主要经肾脏排泄,约 80% 由肾小球滤过的锂离子在近曲小管与 Na^+ 竞争重吸收,故增加 Na^+ 摄入可促进其排泄,而缺少 Na^+ 或肾小球滤过减少时,可致体内锂盐潴留,引起中毒。另外,锂盐也可通过胎盘组织和乳汁排泄。

【药理作用及机制】 碳酸锂发挥药理作用的主要是锂离子。治疗量锂盐对正常人的精神行为没有明显的影响,但对躁狂症患者有显著疗效,尤其是对急性躁狂和轻度躁狂疗效显著,有效率为 80%,可使患者行为和言语障碍恢复。目前认为其作用机制主要在于:①锂盐能抑制神经末梢 Ca^{2+} 依赖性的去甲肾上腺素和 DA 释放,而不影响或促进 5-HT 的释放;②促进突触间隙中儿茶酚胺的再摄取,并增加其灭活,使突触间隙中儿茶酚胺浓度降低;③抑制腺苷酸环化酶的激活,使第二信使 cAMP 下降;④影响 Na^+、Ca^{2+}、Mg^{2+} 的分布及葡萄糖的代谢。

【临床应用】 碳酸锂主要用于治疗躁狂症,特别是对急性躁狂和轻度躁狂疗效显著,有效率为 80%,但有时对抑郁症也有效,因此被称为情绪稳定药。碳酸锂还可用于治疗躁狂和抑郁双向循环发生的躁狂抑郁症。长期使用可减少躁狂复发,对预防抑郁复发也有效,但对抑郁的作用不如躁狂显著。对精神分裂症的兴奋躁动也有效,与抗精神分裂症药合用疗效较好,可减少抗精神分裂症药的剂量,同时可缓解锂盐所致的恶心呕吐等不良反应。

【不良反应】 锂盐治疗浓度与中毒浓度相近,安全范围小,不良反应较多。其最适浓度为 0.8~1.5 mmol/L,超过 2.0 mmol/L 即可出现中毒症状。轻度的毒性症状包括恶心呕吐、腹痛、腹泻和细微震颤;较严重的毒性反应涉及神经系统,包括精神紊乱、反射亢进、明显震颤、发音困难、惊厥,直至昏迷与死亡。由于该药治疗指数很低,进行血药浓度检测至关重要,当血药浓度升至 1.6 mmol/L 时,应立即停药并进行对症处理。锂盐无特殊的拮抗剂,出现中毒症状时,主要采取对症处理和支持疗法,必要时可采用血液透析法清除。

第三节 抗抑郁药

抑郁症是一种情感障碍性精神病,主要表现为情绪低落,思维迟缓、悲观、缺乏主动性、意志活动减退等症状,有强烈自杀倾向。抑郁症的发病机制有待进一步阐明,目前认为其发病病因与下丘脑 5-HT 和去甲肾上腺素功能减弱有关。抗抑郁药主要用于治疗情绪低落、抑郁消极,同时对焦虑性障碍、惊恐发作、强迫性障碍及恐惧症也有治疗效果。目前临床使用的抗抑郁药包括三环类抗抑郁药(非选择性单胺摄取抑制药)、去甲肾上腺素再摄取抑制药、5-HT 再摄取抑制药及其他抗抑郁药。这些药物主要通过抑制神经系统对 5-HT 和去甲肾上腺素的再摄取,增加突触间隙中递质浓度而发挥抗抑郁作用,在药理作用、临床应用、不良反应等方面有诸多相似之处。

一、三环类抗抑郁药

这一类药物化学结构中都有 2 个苯环和 1 个杂环,故统称为三环类抗抑郁药(tricyclic antidepressant,TCA),结构上与吩噻嗪类有一定的相似性。主要药物有丙咪嗪、阿米替林、多塞平等。

三环类抗抑郁药主要通过阻断去甲肾上腺素和 5-HT 的再摄取,增加突触间隙中这 2 种递质的浓度而发挥抗抑郁作用,属于非选择性单胺摄取抑制剂。大多数三环类抗抑郁药具有 M 受体阻断作用,可引起口干、便秘、视物模糊、排尿困难等不良反应。此外,本类药还可阻断 α_1 受体和组胺 H_1 受体而引起过度镇静。

丙米嗪

丙米嗪(imipramine,米帕明)为三环类抗抑郁药的代表药。

【体内过程】　丙咪嗪口服易吸收,口服后 2~8 h 血药浓度达到峰值,$t_{1/2}$ 为 6~20 h。组织分布广泛,以脑、肝、肾及心肌分布较多,约 90% 与血浆蛋白结合。主要经肝药酶代谢,代谢物如去甲基丙咪嗪,能抑制去甲肾上腺素再摄取,也有较强的抗抑郁作用。丙米嗪主要以羟化物或与葡萄糖醛酸结合物的形式自尿排出,少量经胆汁排泄。

【药理作用】

1. 对中枢神经系统的作用　抑郁症患者服药后可出现情绪高涨、精神振奋等现象,可缓解焦虑、增进食欲、改善睡眠。但丙米嗪起效缓慢,需要连续服用 2~3 周疗效才显著。其机制主要为抑制突触前膜对去甲肾上腺素和 5-HT 再摄取,使突触间隙中递质浓度升高,促进突触传递功能而发挥抗抑郁的作用。正常人服用丙米嗪后可出现安静、嗜睡、血压稍降、头晕、目眩,并常有口干、视物模糊等抗胆碱反应,连续用药数日后这些症状可能加重,甚至出现注意力不集中、思维能力下降等现象。

2. 对自主神经系统的作用　治疗量丙米嗪能阻断 M 受体而产生阿托品样作用,表现为口干、视物模糊、便秘、尿潴留等。

3. 对心血管系统的作用　丙米嗪可抑制心肌中单胺类再摄取,从而引起心肌中去甲肾上腺素浓度增高而抑制多种心血管反射,引起低血压或体位性低血压。大剂量还对心肌有奎尼丁样作用,对钠通道、钾通道及钙通道均有阻滞作用,可导致心律失常或心肌损伤。

【临床应用】　丙米嗪用于治疗各种原因引起的抑郁,对内源性抑郁症和更年期抑郁症疗效较好,其次是反应性抑郁症。对伴有焦虑的抑郁症疗效显著,对恐惧症亦有效。对精神分裂症的抑郁状态疗效较差。儿童遗尿可试用丙米嗪治疗。

【不良反应】　外周抗胆碱作用是丙米嗪最常见的不良反应,表现为口干、便秘、视物模糊、排尿困难、眼内压升高、心动过速等症状;还会出现多汗、无力、头晕、失眠、皮疹、体位性低血压、反射亢进、共济失调、肝功能异常、粒细胞缺乏等。

【禁忌证】　因丙米嗪容易导致尿潴留和眼压升高,故前列腺肥大及青光眼患者禁用。

【药物相互作用】　三环类抗抑郁药与单胺氧化酶抑制药合用可产生高血压危象,或产生高热、惊厥、昏迷等类似急性阿托品中毒症状,因此用单胺氧化酶抑制药患者需停药 2 周后才可以应用本类药。此外,三环类抗抑郁药可增强中枢抑制药的作用,如与抗精神分裂症、抗帕金森病药合用时,其抗胆碱作用可互相增强。三环类抗抑郁药可抑制胍乙啶和可乐定的再摄取,对抗其降压作用。

阿米替林

阿米替林(amitriptyline),又称依拉维,是临床上常用的三环类抗抑郁药。其药理学作用与丙米嗪相似,但抑制 5-HT 再摄取的作用明显强于抑制去甲肾上腺素再摄取,有较强的镇静作用和抗胆碱作用,适用于伴有焦虑、烦躁、失眠的患者。不良反应与丙米嗪相似,但比丙米嗪严重,偶有加重糖尿病症状。

多塞平

多塞平(doxepin),又称多虑平。抗抑郁作用较丙米嗪弱,抗焦虑作用和镇静作用强。对有明显焦虑症状的抑郁症更适宜,用药后焦虑、紧张、情绪低落、行动迟缓等症状数日后可缓解,显效需 2~3 周。不良反应与丙米嗪类似,但对心脏影响较小。慎用于儿童和孕妇,老年患者应适当减量。

二、去甲肾上腺素再摄取抑制药

去甲肾上腺素再摄取抑制药(noradrenaline reuptake inhibitor,NRI)可选择性抑制去甲肾上腺素再摄取,适用于以脑内去甲肾上腺素缺乏为主的抑郁症。常用药物包括地昔帕明、马普替林、去甲替林、瑞波西汀等,其特点为奏效快,但镇静作用、抗胆碱作用和降压作用均比三环类抗抑郁药弱。

地昔帕明

地昔帕明(desipramine)又称去甲丙米嗪。

【体内过程】 地昔帕明口服吸收迅速,不受食物影响。达到血药浓度峰值需要 $2\sim6$ h,约90%与血浆蛋白结合,容易通过血脑屏障。代谢物去甲丙米嗪具有活性,主要随尿排出,少量随胆汁排泄。

【药理作用】 地昔帕明为强效去甲肾上腺素再摄取抑制药,其抑制去甲肾上腺素再摄取的作用是抑制 5-HT 再摄取的 100 倍以上;也可抑制 DA 的摄取。另外,地昔帕明对 H_1 受体有较强的拮抗作用。对 α 受体和 M 受体拮抗作用较弱。

【临床应用】 地昔帕明对轻、中度抑郁症疗效好;用于治疗内因性、更年期、反应性及神经性抑郁症。

【不良反应】 地昔帕明不良反应较小,主要为口干、头晕、失眠等,但对心脏的影响与丙米嗪相似。过量可引起血压降低、心律失常等症状。

【药物相互作用】 选择性 5-HT 再摄取抑制药如舍曲林和氟西汀,可竞争性抑制三环类抗抑郁药代谢的细胞色素 P450,增强地昔帕明的抗抑郁作用,同时也增加不良反应。地昔帕明不能与拟交感胺类药物合用,因其会明显增强后者的作用;与作用于去甲肾上腺素能神经末梢的抗高血压药(如胍乙啶等)合用,会显著降低降压效果。

马普替林

马普替林(maprotiline)化学结构上为四环类,是选择性去甲肾上腺素再摄取抑制药,对 5-HT 再摄取几乎无影响。

【体内过程】 马普替林口服吸收虽然缓慢,但能完全吸收,口服后 $9\sim16$ h 血药浓度达到峰值,$t_{1/2}$ 为 27 h。在体内分布广,肺、肾、心脏及肾上腺的药物浓度均高于血液,血浆蛋白结合率约为90%。在肝脏代谢,主要活性代谢物为去甲马普替林,然后经肾脏排泄,其余由胆汁排泄。

【药理作用】 马普替林能选择性抑制外周和中枢对去甲肾上腺素的再摄取,对 5-HT 再摄取几乎无影响。有较强的抗焦虑作用,镇静作用与丙米嗪相似,抗胆碱作用与丙米嗪相似,但比阿米替林弱。

【临床应用】 马普替林治疗抑郁症与丙米嗪相似,尤其是治疗老年抑郁症和伴有明显焦虑的抑郁症。用药 $2\sim3$ 周后显效,对提高患者情绪,改善迟钝、淡漠等有较好的疗效。

【不良反应】 常见口干、便秘、视物模糊等,也有嗜睡、眩晕等症状,但较三环类抗抑郁药轻。也有用药后出现皮炎和皮疹的报道。

去甲替林

去甲替林(nortriptyline)的药理作用与阿米替林相似。

【体内过程】 去甲替林口服后完全从胃肠道吸收,血浆蛋白结合率为 $90\%\sim95\%$,V_d 为 $14\sim40$ L/kg,62% 以代谢物形式从尿中排泄,肾衰竭患者也可安全使用本药,血浆 $t_{1/2}$ 为 $18\sim60$ h。

【药理作用】 去甲替林抑制去甲肾上腺素摄取远强于对 5-HT 的摄取。与母药阿米替林相比,其镇静、抗胆碱、降血压作用及对心脏的影响和诱发惊厥作用均较弱。去甲替林有助于抑制抑郁症患者入睡,但缩短快速眼动时间。去甲替林阻断 α_1 受体,可致体位性低血压;其抗胆碱作用可致心率加快。

去甲替林治疗内源性抑郁症的效果优于反应性抑郁症,比其他三环类抗抑郁药治疗显效快。

【不良反应】 虽然去甲替林的镇静作用、抗胆碱作用、降血压作用、对心脏的影响等均比丙米嗪弱,但仍要注意过量引起的心律失常,尤其是心肌梗死的恢复期、传导阻滞或原有心律失常的患者,用药不慎会加重病情。双相抑郁症患者可引起躁狂症发作,应注意。本药像三环类抗抑郁药一样,可降低惊厥发作阈,癫痫患者应慎用。

文拉法辛和度洛西汀

文拉法辛(venlafaxine)和度洛西汀(duloxetine)为 5-HT 和去甲肾上腺素再摄取抑制药(scrotonin and noradrenaline rcuptakc inhibitors,SNRI)。文拉法辛为前药,活性代谢物能有效地拮抗 5-HT 和去甲肾上腺素的再摄取,对 DA 的再摄取也有一定的作用,发挥抗抑郁作用。文拉法辛可用于治疗各种抑郁症和广泛性焦虑症。度洛西汀主要用于重症抑郁或伴有糖尿病周围神经炎的抑郁患者。不良反应与三环类抗抑郁药相似。

三、5-HT 再摄取抑制药

选择性 5-HT 再摄取抑制药(selective serotonin reuptake inhibitors,SSRI)化学结构与三环类抗抑郁药迥然不同,对 5-HT 再摄取的抑制作用选择性更强,既保留了与三环类抗抑郁药相似的疗效,又克服了三环类抗抑郁药较多的不良反应。这类药物很少产生镇静作用,对精神运动功能没有损害作用,对心血管系统和自主神经系统影响也较小,还具有抗抑郁和抗焦虑双重作用。SSRI 包括氟西汀、帕罗西汀、舍曲林等。SSRI 的发现标志着抗抑郁药的新发展。

氟西汀

氟西汀(fluoxetine),又称百忧解,为非三环类抗抑郁药。抗抑郁效果肯定,疗效与三环类抗抑郁药相当,且安全、有效,耐受性好,不良反应少,应用广泛。

【体内过程】 氟西汀口服吸收好,口服后 6~8 h 血药浓度达到峰值,$t_{1/2}$ 为 24~72 h。在体内分布广,血浆蛋白结合率为 80%~95%。在肝脏代谢生成的去甲氟西汀,活性与母体相同,但 $t_{1/2}$ 较长。

【药理作用】 氟西汀是强效 SSRI,比抑制去甲肾上腺素再摄取作用强 200 倍以上。氟西汀对 5-HT 受体、M 受体、肾上腺素受体、组胺受体等几乎无亲和力。

【临床应用】 氟西汀用于治疗伴有焦虑的各种抑郁症、强迫症和神经性贪食症。

【不良反应】 氟西汀用药初期可见失眠、恶心、头痛、震颤等,一般无抗胆碱样反应。长期用药可出现食欲减退、性功能减退。大剂量用药可出现精神症状。氟西汀与单胺氧化酶抑制药(monoamine oxidase inhibitor,MAOI)合用,须警惕"血清素综合征"的发生,初期阶段表现为恶心呕吐、腹泻、激动不安,随后出现高热、肌阵挛或震颤、自主神经功能紊乱、心动过速、高血压、意识障碍,最后可引起痉挛和昏迷,严重者可死亡。因药物在肝脏代谢,肝病患者服用后 $t_{1/2}$ 延长,须慎用;肾功能不全者长期用药须减量,延长服药间隔时间。

舍曲林

舍曲林(sertraline),又称郁乐复,是 SSRI,用于治疗各类抑郁症,对强迫症也有效。舍曲林副作用较三环类抗抑郁药少,偶见恶心呕吐、男性射精延迟、震颤、出汗等。该药与其他药物的相互作用临床经验不多,借鉴氟西汀的经验,不宜与 MAOI 合用。

帕罗西汀

帕罗西汀(paroxetine),又称赛洛特,是强效 SSRI,阻断 5-HT 再摄取作用比舍曲林强 7 倍,效价是氟西汀的 23 倍,可增加突触间隙中 5-HT 浓度而发挥抗抑郁作用。该药口服吸收良好,$t_{1/2}$ 约为 21 h,在肝脏代谢。抗抑郁疗效与三环类抗抑郁药相当,对其他神经递质受体亲和力极小,因此镇静作用、抗胆碱作用比三环类抗抑郁药轻。不良反应较三环类抗抑郁药轻,常见口干、便秘、视物模糊、恶心等。禁止与单胺氧化酶抑制药合用,以避免"血清素综合征"的发生。

四、其他抗抑郁药

曲唑酮

曲唑酮(trazodone)口服后吸收快且完全,口服后约 2 h 血药浓度达到峰值,血浆蛋白结合率为 89% ~95%。在肝脏代谢,从尿中排泄,动物实验显示其中间代谢物仍具有抗抑郁活性。曲唑酮具有抗精神病药的一些特点,但又与之不完全相同,其抗抑郁的作用机制可能与抑制 5-HT 再摄取有关,但目前还不清楚。

曲唑酮用于治疗抑郁症,具有镇静作用,适于夜间给药。无 M 受体阻断作用,也不影响去甲肾上腺素的再摄取,所以对心血管系统无显著影响。少见口干、便秘等不良反应,是一个较安全的抗抑郁药。不良反应较少,偶有恶心呕吐、体重下降、心悸、体位性低血压等。用药过量导致中毒,会出现惊厥、呼吸停止等。

米安舍林

米安舍林(mianserin)是一种四环类抗抑郁药,对突触前 α_2 受体有阻断作用。其治疗抑郁症的作用机制是通过抑制负反馈而使突触前去甲肾上腺素释放增多。疗效与三环类抗抑郁药相当,但较少有抗胆碱样不良反应。常见头晕、嗜睡等不良反应。

米氮平

米氮平(mirtazapine)通过阻断突触前 α_2 受体而增加去甲肾上腺素的释放,间接提高 5-HT 的更新率而发挥抗抑郁作用。其抗抑郁效果与阿米替林相当。抗胆碱样不良反应及 5-HT 样不良反应(恶心、头痛、性功能障碍等)较轻。主要不良反应为食欲增加及嗜睡。

吗氯贝胺

吗氯贝胺(moclobemide)属于 MAOI,通过可逆性抑制脑内 A 型单胺氧化酶,抑制突触前膜内囊泡内或突触间隙中儿茶酚胺降解,从而提高脑内去甲肾上腺素、DA、5-HT 的水平,起到抗抑郁作用,具有作用快、停药后单胺氧化酶活性恢复快的特点。常见的不良反应有头痛、头晕、出汗、心悸、失眠、体位性低血压、体重增加等。MAOI 禁止与其他抗抑郁药合用,以免引起"血清素综合征"。

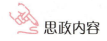 思政内容

关注精神卫生，关爱精神病患者

　　《黄帝内经》里说："上医治未病，中医治欲病，下医治已病。"为提高社会大众对精神卫生重要性的认识，普及精神卫生和心理健康知识，世界精神病协会于1992年提出将每年的10月10日定为"世界精神卫生日"。

　　心理健康应具备：理解自我，悦纳自我；接受他人，善于人处；承担责任，乐于工作；能适当地表达情绪，具有健全的人格等。加强精神卫生科普宣传，精神卫生工作不仅要防治好各类精神病，还要注重人文关怀和心理疏导，做好心理卫生工作，预防和减少心理卫生和行为问题，促进心理健康，构建和谐社会。

　　关爱精神病患者，开展走访服务，使患者家属（监护人）深切地感受到党和政府对他们的关注和关怀，在帮助他们解决实际困难的同时，积极消除偏见与歧视，力争为患者及其家属营造尊重、接纳、关注、关爱的良好社会氛围，携手温情世界，延伸医学使命。

（察雪湘）

第十六章　镇痛药

学习目标

1. 知识目标　①掌握吗啡类药物的作用机制,重点内容是吗啡的药理作用、作用机制、临床应用及不良反应。②熟悉哌替啶及喷他佐辛的药理作用、临床应用和不良反应。③了解其他镇痛药(可待因、芬太尼、美沙酮等)的作用特点和用途。
2. 思政目标　①结合张昌绍和邹冈的科研事迹,引导学生学习科研前辈的爱国主义情怀及坚持不懈的科研精神,增强学生的民族意识,激发学生的民族自豪感和求知欲。②通过禁毒防毒教育,增强学生的拒毒意识和提高学生的抗毒"免疫力",引导学生树立远离毒品、珍爱生命的信念。

疼痛是一种因实际的或潜在的组织损伤而产生的痛苦感觉,常伴有不愉快的情绪及心血管、呼吸方面的变化。根据痛觉冲动发生部位的不同,疼痛分为躯体痛、内脏痛和神经性痛。躯体痛是身体表面和深层组织的痛觉感受器受到各类伤害性刺激所致,又分为急性痛(亦称锐痛)和慢性痛(亦称钝痛)2种。内脏痛是内脏器官、体腔壁浆膜、盆腔器官组织的痛觉感受器受到炎症、压力、摩擦或牵拉等刺激所致。神经性痛是神经系统损伤或受到肿瘤压迫或浸润所致。疼痛还是机体的一种保护性机制和临床许多疾病的常见症状,并可作为某些疾病诊断的指标之一。因此,在疾病未确诊之前最好慎用镇痛药,以免掩盖病情,贻误诊治。但剧烈疼痛可引起机体生理功能紊乱,甚至诱发休克而危及生命,因此控制疼痛是临床药物治疗的主要目的之一。

镇痛药(analgesic)包括阿片类镇痛药和解热镇痛抗炎药。本章所介绍的镇痛药主要是指中枢性镇痛药或阿片类镇痛药,它是通过激动中枢神经系统特定部位的阿片受体,在不影响患者意识状态下选择性地解除或减轻疼痛,并同时缓解疼痛引起的不愉快情绪的药物。因易产生药物依赖性或成瘾性,故其又称为麻醉性镇痛药,属麻醉药品管理范围,使用和保管上有严格控制。非麻醉性镇痛药的镇痛作用则与阿片受体无关,如解热镇痛抗炎药。

第一节　阿片受体及镇痛机制

一、阿片受体

阿片受体主要存在于下丘脑、中脑导水管周围灰质、蓝斑核和脊髓背角区。主要有 μ、κ、δ 3 种亚型,每种亚型引起的临床效应不尽相同(表16-1)。阿片受体中,μ 受体是介导吗啡镇痛效应的主要受体,也有镇静、呼吸抑制、缩瞳、欣快、依赖性等效应;κ 受体主要介导脊髓镇痛效应,也能引起镇静作用;δ 受体介导的镇痛效应不明显,但能引起抗焦虑和抗抑郁作用,成瘾性较小。

表 16-1　阿片受体亚型激动的效应

效应	受体亚型			效应	受体亚型		
	μ	δ	κ		μ	δ	κ
脊髓以上水平镇痛	+	+	+	戒断症状	+	−	±
呼吸抑制	+	−	±	镇静	+	−	+
缩瞳	++	−	+	欣快	+	−	烦躁
脊髓水平镇痛	+	+	+	抑制胃肠推进性蠕动	+	−	±
止咳	+	−	−	免疫抑制	+	−	−

二、镇痛机制

1. 作用部位(中枢)　1962 年我国学者邹冈、张昌绍等实验发现,将吗啡注入家兔第三脑室及导水管周围灰质即可消除疼痛,提示吗啡镇痛作用部位主要在中枢。

2. 作用机制(受体)　1973 年 Snyder 等相继证实了在第三脑室、第四脑室和导水管周围存在大量的阿片受体,且以边缘系统、蓝斑核及杏仁核中密度最高,此外尾核头部、下丘脑、内侧丘脑及脑干网状结构中也有大量的阿片受体,在 1992 年通过受体分子克隆技术得到证实。

3. 神经递质(内源性阿片肽)　阿片受体的发现提示机体存在相应的内源性阿片样活性物质,1975 年 Hughes 和 Kosterlitz 成功地从脑内分离出了脑啡肽(甲硫氨酸脑啡肽和亮氨酸脑啡肽),并证明它们能与吗啡类药物竞争受体并具有吗啡样药理作用。随后又发现 β-内啡肽、强啡肽等,目前已发现 12 种肽类与阿片生物碱作用相似,统称为内源性阿片肽。阿片肽与阿片受体分布近似,能与阿片受体特异性结合产生吗啡样作用,其效应可被阿片受体拮抗药纳洛酮阻断。

疼痛的调控是一个复杂的过程,其主要学说是 Wall 和 Melzack 于 1965 年提出的"闸门学说"。该学说认为脊髓胶质区感觉神经元同时接受外周感觉神经末梢的感觉信号和中枢下行抑制系统的调节信号,形成痛觉控制的"闸门"。痛觉向中枢传导过程中,痛觉刺激感觉神经末梢并释放快递质谷氨酸(Glu)和慢递质 P 物质(SP),它们作用于相应受体而完成痛觉冲动向中枢的传递,引起疼痛。内源性阿片肽由特定的神经元释放后可激动感觉神经突触前、后膜上的阿片受体,通过 G 蛋白偶联机制,抑制腺苷酸环化酶、促进 K^+ 外流、减少 Ca^{2+} 内流,使突触前膜递质释放减少、突触后膜超极化,最终减弱或阻滞痛觉信号的传递,产生镇痛作用。目前认为脑啡肽神经元、内源性阿片肽和阿片受体共同组成机体的内源性抗痛系统。吗啡类阿片镇痛药的作用机制是通过激动脊髓胶质区、丘脑内侧、脑室、导水管周围灰质等部位的阿片受体,尤其是 μ 受体,模拟内源性阿片肽对痛觉的调制作用而产生镇痛效应。激动中脑边缘系统和蓝斑的阿片受体,可影响多巴胺能神经功能,进而缓解疼痛引起的不愉快、焦虑等情绪和致欣快的作用。根据作用机制的不同,镇痛药分为阿片受体激动药、阿片受体部分激动药及其他镇痛药 3 类。

第二节　阿片受体激动药

阿片(opium)为罂粟未成熟蒴果浆汁的干燥物,其药理功效早在公元前 3 世纪即有文献记载,在公元 16 世纪被广泛用于镇痛、止咳、止泻。现已知阿片含有 20 多种生物碱,其中仅吗啡、可待因和罂粟碱具有临床药用价值。阿片受体激动药包括阿片生物碱类镇痛药和人工合成类镇痛药,前者包括吗啡和可待因,后者包括哌替啶、美沙酮、芬太尼等。

吗啡

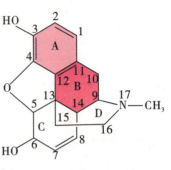

图 16-1 菲核化学结构

【构效关系】 吗啡(morphine)属于菲类生物碱,基本结构是 A、B、C、D 环构成的氢化菲核,其中 A 环上的酚羟基(3 位)和 C 环上的醇羟基(6 位)具有重要的药理作用(图 16-1)。酚羟基上的氢原子被甲基取代(即可待因),中枢镇痛作用减弱;醇羟基被取代(如海洛因),中枢作用增强。较大的基团如叔胺氮被烯丙基取代,则变为吗啡的拮抗药,如烯丙吗啡和纳洛酮(表 16-2)。

表 16-2　吗啡及其衍生物的化学结构和效应特点

药物	取代部位和基团				效应特点
	3	6	14	17	
吗啡	—OH	—OH	—H	—CH$_3$	激动药
可待因	—OCH$_3$	—OH	—H	—CH$_3$	激动药
海洛因	—OCOCH$_3$	—OCOCH$_3$	—H	—CH$_3$	激动药
烯丙吗啡	—OH	—OH	—H	—CH$_2$CH=CH$_2$	部分激动药
纳洛酮	—OH	=O	—OH(C$_7$—C$_8$为单键)	—CH$_2$CH=CH$_2$	拮抗药

【体内过程】 吗啡口服易吸收,但首过消除明显,生物利用度约为 25%,故一般采用注射给药。皮下注射 30 min 约有 60% 被吸收,硬膜外或椎管内注射可快速渗入脊髓发挥作用。血浆蛋白结合率约为 30%,游离型迅速分布至全身血流丰富的组织。因脂溶性较低,仅有少量通过血脑屏障到达中枢神经系统。在肝脏与葡萄糖醛酸结合,代谢物吗啡-6-葡萄糖醛酸具有药理活性,且活性比吗啡强,镇痛强度为吗啡的 2 倍。主要以代谢物形式经肾脏排泄,肾功能减退者和老年患者排泄缓慢,容易导致蓄积,故用量须适当减少。少量经乳汁排泄,亦可通过胎盘屏障进入胎儿体内,并易透过胎儿和新生儿的血脑屏障。吗啡血浆 $t_{1/2}$ 为 2~3 h。

【药理作用】 吗啡与不同部位的阿片受体结合引起不同的效应。①镇痛作用是通过激动脊髓胶质区、丘脑内侧、脑室、导水管周围灰质等部位的阿片受体而产生。②镇静及致欣快的作用与其激动中脑边缘系统和蓝斑核部位的阿片受体有关。③镇咳、呼吸抑制作用则与其激动延髓孤束核的阿片受体有关。

1. 对中枢神经系统的作用

(1)镇痛:吗啡对疼痛有很强的选择性抑制作用,对多种疼痛有效,但对持续性慢性钝痛的作用大于间断性锐痛,且意识不受影响。皮下注射 5~10 mg 即能显著减轻或消除疼痛。大剂量(15~20 mg)镇痛作用更明显,一次给药可维持 4~6 h。椎管内注射可产生节段性镇痛。该作用主要与激动脊髓胶质区、丘脑内侧、脑室及导水管周围灰质的阿片受体(主要是 μ 受体),模拟内源性阿片肽对痛觉的调制功能有关。

(2)镇静、致欣快:吗啡能改善由疼痛所引起的焦虑、紧张、恐惧情绪,产生明显镇静并有欣快感,表现为满足感、飘然欲仙等,且对正处于疼痛折磨的患者明显,而对已适应慢性疼痛的患者则不显著或引起烦躁不安,这是吗啡镇痛效果良好的重要因素,同时也是造成强迫用药的重要原因。吗啡改变情绪的作用机制尚未明了,可能与激动边缘系统和蓝斑核的阿片受体而影响多巴胺能神经功能有关。

(3)呼吸抑制:治疗量吗啡即对呼吸有抑制作用,降低脑干呼吸中枢对血液二氧化碳张力的敏感性和抑制脑桥呼吸调整中枢,使呼吸频率减慢,潮气量降低。随着剂量增加,呼吸抑制作用增强,中毒时呼吸频率可低至 $3 \sim 4$ 次/min,呼吸抑制是其急性中毒的主要死因。呼吸抑制发生的快慢及程度与给药途径密切相关,静脉注射 $5 \sim 10$ min 或肌内注射 $30 \sim 90$ min 呼吸抑制最明显,合用其他中枢抑制药时会加重其呼吸抑制作用。与全麻药和其他中枢抑制药不同的是,吗啡抑制呼吸的同时,不伴有对延髓心血管中枢的抑制。

(4)镇咳:吗啡作用于延髓孤束核的阿片受体,抑制咳嗽中枢,使咳嗽反射减轻或消失,对各种剧咳均有良好疗效。由于易成瘾,临床多用可待因治疗严重的无痰干咳。

(5)缩瞳:吗啡可兴奋动眼神经核,引起瞳孔括约肌收缩,使瞳孔缩小。"针尖样瞳孔"为其过量中毒的特征。吗啡缩瞳作用不产生耐受性,治疗量尚可降低正常人和青光眼患者的眼压。

(6)其他作用:吗啡可兴奋延髓催吐化学感受区的阿片受体而引起恶心呕吐;抑制下丘脑释放促性腺激素释放激素、促肾上腺皮质激素释放激素等,从而降低血浆促肾上腺皮质激素、黄体生成素、卵泡刺激素水平。

2.对平滑肌的作用

(1)胃肠道平滑肌:吗啡减慢胃蠕动,使胃排空延迟,提高胃窦部及十二指肠上部的张力,容易导致食物反流,减少其他药物吸收;提高小肠及大肠平滑肌张力,减弱推进性蠕动,延缓肠内容物通过,促使水分吸收增加,并抑制消化腺的分泌;提高回盲瓣及肛门括约肌张力,加之对中枢的抑制作用,使便意和排便反射减弱,因而容易引起便秘。

(2)胆道平滑肌:治疗量吗啡引起胆道奥狄括约肌痉挛性收缩,使胆总管压和胆囊内压升高,可致胆绞痛。用于治疗胆绞痛时应与解痉药阿托品合用。

(3)其他平滑肌:吗啡降低子宫平滑肌张力,延长产程;提高输尿管平滑肌及膀胱括约肌张力,可引起尿潴留;大剂量可引起支气管收缩,诱发或加重支气管哮喘。

3.对心血管系统的作用

(1)扩张血管:吗啡抑制血管平滑肌,扩张外周血管而致血压下降,可发生体位性低血压。治疗量吗啡轻度降低心肌耗氧量和左室舒张末压。吗啡对脑循环的影响很小,因抑制呼吸使体内二氧化碳蓄积,间接扩张脑血管而使颅内压升高,故颅脑损伤患者禁用。

(2)模拟缺血性预适应:吗啡对心肌缺血性损伤具有保护作用,减小梗死病灶,减少心肌细胞死亡。

4.对免疫系统的作用　吗啡抑制淋巴细胞增殖,减少细胞因子的分泌,减少自然杀伤细胞的细胞毒作用;也可抑制人类免疫缺陷病毒(human immunodeficiency virus, HIV)蛋白诱导的免疫反应,这可能是吗啡吸食者易感 HIV 的主要原因。

【临床应用】

1.严重疼痛　吗啡对多种原因引起的疼痛均有效,但因成瘾性,在临床上仅用于:①严重创伤、烧伤、手术等剧痛;②急性心肌梗死引起的剧痛,除能缓解疼痛和减轻焦虑外,其扩血管作用还可减轻患者心脏负担;③胆、肾绞痛,须同时加用 M 受体阻断药如阿托品;④晚期癌症剧痛和其他镇痛药无效时的短期应用。

2.心源性哮喘　心源性哮喘是急性左心衰竭引起的肺水肿,需要综合治疗。除强心、利尿、给氧外,静脉注射吗啡可迅速缓解患者气促和窒息感。机制:①吗啡扩张血管,减少回心血量,减轻心脏负担,有利于肺水肿的消除;②镇静作用,消除患者焦虑、恐惧情绪;③抑制呼吸,降低呼吸中枢对二氧化碳的敏感性,减弱过度的反射性呼吸兴奋作用,使呼吸由浅快变深慢。但当患者伴有休克、昏迷、严重肺部疾病或痰液过多时,禁用吗啡。其他原因引起的肺水肿,如尿毒症所致的肺水肿,也可应用吗啡。

3. 腹泻 吗啡适用于减轻急、慢性消耗性腹泻的症状，可选用阿片酊或复方樟脑酊。如果伴有细菌感染，应同时加用抗菌药物。

【不良反应】

1. 一般反应 治疗量吗啡可引起恶心呕吐、眩晕、呼吸抑制、排尿困难、便秘、胆内压升高甚至诱发胆绞痛、体位性低血压等，偶见烦躁不安等情绪改变。

2. 耐受性及成瘾性 吗啡多次连续应用可出现明显的耐受性和成瘾性，此时必须加大剂量才能达到原有效果。如果突然停药，可出现兴奋、失眠、出汗、震颤、呕吐、腹泻、肌肉疼痛、流涕、流泪，甚至虚脱、意识丧失等，统称为"戒断综合征"。此时患者出现病态人格，一种内在的强迫感，驱使用药者不顾一切、不择手段获取药品，即强迫性觅药行为，以达到享受用药带来的欣快感和避免停药所致的戒断症状的目的，会导致药物滥用，给社会带来极大的危害。纳洛酮可加快戒断症状的出现，而美沙酮的戒断症状出现较缓慢且轻，可用于戒毒。如连用 6～7 d，可基本脱瘾，治疗期间情绪平稳，但连用也会成瘾。

3. 急性中毒 应用过量吗啡可造成急性中毒，表现为昏迷、瞳孔极度缩小（针尖样瞳孔）、深度呼吸抑制，常伴有血压下降、体温下降、严重缺氧、尿潴留等，多因呼吸麻痹致死。抢救措施为人工呼吸、适量给氧、静脉注射纳洛酮。

【禁忌证】 分娩镇痛和哺乳期女性镇痛；支气管哮喘、上呼吸道梗阻、肺心病患者；颅脑损伤所致的颅内压升高者、肝功能严重减退者；新生儿和婴儿。

哌替啶

哌替啶（pethidine），又称度冷丁（dolantin）、麦啶（meperidine），为苯基哌啶衍生物，是临床常用的人工合成镇痛药。

【体内过程】 哌替啶口服易吸收，生物利用度为 40%～60%，皮下或肌内注射吸收更迅速，临床常用注射给药。血浆蛋白结合率约为 60%，可通过胎盘屏障。主要在肝脏代谢为哌替啶酸和去甲哌替啶，经肾脏排泄。哌替啶血浆 $t_{1/2}$ 约为 3 h。去甲哌替啶血浆 $t_{1/2}$ 为 15～20 h，且有中枢兴奋作用，反复大量应用哌替啶可能引起其蓄积，导致震颤、抽搐甚至惊厥。

【药理作用】

1. 对中枢神经系统的作用 哌替啶激动中枢神经系统的 μ 阿片受体，药理作用与吗啡相似。其镇痛作用仅为吗啡的 1/10～1/7，作用可持续 2～4 h；镇静作用和呼吸抑制在等效剂量下与吗啡相当；无中枢镇咳作用；兴奋延髓催吐化学感受区而致恶心呕吐；并能增强前庭器官的敏感性，容易导致眩晕。少数患者可出现欣快感，反复使用易产生依赖性。

2. 对心血管系统的作用 哌替啶的扩血管作用与吗啡相当，可致体位性低血压，脑血管扩张而致颅内压升高。

【临床应用】 哌替啶成瘾性较吗啡弱，出现也较慢，故临床上基本取代吗啡用于以下用途。

1. 镇痛 哌替啶可用于治疗创伤性、手术后、晚期癌症等多种原因引起的剧痛；与解痉药合用，可以缓解胆绞痛、肾绞痛；还可用于产妇分娩镇痛，考虑到新生儿对哌替啶呼吸抑制极敏感，临产前 2～4 h 内不宜使用。

2. 心源性哮喘 哌替啶治疗心源性哮喘的机制与吗啡相同，且效果良好。

3. 人工冬眠 哌替啶与氯丙嗪、异丙嗪组成冬眠合剂，用于严重创伤和感染的冬眠疗法。

4. 麻醉前给药 手术前给予哌替啶，有助于消除患者的紧张和恐惧情绪，减少麻醉药用量及缩短诱导期。

【不良反应】 治疗量哌替啶的不良反应与吗啡相似，常见眩晕、口干、恶心、体位性低血压等不良反应;大剂量可明显抑制呼吸,偶可致震颤、肌肉痉挛甚至惊厥。中毒解救时可配合抗惊厥药。久用可成瘾。

【禁忌证】　与吗啡相同。

【药物相互作用】　①哌替啶与单胺氧化酶抑制药合用,可引起谵妄、高热、多汗、惊厥、呼吸抑制甚至死亡。②氯丙嗪、异丙嗪和三环类抗抑郁药可加重哌替啶的呼吸抑制作用。③哌替啶能增强双香豆素等抗凝血药的作用,二者合用时应酌情减量。④哌替啶与氨茶碱、肝素、磺胺嘧啶、呋塞米、头孢哌酮等配伍,容易产生混浊或沉淀。

可待因

可待因(codeine),又称甲基吗啡。在阿片中含量约 0.5%,口服易吸收,生物利用度可达 50% ~60%,血浆 $t_{1/2}$ 为 2 ~4 h,过量可延长至 6 h,大部分在肝内代谢,代谢物及少量原形经肾脏排泄。

可待因与阿片受体的亲和力低,作用与吗啡相似,但强度较弱。其镇痛效果为吗啡的 1/12 ~ 1/10,镇咳作用是吗啡的 1/4。持续时间与吗啡相似,呼吸抑制也较轻,无明显镇静作用。在临床上主要用于治疗剧烈的无痰干咳和中等程度的疼痛。无明显便秘、尿潴留、体位性低血压等不良反应,欣快及成瘾性低于吗啡,与吗啡有交叉耐受性。可待因仍属限制性应用的精神药品。

美沙酮

美沙酮(methadone)为 μ 受体激动剂,是左、右旋异构体各半的消旋体,镇痛作用主要为左旋美沙酮,作用强度为右旋美沙酮的 50 倍。

【体内过程】　美沙酮口服吸收良好,30 min 起效,4 h 血浆浓度达到峰值;皮下或肌内注射后达峰浓度更快,为 1 ~2 h。血浆 $t_{1/2}$ 为 15 ~40 h,血浆蛋白结合率为 90%,美沙酮与各种组织包括脑组织中蛋白结合。反复给予美沙酮可在组织中蓄积,停药后组织中药物再缓慢释放入血。主要在肝脏代谢为去甲美沙酮,随尿、胆汁或粪便排泄。酸化尿液,可增加其排泄。

【药理作用及临床应用】　美沙酮的镇痛作用强度与吗啡相当,持续时间较长,镇静、呼吸抑制较弱,耐受性与成瘾性发生较慢,戒断症状略轻。此外,缩瞳、引起便秘、升高胆道内压等作用也较吗啡弱。由于能先在血管外组织结合再缓慢释放,其戒断症状出现较慢。口服美沙酮后再注射吗啡不能引起原有的欣快感,亦不出现戒断症状,因而使吗啡等的成瘾性减弱。因此,美沙酮除被广泛应用于创伤、手术、晚期癌症等所致的剧痛外,亦可用于吗啡、海洛因等成瘾的脱毒。

【不良反应】　美沙酮可致恶心呕吐、便秘、头晕、口干、抑郁等不良反应,长期用药容易导致多汗、淋巴细胞数增多,血浆白蛋白和糖蛋白及催乳素水平升高,皮下注射有局部刺激作用,可致疼痛和硬结。禁用于分娩镇痛,以免影响产程和抑制胎儿呼吸。用于阿片成瘾者的替代治疗时,肺水肿是美沙酮过量中毒的主要死因。

芬太尼

芬太尼(fentanyl)是合成的苯基哌啶类药物,是目前临床麻醉中常用的麻醉性镇痛药。

【体内过程】　芬太尼脂溶性很高,容易通过血脑屏障,也容易从脑内重新分布到其他组织,尤其是肌肉和脂肪组织。一次皮下或肌内注射 0.1 mg,注射后 15 min 起效,维持 1 ~2 h。如反复多次注射,则可产生蓄积作用,作用持续时间延长。在肝脏代谢灭活,随尿液和胆汁排出,不到 8% 以原形从尿中排出。血浆 $t_{1/2}$ 为 3 ~4 h。

【药理作用】　芬太尼为 μ 受体激动药,短效镇痛药,镇痛强度为吗啡的 100 倍,治疗量为吗啡的1/100。芬太尼及其衍生物对呼吸都有抑制作用。芬太尼静脉注射后 5 ~10 min 呼吸频率减慢至最大程度,抑制程度与等效剂量的哌替啶相似,持续约 10 min 后逐渐恢复。剂量较大时潮气量也减少,甚至呼吸停止。

【临床应用】

1. 各种剧痛 芬太尼亦可通过硬膜外或蛛网膜下腔给药治疗急性手术后痛和慢性痛;芬太尼透皮贴可使血药浓度维持 72 h,镇痛效果稳定,使用方便,适用于中、重度癌症疼痛。

2. 麻醉辅助用药和静脉复合麻醉 芬太尼与氟哌利多合用产生神经阻滞镇痛;由于芬太尼对心血管系统的影响很小,常用于心血管手术麻醉。

【不良反应】 芬太尼的不良反应同哌替啶。有呼吸抑制作用,成瘾性较吗啡和哌替啶轻。快速静脉注射可引起胸壁和腹壁肌肉僵硬而影响通气,可用肌肉松弛药或阿片受体拮抗药处理。由于其药学特点,芬太尼反复注射或大剂量注射后,可在用药后 3 ~ 4 h 出现延迟性呼吸抑制,在临床上应引起警惕。

【禁忌证】 支气管哮喘、重症肌无力、颅脑肿瘤或外伤引起昏迷患者及 2 岁以下儿童禁用。

芬太尼同系物

舒芬太尼(sufentanil)、阿芬太尼(alfentanil)和瑞芬太尼(remifentanil)均为芬太尼的类似物,都是合成的苯基哌啶类药物。舒芬太尼和阿芬太尼的应用有逐渐增多的趋势,瑞芬太尼是芬太尼家族中的最新成员。

【体内过程】 ①舒芬太尼亲脂性约为芬太尼的 2 倍,更容易通过血脑屏障,血浆蛋白结合率较芬太尼高,而分布容积则较芬太尼小。虽然其消除 $t_{1/2}$ 较芬太尼短,但由于与阿片受体的亲和力较芬太尼强,故其不仅镇痛强度更大,而且作用持续时间更长。舒芬太尼在肝脏进行生物转化,然后随尿和胆汁排出,不到 1% 以原形从尿中排出。②阿芬太尼亲脂性较芬太尼低,血浆蛋白结合率却较高,分布容积不及芬太尼的 1/4,消除 $t_{1/2}$ 为 1 ~ 2 h。阿芬太尼在肝内迅速转化为无药理活性的代谢物,主要为去甲阿芬太尼,不到 1% 以原形从尿中排出。③瑞芬太尼由于其结构中有酯键,可被组织和血浆中非特异性酯酶迅速水解,作用时间短,为短效镇痛药。主要代谢物经肾脏排出。

【药理作用】 舒芬太尼的镇痛强度更大,为芬太尼的 5 ~ 10 倍,作用持续时间约为芬太尼的 2 倍。阿芬太尼的镇痛强度较芬太尼小,约为芬太尼的 1/4,作用持续时间约为芬太尼的 1/3。舒芬太尼和阿芬太尼的呼吸抑制作用与等效剂量的芬太尼相似,只是前者持续时间更长,后者持续时间较短。两药起效快,作用时间短,尤以阿芬太尼突出,故称为超短效镇痛药。瑞芬太尼的效价与芬太尼相似,对呼吸抑制程度也与阿芬太尼相似,但停药后恢复更快。

【临床应用】 芬太尼、舒芬太尼、阿芬太尼主要用于临床麻醉,作为复合全麻的组成部分,如芬太尼与氟哌利多合用的神经安定镇痛术。由于这 3 种药物对心血管系统的影响较小,常用于心血管手术麻醉。舒芬太尼的镇痛作用最强,用于复合全麻的效果更佳,心血管状态更稳定。阿芬太尼由于其药学特点,很少有蓄积作用,用于短时间手术可分次静脉注射,长时间手术可用持续静脉滴注,应用更加灵活方便。瑞芬太尼重复和持续输注无体内蓄积,主要用于全麻诱导及静脉全身麻醉,也可用于术后镇痛和分娩镇痛。

【不良反应】 快速静脉注射芬太尼或舒芬太尼可能引起胸壁和腹壁肌肉僵硬而影响通气,可用肌肉松弛药或阿片受体拮抗药处理,反复用药可产生依赖性,但较吗啡和哌替啶轻。

二氢埃托啡

二氢埃托啡(dihydroetorphine)是我国研制的强效镇痛药,主要激动 μ 受体,对 κ、δ 受体也有弱激动作用。本品是迄今临床应用中镇痛效应最强的药物,镇痛强度为吗啡的 6 000 ~ 10 000 倍。起效快,维持时间短,用于各种急性重度疼痛的镇痛,如重度创伤性疼痛和哌替啶、吗啡等无效的顽固性疼痛及晚期癌症疼痛。因其依赖性强,目前临床已很少使用。

第三节　阿片受体部分激动药

　　阿片受体部分激动药在小剂量或单独使用时可激动某型阿片受体,呈现镇痛等作用;当剂量增大或与激动药合用时,又可拮抗该受体。某些阿片类药物对不同阿片受体亚型呈激动或拮抗作用,因此,又称阿片受体混合型激动-拮抗药(mixed agonist-antagonist)。此类药主要激动 κ 受体,对 δ 受体也有一定的激动作用,而对 μ 受体则有不同程度的拮抗作用。由于对受体的作用不同,因此具有以下特性:①镇痛强度较小;②呼吸抑制作用较轻,依赖性小;③可引起烦躁不安、心血管系统兴奋,以及焦虑、幻觉等精神症状。根据其拮抗作用的程度不同,本类药中有些药物(如喷他佐辛、布托啡诺、丁丙诺啡、纳布啡等)主要用作镇痛药,另一些药物(如烯丙吗啡)主要用作拮抗药。

喷他佐辛

　　喷他佐辛(pentazocine,镇痛新)为阿片受体部分激动剂,可激动 κ 受体,拮抗 μ 受体。

　　【体内过程】　喷他佐辛口服易吸收,1～3 h 血药浓度才能达到峰值,但首过消除较明显,生物利用度约为20%。肌内注射0.25～1.00 h 血药浓度才能达到峰值,镇痛作用最明显,作用维持5 h 以上。血浆蛋白结合率为60%,血浆 $t_{1/2}$ 为4～5 h,亲脂性较吗啡强,在体内分布广,容易透过胎盘和血脑屏障,主要在肝脏代谢,再与葡萄糖醛酸结合,代谢物随尿排出,其代谢速度个体差异较大,是其镇痛效果个体差异大的主要原因。60%～70%以代谢物形式经肾脏排泄,5%～25%以原形经肾脏排泄,少于2%随胆汁、粪便排出。

　　【药理作用】

　　1.镇痛作用　喷他佐辛镇痛强度是吗啡的 1/4～1/3,而呼吸抑制作用约为吗啡的 1/2。剂量>30 mg 则呼吸抑制作用并不按比例增强,故相对较安全。如剂量过大(60～90 mg),可产生烦躁不安、梦魇、幻觉等精神症状,可用纳洛酮对抗。

　　2.对平滑肌的作用　喷他佐辛对平滑肌的兴奋作用比吗啡弱,较少引起恶心呕吐、升高胆道内压力。

　　3.对心血管系统的作用　与吗啡不同,大剂量喷他佐辛可加快心率和升高血压,增加血管阻力,减弱心肌收缩力,与其升高血中儿茶酚胺浓度有关。故喷他佐辛禁用于急性心肌梗死时镇痛,冠心病患者静脉注射本药能提高平均主动脉压、左室舒张末压,增加心脏做功。

　　【临床应用】　临床上主要用于各种慢性剧痛如创伤性疼痛、手术后疼痛、晚期癌性疼痛的镇痛。对剧痛的镇痛效果不及吗啡,不适用于心肌梗死时的疼痛。因喷他佐辛有轻度 μ 受体拮抗作用,成瘾性小,在药政管理上已列入非麻醉品,但仍属于精神药物范围,有产生依赖性的倾向,仍不能作为理想的吗啡替代品。

　　【不良反应】　喷他佐辛常见镇静、嗜睡、眩晕、出汗、轻微头痛、恶心呕吐等不良反应,剂量增大引起烦躁、幻觉、做噩梦、血压升高、心率增快、思维障碍、发音困难等。反复注射可使局部组织产生无菌性脓肿、溃疡和瘢痕,故注射时应常更换注射部位。经常或反复使用可产生吗啡样生理依赖性,但戒断症状比吗啡轻,此时应逐渐减量至停药。因能增加心脏负荷,故本品不适用于心肌梗死时的疼痛。此外,因拮抗 μ 受体,本品与吗啡合用可加重吗啡的戒断症状,可用纳洛酮对抗。

布托啡诺

　　布托啡诺(butorphanol)为吗啡的衍生物,常用其酒石酸盐。口服可吸收,首过消除明显,生物利用度低(仅为5%~17%)。肌内注射吸收迅速且完全,10 min起效,30~60 min血药浓度达到峰值。作用持续时间为4~6 h,血浆$t_{1/2}$为4~5 h,老年或肾功能损伤患者血浆$t_{1/2}$延长,血浆蛋白结合率为80%。主要在肝脏代谢,大部分代谢物和少量(5%)原形随尿排泄。

本品为阿片受体部分激动剂,即激动κ受体,对μ受体有较弱的拮抗作用,镇痛效力为吗啡的3.5~7.0倍;呼吸抑制作用较吗啡轻,且在30~60 μg/kg剂量范围内呼吸抑制程度不随剂量增加而加重;可增加外周血管阻力和肺血管阻力,因而增加心脏做功;对胃肠道平滑肌兴奋作用较吗啡弱。

临床上本品对急性疼痛的镇痛效果优于慢性疼痛,可缓解中、重度疼痛,如术后、外伤和癌症疼痛,以及肾绞痛或胆绞痛等,也可用于麻醉前给药。常见的不良反应有镇静、乏力、出汗,个别出现嗜睡、头痛、眩晕、漂浮感、精神错乱等。久用会产生依赖性。

丁丙诺啡

丁丙诺啡(buprenorphine)是一种半合成、高脂溶性的阿片受体部分激动药。以激动μ受体为主,对κ受体有拮抗作用,大剂量时对δ受体也有拮抗作用。其镇痛作用为吗啡的25倍,作用时间长,但因为存在封顶效应(ceiling effect),即超过一定剂量,呼吸抑制作用不再加重,因此其呼吸抑制作用较轻。与喷他佐辛相比,较少引起烦躁等精神症状。成瘾性比吗啡小,海洛因成瘾者服用后能较好地控制毒瘾。临床应用同布托啡诺,用于缓解中、重度疼痛,如术后、外伤、晚期癌症疼痛、胆绞痛、肾绞痛等。常制成透皮贴剂或舌下含服制剂,也可单独或与纳洛酮组成复方制剂用于吗啡或海洛因成瘾的脱毒治疗。

纳布啡

纳布啡(nalbuphine)对μ受体的拮抗作用比布托啡诺强,对κ受体的激动作用比布托啡诺弱。镇痛作用稍弱于吗啡,约为喷他佐辛的3倍,其呼吸抑制作用与等效剂量的吗啡相似,但有封顶效应。由于对δ受体的激动效应很弱,很少产生不适感,也不引起血压升高、心率增快。依赖性小,戒断症状轻,不增加心脏负荷,可用于心肌梗死和心绞痛患者的镇痛,呼吸抑制作用较轻。纳洛酮可对抗本品的镇痛及呼吸抑制作用。临床应用同布托啡诺。

第四节 其他镇痛药

曲马多

曲马多(tramadol)为合成的可待因类似物,具有较弱的μ阿片受体激动作用,对μ受体的亲和力相当于吗啡的1/6 000。镇痛强度约为吗啡的1/10,镇咳作用为可待因的1/2,镇静作用较哌替啶稍弱。此药不产生欣快感,治疗量不抑制呼吸,大剂量则引起呼吸频率减慢,但程度较吗啡轻。对胃肠道无影响,无明显心血管作用。

口服后1 h起效,2~3 h血药浓度达到峰值,作用持续时间为3~6 h。肌内注射后1~2 h血药浓度达到峰值,镇痛持续时间为5~6 h。在临床上主要用于中、重度的急、慢性疼痛的镇痛,如外科手术、创伤、分娩、晚期癌症疼痛等。不良反应与其他镇痛药相似,偶有多汗、头晕、恶心呕吐、口干、疲劳等。静脉注射过快可有颜面潮红、一过性心动过速,长期应用可成瘾。卡马西平可降低曲马多血药浓度,减弱其镇痛作用。地西泮类药可增强其镇痛作用,合用时应调整剂量。不能与单胺氧化酶抑制药合用。

布桂嗪

布桂嗪（bucinnazine），又称强痛定（fortanodyn，AP-273），镇痛效力约为吗啡的 1/3。口服后 10~30 min 或皮下注射后 10 min 起效，作用持续时间为 3~6 h。呼吸抑制和胃肠道作用较轻。在临床上多用于偏头痛、三叉神经痛、炎症性及外伤性疼痛、关节痛、痛经、晚期癌症疼痛的镇痛。偶有恶心、头晕、困倦等神经系统反应，停药后上述症状消失。有一定的成瘾性。

延胡索乙素及罗通定

延胡索乙素（tetrahydropalmatine）为我国学者从中药延胡索中提取的生物碱，化学结构为消旋四氢巴马汀，其左旋体又称罗通定（rotundine）。本类药有镇静、镇痛和中枢性肌肉松弛作用。镇痛作用介于哌替啶和解热镇痛药之间，较哌替啶弱，但较解热镇痛药作用强。其镇痛作用与脑内阿片受体及前列腺素系统无关，能阻断脑内 DA 受体，亦可促进脑啡肽和内啡肽的释放。无明显成瘾性，过量可致帕金森病。口服吸收后 10~30 min 起效，作用维持时间为 2~5 h。对慢性持续性钝痛效果较好，对创伤或手术后疼痛或晚期癌症疼痛的镇痛效果较差。可用于治疗胃肠、肝胆系统疾病等引起的钝痛，一般性头痛，脑震荡后头痛，也可用于痛经及分娩镇痛。本类药对产程及胎儿均无不良影响。

第五节 阿片受体拮抗药

纳洛酮

纳洛酮（naloxone）口服易吸收，首过消除明显，故常静脉给药。静脉注射后 2~3 min 显效，作用持续时间为 30~60 min。肌内注射后 10 min 产生最大效应，作用持续时间为 2.5~3.0 h。血浆蛋白结合率为 40%，$t_{1/2}$ 为 40~55 min，在肝脏与葡萄糖醛酸结合而失活后随尿排出。与巴比妥类药物合用或长期饮酒诱导肝药酶，可缩短血浆 $t_{1/2}$。

【药理作用】 纳洛酮为阿片受体拮抗药，对各型阿片受体都有竞争性拮抗作用，拮抗强度为 μ 受体>κ 受体>δ 受体。本药对正常人并不产生明显的药理效应，但对阿片类药物成瘾者，小剂量（0.4~0.8 mg）即能诱发吗啡的戒断症状和解除吗啡的中毒症状，能迅速消除呼吸抑制、缩瞳、胃肠道痉挛等。

【临床应用】

1. 阿片类药物过量中毒的解救 纳洛酮可迅速改善呼吸，使阿片类药物过量中毒者意识清醒，亦能解除喷他佐辛引起的焦虑、幻觉等精神症状。

2. 解除阿片类药物麻醉术后呼吸抑制及其他中枢抑制 芬太尼、哌替啶等作静脉复合麻醉或麻醉辅助用药时，术后呼吸抑制仍明显者，纳洛酮可反转呼吸抑制。但用量过大或速度过快，可削弱其镇痛作用，应注意掌握用量和给药速度。

3. 鉴别诊断阿片类药物成瘾者 对阿片类药物依赖者，肌内注射纳洛酮可诱发戒断症状，用于阿片类药物成瘾者的鉴别诊断。

4. 其他 试用于酒精中毒、感染中毒性休克、脊髓损伤、脑卒中及脑外伤的救治。作为研究疼痛与镇痛的重要实验研究工具药。

【不良反应】 纳洛酮无内在活性，本身不产生药理效应，故不良反应少，大剂量时偶见轻度烦躁不安。

纳曲酮

纳曲酮(naltrexone)的作用及用途与纳洛酮相似。但对κ受体的拮抗作用强于纳洛酮,其拮抗强度在人体中约为纳洛酮的2倍,具有更高的口服生物利用度(30%)和更长的作用时间。

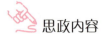 思政内容

薪火相传,报效祖国

张昌绍——从寒门走出来的医学大家,中国药理学的奠基人,著名药理学家。

张昌绍出生于江苏省一个贫寒家庭。1928年,张昌绍考入国立第四中山大学医学院(现复旦大学上海医学院),因学业成绩优异,毕业后留校。1940年获得了伦敦大学博士学位,随后在哈佛大学进修。1941年,中国国内烽火狼烟,正是抗日战争最艰难的时刻。张昌绍谢绝国外的热情挽留,怀着急切的报国愿望,毅然回到艰苦抗战中的祖国。当时由于日本的军事封锁,西南大后方缺医少药,导致细菌性传染病流行而无法有效控制。张昌绍进行了很多临床药理研究,为西南大后方流行病防治做出了贡献。1951年上海医学院改组,张昌绍出任药理学系教授兼教研室主任。他一生从事药理学的教学和科研工作,在化学治疗学和传出神经药理学方面做出了突出贡献,并致力于培养药理学师资与科研人才,主编的药理学教材和参考书被誉为中国药理学的经典著作,对中国药理学的发展起到了开拓奠基作用。

邹冈——享誉中外的著名药理学家,中国科学院院士,复旦大学著名校友。

邹冈是新一代科学家的代表之一。他从上海医学院毕业后,进入上海药物所读研究生,导师为上海医学院教授张昌绍。邹冈立志要以科研报国,主要从事神经药理学的基础研究。1962年,邹冈和张昌绍联名在国际上第一次提出吗啡的镇痛有效部位在中枢第三脑室周围灰质。1964年邹冈的研究成果以英文发表在《中国科学》杂志上,受到国内外学者的高度重视,并被反复引用,成为吗啡和痛觉研究领域的一篇经典文献,被誉为研究吗啡作用机制的"里程碑"。

远离毒品,珍爱生命

现今日趋严重的毒品问题已引起全球共同关注。毒品的泛滥直接危害人民的身心健康,因此禁毒工作事关国家安危、民族兴衰和人民福祉。

从虎门销烟开始,中国的禁毒行动就没停止过。毒品一日不除,禁毒斗争就一日不能松懈,需要一代代人不懈的努力。禁毒民警,由于工作的特殊性,是一群不能露脸的英雄。在他们的背影里,藏着对毒贩的零容忍,藏着无惧无畏的牺牲精神,藏着守护百姓平安的坚毅信念。面对穷凶极恶的毒贩,他们毫不畏惧,用自己的鲜血甚至生命,筑起一道禁绝毒魔的铜墙铁壁,把黑暗挡在我们看不见的地方。

禁毒是全社会的共同责任,唯有坚持开展禁毒工作,对待毒品零容忍,才能维持社会的安全与稳定。国家的安全与发展离不开一代代人的辛苦付出,"天下无毒"需要每一个人付出努力。在校大学生应该树立正确的世界观、人生观和价值观,构筑抵御毒品侵害的牢固思想防线;积极参与禁毒活动,积极宣传毒品的危害,投身到禁毒斗争中来;自觉树立防毒拒毒意识,历练品格,强健体魄,养成健康文明的生活方式,做一名有益社会的新时代大学生。

(聂亚莉)

第十七章　解热镇痛抗炎药

📖 学习目标

1. 知识目标　①掌握解热镇痛抗炎药阿司匹林、对乙酰氨基酚、吲哚美辛、保泰松的药理作用、临床应用、不良反应及其防治措施。②熟悉解热镇痛药的共同药理作用、作用机制、不良反应及阿司匹林药理作用和临床应用。③了解花生四烯酸的代谢途径和阿司匹林对血小板双重影响及产生凝血障碍的机制。

2. 思政目标　①介绍世界医药史上三大经典药物之一阿司匹林的发现史，培养学生传承精华、守正创新的精神，提升学生学习药理学的主动性和积极性。②介绍我国自主知识产权药物艾瑞昔布，培养学生的爱国情怀和社会责任感，使学生未来能在药物创新领域潜心研究、坚韧不拔、攻坚克难。

第一节　解热镇痛抗炎药概述

解热镇痛抗炎药（antipyretic-analgesic and anti-inflammatory drug）是一类具有解热、镇痛、抗炎、抗风湿作用的药物。因与糖皮质激素甾体结构不同，故又称为非甾体抗炎药（nonsteroidal anti-inflammatory drug，NSAID）。本类药化学结构多样，但均可以抑制环氧合酶（cyclooxygenase，COX），使前列腺素（prostaglandins，PG）合成减少。本类药具有共性，即解热、镇痛、抗炎、抗风湿作用。在临床上多用于发热、炎性疼痛、风湿性关节炎、类风湿关节炎等的治疗。根据作用机制的不同，解热镇痛抗炎药分为非选择性 COX 抑制药和选择性 COX-2 抑制药。

【作用机制】　抑制 COX，使 PG 合成减少，为本类药的共同作用机制。细胞膜磷脂在磷脂酶 A_2（phospholipase A_2，PLA_2）的作用下释放花生四烯酸（arachidonic acid，AA），花生四烯酸经 2 种途径进行代谢：一是经脂氧酶生成白三烯（leukotriene，LT）等；另一种是经 COX 生成 PG 和血栓素 A_2（thromboxane A_2，TXA_2）（图 17-1）。COX 有 3 个亚型，分别为 COX-1、COX-2 和 COX-3。COX-1 为结构型，其基因表达具有较高的稳定性，不易受外界因素的影响。COX-1 主要存在于血管、胃、肾等组织中，参与血管舒缩、血小板的聚集、胃黏膜血流、胃黏液分泌、肾功能调节等的过程。COX-2 为诱导型，各种损伤性因子激活 PLA_2 来水解细胞膜磷脂，生成花生四烯酸，后经 COX-2 生成 PG；亦能增加白细胞介素-1（IL-1）、白细胞介素-6（IL-6）、白细胞介素-8（IL-8）、肿瘤坏死因子等多种细胞因子合成，这些因子又能诱导 COX-2 表达，进而增加 PG 合成。COX-3 呈固有表达模式，不同组织中 COX-3 表达不同，研究认为 COX-3 在疼痛中扮演重要角色。目前认为，NSAID 对 COX-2 的抑制是其发挥药效作用的基础，而对 COX-1 的抑制构成了此类药物不良反应的毒理学基础。

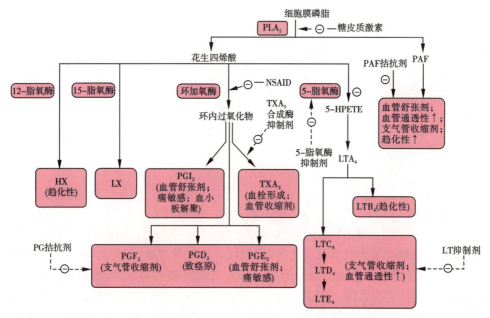

PLA₂. 磷脂酶 A₂;PAF. 血小板活化因子;NSAID. 非甾体抗炎药;TXA₂. 血栓素 A₂;5-HPETE. 5-氢过氧化二十碳四烯酸;HX. 羟基环氧素;LX. 脂氧素;PGI₂. 前列环素;PG. 前列腺素;PGF₂. 前列腺素 F₂;PGD₂. 前列腺素 D₂;PGE₂. 前列腺素 E₂;LT. 白三烯;LTB₄、LTC₄、LTD₄、LTE₄. 白三烯亚型。

图 17-1　膜磷脂生成的各种物质和其作用及抗炎药的作用部位示意

【药理作用】

1. 解热作用　下丘脑的体温调节中枢通过调节产热和散热使体温维持在 37 ℃ 左右。当病原体感染时,其内毒素刺激机体粒细胞产生内源性致热原,并进入中枢神经系统,促进 PG 的合成与释放,尤其是前列腺素 E₂(PGE₂) 对体温调节中枢的作用最强,使体温的调定点上移,机体产热增加,散热减少,体温升高。NSAID 可抑制下丘脑 COX 的活性,减少 PGE₂ 的合成,从而使调定点下移,降低发热者的体温,仅影响散热过程,不影响产热过程。与氯丙嗪对体温的影响不同,NSAID 对正常人无降温作用,对非 PG 原因所引起的体温升高无效。

发热是机体的一种防御反应,其热型亦是诊断某些疾病的依据。故一般发热不必急于应用解热药。但高热或持续发热既消耗体力,又引起头痛、失眠、高热惊厥,甚至危及生命,应及时使用解热药,同时着重病因治疗。

2. 镇痛作用　在组织损伤或有炎症时,局部产生和释放某些致痛物质如 PG、缓激肽等,作用于痛觉感受器引起疼痛。PG 本身有致痛作用,还可提高痛觉感受器对缓激肽等致痛物质的敏感性,即痛觉增敏。NSAID 通过抑制外周组织及炎症部位的 COX,使 PG 的合成与释放减少,产生镇痛作用。其镇痛作用中等,弱于麻醉性镇痛药,为非麻醉性(非成瘾性)镇痛药,无欣快感、耐受性、呼吸抑制。主要对慢性炎症性钝痛如头痛、牙痛、神经痛、肌肉痛、关节痛及痛经的效果较好;对各种严重创伤性剧痛及内脏平滑肌绞痛无效。

3. 抗炎作用　PG 是炎症反应中一类活性较强的炎症介质,极微量的 PGE₂ 即能引起炎症反应。可扩张小血管、增加微血管通透性,还有致热、致痛作用。解热镇痛药抑制炎症部位的 COX-2,减少 PG 的合成,同时抑制某些黏附分子的表达(血管内皮细胞黏附分子、细胞间黏附分子、白细胞整合素等),从而缓解炎症。此类药物除苯胺类药物外,均有抗炎作用。对控制风湿性关节炎及类风湿关节炎的症状有肯定疗效,通常仅能缓解症状,不能阻止疾病发展及并发症的发生,对病原菌所致

的炎症无效。

4.其他作用　NSAID 可抑制 COX,减少 TXA_2 形成,从而抑制血小板聚集和血栓形成。对肿瘤的发生、发展及转移可能均有抑制作用。抗肿瘤作用除与抑制 PG 的产生有关外,还与其激活胱天蛋白酶-3 和胱天蛋白酶-9,诱导肿瘤细胞凋亡,抑制肿瘤细胞增殖,抗新生血管形成等有关。此外,尚有预防和延缓阿尔茨海默病发病、延缓角膜老化等作用。

第二节　非选择性环氧合酶抑制药

非选择性 COX 抑制药从最早人工合成的阿司匹林起,已历经百年余,现已发展成种类繁多的一大类药物,具有相似的解热、镇痛作用,其抗炎作用各具特点,但胃肠道不良反应较多。

一、水杨酸类

水杨酸类(salicylates)包括阿司匹林和水杨酸钠等。水杨酸本身因刺激作用大,仅外用于抗真菌和溶解角质。

阿司匹林

阿司匹林(aspirin)为水杨酸的酯化物,又称乙酰水杨酸(acetylsalicylic acid),于 1897 年被合成,于 1899 年被用于临床,是一种历史悠久的解热镇痛药。

【体内过程】　阿司匹林口服易吸收,口服后 $0.5\sim2.0$ h 血药浓度达到峰值,吸收过程中被酯酶水解变为水杨酸后进入组织发挥作用。水杨酸的血浆蛋白结合率高达 $80\%\sim90\%$,主要在肝脏代谢,血浆 $t_{1/2}$ 为 $2\sim3$ h。大剂量阿司匹林(>1 g),由于生成的水杨酸较多,而肝脏对其代谢能力有限,则其代谢按零级动力学进行,其血浆 $t_{1/2}$ 可达 $15\sim30$ h。代谢物与甘氨酸、葡萄糖醛酸结合后经肾脏排泄,尿中游离型水杨酸占 10%,其排泄速度和量与给药剂量、尿液 pH 值有关。弱碱性尿液能加速其排泄,用于阿司匹林服用过量中毒时的解救。为保证用药安全,长期大量用药治疗风湿性关节炎和类风湿关节炎时,给药剂量应个体化并及时进行血药浓度监测。

【药理作用及临床应用】

1.解热、镇痛、抗风湿　阿司匹林有较强的解热、镇痛作用,在常用剂量(0.5 g)即有显著解热、镇痛作用。在临床上常与其他解热镇痛药配成复方,用于治疗感冒发热及头痛、牙痛、肌肉痛、神经痛、痛经等慢性钝痛。较大剂量(3~4 g/d)有很好的抗风湿作用,用于治疗急性风湿性关节炎,疗效迅速、确切,一般在用药后 24~48 h 症状能改善。亦可用于风湿热的鉴别诊断。其缓解疼痛、减轻肿胀、降低红细胞沉降率(血沉)作用可靠,起效迅速。治疗时可用至最大耐受量,成年人一般 3~5 g/d,但要防止过量中毒。

2.影响血栓形成　低浓度阿司匹林能使 COX 活性中心的丝氨酸乙酰化失活,不可逆地抑制 COX 的活性,使血小板中 TXA_2 生成减少。TXA_2 是血小板释放和聚集的强大诱导剂,故小剂量阿司匹林能抑制血小板的聚集,引起凝血障碍,延长出血时间。高浓度阿司匹林能直接抑制血管壁中 PG 合成酶,减少了前列环素(PGI_2)的合成。PGI_2 是 TXA_2 的生理对抗剂,它的合成减少可能促进血栓形成。血小板中 PG 合成酶对阿司匹林的敏感性远较血管中的 PG 合成酶高,因此,临床采用小剂量(50~100 mg)阿司匹林治疗缺血性心脏病、脑缺血病、心房颤动、人工心脏瓣膜、动静脉瘘或其他手术后的血栓形成。由于血小板的寿命仅有 8~11 d,更新速度快,所以需要长期用药。

3.其他作用　用于皮肤黏膜淋巴结综合征(川崎病)的治疗。

【不良反应】　一般剂量解热镇痛和短期应用时,不良反应较少。但在大剂量抗风湿和长期应用时,不良反应多且较重。

1. 胃肠道反应　阿司匹林口服对胃黏膜有直接刺激作用,同时抑制 COX-1,减少 PG 的合成,降低胃黏膜的保护能力;大剂量可直接刺激延髓催吐化学感受区,出现恶心呕吐、上腹不适,诱发和加重溃疡及无痛性出血,故溃疡患者禁用。防治措施有饭后用药、选用肠溶片或应用黏膜保护剂等。

2. 加重出血倾向　阿司匹林一般剂量即可抑制血小板聚集,延长出血时间。如果剂量大于 5 g/d 或长期服用,还能抑制凝血酶原的形成,引起凝血障碍,加重出血倾向,服用维生素 K 可预防。严重肝损伤、凝血酶原过低、维生素 K 缺乏、血友病患者禁用。手术前 1 周应停用本品。

3. 过敏反应　少数患者服用阿司匹林后引起皮疹、荨麻疹、变应性鼻炎、血管神经性水肿及过敏性休克,以荨麻疹和哮喘最常见。有些支气管哮喘患者服用阿司匹林或其他解热镇痛药后易出现哮喘发作,称为"阿司匹林哮喘"。其发生与抑制 PG 合成有关,使脂氧酶活性相对升高,白三烯(可导致支气管平滑肌痉挛)合成增加,故有哮喘史者禁用。肾上腺素对"阿司匹林哮喘"无效,可用糖皮质激素和抗组胺药治疗。有鼻息肉的患者更容易发生"阿司匹林哮喘"。

4. 水杨酸反应　服用大剂量(>5 g/d)阿司匹林可出现眩晕、恶心呕吐、耳鸣、听力下降等症状,这是水杨酸类中毒的表现。严重中毒可出现过度呼吸、电解质紊乱、精神错乱等,处理措施有停药、静脉滴注碳酸氢钠,以促进药物排泄。

5. 瑞氏综合征　患病毒性感染发热的儿童和青少年服用阿司匹林偶可引起急性脑病合并肝脂肪变性综合征,即瑞氏综合征(Reye syndrome),以肝衰竭合并脑病为突出表现,预后恶劣。病毒感染患儿不宜用阿司匹林,可使用对乙酰氨基酚代替。

6. 对肾的影响　阿司匹林对正常肾功能并无影响,但在少数人,尤其是老年人及伴有心、肝、肾功能损害者,可引起水肿、多尿等肾小管功能受损的症状。长期大量应用可引起慢性间质性肾炎及肾乳头坏死,重者可见肾小管坏死和肾功能不全。

【药物相互作用】　①阿司匹林与双香豆素合用时,可将后者从血浆蛋白结合部位置换下来,提高游离型双香豆素的血药浓度,明显增强其抗凝血作用,容易引起出血。②阿司匹林也能置换甲苯磺丁脲,加强后者的降血糖作用,容易导致低血糖反应。③阿司匹林与肾上腺皮质激素合用,也可因蛋白结合的置换作用而使糖皮质激素的抗炎作用和免疫抑制作用增强,但诱发溃疡作用也随之增强。④阿司匹林与丙戊酸、呋塞米、青霉素、甲氨蝶呤等弱碱性药物合用时,可因相互竞争肾小管分泌转运而增高各自的游离血药浓度。

双水杨酯

双水杨酯(salsalate)属非乙酰化水杨酸,抗炎、镇痛作用类似阿司匹林,但不具有抑制血小板聚集的作用。口服难溶于胃酸,但溶于小肠液中,并在肠道中分解出 2 分子水杨酸而起治疗作用。在临床上可用于缓解各类疼痛,包括头痛、牙痛、神经痛等中度疼痛,对各类急、慢性关节炎和软组织风湿具有一定的疗效。胃肠刺激较阿司匹林小,与其他 NSAID 有交叉过敏反应,但较阿司匹林轻。

二、苯胺类

苯胺类(aniline derivatives)药物中非那西丁使用最早,但因代谢物对氨基苯乙醚容易引起高铁血红蛋白血症及溶血,亦可损害肝、肾功能,目前已停止应用,现临床主要使用的是对乙酰氨基酚。

对乙酰氨基酚

对乙酰氨基酚(acetaminophen),又称扑热息痛(paracetamol),是非那西丁的活性代谢物。

【体内过程】　对乙酰氨基酚口服易吸收,口服后 0.5~1.0 h 血药浓度达到峰浓度,$t_{1/2}$ 为 2~4 h,主要在肝脏代谢,约 60% 的代谢物与葡萄糖醛酸、35% 与硫酸结合失效后经肾脏排泄。较高剂量时药物还将代谢为有毒的代谢中间体(对乙酰苯醌亚胺),可与谷胱甘肽结合而毒性降低。长期用药或过量中毒,体内谷胱甘肽被耗竭时,毒性中间体将损害肝脏、肾脏。

【药理作用及临床应用】 解热强度相当于阿司匹林,镇痛作用较弱、缓慢而持久。该药对中枢神经系统 PG 的合成与释放抑制作用较强,而对外周组织 COX 无明显作用,所以其解热作用最强,镇痛作用较弱,几乎无抗炎作用。在临床上主要用于治疗感冒发热、头痛、关节痛、肌肉痛等。

【不良反应】 本药为非处方药。治疗量对乙酰氨基酚不良反应轻,常见恶心呕吐,偶见皮疹、粒细胞缺乏等过敏反应。过量可引起肝、肾损伤,如肾乳头坏死、慢性间质性肾炎等。

三、吲哚类

吲哚美辛(indomethacin,消炎痛)系人工合成的吲哚衍生物,为最强的 PG 合成酶抑制剂之一,1963 年开始用于临床,主要用于抗炎。

【体内过程】 吲哚美辛口服吸收迅速且完全,口服后 3 h 血药浓度达到峰值,血浆蛋白结合率为 90%,主要在肝脏代谢,以葡萄糖醛酸化或乙酰化形式经肾脏排泄,10%~20% 以原形经肾脏排泄。血浆 $t_{1/2}$ 为 2~3 h。

【药理作用】 吲哚美辛是强效的非选择性 COX 抑制剂,亦能抑制 PLA_2 和磷脂酶 C(phospholipase C,PLC),减少粒细胞游走和淋巴细胞的增殖。其解热、镇痛、抗炎作用均很强,抗炎作用比阿司匹林强 10~40 倍,但不良反应发生率高且较重。

【临床应用】 ①吲哚美辛用于缓解对其他药物不能耐受或疗效不佳的病例,如风湿性关节炎、类风湿关节炎、强直性脊柱炎、骨关节炎患者;对痛经也有很好的疗效。②对新生儿动脉导管未闭或早产儿,能促进动脉导管闭合。③对一般药物不易控制的癌性发热也有一定效果。④还可试用于治疗滑囊炎、肌腱炎、急性肩关节痛等非风湿性炎症。但对于一般性的发热、钝痛,则不宜应用吲哚美辛。

【不良反应】 本品不良反应发生率为 30%~50%,20% 的患者必须停药。多数反应与剂量过大有关。

1. 中枢神经系统反应 25%~50% 的服用吲哚美辛的患者有头痛、眩晕、精神障碍等。帕金森综合征、癫痫、精神病患者禁用。

2. 胃肠道反应 吲哚美辛可引起厌食、恶心呕吐、腹痛、腹泻等胃肠道反应,还可诱发或加重消化性溃疡,也可引起急性胰腺炎。

3. 造血系统反应 吲哚美辛可引起粒细胞减少、血小板减少、再生障碍性贫血等。

4. 过敏反应 对吲哚美辛过敏者常见皮疹,严重时可诱发哮喘。吲哚美辛与阿司匹林有交叉过敏性,故阿司匹林过敏引起的喘息患者应用本品时可引起支气管痉挛。

【禁忌证】 孕妇、儿童、精细操作机械人员,精神病、癫痫、活动性胃及十二指肠溃疡患者,以及有哮喘病史者等禁用。

四、芳基丙酸类

丙酸类衍生物(propionic acid derivatives)包括萘普生(naproxen)、布洛芬(ibuprofen,芬必得)、非诺洛芬(fenoprofen)、酮洛芬(ketoprofen)、氟比洛芬(flurbiprofen)、奥沙普嗪(oxaprozin)等,为临床应用较多的 NSAID。长期使用时机体对本类药的耐受性好。

【体内过程】 本类药口服吸收迅速且完全,口服后 1~2 h 血药浓度达到峰值,生物利用度高。多数药物血浆蛋白结合率可达 99% 以上,主要在肝脏代谢后经肾脏以葡萄糖醛酸结合物形式排出。酮洛芬、布洛芬与食物同服时吸收减慢,但吸收仍较完全;布洛芬可缓慢透入滑膜腔,当血中药物浓度降低后,关节腔内仍能保持较高浓度。萘普生在滑膜液中也可达到有效浓度。容易透过胎盘,也易进入乳汁中。对于血浆 $t_{1/2}$，布洛芬和酮洛芬均为 2 h，非诺洛芬和氟比洛芬为 3～6 h，萘普生为 13 h，奥沙普嗪长达 40～60 h。

【药理作用及临床应用】 本类药有明显的抗炎、解热、镇痛作用，抗炎作用尤其突出。萘普生具有剂量依赖性的抗炎、镇痛和解热作用。解热、镇痛作用分别为阿司匹林的 7 倍和 22 倍，抗炎作用为阿司匹林的 55 倍。布洛芬镇痛作用较强，比阿司匹林强 16～32 倍，抗炎作用较弱，退热作用与阿司匹林相似，但作用更持久。胃肠道反应较轻，患者容易耐受，是此类药物中胃肠刺激性最低的。酮洛芬除抑制 COX 外，尚有一定的抑制脂氧酶及减少缓激肽的作用，从而减轻炎症和损伤部位疼痛。主要用于风湿性关节炎、痛风、骨关节炎、强直性关节炎、急性肌腱炎、滑囊炎等的治疗，也可用于痛经的治疗。

【不良反应】 本类药的胃肠道反应低于阿司匹林和吲哚美辛。个别患者有皮肤黏膜过敏、血小板减少。头痛、头晕、视力障碍等也有报道。

五、芳香乙酸类

双氯芬酸

双氯芬酸（diclofenac，双氯灭痛）是人工合成的一类邻氨苯甲酸衍生物，抑制 COX，强效抗炎、镇痛，作用强于吲哚美辛、萘普生等。口服吸收快，血浆蛋白结合率为 99%，血浆 $t_{1/2}$ 为 1～2 h，关节腔内浓度较高，在肝内代谢，经肾脏、胆道排泄。在临床上主要用于治疗各种中等程度疼痛，风湿性关节炎、类风湿关节炎、非炎性关节、椎关节炎、肩周炎等引起的疼痛，各种神经痛、手术及创伤后疼痛、各种疼痛所致的发热等。不良反应除与阿司匹林相同外，偶见肝功能异常、白细胞减少、皮疹等。

六、烯醇酸类

美洛昔康

美洛昔康（meloxicam）为烯醇酸类衍生物，化学性质稳定，对光不敏感。

【体内过程】 美洛昔康口服吸收快且完全，生物利用度为 89%，口服后 6～8 h 血药浓度达到峰值，$t_{1/2}$ 长达 22 h 左右。该药也可静脉注射、肌内注射、皮下注射，肌内注射耐受性更好，血浆 $t_{1/2}$ 为 20 h，在肝脏代谢，并主要经肾脏排出。

【药理作用及临床应用】 该药对靶组织和器官的 COX-2 抑制作用比 COX-1 强 10 倍以上，具有明显的解热、镇痛及抗炎作用，但对胃肠道和肾脏的毒性很小。

1. 镇痛作用 美洛昔康对实验性大鼠炎性疼痛具有较强而持久的镇痛作用，对急性腰部风湿及急性关节痛的作用优于双氯芬酸和吡罗昔康，但对内脏疼痛无镇痛作用。在临床上主要用于治疗轻、中度慢性钝痛，如神经痛、关节痛等。

2. 解热作用 美洛昔康能使发热者体温下降，但对正常体温几乎无影响，每周 2 次有明显的降温作用。

3. 抗炎作用 对类风湿、神经炎、软组织炎均有良好的抗炎和镇痛作用。7.5 mg/d 和 15.0 mg/d 的美洛昔康治疗类风湿关节炎和骨性关节炎的效果，与 20 mg/d 吡罗昔康、100 mg/d 双氯芬酸（缓释）的效果相当，并能提高胃肠道的安全性，可替代其他 NSAID 治疗类风湿关节炎和骨性关节炎，而且对血小板聚集无明显影响。

4. 其他作用 在豚鼠体内，低剂量美洛昔康可抑制乙酰胆碱诱导的支气管痉挛；美洛昔康和其他 NSAID 一样，具有剂量依赖性的促尿酸排泄作用，但其量-效曲线比吡罗昔康陡。

【不良反应】

1. 胃肠道反应　美洛昔康有各种胃肠道不良反应,但明显少于其他 NSAID。常见恶心、腹痛及腹泻,因可选择性抑制 COX-2,美洛昔康对胃肠道中 PG 的合成抑制轻,故胃肠道反应少且轻。

2. 肾脏不良反应　美洛昔康对肾脏 PG 的合成影响小,但亦可见血浆尿素氮和肌酐水平升高,与萘普生及吡罗昔康相比,其肾脏不良反应发生率低且程度较轻。

3. 其他反应　少数美洛昔康治疗者可出现皮疹、中枢神经系统和呼吸系统功能紊乱。

吡罗昔康

【体内过程】　吡罗昔康(piroxicam)为烯醇酸类衍生物,有长效抗风湿作用,以及很强的解热、镇痛、抗炎作用。口服吸收迅速,口服后 2~4 h 血药浓度达到峰值,作用迅速而持久,血浆 $t_{1/2}$ 为 36~45 h,每日用药 1 次即可达到满意疗效。血浆蛋白结合率高。大部分在肝脏代谢,经肾脏或肠道排泄。1 次给药后可多次出现血药峰值,提示本品存在肠肝循环。

【临床应用】　吡罗昔康在临床上主要用于治疗风湿性关节炎和类风湿关节炎,疗效与阿司匹林、吲哚美辛及萘普生相同;对急性痛风、腰肌劳损、肩周炎、痛经也有一定的镇痛作用;还可抑制软骨中黏多糖酶和胶原酶的活性,减轻炎症反应及对软骨的破坏。但本品只能缓解疼痛及炎症,不能改变各种关节炎病程的进展,所以必要时还要联用糖皮质激素进行治疗。

【不良反应】　本品不良反应发生率较低,主要为胃肠道反应。剂量过大或长期服用可引起消化性溃疡和出血。偶有皮疹、水肿、粒细胞减少、再生障碍性贫血等,长期服用应注意检查血常规及肝、肾功能。

氯诺昔康

氯诺昔康(lornoxicam)吸收迅速且完全,口服 4 mg 血浆峰浓度可达 270 μg/L,食物能明显延缓和减少其吸收。$t_{1/2}$ 为 3~5 h,个体差异大。对 COX-2 具有高度选择性抑制作用,镇痛、抗炎作用较强,但解热作用弱。本品 8 mg/d 的疗效相当于双氯芬酸 150 mg/d 的疗效。在临床上主要用于缓解术后疼痛、剧烈坐骨神经痛及强直性脊柱炎的慢性疼痛,疗效与曲马多相当;可替代或辅助阿片类药物用于中度至剧烈疼痛的镇痛,因为本品可激活中枢性镇痛系统,诱导体内强啡肽的释放,且不产生镇静、呼吸抑制、依赖性等阿片类药物的不良反应;也可替代其他 NSAID 用于关节炎的治疗。

七、吡唑酮类

保泰松

保泰松(phenylbutazone)为吡唑酮类衍生物,同类药物还有安替比林、氨基比林、安乃近(氨基比林与亚硫酸钠相结合的化合物)。羟基保泰松(oxyphenbutazone)是保泰松的活性代谢物。保泰松和羟基保泰松解热、镇痛作用较弱,而抗炎、抗风湿作用较强,在临床上主要用于风湿性关节炎、类风湿关节炎的治疗,亦可用于治疗强直性脊柱炎。

保泰松口服吸收迅速且完全,约 98% 与血浆蛋白结合,缓慢分解,作用持久,血浆 $t_{1/2}$ 为 50~65 h。保泰松在体内可穿透滑液膜,在关节腔内的药物浓度可达血药浓度的 50%。停药后在关节腔内的药物有效浓度可维持 3 周之久。主要在肝脏代谢,经肾脏排泄。不良反应较多且重,发生率较高。最常见胃肠道反应,其他有水钠潴留、皮疹、剥脱性皮炎、粒细胞减少、再生障碍性贫血等;可抑制甲状腺对碘的摄取,引起黏液性水肿;对肝脏、肾脏也有一定损害,现已少用。

八、烷酮类

萘丁美酮

萘丁美酮(nabumetone)为烷酮类药物。该药吸收后被迅速代谢成主要活性物质6-甲氧基-2-萘乙酸(6-methoxy-2-naphthylacetic acid,6-MNA),这种代谢物为强效的COX抑制药。6-MNA的血浆蛋白结合率高于99%,在肝脏代谢为非活性产物,80%经肾脏排泄,10%从粪便排出,$t_{1/2}$为24 h,在临床上用于治疗类风湿关节炎,疗效较好,不良反应较轻。

九、异丁芬酸类

舒林酸

舒林酸(sulindac)为吲哚乙酸类衍生物,在体内转变为磺基代谢物才有解热、镇痛、抗炎活性,作用强度不及吲哚美辛,但强于阿司匹林。口服吸收迅速且完全,口服后1~2 h血药浓度达到峰值,在食物的影响下达峰值时间为4~5 h,95%与血浆蛋白结合,$t_{1/2}$约为7 h,活性代谢物$t_{1/2}$为18 h。最终以母药或无活性代谢物或葡萄糖醛酸结合物形式,通过粪便和尿液排出。因舒林酸在吸收入血前较少被胃肠黏膜转化成活性代谢物,故胃肠道反应发生率较低。在临床上用于各种慢性关节炎的治疗,亦可用于治疗牙痛、痛经、术后痛。

第三节　选择性环氧合酶-2抑制药

传统的解热镇痛抗炎药为非选择性COX抑制剂,其治疗作用主要与抑制COX-2有关,但对COX-1的抑制常引起不良反应,如胃肠黏膜损伤、肾损伤、凝血障碍等,尤以胃肠道反应最多见。近年人们合成了选择性COX-2抑制剂,如塞来昔布、罗非昔布、尼美舒利等。

然而,随着基础和临床研究的发展,有证据表明选择性抑制COX-2的药物在减少胃肠道不良反应的同时,可能发生心血管疾病等更严重的不良反应。研究结果显示,患者服用罗非昔布、塞来昔布等后,出现心脏病、脑卒中及其他严重后果的可能性成倍增加。目前本类药的效果与实际安全性仍有待进一步确定,因此,在选用此类药物时应综合考虑每种药物的利弊,以减少不良反应的发生。

塞来昔布

塞来昔布(celecoxib)是选择性的COX-2抑制药,具有抗炎、镇痛和解热作用。抑制COX-2的作用较抑制COX-1的作用高375倍,在治疗量时对人体内COX-1无明显影响,也不影响TXA_2的合成,但可抑制PGI_2合成。在临床上可用于风湿性关节炎、类风湿关节炎和骨关节炎的治疗,也可用于手术后疼痛、牙痛、痛经的镇痛。口服易吸收,口服后3 h血药浓度达到峰值,血浆蛋白结合率高,$t_{1/2}$为11 h,主要在肝脏代谢,经肾脏、粪便排出。胃肠道不良反应、出血、溃疡发生率均较其他非选择性NSAID低,但仍有其他不良反应,如水肿、多尿和肾损伤。有血栓形成倾向的患者慎用,对磺胺类药过敏者禁用。

罗非昔布

罗非昔布(rofecoxib)为果糖的衍生物,对COX-2有高度的选择性抑制作用,具有解热、镇痛和抗炎作用,但不抑制血小板聚集。主要用于治疗骨关节炎。但是,近年来已有证据证实,罗非昔布有心血管不良反应,主要是增加心肌梗死和心脏猝死发病的危险,因此要慎用本品。

尼美舒利

尼美舒利(nimesulide)是一种新型 NSAID,以磺基为功能基团,具有很强的抗炎、镇痛和解热作用,对 COX-2 的选择性抑制作用较强,因而其抗炎作用强,且胃肠道不良反应较少。与其他 NSAID不同的是,尼美舒利可以抑制氧自由基的生成,抑制炎症性 PG 合成,抑制 LT 和组胺的合成及释放。常用于类风湿关节炎和骨关节炎、腰腿痛、牙痛、痛经的治疗。口服吸收迅速且完全,血浆蛋白结合率达99%,$t_{1/2}$ 为 2~3 h,生物利用度高。胃肠道不良反应少且轻微。因尼美舒利存在肝损伤风险,故 12 岁以下儿童禁用。

附:抗痛风药

痛风是体内嘌呤代谢紊乱,尿酸产生过多引起的疾病,表现为高尿酸血症。急性发作时,尿酸盐微结晶沉积于关节而引起局部粒细胞浸润及炎症反应;如未及时治疗,则可发展为慢性痛风性关节炎或肾脏病变。抗痛风药按药理作用的不同分为以下几类:①抑制尿酸合成的药物,如别嘌醇;②增加尿酸排泄的药物,如丙磺舒、苯磺吡酮、苯溴马隆等;③抑制白细胞游走进入关节的药物,如秋水仙碱等;④一般的解热镇痛抗炎药,如 NSAID 等。

急性痛风的治疗在于迅速缓解急性关节炎,纠正高尿酸血症等,可用秋水仙碱;慢性痛风的治疗则应降低血中尿酸浓度,可用别嘌醇、丙磺舒等。

别嘌醇

别嘌醇(allopurinol)是体内次黄嘌呤的异构体,次黄嘌呤和黄嘌呤均可被黄嘌呤氧化酶催化生成尿酸。口服易吸收,口服后 0.5~1.0 h 血药浓度达到峰值,$t_{1/2}$ 为 2~3 h。别嘌醇在肝脏的代谢物奥昔嘌醇也是黄嘌呤氧化酶的非竞争性抑制剂,且在组织中停留时间长,$t_{1/2}$ 为 14~28 h。

别嘌醇通过抑制黄嘌呤氧化酶,从而使尿酸的生成减少,防止尿酸盐在尿路形成结石;尿中排出尿酸减少;并能使痛风患者组织内的尿酸结晶重新溶解,使痛风症状得到缓解。多用于治疗慢性痛风。不良反应较少,偶见皮疹、胃肠道反应、血清转氨酶升高和白细胞减少。

丙磺舒

丙磺舒(probenecid)口服吸收完全,90% 与血浆蛋白结合,血浆 $t_{1/2}$ 约为 12 h,大部分以主动转运方式从肾小管排泄。该药通过竞争性抑制肾小管对有机酸的转运,从而减少肾小管对尿酸的再吸收,加速尿酸从肾脏排泄。因无镇痛及抗炎作用,故一般不用于急性期。对磺胺类药过敏及肾功能不全患者禁用。

磺吡酮

磺吡酮(sulfinpyrazone)可抑制肾小管对尿酸的再吸收,促进尿酸排泄。此外,尚可抑制血小板聚集,并有微弱的抗炎和镇痛作用。用于慢性痛风性关节炎和高尿酸血症的治疗,动脉血栓性疾病的防治,减缓或预防痛风结节的形成和关节的痛风病变。常见的不良反应有胃肠道反应、皮疹、咽痛、肝损伤。

苯溴马隆

苯溴马隆（benzbromarone）具有抑制肾小管对尿酸的再吸收作用，促进尿酸排泄。由于其不阻挠嘌呤核苷酸代谢，适用于长期治疗高尿酸血症及痛风。

口服易吸收，在肝内去溴离子后以游离型或结合型从胆汁中排出，其代谢物有效。服药后 24 h 血中尿酸减少 33.5%。不良反应较少，少数患者出现粒细胞减少，应定期检查血常规，极个别病例出现抗药性及持续性腹泻。

秋水仙碱

秋水仙碱（colchicine）对急性痛风性关节炎有选择性抗炎、镇痛作用，一般服药后 12 h 即可使关节红、肿、热、痛症状缓解。对其他疼痛及其他类型的关节炎症状无效，对血中尿酸浓度及尿酸排泄也无影响。其作用机制可能是该药与微管蛋白结合，引起微管蛋白解聚，中断了粒细胞迁移，抑制了急性发作时的局部粒细胞浸润，与有丝分裂纺锤体结合阻断了细胞分裂；此外，还抑制 LT 的合成与释放。不良反应较多，常见胃肠道反应、肾损伤、骨髓损害。

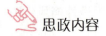 思政内容

百年老药，历久弥坚
——阿司匹林的发现史

在人类文明发展的过程中，应用含有阿司匹林成分的植物柳树枝叶已有几千年的历史。早在公元前 1534 年，就有记载古埃及人将柳树用于消炎镇痛；在公元前 400 年，著名的"西医之父"希波克拉底（Hippocrates）就采用柳叶煎茶来治疗骨骼、肌肉疼痛；近代的 1758 年，英国爱德华·斯通（Edward Stone）教士笔记中也提到柳树皮有退热、镇痛的作用。但是，直到 1828 年意大利化学家成功地从柳树皮中分离提纯出活性成分水杨酸，才解开了柳树枝叶的千年之谜。1897 年，德国化学家霍夫曼（Hoffmann）用水杨酸与乙酸酐反应，成功合成了阿司匹林。1899 年 2 月，阿司匹林（aspirin）在德国注册问世。阿司匹林的出现，结束了人们用草根和树皮解热、镇痛的时代，是医学上的巨大进步。

从阿司匹林的合成至今 100 多年间，西方药物合成学和机制学飞速发展，各种新型药物不断涌现并各显神通，但阿司匹林这个百年老牌经典药物依然历久弥坚、屹立不倒，甚至一骑绝尘。阿司匹林成为当今世界单药使用人数最多的药品，全球约有 5 亿人在服用。阿司匹林这么一个古老的药物为什么能一直"永葆青春"呢？最主要的原因便是自 1977 年以来，人们发现和证实了阿司匹林在预防、治疗心血管疾病方面的重要作用：小剂量阿司匹林具有抑制血小板聚集的作用，可降低高危人群发生心肌梗死或脑梗死的风险。阿司匹林已应用百年余，成为医药史上三大经典药物之一。

敬佑生命，民族创新
——罗非昔布撤市，艾瑞昔布上市

骨关节炎是一种常见的慢性疾病，是最常见的退行性关节疾病。昔布类是目前临床上治疗骨关节炎的一类热门药物，是高选择性的 COX-2 特异性抑制剂，发挥抗炎、镇痛作用。相对非选择性 COX 抑制剂而言，它的消化系统不良反应较小。

1998 年，世界上第一个 COX-2 抑制剂——塞来昔布上市。紧随其后，1999 年，美国 FDA 批准罗非昔布上市。而在 2004 年 9 月 30 日，罗非昔布在全世界范围内被召回，原因是研究资料表明罗

非昔布可增加心血管事件的发生风险(包括心肌梗死和脑卒中)。在商业利益和生命安全之间,必定选择无价的生命。

截至 2017 年底,我国样本医院市场中已有 4 个昔布类产品,其中帕瑞昔布、塞来昔布、依托考昔属于外资品牌,仅有艾瑞昔布(imrecoxib)为我国国产品牌。艾瑞昔布于 1999 年启动临床前研究,2002 年进入 I 期临床试验,被科技部列入国家"863 计划",是获得全球化合物专利的新化学实体(NCE)药物。历经十多年研发,艾瑞昔布最终问世,并于 2011 年 6 月获批。艾瑞昔布是我国具有自主知识产权的第一个 COX-2 选择性抑制剂,属于模拟创新药物。这对中国制药工业来说是一个质的飞跃,我们的民族自豪感油然而生。创新是一个民族的灵魂,也是推动医药发展的动力。近年来,国家对医药创新发展不断给予政策支持,我国正在实现从医药大国向医药强国的转变,中国创新药不断地走向世界。

(聂亚莉)

第十八章 钙通道阻滞药

钙通道阻滞药是一类选择性阻断钙通道,抑制细胞外 Ca^{2+} 内流,降低细胞内 Ca^{2+} 浓度的药物。钙通道阻滞药主要用于防治心血管疾病,近年来也试用于其他系统疾病。代表药物有硝苯地平、地尔硫草和维拉帕米。

第一节 钙通道的分类和生理功能

钙通道在维持细胞和器官的正常生理功能上起着极重要的作用,而 Ca^{2+} 作为生物细胞的重要信使,参与细胞多种重要功能的调节,包括心脏起搏,心肌细胞、骨骼肌细胞、血管平滑肌细胞的兴奋-收缩偶联,神经递质的释放,腺体分泌,基因表达等。但细胞内 Ca^{2+} 过多也是许多病理过程发生的重要环节,如动脉硬化、心律失常、心脑缺血性坏死、高血压、组织细胞坏死等均与细胞内 Ca^{2+} 过多有关。

一、钙通道的分类

膜上存在两大类钙通道,即电压门控钙通道和配体门控钙通道。

1. 电压门控钙通道 电压门控钙通道(voltage-gated Ca^{2+} channel)目前已克隆出 L、T、N、P、Q、R 6 种亚型。N、P、Q、R 型钙通道主要分布在神经系统,心血管系统主要有 L、T 型钙通道。

L 型钙通道是细胞兴奋时外钙内流的最主要途径,分布于各种可兴奋细胞。L 型钙通道作用持续时间长,激活电压高,电导较大,是心肌细胞动作电位 2 相平台期形成的主要离子流;L 型钙电流也是影响心脏兴奋-收缩偶联及血管舒缩的关键环节。T 型钙通道作用持续时间短,激活电位较低,电导较小,在细胞生长和增殖过程中发挥重要作用。T 型钙通道多见于心脏传导组织,对调节心脏的自律性和血管张力有一定作用。

2. 配体门控钙通道 配体门控钙通道(ligand-gated Ca^{2+} channel)存在于细胞器,如肌质网和内质网膜上,是细胞内储存钙释放进入细胞质的途径。由于三磷酸肌醇(inositol triphosphate,IP_3)或 Ca^{2+}等第二信使激活细胞器上相应受体而引起通道开放,故称为细胞内配体门控离子通道。当细胞膜去极化时,电压门控钙通道开放,Ca^{2+}内流使细胞内 Ca^{2+}突然增加而触发内钙释放,从而引起细胞兴奋-收缩偶联等生理活动,这一过程称为 Ca^{2+}诱发 Ca^{2+}释放。主要有 2 种 Ca^{2+}释放通道:Ryanodine 受体钙释放通道和 IP_3受体通道。

二、钙通道的生理功能

1.调控细胞去极化　在神经、肌肉等可兴奋细胞,离子通道主要以生物电活动形式表现兴奋的产生及传导。在心肌细胞中,L 型钙通道主要参与慢反应自律细胞(如窦房结、房室结细胞)的 0 期去极化的过程。

2.介导兴奋-收缩偶联和兴奋-分泌偶联　肌肉和腺体发挥其生理功能时,首先是细胞产生动作电位引起兴奋,然后才有肌肉收缩和腺体分泌的反应。在这些过程中,钙通道的开放导致 Ca^{2+}内流是偶联的关键环节。细胞内 Ca^{2+}浓度的升高可触发各种生理效应,如心肌和骨骼肌细胞的收缩,胰腺、唾液腺等腺体的分泌,钙依赖性离子通道的开放,蛋白激酶的激活,基因表达等。

3.参与血管平滑肌的舒缩活动　血管平滑肌的肌浆网发育较差,血管收缩时所需要的 Ca^{2+}主要来自细胞外,细胞内 Ca^{2+}浓度的升高使血管平滑肌收缩力增强。

4.参与细胞跨膜信号转导过程　在神经-肌肉接头的信号转导中,神经末梢释放递质需要电压门控钙通道的参与。在突触传递过程中,也有钙通道的参与。

第二节　钙通道阻滞药的分类和药理作用

一、钙通道阻滞药的分类

目前应用于临床的钙通道阻滞药主要是选择性地作用于 L 型钙通道的药物,根据其化学结构特点,又分为 3 个亚类。

1.二氢吡啶类　如硝苯地平(nifedipine)、尼卡地平(nicardipine)、尼群地平(nitrendipine)、氨氯地平(amlodipine)、尼莫地平(nimodipine)等。

2.苯并噻氮䓬类　如地尔硫䓬(diltiazem)、克仑硫䓬(clentiazem)等。

3.苯烷胺类　如维拉帕米(verapamil)、加洛帕米(gallopamil)、噻帕米(tiapamil)等。

二、钙通道阻滞药的体内过程

各类钙通道阻滞药口服均能吸收,但因首过消除,生物利用度都较低。其中以氨氯地平最高,生物利用度为 65%~90%。钙通道阻滞药与血浆蛋白结合率高,几乎所有的钙通道阻滞药都在肝脏被氧化代谢为无活性或活性明显降低的物质,然后经肾脏排泄。3 种钙通道阻滞药的药动学参数见表 18-1。硝苯地平、维拉帕米与地尔硫䓬的 $t_{1/2}$较短,约为 4 h;但其缓释制剂和第二代二氢吡啶类药物如非洛地平、尼群地平等的 $t_{1/2}$较长,药效可保持 24 h,每日给药 1 次即可。

表 18-1　3 种钙通道阻滞药的药动学参数

钙通道阻滞药类型	口服生物利用度/%	起效时间	$t_{1/2}$/h	分布	消除
维拉帕米	20 ~ 35	<1.5 min(静脉注射);30 min(口服)	6	90% 与血浆蛋白结合	70%经肾脏排出;15%经胃肠道消除
硝苯地平	45 ~ 70	<1 min(静脉注射);5 ~ 20 min(口服、舌下)	4	90% 与血浆蛋白结合	在肝脏代谢,80%原药及代谢物由尿排出
地尔硫䓬	40 ~ 65	<3 min(静脉注射);>30 min(口服)	3 ~ 4	70% ~ 80% 与血浆蛋白结合	在肝灭活,由粪便排出

三、钙通道阻滞药的作用机制

L 型钙通道由 α_1、α_2、β、γ、δ 5 个亚单位组成,其中 α_1 为功能亚单位,有 4 个重复结构域(Ⅰ ~ Ⅳ)组成,每个结构域含 6 个跨膜片段,分别为 S1 ~ S6。S4 为钙通道的电压敏感区,S5 ~ S6 之间形成孔道允许 Ca^{2+} 进入。L 型钙通道的 α_1 亚基至少含有 3 种钙通道阻滞药的结合位点。其中维拉帕米及地尔硫䓬的结合位点在细胞膜内侧,硝苯地平的结合位点在细胞膜外侧。钙通道阻滞药与通道上的结合位点结合后,通过降低通道的开放概率来减少 Ca^{2+} 内流。药物与离子通道的相互作用及亲和性与通道所处的状态、药物的理化性质关系密切。亲水性分子(如维拉帕米和地尔硫䓬)易与激活状态或失活状态的钙通道相结合,降低通道开放的速率。钙通道阻滞药与开放状态的钙通道结合后,可促使通道向失活状态转化;如与失活状态的钙通道或静息状态的钙通道结合,则阻滞这 2 种状态向激活开放状态转化。具有疏水性的二氢吡啶类药物(如硝苯地平)则与失活状态的通道相结合,延长失活后恢复所需要的时间。

维拉帕米与 L 型钙通道 α_1 亚基第Ⅳ跨膜区的 S6 细胞膜内侧结合,它从细胞膜内侧阻滞钙通道,因而在其发挥作用前必须通过钙通道进入细胞。所以它的作用是与钙通道的活性直接相关的。钙通道在单位时间内开放的次数越多(即心率越快),维拉帕米越容易进入细胞,因而它对钙通道的阻滞作用也越强。反之,它不易进入细胞,对通道的阻滞作用也小,这就解释了维拉帕米治疗室上性心动过速和减慢房室传导的机制。维拉帕米作用于开放状态的通道,具有频率依赖性或使用依赖性。

硝苯地平与 L 型钙通道 α_1 亚基的第Ⅲ、第Ⅳ跨膜区的 S6 细胞膜外侧端与 P 区相连处相结合,它从细胞膜外侧阻滞钙通道,抑制失活状态的通道,因而这一类药物的使用依赖性较弱。对心脏的自主活动、心率和心脏传导的影响都较小,但该药的电压依赖性作用有利于它的血管选择性,特别是对病变血管。已证明在相同的治疗量下,硝苯地平可使高血压患者的血压下降,而对正常血压的影响较小。

四、钙通道阻滞药的药理作用

(一)对心脏的作用

1.负性肌力作用　钙通道阻滞药使心肌细胞内 Ca^{2+} 减少,因而呈现负性肌力作用。它可在不影响兴奋除极的情况下,明显降低心肌收缩性,使心肌兴奋-收缩脱偶联,降低心肌耗氧量。但在整体条件下,钙通道阻滞药因舒张血管平滑肌降低血压,反射性增强交感神经活性,抵消部分负性肌力作用。硝苯地平的这一作用较明显,因而可能会抵消负性肌力作用而表现为轻微的正性肌力作用。

2. 负性频率和负性传导作用 窦房结、房室结等慢反应细胞的 0 相除极和 4 相缓慢除极均是由 Ca^{2+} 内流所引起,它们的传导速度和自律性由 Ca^{2+} 内流所决定,因而钙通道阻滞药能减慢房室结的传导速度,降低窦房结自律性而减慢心率。此作用是钙通道阻滞药治疗室上性心动过速的理论基础。对心脏的负性频率和负性传导作用以维拉帕米和地尔硫䓬的作用最强;而硝苯地平可因其扩张血管作用强,对窦房结和房室结的作用弱,还能反射性加快心率。

(二)对平滑肌的作用

1. 血管平滑肌 血管平滑肌的肌浆网发育较差,血管收缩时所需要的 Ca^{2+} 主要来自细胞外,故血管平滑肌对钙通道阻滞药的作用很敏感。钙通道阻滞药能明显舒张血管,主要舒张动脉,对静脉影响较小。动脉中又以冠状血管较敏感,能舒张大的输送血管和小的阻力血管,增加冠状动脉血流量及侧支循环量,有利于心绞痛的治疗。尼莫地平舒张脑血管作用较强,能增加脑血管流量。钙通道阻滞药也可舒张外周血管,解除其痉挛,可用于治疗外周血管痉挛性疾病。3 种钙通道阻滞药心血管效应的比较见表 18-2。

表 18-2 3 种钙通道阻滞药心血管效应的比较

药名	心血管效应			
	冠状动脉扩张	外周血管扩张	负性肌力	负性频率
硝苯地平	+++	+++	−	−
地尔硫䓬	+++	+	+	+
维拉帕米	+++	++	+	++

注:+ ～ +++ 为作用的强弱,− 为无作用。

2. 其他平滑肌 钙通道阻滞药对支气管平滑肌的松弛作用较明显,较大剂量也能松弛胃肠道、输尿管及子宫平滑肌。

(三)抗动脉粥样硬化作用

Ca^{2+} 参与动脉粥样硬化的病理过程,如平滑肌增生、脂质沉积和纤维化。钙通道阻滞药可干扰这些过程,包括:减少 Ca^{2+} 内流,减轻钙超载所造成的动脉壁损害;抑制平滑肌增殖和动脉基质蛋白质合成,增加血管壁顺应性;抑制脂质过氧化,保护内皮细胞。硝苯地平可因增加细胞内 cAMP 浓度,提高溶酶体酶及胆固醇酯的水解活性,有助于动脉壁脂蛋白的代谢,从而降低细胞内胆固醇含量。

(四)对肾功能的影响

钙通道阻滞药的舒张血管和降低血压的作用,不伴有水钠潴留作用。对于高血压患者,二氢吡啶类药物如尼卡地平和非洛地平在降低血压的同时,能明显增加肾血流量,但对肾小球滤过作用影响小。研究证实,钙通道阻滞药有排钠利尿作用,而且这种作用与影响肾小管对电解质的转运有关。钙通道阻滞药对肾脏的这种保护作用,在伴有肾功能障碍的高血压和心功能不全的治疗中都有重要意义。

(五)对红细胞和血小板结构及功能的影响

1. 对红细胞的影响 红细胞膜的稳定性与 Ca^{2+} 有密切关系,Ca^{2+} 增加,膜的脆性增加,在外界因素作用下红细胞容易发生溶血。由于红细胞膜富含磷脂成分,Ca^{2+} 能激活磷脂酶降解磷脂,破坏膜的结构。钙通道阻滞药可以抑制 Ca^{2+} 内流,减轻 Ca^{2+} 超载,从而增加红细胞膜的稳定性,减少红细胞的损伤。

2.抑制血小板活化　实验证明,地尔硫䓬能抑制 TXA_2 的产生和腺苷二磷酸（adenosine diphosphate,ADP）、肾上腺素、5-HT 等引起的血小板聚集。

五、钙通道阻滞药的临床应用

钙通道阻滞药的临床应用主要是防治心血管疾病,近年也试用于其他系统疾病。

（一）高血压

钙通道阻滞药治疗高血压已在临床逐渐得到肯定。其中二氢吡啶类药物（如硝苯地平、尼卡地平等）扩张外周血管作用较强,用于治疗严重高血压。长期用药后,全身外周阻力下降 30% ~ 40%,肺循环阻力也下降。此作用特别适合于并发心源性哮喘的高血压危象的治疗。维拉帕米和地尔硫䓬可用于轻度及中度高血压的治疗。

临床应用时应根据具体病情选用适当的药物,如对合并冠心病的患者,以选用硝苯地平为宜;对伴有脑血管病的患者,当选用尼莫地平;对伴有快速型室上性心律失常的患者,最好选用维拉帕米。这些药物可以单用,也可以与其他药物合用,如硝苯地平与 β 受体阻断药普萘洛尔合用,可以消除硝苯地平因扩血管作用所产生的反射性心动过速。

（二）心绞痛

钙通道阻滞药对各型心绞痛都有不同程度的疗效。

1.变异型心绞痛　患者常在休息时如夜间或早晨发作,由冠状动脉痉挛所引起。硝苯地平治疗变异型心绞痛的效果最佳。

2.稳定型（劳累型）心绞痛　常见于冠状动脉粥样硬化患者,休息时并无症状,此时心脏血液供求关系是平衡的。劳累时心肌耗氧量增加,血液供不应求,导致心绞痛发作。钙通道阻滞药通过舒张冠状动脉、减慢心率、降低血压及心肌收缩力而发挥治疗效果。3 种钙通道阻滞药均可用于治疗稳定型心绞痛。

3.不稳定型心绞痛　病情较严重,昼夜都可发作,由动脉粥样硬化斑块形成或破裂及冠状动脉张力增高引起。维拉帕米和地尔硫䓬治疗不稳定型心绞痛的疗效较好,硝苯地平宜与 β 受体阻断药合用。

（三）心律失常

钙通道阻滞药治疗室上性心动过速及后除极触发活动所致的心律失常有良好效果。3 种钙通道阻滞药减慢心率的作用程度有差异。维拉帕米和地尔硫䓬减慢心率作用较明显,硝苯地平较差,甚至反射性加快心率,因而不用于心律失常的治疗。

（四）脑血管疾病

尼莫地平能较显著地舒张脑血管,增加脑血流量,故对短暂性脑缺血发作、脑血栓形成、脑栓塞等有效。

（五）其他用途

钙通道阻滞药可用于治疗外周血管痉挛性疾病,预防动脉粥样硬化的发生。此外,钙通道阻滞药还可用于治疗支气管哮喘、偏头痛等。

六、钙通道阻滞药的不良反应及药物相互作用

钙通道阻滞药相对比较安全,但由于这类药物的作用广泛,选择性相对较低。不良反应与其血管扩张、心肌抑制等作用有关,其一般不良反应有颜面潮红、头痛、眩晕、恶心、便秘等,严重不良反

应有低血压、心动过缓、房室传导阻滞、心功能抑制等。

　　钙通道阻滞药与血浆蛋白结合率高,用药时应注意药物间的相互作用。钙通道阻滞药能延长西咪替丁的 $t_{1/2}$,硝苯地平可降低奎尼丁的血药浓度。维拉帕米与地高辛合用时,可使地高辛的血药浓度升高70%,引起心率减慢。因为维拉帕米能抑制地高辛经肾小管分泌,减少消除,故二药合用时应适当减少地高辛用量。

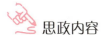 思政内容

敢于突破,独辟蹊径
——离子通道与诺贝尔奖

　　1990年,美国科学家彼得·阿格雷(Peter Agre)第一次发现了水通道。1991年,德国生物物理学家厄温·内尔(Erwin Neher)凭借"细胞中单个离子通道功能的发现",开创了膜片钳技术,并与伯特·萨克曼(Bert Sakmann)一同获得诺贝尔生理学或医学奖。他们的研究阐明了心脏病、糖尿病、癫痫等严重疾病的病因,在神经科学及细胞生物学界产生了革命性的影响。

　　1998年,美国科学家罗德里克·麦金农(Roderick MacKinnon)第一次在原子水平展示了离子通道,使人们对分子的活动有了基本的理解,为生物化学和生物学开创了一个完全崭新的领域。由于在细胞膜水通道和离子通道的结构与功能研究方面做出的贡献,阿格雷和麦金农于2003年10月被授予诺贝尔化学奖。

　　与因机缘巧合而发现了水道蛋白的阿格雷相反,麦金农对自己所寻找探索的东西有着明确的想法。他所寻找的东西是同样存在于细胞膜中但与水通道类型不同的通道,也就是细胞之间进行信息交换的离子通道。麦金农在进入洛克菲勒大学之前是哈佛大学的教授。在哈佛大学,麦金农想要研究离子通道空间构造的想法几乎没有得到任何支持。但到了洛克菲勒大学,麦金农仅用不到2年的时间就成功"观察"到了通过细胞膜的离子。1998年4月,麦金农和他的研究小组在《科学》杂志上发表了世界上第一篇关于钙通道构造的论文,其中的照片登上了那一期《科学》杂志的封面。当时《科学》杂志的审稿人对麦金农的研究成果给出了"实现了生命物理学的一个梦想"的高度评价。他在克罗托的访问中送给学生们以下的话:"如果从我的经验来讲的话,那就是不能被周围环境同化。追踪自己自身的问题,不管哪里,只要是能找到答案的地方,就要勇往直前。在偏离很多人追求的主流的地方,有着更加重要的工作。"我们要学习这种勇于冒险、敢于突破、另辟蹊径的精神,在不断探索前进中感受科学研究的魅力。

(聂亚莉)

第十九章　利尿药及脱水药

学习目标

1. 知识目标　①熟悉各类利尿药的作用部位及利尿药的分类。②掌握呋塞米、噻嗪类、螺内酯、氨苯蝶啶、阿米洛利和乙酰唑胺的药理作用、临床应用及不良反应。③了解甘露醇、山梨醇和高渗葡萄糖的药理作用及临床应用。

2. 思政目标　①介绍国家药品集采政策，激励学生始终把人民群众的生命安全和身体健康放在首位，用实际行动推进"健康中国"大业。②理解药企改革创新的必要性，关注前沿，探索未知，鼓励学生不断学习、热爱科研，积极探索未知的医药学领域。

利尿药(diuretics)是一类作用于肾脏，通过影响肾小球的滤过、肾小管的重吸收及分泌等功能，减少肾小管对 Na^+、Cl^- 等的重吸收，促进体内电解质和水分排出而增加尿量，消除水肿的药物。在临床上利尿药主要用于治疗各种原因引起的水肿，也可用于某些非水肿性疾病(如高血压、肾结石、高钙血症等)的治疗。

第一节　利尿药概述

一、利尿药作用的生理学基础

尿液的生成过程包括肾小球滤过、肾小管和集合管的重吸收和分泌。利尿药作用部位不同，产生的利尿作用强弱不同(图 19-1)。

(一)肾小球滤过

血液中的成分除蛋白质和血细胞外，均可经肾小球滤过而形成原尿。正常人肾小球滤过率为 125 mL/min，原尿量约为 180 L/d，但每天排尿仅 1~2 L，仅有 1% 的原尿排出，原尿中 99% 的水和钠在肾小管和集合管中被重吸收。强心苷、氨茶碱、多巴胺(DA)等药物可通过增强心肌收缩力、扩张肾血管、增加肾血流量和肾小球滤过率，使原尿生成增加，但由于肾脏存在球-管平衡的调节机制，这些药物并不能使终尿量明显增多，利尿作用较弱。

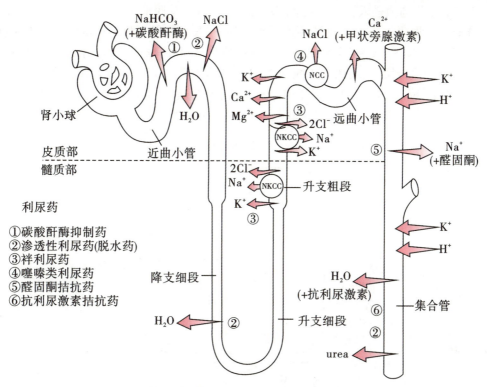

NCC. 钠氯共转运体；NKCC. 钠钾氯共转运体；urea. 尿素。

图 19-1　各类利尿药的作用部位及机制

(二)肾小管重吸收

肾小管的重吸收作用对 Na^+ 和 Cl^- 的转运及潴留极为重要。根据肾小管对 Na^+ 和 Cl^- 及水的转运特点,将其分为近曲小管、髓袢升支粗段髓质和皮质部、远曲小管和集合管。

1. 近曲小管　原尿中约85%的 $NaHCO_3$ 、40%的 $NaCl$ 、葡萄糖、氨基酸和其他所有可滤过的有机溶剂通过近曲小管特定的转运系统被重吸收,60%的水被动重吸收,以维持近曲小管渗透压的稳定。

在近曲小管,管腔内 Na^+ 顺浓度梯度和电位差通过管腔侧进入肾小管上皮细胞,再由细胞基底膜侧 Na^+ - K^+ -ATP 酶驱动进入管周毛细血管;通过近曲小管管腔膜上的 Na^+ - H^+ 交换体,按 1∶1 比例将细胞内的 H^+ 分泌到管腔内,同时将管腔中的 Na^+ 转移至细胞内,再由 Na^+ - K^+ -ATP 酶转运至组织间液中。H^+ 分泌进入管腔,与 HCO_3^- 形成 H_2CO_3 ,后者进一步脱水形成 CO_2 和水,然后迅速进入细胞,在细胞内再次水化成为 H_2CO_3 。H_2CO_3 在细胞内分解后,H^+ 用于 Na^+ - H^+ 交换,HCO_3^- 经一种特殊的转运子转运通过基质侧膜入血。管腔内的脱水反应和细胞内的再水化反应均由碳酸酐酶(carbonic anhydrase,CA)催化(图 19-2)。

乙酰唑胺是作用于近曲小管的利尿剂,通过抑制碳酸酐酶,减少 H^+ 的生成,使 Na^+ - H^+ 交换减少,进而 Na^+ 的吸收减少而产生利尿作用。但由于利尿作用弱,且容易导致代谢性酸血症,故乙酰唑胺现已少用。

2. 髓袢升支粗段髓质和皮质部　该段功能与利尿药作用关系密切,原尿中30% ~35%的 Na^+ 在此段被再吸收,因对水不通透,故不伴有水的再吸收。其对包括 Na^+ 的重吸收主要是通过管腔膜上的 Na^+ - K^+ -2 Cl^- 共转运体(Na^+ - K^+ -2 Cl^- cotransporter)将 2 个 Cl^- 、1 个 Na^+ 和 1 个 K^+ 同向转运到细胞内,该协同转运的能量来自 Na^+ 浓度差的势能,而 Na^+ 浓度差是由管周膜 Na^+ - K^+ -ATP 酶对细胞内 Na^+ 的泵出所致。由于管腔膜转运系统和管周膜 Na^+ - K^+ -ATP 酶的中介,细胞内 K^+ 浓度增高,K^+

沿管腔膜上特异性钾通道进入管腔,形成腔液正电位,以致驱动腔液中 Ca^{2+} 和 Mg^{2+} 经细胞间通道进入管周血液而被吸收(图 19-3)。此段不通透水,因而在尿的稀释和浓缩功能中具有重要意义。随着髓袢升支粗段对 Na^+ 和 Cl^- 的再吸收,而水未被重吸收,管腔内尿液逐渐稀释;管腔内渗透压逐渐降低,同时肾髓质间液则因 Na^+、Cl^- 等物质的重吸收而呈高渗状态。当尿液流经集合管时,在抗利尿激素(antidiuretic hormone,ADH)的作用下,大量水分被重吸收,从而使尿液浓缩。

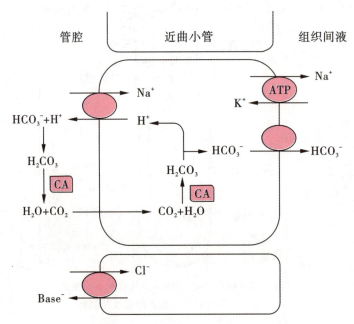

Na^+-K^+-ATP 酶表达于基侧质膜,以维持细胞内 Na^+ 和 K^+ 在正常水平。$Base^-$ 为碱基。

图 19-2　近曲小管上皮细胞的 H^+-Na^+ 交换和 HCO_3^- 的重吸收及碳酸酐酶的作用

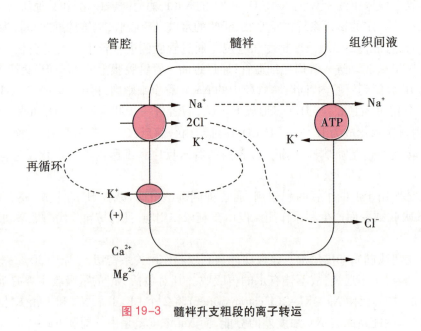

图 19-3　髓袢升支粗段的离子转运

呋塞米等髓袢利尿药通过对髓袢升支粗段上皮细胞上的 Na^+–K^+–$2Cl^-$ 共转运体的抑制作用,影响了尿液的稀释和浓缩功能,产生强大的利尿作用。

3. 远曲小管和集合管　滤液中约 10% 的 NaCl 在远曲小管被重吸收,主要是通过 Na^+–Cl^- 共转运体。该段也相对不通透水,NaCl 的重吸收进一步稀释了小管液。

噻嗪类利尿药通过阻断 Na^+–Cl^- 共转运体而产生作用。另外,Ca^{2+} 通过顶质膜上的钙通道和基膜上的 Na^+–Ca^{2+} 交换子而被重吸收,甲状旁腺激素可以调节这个过程。

集合管对原尿中 Na^+ 的再吸收量仅占 2%～5%。通过管腔膜上不同的通道转运 Na^+ 和排出 K^+,进入细胞内的 Na^+ 通过基膜上的 Na^+–K^+–ATP 酶转运进入血液循环。由于 Na^+ 进入细胞的驱动力超过 K^+ 的分泌,因而 Na^+ 的重吸收超过 K^+ 的分泌,可产生显著的管腔负电位,该负电位驱动 Cl^- 通过旁细胞途径吸收入血。醛固酮通过对基因转录的影响,增加管腔膜钠通道和钾通道的活性及 Na^+–K^+–ATP 酶的活性,其效应是促进 Na^+–K^+ 交换,产生排钠保钾作用。

螺内酯通过拮抗醛固酮,氨苯蝶啶通过直接抑制 Na^+–K^+ 交换产生弱效利尿作用,二者又称保钾利尿药。

二、利尿药的分类

常用利尿药按利尿作用的效能和作用部位,分为以下五大类。

1. 袢利尿药　袢利尿药(loop diuretic),又称高效能利尿药,主要作用于髓袢升支粗段皮质部和髓质部,抑制 Na^+–K^+–$2Cl^-$ 的转运系统,随之抑制 Na^+ 的重吸收,利尿作用强大。代表药为呋塞米。

2. 噻嗪类利尿药　噻嗪类利尿药(thiazide diuretic),又称中效能利尿药,主要作用于远曲小管近端,抑制 Na^+ 和 Cl^- 在该处的重吸收,从而起到排钠利尿作用。代表药为氢氯噻嗪。

3. 保钾利尿药　保钾利尿药(potassium-retaining diuretic),又称低效能利尿药,主要作用于远曲小管远端和集合管上皮细胞,抑制 Na^+ 的重吸收,增加 Na^+ 和 Cl^- 排泄而产生利尿作用,并能减少 K^+ 排出,从而起到保钾利尿药的作用,利尿作用弱。代表药为螺内酯、氨苯蝶啶等。

4. 碳酸酐酶抑制药　碳酸酐酶抑制药(carbonic anhydrase inhibitor)主要作用于近曲小管,抑制碳酸酐酶活性,抑制 H^+–Na^+ 交换,阻止肾近曲小管对 Na^+ 的重吸收,而对远曲小管无作用,故利尿作用弱,代表药为乙酰唑胺。

5. 渗透性利尿药　渗透性利尿药(osmotic diuretics),又称脱水药(dehydrate agents),主要作用于髓袢及肾小管其他部位,通过增加血浆渗透压、肾小球滤过率和肾小管内液量,产生利尿、脱水作用。代表药为甘露醇。

第二节　常用利尿药

一、袢利尿药

本类药主要作用于髓袢升支粗段,选择性地抑制 NaCl 的重吸收。利尿作用强大,且不易导致酸中毒,是目前最有效的利尿药。常用的有呋塞米(furosemide,速尿)、依他尼酸、布美他尼。临床上应用的托拉塞米是它们的活性代谢物,其 $t_{1/2}$ 比原形药长。

呋塞米

【体内过程】　吸收迅速但不完全,生物利用度为 50%～70%,口服后 30～60 min 起效,1～2 h 血药浓度达到峰值,作用维持时间为 6～8 h。食物可延缓药物吸收速度。静脉注射后 2～5 min 起效,作用维持时间为 2~3 h。通过肾脏近曲小管有机酸分泌机制排出或经肾小球滤过,大部分以原形经近曲小管分泌,并随尿液排出,$t_{1/2}$约为 1 h,肾功能不全时可延长至 10 h。反复给药不易蓄积。可透过胎盘,经乳汁分泌。新生儿的 $t_{1/2}$ 显著延长。吲哚美辛和丙磺舒与袢利尿药相互竞争近曲小管有机酸分泌,因此,若与袢利尿药同时使用,则影响后者的排泄和作用。

【药理作用】

1. 利尿作用　呋塞米的作用强大、迅速而短暂。随剂量加大,利尿效果明显增加,且药物安全范围较大。袢利尿药能使肾小管对 Na^+ 的重吸收由原来的 99.4% 下降为 70% ~ 80%,使排尿量明显增加,可达 30~40 mL/min。

利尿的作用机制为特异性地与髓袢升支粗段皮质部和髓质部 $Na^+-K^+-2Cl^-$ 共转运体可逆性结合,抑制 NaCl 的重吸收,降低肾的尿液稀释与浓缩功能,排出大量接近于等渗的尿液。同时,由于 K^+ 的重吸收减少,降低了 K^+ 的再循环,导致管腔正电位,减少了 Ca^{2+}、Mg^{2+} 重吸收的驱动力,使它们的重吸收减少,排泄增加。输送到远曲小管和集合管的 Na^+ 增加又促使 Na^+-K^+ 交换增加,从而使 K^+ 的排泄进一步增加。因此,袢利尿药不仅抑制 Na^+ 和 Cl^- 的再吸收,也抑制 Ca^{2+}、Mg^{2+}、K^+ 的再吸收,尿中 Na^+、Cl^-、Ca^{2+}、Mg^{2+}、K^+ 排出增多,HCO_3^- 排泄也增加。

2. 对血管的调节作用　呋塞米能扩张肾血管,增加肾血流量和肾小球滤过率;对心力衰竭者,在其利尿作用发生前可产生有效的扩张血管作用,扩张小静脉,减轻心脏负荷,降低左室充盈压,减轻肺水肿。推测其作用机制与利尿作用无关,可能与其增加 PG 合成、降低对缩血管因子的反应性及对动脉阻力血管产生钾通道开放的作用有关。

袢利尿药促进肾脏 PG 的合成,因此,NSAID 如吲哚美辛可减弱呋塞米的扩血管作用;另外,NSAID 抑制 COX 的活性,减少 PG 的生成,故可减弱其利尿作用,尤其是肾病综合征和肝硬化患者,这种干扰作用更明显。

【临床应用】

1. 严重水肿　呋塞米用于治疗心脏性水肿、肾性水肿(肾炎、肾病及各种原因所致的急、慢性肾衰竭)、肝硬化腹水或血管障碍引起的周围性水肿,尤其是应用其他利尿药效果不佳时,应用本品仍可能有效。呋塞米一般不宜作为首选药。

2. 急性肺水肿和脑水肿　静脉注射呋塞米 20~40 mg,能迅速扩张容量血管,使回心血量减少,是治疗急性肺水肿快捷、有效的急救措施。同时由于呋塞米的利尿作用,血液浓缩,血浆渗透压增高,有利于消除脑水肿,尤其是伴有左心衰竭的脑水肿患者。

3. 急、慢性肾衰竭　①呋塞米促进排钠利尿、冲洗肾小管。②扩张肾血管,增加肾血流量和肾小球滤过率,减轻细胞水肿和急性肾小管的萎缩和坏死,但不延缓肾衰竭的进程。可用于治疗各种原因导致的肾脏血流量灌注不足,如失水、休克、中毒、麻醉意外、循环功能不全等,也用于治疗甘露醇无效的少尿者。

4. 其他　①高钙血症时,应用呋塞米可以抑制 Ca^{2+} 的重吸收,降低血钙。②应用呋塞米,同时配合输液,使尿量增加,可加速某些毒物的排泄,仅对以原形经肾脏排出的药物中毒有效,如长效巴比妥类、水杨酸类、溴剂、氟化物、碘化物等。③不作为原发性高血压的首选药,但当噻嗪类药物疗效不佳,尤其是伴有肾功能不全或出现高血压危象时适用。

【不良反应】

1. 水与电解质紊乱　呋塞米常见口干、口渴、心律失常、肌肉酸痛、疲乏无力、恶心呕吐等不良反应。呋塞米因为有强大的利尿作用,造成低血容量、低钾血症、低镁血症、低钠血症及低氯性碱血症,故用药时应注意及时补钾盐或加服保钾利尿药。当低钾血症和低镁血症同时存在时,应注意同时纠正低镁血症,才能最终纠正低钾血症。

2. 耳毒性　呋塞米的耳毒性表现为耳鸣、听力减退或短暂性耳聋,呈剂量依赖性,见于大剂量静脉注射时。呋塞米与其他耳毒性药物合用时,更容易发生耳毒性,常可出现眩晕、耳鸣、听力障碍,甚至暂时性耳聋。耳毒性原因可能与引起耳内淋巴液、电解质浓度迅速改变和耳蜗外毛细胞损伤有关。

3. 高尿酸血症 长期应用呋塞米可出现高尿酸血症,诱发痛风。

4. 其他反应 呋塞米还可引起高血糖(很少导致糖尿病)、体位性低血压,偶见起立性眩晕等;高脂血症,升高低密度脂蛋白胆固醇和甘油三酯,降低高密度脂蛋白胆固醇;恶心呕吐,大剂量可见胃肠道出血;过敏反应,如皮疹、嗜酸性粒细胞增多、间质性肾炎等;偶见骨髓抑制,如白细胞、血小板减少等。

【禁忌证】 痛风患者禁用;肾功能不全者慎用,忌与氨基糖苷类抗生素合用,以免产生永久性耳聋。

二、噻嗪类利尿药

噻嗪类利尿药是临床广泛应用的口服利尿药,基本化学结构相似(含有苯并噻二嗪核和磺酰胺基),各药的作用部位和作用机制相同,利尿效能相似,但效价强度差别较大,作用维持时间也各不相同。本类药毒性小,安全范围较大。氢氯噻嗪(hydrochlorothiazide)是本类药的原形药物,常用的还有氯噻嗪(chlorothiazide)、吲达帕胺(indapamide)、美托拉宗(metolazone)等。

氢氯噻嗪

【体内过程】 氢氯噻嗪口服吸收良好,口服后 $1 \sim 2$ h 出现利尿作用,$4 \sim 6$ h 作用达峰值,可持续 $6 \sim 12$ h。可通过胎盘进入胎儿体内。血浆蛋白结合率为64%。主要以原形通过肾小球滤过及近曲小管分泌而排出,少量由胆汁排泄。尿毒症患者对氢氯噻嗪清除率下降,$t_{1/2}$ 延长。

【药理作用】

1. 利尿作用 作用温和持久。抑制远曲小管近端 Na^+-Cl^- 共转运体,抑制 Na^+、Cl^- 的重吸收,从而增强 Na^+、Cl^- 及水的排出。由于转运至远曲小管的 Na^+ 增加,促进了 Na^+-K^+ 交换。尿中除排出 Na^+ 和 Cl^- 外,K^+ 的排泄也增多,长期服用可引起低钾血症。对碳酸酐酶有一定的抑制作用,略增加 HCO_3^- 的排泄。

此外,与袢利尿药不同,本类药促进远曲小管由甲状旁腺激素调节的 Ca^{2+} 重吸收,可能由于 Na^+ 重吸收减少,肾小管上皮细胞 Na^+ 减少,促进基侧质膜的 Na^+-Ca^{2+} 交换,减少尿 Ca^{2+},使 Ca^{2+} 经肾脏排出减少;还可减少尿酸排出。

2. 抗利尿作用 由于排 Na^+ 使血浆渗透压降低而减轻口渴感,故能明显减少尿崩症者的尿量及口渴症状。抗利尿作用机制不明。

3. 降压作用 氢氯噻嗪是常用的一线抗高血压药,用药早期通过利尿、血容量减少而降压;长期用药则通过低钠,使 Na^+-Ca^{2+} 交换减少,血管平滑肌内 Ca^{2+} 减少,扩张外周血管而产生降压作用。

【临床应用】

1. 水肿 氢氯噻嗪可用于治疗各种原因引起的水肿,是轻、中度心源性水肿的首选药,是慢性心功能不全的主要治疗药物之一。对肾性水肿的疗效与肾功能的损害程度有关,损害轻者疗效较好,重者较差。对肝硬化腹水,最好与螺内酯合用,以防血钾过低而诱发肝性脑病。

2. 高血压 氢氯噻嗪是治疗高血压的基础药物之一,多与其他抗高血压药合用以减少后者剂量,减少不良反应。

3. 其他 氢氯噻嗪可用于肾性尿崩症及加压素无效的垂体性尿崩症;高尿钙伴有肾结石者,以抑制高尿钙引起的肾结石的形成。

【不良反应】

1. 电解质紊乱　氢氯噻嗪在临床上最重要和最易发生的电解质紊乱是低钾血症,亦可引起低镁血症、低钠血症及低氯性碱血症,合用保钾利尿药可防治低钾血症。

2. 高尿酸血症　氢氯噻嗪与尿酸竞争排泄途径而使尿酸潴留。痛风者慎用。

3. 代谢变化　长期使用氢氯噻嗪可导致高血糖、高脂血症,可能是因为其抑制胰岛素的分泌及减少组织利用葡萄糖。纠正低钾血症后可部分翻转高血糖效应。可使血清胆固醇增加5% ~ 15%,并增加低密度脂蛋白水平。

4. 其他　氢氯噻嗪可引起肾血流量减少、肾小球滤过率降低、血尿素氮增高、高钙血症等;少数有胃肠道反应;与磺胺类药有交叉过敏反应,可见皮疹、血小板减少性紫癜、光敏性皮炎等。偶见严重的溶血性贫血、坏死性胰腺炎等。

【禁忌证】　痛风、高脂血症、糖尿病患者慎用。

三、保钾利尿药

低效利尿药作用较弱,较少单用,在临床上一般不作为首选药,常与其他利尿药合用。本类药分为保钾利尿药和碳酸酐酶抑制药。保钾利尿药在远曲小管后段及集合管直接或间接对抗醛固酮的作用,具有保钾排钠效应。保钾利尿药可分为2类:①醛固酮受体拮抗药,代表药为螺内酯和依普利酮;②肾小管上皮细胞钠通道抑制剂,代表药为氨苯蝶啶、阿米洛利。

螺内酯

【体内过程】　螺内酯(spironolactone,安体舒通)口服易吸收,但起效较慢,口服后1 d左右起效,2 ~ 3 d后作用达到峰值,停药后作用可持续2 ~ 3 d。有明显的首过消除和肝肠循环。体内代谢物孕烯内酯和7-硫代甲基螺内酯仍有活性。

【药理作用】　螺内酯及其代谢物坎利酮的结构与醛固酮相似,在远曲小管和集合管与醛固酮竞争受体,干扰醛固酮的作用,抑制Na^+的重吸收和减少K^+的分泌,表现为保钾排钠的利尿作用,利尿作用依赖于体内醛固酮水平。利尿作用弱,缓慢而持久。

【临床应用】　①用于治疗醛固酮增多的顽固性水肿,如肝硬化、慢性心功能不全、肾病综合征等引起的水肿。②用于治疗原发性醛固酮增多症。因利尿作用弱,较少单用,常与噻嗪类利尿药合用,既可增强利尿作用,又可预防低钾血症。③用于治疗充血性心力衰竭,醛固酮在心力衰竭的发生、发展中起重要作用,因而螺内酯用于心力衰竭的治疗不仅仅限于利尿作用,还通过抑制心室重构等多方面的作用来改善患者的状况。

【不良反应】

1. 高钾血症　螺内酯久用容易引起高钾血症,尤其是肾功能不全者,常表现为嗜睡、极度疲惫、心率减慢、心律失常等。

2. 性激素样作用　如男性乳腺发育,女性面部多毛、月经周期紊乱等,停药后性激素样作用消失。

3. 胃肠道反应　如恶心呕吐、胃痉挛和腹泻。尚有研究报道螺内酯可致消化性溃疡,故消化性溃疡患者禁用。

4. 中枢神经系统反应　如头痛、倦怠及精神异常。

依普利酮

依普利酮(eplerenone)为选择性醛固酮受体拮抗药,口服后1.5 h血药浓度达到峰值,$t_{1/2}$为4 ~ 6 h。抗醛固酮受体的作用为螺内酯的2倍,对醛固酮受体具有高度的选择性,而对肾上腺糖皮质激素、黄体酮、雄激素受体的亲和力较低,从而减少了螺内酯的性激素样不良反应。治疗高血压、心力衰竭等的疗效较好,具有广阔的应用前景。不良反应较少。

氨苯蝶啶和阿米洛利

氨苯蝶啶(triamterene)、阿米洛利(amiloride)的化学结构不同,但是有相同的药理作用。

【体内过程】 氨苯蝶啶在肝脏代谢,其活性形式及代谢物经肾脏排泄,$t_{1/2}$ 为 4.2 h,需频繁用药;阿米洛利主要以原形经肾脏排出,$t_{1/2}$ 为 6~9 h。

【药理作用】 作用于远曲小管末端和集合管,通过阻滞管腔钠通道而减少 Na^+ 的重吸收,同时管腔的负电位降低,导致驱动分泌 K^+ 的动力减少,抑制了 K^+ 的分泌,从而产生排 Na^+ 利尿和保 K^+ 的作用。保钾利尿作用不受醛固酮水平影响,对肾上腺切除的动物仍有作用。

【临床应用】 临床上常与排钾利尿药合用治疗顽固性水肿。

【不良反应】 较少,常见恶心呕吐、腹泻等胃肠道反应。长期服用可引起高钾血症,肾功能不全、糖尿病患者及老年人较易发生,故严重肝、肾功能不全及有高钾血症倾向者禁用。氨苯蝶啶抑制二氢叶酸还原酶,可引起叶酸缺乏;肝硬化患者可发生巨幼细胞贫血;与吲哚美辛合用,可引起急性肾衰竭。

四、碳酸酐酶抑制剂

乙酰唑胺

【药理作用】 乙酰唑胺(acetazolamide)通过抑制肾小管上皮细胞中的碳酸酐酶,减少 H^+-Na^+ 交换,近曲小管 Na^+ 重吸收减少,水的重吸收减少,但集合管 Na^+ 重吸收会大大增加,K^+ 分泌相应增加。利尿作用弱,容易引起酸中毒,目前很少用于利尿。

乙酰唑胺还抑制肾脏以外部位依赖碳酸酐酶的 HCO_3^- 的转运,如抑制眼睫状体上皮细胞向房水中分泌 HCO_3^- 和脉络丛向脑脊液中分泌 HCO_3^-,从而减少房水和脑脊液的产生,使眼内压下降。

【临床应用】 ①青光眼:乙酰唑胺对多种类型的青光眼有效,是乙酰唑胺应用最广的适应证。②急性高山病:乙酰唑胺通过减少脑脊液的生成和降低脑脊液及脑组织的 pH 值,减轻症状。在开始攀登高山前 24 h 口服乙酰唑胺可起到预防作用。③其他用途:如碱化尿液、纠正代谢性碱中毒等。

【不良反应】 口服用药引起的全身不良反应较多,常见嗜睡、面部和四肢麻木感。长期应用可发生低钾血症、代谢性酸中毒,偶有粒细胞缺乏及过敏反应。肝、肾功能不全者慎用。

五、渗透性利尿药

渗透性利尿药,又称脱水药(dehydrate agents),是通过静脉注射方式,依靠其物理学性质,提高血浆渗透压而使组织脱水的药物。这些药物通过肾脏时不易被重吸收,使水在髓袢升支和近曲小管的重吸收减少,增加水和部分离子的排出,产生渗透性利尿作用。一般具有以下特点:①静脉注射后不易通过毛细血管进入组织;②易经肾小球滤过;③对机体无毒性作用和无过敏反应。

甘露醇

甘露醇(mannitol)属单糖类,临床常用 20% 的高渗溶液静脉注射或静脉滴注。

【体内过程】 静脉注射后甘露醇迅速进入细胞外液而不进入细胞内,10 min 即能增加尿量,2~3 h 作用达峰值。降低颅内压作用于静脉注射甘露醇后 20 min 内出现,作用维持时间在 6 h 以上。

【药理作用】

1. 脱水作用 甘露醇静脉注射后不易通过毛细血管进入组织,能迅速提高血浆渗透压,使组织间液向血浆转移而产生组织脱水作用,可降低颅内压和眼内压。口服用药则产生渗透性腹泻,可用于从胃肠道消除毒性物质。

2. 利尿作用 甘露醇经肾小球滤过,几乎不被肾小管重吸收而提高肾小管中原液渗透压,减少髓袢升支及集合管对 NaCl 和水的重吸收,使尿量增加。尿中 Na^+、K^+、Ca^{2+}、Mg^{2+}、Cl^-、HCO_3^- 等电解质的排出也同时增加。

【临床应用】

1. 脑水肿、青光眼 甘露醇是治疗脑水肿、降低颅内压的首选药;还可用于治疗青光眼急性发作及术前应用,降低眼内压。

2. 急性肾衰竭 在少尿时及时应用甘露醇,通过脱水作用,可减轻肾间质水肿。同时渗透性利尿效应可维持足够的尿量,稀释肾小管内有害物质,可防止肾小管萎缩、坏死。此外,还能改善急性肾衰竭早期的血流动力学变化,对肾衰竭伴低血压者效果较好。

【不良反应】 甘露醇的不良反应少见。甘露醇注射太快可引起一时性头痛、头晕和视力模糊;个别患者出现严重过敏反应,漏出血管致局部肿胀;细胞外液增加而引起血容量增大。

【禁忌证】 慢性心功能不全者、活动性颅内出血者禁用。

山梨醇

山梨醇(sorbitol)的作用及临床应用同甘露醇,进入人体后大部分在肝脏转化为果糖,故作用弱。易溶于水,一般可制成25%的高渗液使用。

高渗葡萄糖

50%的高渗葡萄糖(hypertonic glucose)有脱水及渗透性利尿作用,但部分可从血管弥散进入组织中,且易被代谢,故作用弱且不持久。停药后可出现颅内压回升而引起反跳现象,在临床上主要用于治疗脑水肿和急性肺水肿,一般与甘露醇合用。

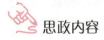 思政内容

集采药品惠百姓,药企改革求创新

国家药品带量集采政策从 2018 年"4+7"试点开始。"4+7"是指国家列出了 4 个直辖市(北京、天津、重庆、上海)和 7 个城市(成都、西安、沈阳、大连、厦门、广州、深圳)作为试点,对当时已经通过一致性评价的若干药品(最终为 25 个)进行了集中招标采购。集采的关键核心就是以量换价,国家承诺给出了全国各省的采购量,并且把医院市场全部呈现在药企面前,完全推翻了原先的招标规则。药品集采逐步推广至全国范围内执行,截至 2021 年低,已实施 5 轮,覆盖药品已达到 218 种,有非常多的治疗常用药品被纳入集采目录,相关患者用药费用大幅下降,极大地减轻了患者的用药负担。国家医保局表示,5 轮集采中,中选药品平均降价 54%,集采药品价格从国际最低价的 2 ~ 3 倍已下降至与之相当的水平,集采节约的药品费用已达 1 500 亿元。

国家组织药品集中采购是对既往药品集中采购制度的重大改革,目的是让人民群众以比较低廉的价格用上质量更高的药品,通过带量采购,以量换价,减轻患者负担,节约医保基金支出,提升医保基金使用效率,提高老百姓医疗保障水平,有效缓解了群众"买药贵"的现状,真正让老百姓享受到了医药改革带来的红利。集采推进令医药行业竞争格局发生巨变,其红利不仅惠及平民,同时

将对整个医药产业带来深远影响。集采为药企节省了交易成本,推动药企事业线快速调整,从销售竞争转向研发竞争。市场预计,随着改革的进一步深入,未来我国创新药企阵营将进一步扩大,创新药整体份额将逐步提升。可见,药品集采既能促进药品企业研发创新,又能增进民生福祉,是助力"健康中国"大业的重要工程。

（聂亚莉）

第二十章　作用于肾素-血管紧张素系统的药物

学习目标

1. 知识目标　①熟悉作用于肾素-血管紧张素系统药物的分类及代表性药物。②掌握常用肾素-血管紧张素系统药物的临床应用、不良反应及应用注意事项。

2. 思政目标　①介绍卡托普利药物设计的范例，启发学生药物的研发在于创新，培养具有家国情怀、科学精神、国际视野、创新和实践能力的"懂医精药、医药互通"的高素质人才。②介绍依那普利赶超卡托普利的故事，鞭策学生不甘落后，奋起直追，在良好的竞争氛围中不断前进。

肾素-血管紧张素系统（renin-angiotensin system, RAS）是重要的体液系统，既存在于循环系统，又存在于中枢、肾脏、肾上腺等组织中，共同参与对靶器官的调节。在调节心血管系统的正常生理功能与高血压、充血性心力衰竭等病理过程中具有重要作用。

在正常机体情况下，RAS 对于维持心血管系统的正常发育、心血管功能的稳定、电解质及体液平衡等方面发挥重要作用，但是过度的 RAS 激活可诱导高血压、心肌肥厚、心力衰竭等病理过程。

第一节　肾素-血管紧张素系统

RAS 主要由血管紧张素原（angiotensinogen）、肾素（renin）、血管紧张素转化酶（angiotensin-converting enzyme, ACE）、血管紧张素（angiotensin, Ang）及其相应受体组成，协同激肽系统调节局部的生理病理过程（图 20-1）。

血管紧张素原在肾素的作用下转化成十肽的血管紧张素 I（angiotensin I, Ang I），Ang I 在 ACE 的作用下切去 2 个氨基酸，转化为血管紧张素 II（angiotensin II, Ang II）。Ang II 作用于血管紧张素受体（angiotensin receptor, AT）亚型 1，即 AT_1 受体，产生收缩血管、促进肾上腺皮质释放醛固酮、增加血容量、升高血压等作用，长期刺激还具有生长激素样作用，促进心肌肥大与纤维化、血管增生、动脉粥样硬化等病理过程的发生。Ang II 作用于血管紧张素受体亚型 2（AT_2 受体），激活缓激肽 B_2 受体及一氧化氮（nitric oxide, NO）合酶，产生 NO，进而舒张血管，降低血压，促进细胞凋亡，能部分拮抗 AT_1 受体的作用。除 ACE 能将 Ang I 转化成 Ang II 外，心脏及血管局部的糜蛋白样丝氨酸蛋白酶，即糜酶（chymase, Chy），也可将 Ang I 转化为 Ang II。心脏糜酶在心血管疾病的病理生理过程中具有重要作用，主要由心脏肥大细胞合成，内皮细胞和间质细胞也可分泌少量酶；血管糜酶主要位于血管外膜，其介导产生的 Ang II 参与高血压慢性期的血压调节。

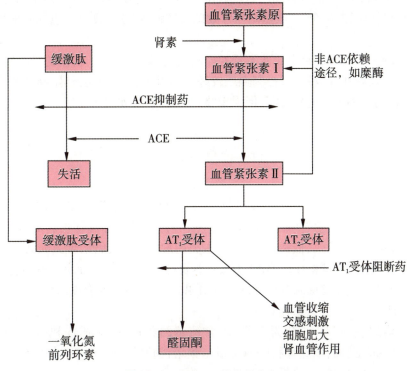

图 20-1　肾素-血管紧张素系统

第二节　肾素抑制药

肾素是一种酸性蛋白水解酶,主要来自肾脏。它水解血管紧张素原,生成 Ang I 。2002 年肾素受体被发现,其能增加肾素及肾素前体肾素原的活性并诱导自身分化。肾素/肾素原结合肾素受体可催化产生 Ang,激活 RAS。因此,肾素是 RAS 起始的第一个特异性限速酶,它的作用底物是血管紧张素原,作用有高度特异性。肾素抑制药通过结合肾素作用于 RAS,阻止血管紧张素原转化为 Ang I ,降低血浆肾素活性,降低 Ang I 、Ang II 水平,从而抑制整个 RAS 的功能。

阿利吉仑

阿利吉仑(aliskiren)是一种非蛋白、低分子量的肾素抑制药。口服后 1～3 h 血药浓度达到峰值,绝对生物利用度为 2.6%,食物对其药效学影响极小。静脉给药后,稳态平均分布容积约为135 L,提示阿利吉仑广泛分布于血管以外的组织中。阿利吉仑的血浆蛋白结合率为 47%～51%,消除 $t_{1/2}$ 为 40 h,主要以原形经粪便清除。

肾素处在 RAS 的源头环节,为 RAS 的限速酶。因此,长期以来肾素被认为是 RAS 中最经典、最合乎逻辑的药物靶标。肾素抑制剂通过抑制肾素活性,减少血管紧张素原生成 Ang I ,进而减少Ang II 的生成,使血压下降。血管紧张素转化酶抑制药和 AT_1 受体阻断药打断了 Ang 对肾素释放的负反馈调节,使肾素释放增加,血浆肾素活性升高。而血浆肾素活性升高被认为是个危险因素,与心血管事件的发生、死亡率升高有关,尤其在收缩压高于 140 mmHg 时。因此,理论上肾素抑制剂与血管紧张素转化酶抑制药或 AT_1 受体阻断药合用可协同增效,并克服血管紧张素转化酶抑制药、

AT_1 受体阻断药引起血浆肾素活性升高所致的风险。但实际应用显示,肾素抑制药与血管紧张素转化酶抑制药或 AT_1 受体阻断药合用,虽然降压疗效确实增强,但是不良反应也同时增加,因此应避免合用。

阿利吉仑是 2007 年批准的首个非肽类肾素抑制剂,也是目前用于临床的唯一肾素抑制剂。可用于治疗各型高血压,降压疗效持久,控制血压较好。单用疗效与 AT_1 受体阻断药相当,略优于血管紧张素转化酶抑制药。不良反应有腹泻,但无干咳、血管神经性水肿发生。

第三节　血管紧张素转化酶抑制药

自 1981 年卡托普利用于临床以来,血管紧张素转化酶抑制药(angiotensin-converting enzyme inhibitor,ACEI)发展很快,已经成为临床治疗高血压、心力衰竭等心血管疾病的重要药物。近年来人们已研制出一系列高效、长效、低毒的 ACEI。本类药抑制 ACE 活性,使 Ang Ⅱ 的生成减少、缓激肽的降解减少,扩张血管,降低血压。ACEI 不仅具有良好的降压效果,而且具有器官保护作用,对高血压患者的并发症及一些伴发疾病有良好的治疗效果。ACEI 也是伴有糖尿病、左心室肥厚、左心功能障碍及急性心肌梗死的高血压患者的首选药。

根据化学结构的差异,ACEI 分为 3 类:①含巯基的药物,如卡托普利(captopril)、阿拉普利(alacepril);②含羧基的药物,依那普利(enalapril)、赖诺普利(lisinopril)、喹那普利(quinapril)、培哚普利(perindopril)等;③含磷酸基的药物,如福辛普利(fosinopril)等。

【药理作用与机制】

1.抑制 Ang Ⅱ 生成　ACEI 抑制血浆与组织中的 ACE,减少循环组织中的 Ang Ⅱ,减弱 Ang Ⅱ 对交感神经末梢突触前膜 AT 受体的作用,减少去甲肾上腺素的释放,并能抑制中枢 RAS,降低中枢交感神经活性,使外周交感神经活性降低。还能减弱 Ang Ⅱ 收缩血管、刺激醛固酮释放、增加血容量、升高血压、促进心血管细胞肥大增生等作用,有利于高血压、心力衰竭与心血管重构的防治。

2.保存缓激肽活性　ACEI 减慢缓激肽降解,升高缓激肽水平,继而促进一氧化氮(NO)和前列环素(PGI_2)的生成,NO 和 PGI_2 有舒张血管、降低血压、抗血小板聚集、抗心血管细胞肥大增生和重构作用。

3.保护血管内皮细胞功能　ACEI 抑制血管组织 ACE 活性,防止血管平滑肌增生和血管构型重建,改善动脉顺应性,能减轻动脉硬化与高脂血症引起的内皮细胞功能损伤,改善内皮细胞依赖性的血管舒张作用。

4.保护心肌细胞功能　ACEI 有抗心肌缺血及梗死功能,能减轻心肌缺血再灌注损伤,拮抗自由基对心肌的损伤效应。此心肌保护作用可能与缓激肽 B_2 受体、蛋白激酶 C 等有关。

5.增敏胰岛素受体　此作用可能是由缓激肽介导的。卡托普利及其他多种 ACEI 能增加糖尿病与高血压患者对胰岛素的敏感性。

【临床应用】

1.高血压　卡托普利可单独应用或与其他抗高血压药合用治疗各型高血压。60% ~ 70% 的患者单用本药能使血压控制在理想水平,加用利尿药对于 95% 的患者有效,此药适用于合并糖尿病及胰岛素抵抗、左心室肥厚、慢性心功能不全、急性心肌梗死的高血压患者,可明显改善患者生活质量且无耐受性,连续用药 1 年以上疗效不降低,不出现反跳现象。卡托普利与其他抗高血压药(如利尿药、β 受体阻断药)合用对于重型或顽固型高血压疗效好。

2.充血性心力衰竭　ACEI 是治疗充血性心力衰竭有效且安全的药物,能降低患者的病死率,改善患者预后,延长寿命。

3. 心肌梗死　ACEI 对缺血心肌具有保护作用,心肌梗死患者早期应用卡托普利,能改善心功能和降低病死率,且能改善血流动力学和器官灌流。

4. 糖尿病肾病　卡托普利是唯一治疗糖尿病肾病的 ACEI,大量临床报道已经肯定此疗效。糖尿病患者常并发肾脏病变,ACEI 对 1 型糖尿病和 2 型糖尿病,无论有无高血压均能改善或阻止肾功能恶化。除多囊肾外,ACEI 对其他原因引起的肾功能障碍(如高血压、肾小球病变、间质性肾炎等)也有一定的疗效,并能减轻蛋白尿。但对肾动脉阻塞或肾动脉硬化造成的双侧肾血管病,ACEI 能加重肾损伤。

【不良反应】　ACEI 的不良反应轻微,一般耐受良好。除偶有恶心、腹泻等消化道反应或头晕、头痛等中枢神经系统反应外,其他主要的不良反应如下。

1. 首剂低血压　口服吸收快、生物利用度高的 ACEI,首剂低血压现象多见。口服吸收慢、生物利用度低的 ACEI,此反应较少见。

2. 咳嗽　无痰干咳是 ACEI 较常见的不良反应,也是患者不能耐受药物而被迫停药的主要原因。偶尔有支气管痉挛性呼吸困难,可不伴有咳嗽。吸入色甘酸钠可以缓解。咳嗽与支气管痉挛的原因可能是 ACEI 使缓激肽和/或 PG、P 物质在肺内蓄积。依那普利与赖诺普利咳嗽的发生率比卡托普利高,而福辛普利则较低。

3. 高钾血症　ACEI 能抑制 Ang Ⅱ 生成,使依赖 Ang Ⅱ 的醛固酮分泌减少,因此钾排出减少,血钾升高,在肾功能障碍患者与同时服用保钾利尿药的患者中更多见。

4. 低血糖　由于 ACEI 特别是卡托普利能增强机体对胰岛素的敏感性,因此常伴有降低血糖的作用。在 1 型糖尿病与 2 型糖尿病患者均有此作用。

5. 肾功能损伤　对于肾动脉阻塞或肾动脉硬化造成的双侧肾血管病患者,ACEI 能加重肾功能损伤,升高血浆肌酐浓度,甚至产生氮质血症,偶有不可逆性肾功能减退发展为持续性肾衰竭。这是因为 Ang Ⅱ 可通过收缩出球小动脉维持肾灌注压,ACEI 舒张出球小动脉,降低肾灌注压,故导致肾滤过率与肾功能降低,停药后常可恢复。

6. 对妊娠及哺乳的影响　ACEI 用于妊娠的第 2 期与第 3 期时可引起胎儿畸形、胎儿发育不良甚至死胎,故一旦证实妊娠,应立即停药。亲脂性强的 ACEI(如雷米普利、福辛普利)从乳汁中分泌,故哺乳期女性禁用。

7. 血管神经性水肿　可发生于嘴唇、舌头、口腔、鼻部及面部其他部位。偶可发生于喉头,威胁生命。发生机制与缓激肽或其代谢物有关。多发生于用药的第 1 个月,一旦发生应停药。

8. 含—SH 结构的 ACEI 的不良反应　含有—SH 基团的卡托普利可产生味觉障碍、皮疹、白细胞缺乏等与其他含—SH 基团的药物(如青霉胺)相似的反应。服用卡托普利的皮疹发生率比其他 ACEI 要高,且不交叉发生。白细胞缺乏仅见于肾功能障碍患者。

第四节　血管紧张素Ⅱ受体(AT₁受体)阻断药

血管紧张素Ⅱ受体分为 2 类,即 AT₁受体、AT₂受体。AT₁受体分布于血管平滑肌、心肌组织、脑、肾脏及肾上腺皮质球状带,血管紧张素Ⅱ的心血管作用主要由 AT₁受体介导,对心血管功能的稳定有调节作用。AT₂受体主要分布于肾上腺髓质和脑,其生理功能尚未完全清楚。AT₁受体阻断药能特异性地与 AT₁受体结合,阻断 Ang Ⅱ 作用于 AT₁受体,故可抑制 Ang Ⅱ 对心血管的作用。此外,ACEI 抑制激肽酶,使 P 物质、缓激肽堆积而引起咳嗽等不良反应,但 AT₁受体阻断药则无上述不良反应。

目前临床应用的 AT₁ 受体阻断药有氯沙坦(losartan)、缬沙坦(valsartan)、厄贝沙坦

(irbesartan)、坎地沙坦(candesartan)等。它们可选择性阻断 AT$_1$ 受体,抑制 Ang Ⅱ 引起的血管收缩和醛固酮分泌,降低血压,还能逆转肥大的心肌细胞。

氯沙坦

【药理作用与机制】 氯沙坦(losartan)竞争性阻断 AT$_1$ 受体,是第一个用于临床的非肽类 AT$_1$ 受体阻断药。氯沙坦及其活性代谢物能选择性地拮抗 Ang Ⅱ 与 AT$_1$ 受体的结合,降低外周血管阻力,使血压下降;长期应用,抑制 Ang Ⅱ 介导的肾小管对水、钠的重吸收及醛固酮的释放,使血容量减少;降低心肌细胞和血管平滑肌的增生;抑制中枢及外周交感神经系统的活性,改善压力感受器的敏感性而发挥降压效应;大剂量促进尿酸排泄,明显降低血浆尿酸水平。大规模临床试验证明,氯沙坦能降低心血管疾病的病死率。

【体内过程】 氯沙坦口服吸收迅速,首过消除明显,生物利用度为 33% ,口服后 0.25~2.00 h 血药浓度达到峰值,$t_{1/2}$ 为 1.3~2.5 h,血浆蛋白结合率为 98.7% 。大部分在肝脏被细胞色素 P450 代谢,随胆汁排泄。其活性代谢物 $t_{1/2}$ 为 4~9 h,每日服药 1 次降压作用可维持 24 h。

【临床应用】 氯沙坦可用于轻、中度高血压的治疗,其疗效与利尿药、β 受体阻断药、钙拮抗药、ACEI 相似,可作为常用的抗高血压药。可用于服用 ACEI 引起剧烈干咳而不能耐受的高血压患者,能改善左室心肌肥厚及治疗充血性心力衰竭。

【不良反应】 氯沙坦的不良反应较 ACEI 少,偶有眩晕、高钾血症、胃肠道不适、乏力等,极少发生干咳、血管神经性水肿等。用药期间应慎用保钾利尿药及补钾药。

【禁忌证】 孕妇和哺乳期女性禁用。

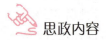 思政内容

成功典范,引领向前
——"基于结构的药物设计"卡托普利

1970 年,巴西科学家从美洲洞蛇的毒液中发现了一组能够增强血管舒缓肽效果的多肽,将其命名为"血管舒缓肽增强因子(BPF)"。英国科学家进一步研究 BPF 发现,它是一种可以抑制血管紧张素转化酶(ACE)的制剂。美国有制药公司仔细研究了 ACE 的构效关系,以一个关键的药效基团为核心,合成了 2 000 多个衍生物;通过活性测试,成功设计出了卡托普利。这也是第一个以化学结构为基础的新药设计成功的范例,后来成为药物化学的主流。

卡托普利为治疗高血压开辟了新的途径,它的成功不仅证明了 ACE 概念的正确性,还是药物合理设计的典范。"基于结构的药物设计"这一革命性理念为后来 ACEI 的研发提供了思路。一个关键性的巯基给卡托普利带来了对 ACE 的高效抑制,抢占了研发先机,但是巯基也给卡托普利带来了副作用,如皮疹、味觉障碍、白细胞减少等,这就为后继研发留下了可以提升的空间。经一系列的优化迭代,美国另一制药公司把设计不含巯基的 ACEI 作为新的目标,应用了"前体药"的概念,成功开发出第二个 ACEI——依那普利。除降压效果显著外,其在大剂量时也没有发现白细胞减少、皮疹、丧失味觉等卡托普利的不良反应。因此,依那普利在 1985 年被批准上市后,虽比卡托普利上市晚了四五年,但很快就超越卡托普利。1998 年,依那普利已成为该公司制药史上第一个年销售额突破 10 亿美元的重磅药物。此后,一系列的普利类药相继上市,包括贝那普利、赖诺普利等。可见,以成功典范为引领,努力奋勇向前,坚持深耕不辍,定有繁花似锦的收获。

(聂亚莉)

第二十一章　抗高血压药

📖 **学习目标**

1. 知识目标　①掌握临床常用几类抗高血压药的特点、作用机制、对血流动力学的影响及适应证。②熟悉常用抗高血压药的不良反应及应用注意。③了解抗高血压药治疗的新概念。

2. 思政目标　①讲述健康中国战略，引导学生树立大健康观，将"大医精诚"内化为自己的信仰和行事准则，守护生命健康，为健康中国发展出力。②使学生理解"以强健之体魄，筑强健之中国"，认识到身体健康对于学习工作的重要性，注重强身健体，倡导"关注健康，珍爱生命，善待身体，快乐学习"。

高血压是以动脉血压持续增高为主的临床综合征。未应用抗高血压药的情况下，非同日 3 次测血压，收缩压 ≥140 mmHg 和/或舒张压 ≥90 mmHg，可诊断为高血压。2017 年美国心脏协会科学年会公布了新版美国高血压指南，其中提出高血压诊断标准为收缩压 ≥130 mmHg 和/或舒张压 ≥80 mmHg，可做参考。

高血压分为原发性高血压与继发性高血压，原发性高血压的发病机制尚未完全阐明；继发性高血压继发于嗜铬细胞瘤、肾动脉狭窄、肾实质病变、原发性醛固酮增多症、妊娠中毒等。高血压的并发症有脑血管意外、肾衰竭、心力衰竭、冠心病、眼底病变等，这些并发症大多可致残或致死。长期有效控制血压在目标水平、减轻靶器官损害、降低高血压并发症的发生率及病死率和提高患者的生活质量，是治疗高血压的目的。

第一节　抗高血压药的分类

抗高血压药（antihypertensive drug）是一类能降低血压、减轻靶器官损伤的药物。形成动脉血压的基本因素是心输出量和外周血管阻力。心输出量受心功能、回心血量和血容量的影响，外周血管阻力主要受小动脉紧张度的影响；同时心输出量和外周血管阻力还受交感神经系统和肾素-血管紧张素-醛固酮系统的影响。根据各种药物的作用部位或作用机制，抗高血压药分为以下几类（表 21-1）。

表 21-1　抗高血压药分类及代表药物

分类			代表药物
利尿药			氢氯噻嗪等
交感神经抑制药	中枢性抗高血压药		可乐定、甲基多巴、莫索尼定等
	神经节阻断药		樟磺咪芬等
	去甲肾上腺素能神经末梢阻滞药		利血平、胍乙啶等
	肾上腺素受体阻断药	β 受体阻断药	普萘洛尔、美托洛尔等
		α 受体阻断药	哌唑嗪、特拉唑嗪等
		α、β 受体阻断药	拉贝洛尔等
RAS 抑制药	血管紧张素转化酶抑制药		卡托普利、依那普利、雷米普利等
	血管紧张素 Ⅱ 受体阻断药		氯沙坦、缬沙坦等
钙通道阻滞药			硝苯地平、氨氯地平、尼群地平等
血管扩张药	血管平滑肌扩张药		硝普钠、肼屈嗪等
	钾通道开放药		吡那地尔、米诺地尔、二氮嗪等

目前国内外应用广泛的一线抗高血压药是利尿药、钙通道阻滞药、β 受体阻断药、血管紧张素转化酶抑制药和血管紧张素 Ⅱ 受体阻断药,它们统称为常用抗高血压药。中枢性抗高血压药和血管扩张药较少单独使用。

第二节　常用的抗高血压药

一、利尿药

治疗早期高血压的手段之一是限制钠盐的摄入,药物改变体内 Na^+ 平衡成为治疗高血压的主要方法之一。利尿药降低血压的确切机制尚不十分明确。目前认为,用药初期利尿药可减少细胞外液容量及心输出量。长期给药后,心输出量逐渐恢复到给药前水平,但是利尿药仍能维持降压作用,此时细胞外液容量仍有一定程度的减少。利尿药长期使用可降低血管阻力,其原因可能是持续降低体内 Na^+ 浓度及细胞外液容量。平滑肌细胞内 Na^+ 减少,Na^+-Ca^{2+} 交换减少,使细胞内 Ca^{2+} 浓度降低,血管平滑肌对缩血管物质的反应性减弱,导致血管平滑肌扩张,血压下降。

噻嗪类利尿药是中效能利尿药,是利尿降压中最常用的一类。本类药通过排钠利尿产生温和而持久的降压作用,多数患者用药 2~4 周后显效。单独应用氢氯噻嗪可治疗轻度高血压,与 β 受体阻断药、血管紧张素转化酶抑制药、钙通道阻滞药等抗高血压药合用可治疗中、重度高血压。

长期大量应用噻嗪类利尿药可引起低钾血症、高尿酸血症、高血糖,以及血中胆固醇、三酰甘油及低密度脂蛋白水平升高,并可增高血浆肾素活性。使用低剂量的氢氯噻嗪(12.5~25.0 mg/d),配合保钾利尿药或血管紧张素转化酶抑制药则可避免代谢方面的某些不良反应。

保钾利尿药作用温和,螺内酯适用于治疗低钾血症、高尿酸血症或原发性醛固酮增多症;氨苯蝶啶与噻嗪类或袢利尿药合用,可增强疗效,并可对抗噻嗪类及袢利尿药排钾、排镁作用。

高效能利尿药不作为一线抗高血压药,主要用于高血压危象及伴有慢性肾功能不全的高血压患者,因其增加肾血流量,并有较强的排钠利尿作用。

吲达帕胺(indapamide)是一种非噻嗪类氯磺酰胺衍生物,为新型强效、长效抗高血压药。具有轻度利尿和钙通道阻滞作用。降压作用温和,疗效确切,且有心脏保护作用,可明显降低脑卒中危险率,阻滞钙通道以减少 Ca^{2+} 内流,促进内皮源性舒血管因子(EDRF)的产生。吲达帕胺不良反应少,对血脂、血糖代谢无明显影响,可用于伴有高脂血症的患者。

二、钙通道阻滞药

血管平滑肌细胞的收缩有赖于细胞内游离的 Ca^{2+},如果抑制 Ca^{2+} 的跨膜转运,则可使细胞内游离 Ca^{2+} 浓度下降。钙通道阻滞药通过降低细胞内 Ca^{2+} 浓度而松弛血管平滑肌,进而降低血压。钙通道阻滞药品种较多,结构各异,从化学结构上可将其分为二氢吡啶类和非二氢吡啶类。前者对血管平滑肌有选择性,对心脏影响小,作为抗高血压的药物有硝苯地平、尼群地平、氨氯地平等。非二氢吡啶类包括维拉帕米等,对心脏和血管都有作用。

硝苯地平

【药理作用】 硝苯地平(nifedipine)作用于血管平滑肌细胞膜 L 型钙通道,抑制细胞外 Ca^{2+} 进入细胞内,降低细胞内 Ca^{2+} 浓度,导致外周小动脉扩张,降低外周血管阻力,血压下降。降压时能反射性地引起交感神经兴奋,导致心率增快、心输出量增加。若合用 β 受体阻断药,可避免这些作用并能增强降压效果。

【临床应用】 硝苯地平对轻、中、重型高血压均有效,但对正常血压无明显影响;硝苯地平起效迅速、降压疗效和降压幅度相对较强,对血糖、血脂等代谢无明显影响,常用于老年患者的血压控制。硝苯地平可单独使用或与 β 受体阻断药、利尿药、血管紧张素转化酶抑制药合用。由于硝苯地平能引起交感神经反射性活动增高,所以伴有缺血性心脏病的高血压患者宜慎用,以免加剧缺血症状。临床多推荐使用缓释片剂,以减轻迅速降压造成的反射性交感活性增加。

【不良反应】 本品不良反应的发生主要与快速扩张血管有关,表现为头痛、眩晕、体位性低血压、心悸、踝部水肿等;连续用药 2 周后,上述不良反应减弱或消失。硝苯地平缓释片可明显降低不良反应发生率。

氨氯地平

氨氯地平(amlodipine)的作用与硝苯地平相似,但降压作用较硝苯地平平缓,持续时间较硝苯地平明显延长,每日口服 1 次。不良反应有心悸、头痛、面红、水肿。

尼群地平

尼群地平(nitrendipine)与硝苯地平有相似的药动学和药效学特点,但对血管松弛作用较硝苯地平强,降压作用温和且持久,适用于治疗各型高血压。尤其适用于老年性高血压患者,与 β 受体阻断药、利尿药或卡托普利合用增加降压效应。每日口服 1~2 次。常见的不良反应为头痛、眩晕、水肿、乏力等。

拉西地平

拉西地平(lacidipine)血管选择性强,不易引起反射性心动过速和心输出量增加,用于治疗轻、中度高血压。降压作用起效慢,维持时间长,每日口服 1 次。具有抗动脉粥样硬化作用,不良反应有心悸、头痛、面红、水肿等。

三、血管紧张素转化酶抑制药

自 1981 年卡托普利用于临床以来,血管紧张素转化酶抑制药(ACEI)发展很快,已经成为临床治疗高血压的重要药物,现已开发研制出一系列的高效、长效、低毒 ACEI。本类药抑制血管紧张素转化酶(ACE)活性,使血管紧张素Ⅱ(AngⅡ)的生成减少及缓激肽的降解减少,扩张血管,降低血压。ACEI 不仅具有良好的降压效果,而且具有器官保护作用,对高血压患者的并发症及一些伴发疾病有良好的治疗效果。ACEI 还是伴糖尿病、左心室肥厚、左心功能障碍、急性心肌梗死的高血压患者的首选药。ACEI 因阻断醛固酮,可以增强利尿药的作用。ACEI 有轻度潴留 K^+ 的作用,故有高钾血症倾向的患者尤应注意。血管神经性水肿是本类药少见而严重的不良反应。用服药后患者发生顽固性咳嗽(无痰干咳)往往是停药的原因之一。

卡托普利

【体内过程】 卡托普利(captopril,巯甲丙脯酸,开博通),口服吸收快,生物利用度为 75%,食物影响其吸收,因此宜在餐前 1 h 服药。口服后 1 h 血药浓度达到峰值,血浆蛋白结合率约为 30%。在体内分布广,在中枢神经系统及哺乳期女性乳汁中的浓度低。$t_{1/2}$ 为 2 h,在体内消除较快。其—SH 易被氧化成二巯化合物。40%~50% 的药物以原形经肾脏排出,其余以其代谢物经肾脏排出。

【药理作用】 卡托普利含有—SH 基团,直接抑制 ACE。ACE 被抑制后,其降压作用起效快,口服后 30 min 开始降压,1 h 达峰值。卡托普利能降低肾血管阻力,增加肾血流量。对正常或低血浆肾素活性者,一般不影响肾小球滤过率,但对低钠血症、高血浆肾素活性者则增加肾小球滤过率;对高血压和合并糖尿病肾病的患者,卡托普利能通过扩张肾出球小动脉,降低肾小球囊内压,改善胰岛素依赖性糖尿病患者的肾脏病变,减少尿蛋白,增加血清肌酐清除率和改善肾功能。

【作用机制】 ①抑制血浆与组织中的 ACE,减少循环组织中的 AngⅡ,使动脉与静脉舒张,降低外周血管阻力。②减慢缓激肽降解,升高缓激肽水平,继而促进一氧化氮(NO)和前列环素(PGI_2)的生成,NO 和 PGI_2 有舒张血管、降低血压、抗血小板聚集、抗心血管细胞肥大增生和重构作用。③抑制血管组织 ACE 活性,防止血管平滑肌增生和血管构型重建,改善动脉顺应性;减弱 AngⅡ对交感神经末梢突触前膜 AT 受体的作用,减少去甲肾上腺素释放,并抑制 RAS,降低中枢交感神经活性,使外周交感神经活性降低。④减少肾组织中 AngⅡ,减少醛固酮分泌,减弱抗利尿作用及减轻水钠潴留。⑤增加糖尿病、高血压患者对胰岛素的敏感性,此作用可能是由缓激肽介导的。

【临床应用】 卡托普利用于治疗各型高血压,目前为抗高血压治疗的一线药物之一。卡托普利可单独应用或与其他抗高血压药合用治疗各型高血压。60%~70% 的患者单用本药能将血压控制在理想水平,加用利尿药对于 95% 的患者有效。此药适用于合并糖尿病及胰岛素抵抗、左心室肥厚、慢性心功能不全、急性心肌梗死的高血压患者,可明显改善患者生活质量且无耐受性,连续用药 1 年以上疗效不降低,不出现反跳现象。卡托普利与其他抗高血压药(如利尿药、β 受体阻断药)合用,对于重型或顽固型高血压疗效好。

依那普利

依那普利(enalapril)为不含—SH 基团的长效、高效 ACEI。依那普利为前体药,口服后在肝酯酶作用下,生成二羧酸活性代谢物依那普利拉,依那普利拉对 ACE 的抑制作用比卡托普利强约 10 倍。降压机制与卡托普利相似,能降低总外周血管阻力,使肾血流量增加,对肾小球滤过率无明显影响。降压作用强而持久,1 次给药作用可持续 24 h 以上,每日用药 1 次即可。剂量超过 10 mg 后,增加剂量只延长作用持续时间。长期应用能逆转左心室肥厚和改善大动脉的顺应性。依那普利对血糖、血脂代谢影响很小。在临床上主要用于高血压的治疗。不良反应、药物相互作用与卡托普利相似。因不含—SH基团，故无典型的青霉胺样反应（皮疹、嗜酸性粒细胞增多等）。但因作用较强，引起不良反应明显，合并心力衰竭时低血压较多见，应适当调整剂量。

福辛普利

福辛普利（fosinopril）是含有磷酸基（POO$^-$）的ACEI，为前体药。生物利用度为36%，70% ~ 80%在肝脏与肠黏膜水解为福辛普利酸起效。血药浓度与降压作用均在3 ~ 6 h达峰值。亲脂性强，血浆蛋白结合率达95%以上，血浆$t_{1/2}$约为12 h。对心、脑ACE的抑制作用强而持久，对肾脏ACE的抑制作用弱且短暂。由肝、肾双通道排泄，故肝、肾功能减退的患者一般不需要减量，很少引起蓄积中毒。福辛普利可分泌到乳汁中，故哺乳期女性禁用。福辛普利在临床上主要用于治疗轻、中、重度高血压。可单独使用或与其他抗高血压药物联合使用。常见的不良反应是头晕、咳嗽、上呼吸道症状、胃肠道症状、心悸或胸痛、皮疹或瘙痒、骨骼肌疼痛或感觉异常、疲劳或味觉异常。

四、血管紧张素Ⅱ受体阻断药

AngⅡ受体分为2类，即AT$_1$受体、AT$_2$受体。AngⅡ的心血管作用主要由AT$_1$受体介导，对心血管功能的稳定有调节作用。目前应用于临床的Ang受体阻断药为AT$_1$受体阻断药，它能特异性地与AT$_1$受体结合，阻断AngⅡ作用于AT$_1$受体，故可抑制AngⅡ对心血管的作用，具有良好的降压作用和器官保护作用。氯沙坦（losartan）是首个应用于高血压治疗的AT$_1$受体阻断药，目前临床应用的药物还有缬沙坦（valsartan）、厄贝沙坦（irbesartan）、坎地沙坦（candesartan）等。有些是无活性的前药，需经过体内代谢转化为活性产物才能发挥作用。与ACEI相比，AT$_1$受体阻断药对AT$_2$受体的器官保护作用具有增强作用；可阻断ACE途径和非ACE途径（如糜酶途径）几乎所有的AngⅡ的作用，不影响缓激肽等物质的代谢，几乎不出现干咳、血管神经性水肿等不良反应。

氯沙坦

【药理作用】 氯沙坦（losartan）竞争性阻断AT$_1$受体，是第一个用于临床的非肽类AT$_1$受体阻断药。氯沙坦及其活性代谢物能选择性地拮抗AngⅡ与AT$_1$受体的结合，降低外周血管阻力，使血压下降；长期应用，抑制AngⅡ介导的肾小管对水、钠的重吸收及醛固酮的释放，使血容量减少；降低心肌细胞和血管平滑肌的增生；抑制中枢及外周交感神经系统的活性，改善压力感受器的敏感性而发挥降压效应；大剂量促进尿酸排泄，明显降低血浆尿酸水平；大规模临床试验证明氯沙坦能降低心血管疾病的病死率。

【体内过程】 氯沙坦口服吸收迅速，首过消除明显，生物利用度为33%，给药后0.25 ~ 2.00 h血药浓度达到峰值，$t_{1/2}$为1.3 ~ 2.5 h，血浆蛋白结合率为98.7%，大部分在肝脏被细胞色素P450代谢，随胆汁排泄。其活性代谢物$t_{1/2}$为4 ~ 9 h，每日服药1次降压作用可维持24 h。

【临床应用】 氯沙坦可用于轻、中度高血压的治疗，其疗效与利尿药、β受体阻断药、钙通道阻滞药、ACEI相似，可作为常用药的抗高血压药。可用于服用ACEI引起剧烈干咳而不能耐受的高血压患者，能改善左室心肌肥厚及治疗充血性心力衰竭。

【不良反应】 氯沙坦的不良反应较ACEI少，偶有眩晕、高钾血症、胃肠道不适、乏力等，极少发生干咳、血管神经性水肿等。用药期间应慎用保钾利尿药及补钾药。

【禁忌证】 孕妇和哺乳期女性禁用。

五、肾上腺素受体阻断药

（一）β 受体阻断药

普萘洛尔

【体内过程】 普萘洛尔为高度亲脂性化合物，口服吸收完全，首过消除显著，生物利用度约为 25%，用量个体差异较大。$t_{1/2}$ 约为 4 h，但降压作用持续时间较长，可 1～2 次/d。

【药理作用】 普萘洛尔（propranolol，心得安）为非选择性 β 受体阻断药，对 $β_1$、$β_2$ 受体具有相同的亲和力，无内在拟交感活性。可通过多种途径产生降压作用：①阻断心脏 $β_1$ 受体，抑制心肌收缩力，降低心输出量。②阻断肾小球旁器的 $β_1$ 受体，抑制肾素释放，阻碍 RAS 对血压的调节作用而降低血压。③阻断交感神经末梢突触前膜的 $β_2$ 受体，抑制正反馈作用，使去甲肾上腺素释放减少。④β 受体阻断药能通过血脑屏障进入中枢，阻断中枢 β 受体，使外周交感神经活性降低。通过改变中枢血压调节机制而产生降压作用。⑤促进前列环素（PGI_2）的生成（与阻断 β 受体无关）。

【临床应用】 普萘洛尔用于治疗各型原发性高血压。可作为抗高血压的首选药单独应用，也可与其他抗高血压药合用。对心输出量及肾素活性偏高者疗效较好，适用于伴有高心输出量、心绞痛、偏头痛、焦虑症、脑血管病变或肾素偏高的高血压患者。

【不良反应】 普萘洛尔一般有恶心呕吐、轻度腹泻等消化道症状，偶见过敏性皮疹、血小板减少等。严重不良反应有以下几种。

1. 心血管反应 由于普萘洛尔阻断 $β_1$ 受体，患者可出现心功能抑制，特别是心力衰竭、窦性心动过缓、房室传导阻滞的患者，由于其心脏活动中交感神经占优势，故对本药敏感，加重病情，会引起中度心力衰竭。普萘洛尔对血管平滑肌 $β_2$ 受体有阻断作用，导致外周血管收缩甚至痉挛，出现四肢发冷、皮肤苍白，甚至引起肢端溃烂和坏死。

2. 诱发或加重支气管哮喘 由于普萘洛尔阻断支气管平滑肌 $β_2$ 受体，故可以诱发或加重支气管哮喘。

3. 反跳现象 长期应用 β 受体阻断药时，如果突然停药，可使原来病情加重，出现血压升高、严重心律失常或心绞痛发作次数增加等停药反跳现象。其原因与 β 受体上调有关。所以在疾病得到控制后应逐渐减量直至停药。

【禁忌证】 严重左心功能不全、窦性心动过缓、重度房室传导阻滞、支气管哮喘患者禁用。心肌梗死、肝功能不全患者慎用。

阿替洛尔

阿替洛尔（atenolol）的降压机制与普萘洛尔相同，但对心脏的 $β_1$ 受体有较大的选择性，而对血管及支气管的 $β_2$ 受体影响较小。但大剂量对血管及支气管的 $β_2$ 受体也有作用。无膜稳定作用和内在拟交感活性。口服用于治疗各种程度的高血压。降压作用持续时间较长，每日服用 1 次。

拉贝洛尔

拉贝洛尔（labetalol）在阻断 β 受体的同时也对 $α_1$ 受体有阻断作用，对 $β_1$ 受体和 $β_2$ 受体的阻断强度相似，对 $α_1$ 受体作用较弱。拉贝洛尔适用于治疗各种程度的高血压及高血压急症、妊娠高血压、嗜铬细胞瘤、麻醉或手术时高血压。大剂量时可致体位性低血压。

卡维地洛

卡维地洛（carvedilol）为 α 受体、β 受体阻断药，阻断 β 受体的同时具有舒张血管作用。口服首过消除明显,生物利用度为22%,药效维持24 h。不良反应与普萘洛尔相似,但不影响血脂代谢。用于治疗轻、中度高血压或伴有肾功能不全、糖尿病的高血压患者。

(二)α受体阻断药

哌唑嗪

哌唑嗪(prazosin)是人工合成喹唑啉类衍生物。

【体内过程】　哌唑嗪仅能口服,容易吸收,口服后1~3 h血药浓度达到峰值。具有显著的首过消除效应,生物利用度为60%。血浆蛋白结合率约为90%,主要与酸性糖蛋白结合。$t_{1/2}$为2.5~4.0 h,但其降压效应可持续约10 h。大部分在肝脏代谢,脱甲基后与葡萄糖醛酸结合,代谢物主要经胆汁排泄。

【药理作用】　哌唑嗪对血管平滑肌突触后膜α_1受体具有高度的选择性阻断作用,能舒张小动脉和静脉,降低外周阻力和减少回心血量,使血压下降。大剂量可直接松弛血管平滑肌而降压,发挥中等偏强的降压作用,对卧位和立位血压均有降压作用。大量临床试验证明,α_1受体阻断药治疗高血压安全、有效。

哌唑嗪的降压特点:①降压时对心率、心输出量无明显影响,其原因除不阻断α_2受体外,还可能与其负性频率作用有关;②对肾血流量、肾小球滤过率无明显影响,不损害肾功能,不增加肾素分泌;③长期用药还可显著降低血浆总胆固醇、甘油三酯、低密度脂蛋白、极低密度脂蛋白水平,升高高密度脂蛋白水平,使高密度脂蛋白胆固醇与总胆固醇的比值增高,有利于减轻冠状动脉病变;④对糖耐量无影响,因而可用于伴有糖尿病的高血压患者。由于哌唑嗪对小动脉、静脉均有舒张作用,故可降低心脏前、后负荷,有利于心功能的恢复。膀胱颈、前列腺包膜和腺体、尿道均有α受体,哌唑嗪通过阻断α_1受体而使膀胱及尿道平滑肌松弛,可减轻前列腺增生患者的排尿困难症状。

【临床应用】　哌唑嗪用于治疗轻度、重度原发性高血压或肾性高血压。单用可治疗轻、中度高血压,与其他抗高血压药(如利尿药、β受体阻断药)合用可增强降压效果,治疗重度高血压;能改善前列腺肥大的排尿困难;也可用于强心苷、利尿药等药物治疗无效或疗效欠佳的充血性心力衰竭。

【不良反应】　哌唑嗪常见眩晕、嗜睡、乏力、头痛等不良反应,偶见心动过速。其中主要不良反应是部分患者首次给药时出现"首过现象",表现为严重的体位性低血压、心悸、眩晕、晕厥等,多见于首次给药后30~90 min。原因可能是哌唑嗪阻断内脏交感神经的收缩血管效应,使静脉扩张,导致回心血量减少。若将首次剂量减至0.5 mg睡前服用,可避免或减少"首过现象"。长期用药可致水钠潴留,可加服利尿药以维持其降压效果。

(三)α、β受体阻断药

拉贝洛尔

拉贝洛尔(labetalol,柳胺苄心定)在阻断β受体的同时也阻断α受体。其中阻断β受体的作用较强,对β_1、β_2受体无选择性,对α_1受体作用较弱,对α_2受体无作用。用于治疗各型高血压,静脉注射可治疗高血压危象。

第三节　其他抗高血压药

一、中枢性抗高血压药

中枢性抗高血压药包括可乐定、甲基多巴、利美尼定、莫索尼定等。

可乐定

可乐定(clonidine),又称可乐宁或氯压定,为咪唑啉衍生物。

【体内过程】 可乐定口服吸收快且完全,口服后 $30 \sim 60$ min 起效,$1.5 \sim 3.0$ h 血药浓度达到峰值,$t_{1/2}$ 为 $5.2 \sim 13.0$ h,口服生物利用度为 75%,作用持续 $6 \sim 8$ h。可乐定脂溶性高,容易通过血脑屏障。$30\% \sim 50\%$ 在肝脏代谢,原形和代谢物主要经肾脏排泄。

【药理作用】 可乐定降压作用中等偏强,起效快。降压的同时伴有心肌收缩力减弱,使心率减慢、心输出量减少,对直立性血压的降压作用大于卧位。可乐定对肾血管有扩张作用,但对肾血流量无明显影响。此外,尚有镇静、抑制胃肠道蠕动和分泌等作用。

【作用机制】 可乐定的降压机制比较复杂,以往认为,可乐定可选择性激动延髓背侧孤束核突触后膜 α_2 受体,使支配心血管系统的外周交感神经活性降低,外周血管扩张,血压下降。后来研究表明,可乐定也作用于延髓嘴端腹外侧的咪唑啉 I_1 受体,使外周交感神经活性降低,血压下降。过大剂量可乐定还可兴奋外周血管平滑肌上的 α_2 受体,引起血管收缩,使降压作用减弱。

【临床应用】 可乐定用于治疗其他抗高血压药治疗无效的中度高血压。不影响肾血流量和肾小球的滤过率,可用于高血压的长期治疗。因其能抑制胃肠道分泌和运动,故尤其适用于治疗兼有溃疡的高血压患者。与利尿药合用有协同作用,可用于治疗重度高血压,高血压危象时应静脉滴注给药。口服也用于预防偏头痛或吗啡类镇痛药成瘾者的戒断药。其溶液剂滴眼用于治疗开角型青光眼。

【不良反应】 常见口干和便秘,发生率约为 50%。其他不良反应有嗜睡、头痛、眩晕、恶心等,停药后可自行消失。有停药反跳现象。从事驾驶或高空作业者不宜使用,以免因精神不集中、嗜睡导致事故发生。

【药物相互作用】 可乐定能加强其他中枢神经系统抑制药的作用,合用时应慎用。三环类化合物(如丙米嗪、地昔帕明、阿米替林、普鲁替林、吩噻嗪类等)可在中枢通过竞争性拮抗作用,对抗可乐定的中枢降压效应,不宜合用。

二、神经节阻断药

神经节阻断药对交感神经节和副交感神经节均有阻断作用,对效应器的具体效应视交感神经和副交感神经对该器官的支配以何种神经占优势而定。由于交感神经对血管的支配占优势,用药后,使血管特别是小动脉扩张,总外周阻力降低,静脉血管扩张,回心血量和心输出量减少,产生显著降压作用。阻断副交感神经节副作用较多,如心率加快、视力模糊、口干、便秘、尿潴留等。

本类药由于不良反应较多,降压作用过强过快,因而仅用于一些特殊情况,如高血压危象、主动脉夹层动脉瘤、外科手术中的控制性降压。

神经节阻断药有樟磺咪芬(trimethaphan camsylate)、美卡拉明(mecamylamine)、六甲溴铵(hexamethonium bromide)等。

三、去甲肾上腺素能神经末梢阻滞药

本类药主要通过影响儿茶酚胺的贮存及释放产生降压作用,如利血平及胍乙啶。利血平作用较弱,不良反应较多,目前已不单独应用。常与利尿药等组成复方制剂治疗轻、中度高血压。

胍乙啶的降压作用强但不持久,可引起体位性低血压,减少心、脑、肾血流量,仅用于治疗舒张压较高的重度高血压。

四、血管扩张药

血管扩张药通过直接扩张血管平滑肌而降压。

肼屈嗪主要扩张小动脉,对容量血管(静脉)无明显作用,由于小动脉扩张,外周血管阻力降低,引起血压下降。同时通过压力感受性反射,兴奋交感神经,引起心率加快、心肌收缩力加强、心输出量增加,从而部分对抗了其降压作用。易诱发心悸、心绞痛等不良反应。还反射激活 RAS,使醛固酮分泌增加,导致水钠潴留。并可增加高血压患者的心肌肥厚程度。因此,一般不宜单用,常与 β 受体阻断药、利尿药等合用。但硝普钠对小动脉、小静脉均有扩张作用,使回心血量减少,因此,不增加心输出量,但能反射引起交感神经兴奋。

由于本类药直接扩张血管平滑肌,不良反应较多,且长期单独应用容易出现耐受性,一般不单独用于治疗高血压,仅在利尿药、β 受体阻断药、ACEI 或其他抗高血压药无效时才加用此类药物。

硝普钠

【体内过程】 硝普钠即亚硝基铁氰化钠,化学性质不稳定,遇光、热等或长时间贮存易分解产生有毒的氰化物。口服不吸收,静脉滴注给药起效快。在体内迅速被代谢,最终代谢物是硫氰酸盐,主要经肾脏排泄。

【药理作用】 硝普钠(sodium nitroprusside)为快速、强效而短暂的血管扩张药,可直接松弛小动脉、小静脉血管平滑肌,在血管平滑肌内代谢产生 NO,NO 具有强大的舒张血管平滑肌的作用。近年研究发现 NO 与 EDRF 在许多性能上相似,认为 EDRF 与 NO 是同一种内源性血管舒张物质。

NO 激活血管平滑肌细胞鸟苷酸环化酶,增加血管平滑肌细胞内 cGMP 水平,进而引起血管平滑肌松弛。该药为非选择性血管扩张药,很少影响局部血流分布。一般不降低冠状动脉血流量、肾血流量及肾小球滤过率。

【临床应用】 硝普钠适用于高血压急症的治疗、外科手术麻醉时的控制性降压、难治性心力衰竭的治疗;也可用于治疗高血压合并心力衰竭或嗜铬细胞瘤发作引起的血压升高。

【不良反应】 硝普钠静脉滴注时可出现头痛、心悸、恶心呕吐、肌肉痉挛、出汗、发热等症状,与强烈的血管扩张和降压有关。减慢滴速或停药可使此反应减轻或消失。长期或过量给药可因血中氰化物或硫氰化物浓度升高而发生蓄积中毒,引起定向障碍、急性精神病等。可导致甲状腺功能减退。若静脉滴注时间超过 72 h,需要检测血中氰化物水平。

【禁忌证】 肾功能不全患者禁用。

五、钾通道开放药

钾通道开放药(potassium channel opener),也称钾外流促进药,是近年来发现的一类新型舒张血管平滑肌的药物,主要有吡那地尔(pinacidil)、米诺地尔(minoxidil)、尼可地尔(nicorandil)等。

钾通道开放药的作用机制尚未完全阐明,一般认为其能促进血管平滑肌细胞膜上钾通道开放,K^+ 外流增加,导致细胞膜超极化,膜兴奋性降低,细胞膜上电压依赖性钙通道难以激活,Ca^{2+} 内流减少。同时又通过 Na^+-Ca^{2+} 交换机制促进细胞内 Ca^{2+} 外流。因而导致血管平滑肌松弛,血管扩张,血压降低。

吡那地尔

【体内过程】 吡那地尔口服易吸收,口服后 1 h 血药浓度达到峰值,生物利用度约为 80%,血浆蛋白结合率约 65%。在肝脏代谢,其代谢物吡那地尔 N-氧化物仍具有降压活性。吡那地尔及代谢物的 $t_{1/2}$ 分别为 1 h 及 3~4 h,代谢物及少量原形药物经肾脏排出。

【药理作用】　吡那地尔（pinacidil，己吡氰胍）为强血管扩张药，降低外周血管阻力，使收缩压和舒张压均下降，但有反射性加快心率作用。降压作用强于哌唑嗪。用药后 1～3 h 血压下降至最低值，降压作用可维持 6 h。

【临床应用】　吡那地尔在临床上主要用于轻、中度原发性高血压及肾性高血压的治疗，单用可有效地控制血压。对伴有缺血性心脏病、脑血管疾病和快速型心律失常患者，与 β 受体阻断药合用可提高疗效。

【不良反应】　常见水肿，其发生率为 25%～50%，尤其在大剂量应用时更容易发生。此外，尚有头痛、嗜睡、乏力、心悸、T 波改变、体位性低血压、鼻黏膜充血、多毛症等不良反应。大多数不良反应与应用的剂量相关。

米诺地尔

米诺地尔（minoxidil）对重度高血压及药物抵抗性高血压有效。小部分被肝脏硫转移酶转化为活性分子米诺地尔 N-O 硫酸盐。米诺地尔以扩张小动脉平滑肌为主，对容量血管无作用，增加皮肤、骨骼肌、胃肠道和心脏的血流灌注量。口服吸收好，口服 4 h 后生效，12～18 h 达峰值，一次给药作用可维持 24 h 以上。在临床上主要用于治疗其他抗高血压药疗效不佳的严重顽固性高血压，特别是肾功能不全的男性患者。不良反应有水钠潴留、心血管反应、多毛症等。

六、肾素抑制药

肾素处在 RAS 的源头环节，为 RAS 的限速酶。因此，长期以来肾素被认为是 RAS 中最经典、最合乎逻辑的药物靶标。肾素抑制剂通过抑制肾素活性，减少血管紧张素原生成 Ang Ⅰ，进而减少 Ang Ⅱ 的生成，使血压下降。ACEI 和 AT$_1$ 受体阻断药打断了 Ang 对肾素释放的负反馈调节，使肾素释放增加，血浆肾素活性升高。而血浆肾素活性升高被认为是一个危险因素，与心血管事件发生、死亡率升高有关，尤其在收缩压高于 140 mmHg 时。因此，理论上肾素抑制剂与 ACEI 或 AT$_1$ 受体阻断药合用可协同增效，并克服 ACEI、AT$_1$ 受体阻断药引起血浆肾素活性升高所致的风险。但实际应用显示，虽然肾素抑制药与 ACEI 或 AT$_1$ 受体阻断药合用的降压疗效确实增强，然而不良反应也同时增加，因此应避免合用。

阿利吉仑（aliskiren）是 2007 年批准的首个非肽类肾素抑制剂，也是目前用于临床的唯一肾素抑制剂。可用于治疗各型高血压，降压疗效持久，控制血压较好。单用疗效与 AT$_1$ 受体阻断药相当，略优于 ACEI。不良反应有腹泻，但无干咳、血管神经性水肿。

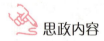 思政内容

全民健康，预防第一
——践行健康中国战略

健康是人民幸福和社会发展的基础，是全国人民对美好生活的共同追求。党的十九大报告中提出"实施健康中国战略"，将健康提升到了前所未有的高度，特别强调要"坚持预防为主，深入开展爱国卫生运动，倡导健康文明生活方式，预防控制重大疾病"。

国务院新闻办公室发布的《中国居民营养与慢性疾病状况报告（2020 年）》显示，目前我国 18 岁及以上居民高血压患病率为 27.5%，糖尿病患病率为 11.9%，高胆固醇血症患病率为 8.2%。可见"三高"人群患病率都在不断上升，需要药物对症治疗，如高血压患者需终生用抗高血压药，糖尿病患者需终生用降血糖药或注射胰岛素。实际上这些疾病是可以预防的，在造成靶器官损伤之

前是可以逆转的。疾病的预防，最重要的方式就是健康教育。通过健康教育，改变患者的生活方式，把这些疾病的高危因素去除，使患者回归到健康状态。如有高血压或者有糖尿病家族史的高危人群，针对性的预防措施包括避免体重超重、高盐饮食、精神紧张等。医生要尊重患者、关爱患者，不但能开出药物处方、治疗方案处方，而且能开出健康教育的处方，这也是医学人文所提倡的。

"没有人民的健康，就没有全面的小康"，实现人民健康长寿，是国家富强、民族振兴的重要标志，也是全国各族人民的共同愿望。

（聂亚莉）

第二十二章 抗心力衰竭药

📖 学习目标

1. 知识目标 ①了解慢性心功能不全时心肌调节机制的变化。②掌握抗心力衰竭药的分类。③掌握强心苷的药理作用、作用机制、临床应用、不良反应及防治。④掌握血管紧张素转化酶抑制药、血管紧张素Ⅱ受体阻断药、利尿药、β受体阻断药、血管扩张药、钙增敏药及钙通道阻滞药治疗心力衰竭的药理作用。

2. 思政目标 ①讲述心力衰竭的诊治进展，启发学生在科学和临床实践中要有坚定的信念，以发展的眼光看问题，认识到发展会经历一个螺旋式上升、曲折中前进的过程。②引导学生思考生命价值，培养学生敬畏生命、尊重生命的道德观和责任心，使学生形成早期的医学伦理学意识，以利于良好医德观念的形成。

心力衰竭(heart failure，HF)是由各种心脏病导致心功能不全的一种临床综合征，通常伴有体循环和/或肺循环的被动性充血，故又称为充血性心力衰竭(congestive heart failure，CHF)。多数表现为心肌收缩力下降，心输出量不能满足机体代谢的需要，导致器官、组织血液灌流不足，体循环和/或肺循环淤血，为收缩性心力衰竭。还有少数情况表现为心肌收缩力正常，但由于异常增高的左心室充盈压，肺静脉回流受阻，肺循环淤血，为舒张性心力衰竭，多见于冠心病和高血压心脏病心功能不全的早期或原发性肥厚型心肌病。

CHF是一种严重的致命性疾病，可由多种心源性疾病引起，如心肌炎、缺血性心脏病、心肌梗死、心肌代谢障碍等。其他因素(如妊娠、大量静脉补充液体、过多摄入钠盐等)也可增加心脏负荷而诱发心力衰竭。其中，急性心肌梗死是CHF最常见的诱因。如果不及时正确地治疗CHF，机体会严重受损甚至死亡。

第一节　心力衰竭的病理生理学及抗心力衰竭药的分类

一、心力衰竭的病理生理学

(一)心力衰竭时心肌功能及结构变化

1. 心肌功能变化　心力衰竭是指各种心脏病导致的心肌受损，表现为左心、右心或全心功能障碍。大多数患者以收缩性心力衰竭为主，心肌收缩力减弱，心输出量减少，射血分数明显下降，组织器官灌流不足，正性肌力药物对收缩性心力衰竭者疗效好。少数患者以心肌舒张功能障碍为主，主要表现是心室的充盈异常,心室舒张受限和不协调,心室顺应性降低,心输出量减少,心室舒张末期压增高,体循环和/或肺循环淤血,射血分数下降不明显甚至可维持正常,对正性肌力药反应差。极少数由贫血、甲状腺功能亢进症、动静脉瘘等所致的心力衰竭,心输出量并不减少甚至增加,表现为高输出量心力衰竭,此类患者用抗心力衰竭药效果不好。

2. 心脏结构变化　在心力衰竭发病过程中,心肌处在长期的超负荷状态,心肌缺血、缺氧及心肌细胞能量生成障碍,心肌过度牵张,心肌细胞钙超载等病理生理改变引起心肌细胞肥大、凋亡,心肌细胞外基质堆积,胶原量增加,心肌组织纤维化等,心肌组织发生重构,表现为心肌肥厚、心腔扩大,心脏的收缩和舒张功能障碍。

(二)心力衰竭时神经内分泌变化

心功能障碍时神经内分泌调节发生一系列变化(图 22-1)。早期改变有适应或代偿的意义,但后期失代偿导致病情加重恶化。主要体现在以下几个方面。

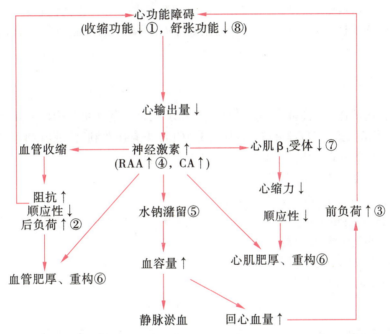

RAA. 肾素-血管紧张素-醛固酮;CA. 儿茶酚胺;①正性肌力药;②减轻后负荷的药物;③减轻前负荷的药物;④抗 RAA 系统药;⑤利尿药;⑥改善心血管病理变化的药物;⑦β 受体阻断药;⑧改善舒张功能的药物。

图 22-1　心功能障碍的病理生理学及药物作用的环节

1. 交感神经系统激活　心力衰竭时,心肌收缩力减弱,心输出量下降,交感神经系统活性会反射性增高,在心力衰竭早期起到一定代偿作用,但长期交感神经系统激活会加重心脏后负荷和心肌耗氧量,促进心肌肥厚及重构,诱发心律失常及猝死。

2. 肾素-血管紧张素-醛固酮系统激活　心力衰竭时,肾血流量减少,肾素-血管紧张素-醛固酮系统(renin-angiotensin-aldosterone system,RAAS)被激活,使血管紧张素Ⅱ(angiotensin Ⅱ,Ang Ⅱ)和醛固酮水平升高,在心力衰竭早期起到一定的代偿作用。长期 RAAS 激活会导致水钠潴留、低钾血症,增加心脏负荷。同时,RAAS 激活还能增加去甲肾上腺素、精氨酸加压素(arginine vasopressin,AVP,也称抗利尿激素)、内皮素(endothelin,ET)等的释放,增强血管收缩,尚具有促进细胞生长、促进原癌基因表达、增加细胞外基质合成等作用,从而引起心肌肥厚、心室重构,增加心脏负荷而使 CHF 恶化。

3. 精氨酸加压素、心房利钠肽和脑钠肽、ET 等分泌均增多　精氨酸加压素使血管平滑肌细胞内 Ca^{2+} 增加而收缩血管;ET 有强烈的收缩血管和正性肌力作用;心房利钠肽(atrial natriuretic peptide,ANP)和脑钠肽(brain natriuretic peptide,BNP)舒张血管,减少水钠储留及 EDRF、NO 等,增加心脏负荷而使 CHF 恶化。

(三)心力衰竭时 β 肾上腺素受体信号转导变化

1. $β_1$ 受体下调　CHF 时心肌 $β_1$ 受体密度降低,数目减少,以减轻去甲肾上腺素对心肌的损害。

2. $β_1$ 受体与兴奋性 Gs 蛋白脱偶联或脱敏　CHF 时 Gs 蛋白数量减少,活性下降,而抑制性 Gi 蛋白数量增加,活性提高,Gs/Gi 比值下降,使心脏对 $β_1$ 受体激动药的反应性降低。同时腺苷酸环化酶(AC)活性下降,cGMP 生成减少,细胞内 Ca^{2+} 减少,心肌收缩功能障碍。

3. G 蛋白偶联受体激酶活性增加　G 蛋白偶联受体激酶(G protein-coupled receptor kinase, GRK)是一簇受体特异性激酶,它只能磷酸化已被激动剂占领并与 G 蛋白偶联的受体。受体被 GRK 磷酸化后形成磷酸化受体,后者又与另一称为阻碍素(arrestin)的抑制蛋白结合而与 G 蛋白脱偶联,使受体减敏。

二、抗心力衰竭药的分类

根据药物的作用及作用机制的不同,目前治疗 CHF 的常用药物可分为以下几类。

(1)肾素-血管紧张素-醛固酮系统抑制药:①ACEI,如卡托普利、依那普利等;②AT_1 受体阻断药,如氯沙坦、缬沙坦等;③醛固酮受体拮抗药,如螺内酯等。

(2)利尿药:如氢氯噻嗪、呋塞米等。

(3)β 受体阻断药:如卡维地洛、美托洛尔等。

(4)正性肌力药:①强心苷类,如地高辛、毒毛花苷 K 等;②非苷类正性肌力药,如磷酸二酯酶抑制药(米力农)、儿茶酚胺类(多巴酚丁胺)。

(5)血管扩张药:如硝普钠、肼屈嗪等。

(6)钙增敏药及钙通道阻滞药。

第二节　肾素-血管紧张素-醛固酮系统抑制药

血管紧张素转化酶抑制药(angiotensin-converting enzyme inhibitor,ACEI)和血管紧张素 Ⅱ 受体阻断药(angiotensin Ⅱ receptor blocker,ARB)是用于治疗心力衰竭的最重要的药物。ACEI 能防治和逆转心室重构,提高心脏及血管的顺应性,不仅能够改善血流动力学,缓解 CHF 的症状,提高生活质量,而且可延缓病程进展,显著降低 CHF 的发病率和病死率,改善预后。目前这类药物作为治疗心力衰竭的一线药物广泛用于临床。

一、血管紧张素转化酶抑制药

临床常用的 ACEI 有卡托普利(captopril,开博通)、依那普利(enalapeil)、西拉普利(cilazapril)、贝那普利(benazapril)、雷米普利(ramipril)等,它们的作用基本相似。

【药理作用及机制】

1. 降低外周血管阻力,降低心脏后负荷　ACEI 可抑制 ACE,抑制体循环及局部的血管紧张素 Ⅰ(angiotensin Ⅰ,Ang Ⅰ)向血管紧张素 Ⅱ(angiotensin Ⅱ,Ang Ⅱ)转化,使血液和组织中的 Ang Ⅱ 减少,从而减弱了 Ang Ⅱ 收缩血管的作用;ACEI 还能抑制缓激肽的降解,使血中缓激肽含量增加,缓激肽可促进 NO 和 PGI$_2$ 的生成,扩张血管,降低心脏后负荷。

2. 减少醛固酮生成 醛固酮生成减少,可以减轻水钠潴留,降低心脏前负荷。

3. 抑制心肌和血管重构 Ang Ⅱ 和醛固酮是促进心肌细胞增生、胶原含量增加、心肌间质纤维化,导致心肌和血管重构的主要因素。小剂量 ACEI 即可使血液及局部组织中 Ang Ⅱ 和醛固酮减少,缓激肽增加,防止和逆转心肌和血管重构,提高心血管的顺应性,改善心功能。

4. 抑制交感神经活性 Ang Ⅱ 可促进去甲肾上腺素的释放,并促进交感神经节和中枢神经传递功能,加重心肌负荷和损伤。ACEI 通过减少 Ang Ⅱ 生成而发挥抗交感作用,并恢复下调的 β 受体,增加 Gs 蛋白而使腺苷酸环化酶(AC)活性增加;间接或直接降低血中儿茶酚胺、精氨酸加压素、内皮素(ET)水平。

5. 改善血流动力学 ACEI 可降低全身血管阻力,增加心输出量,并能降低左室充盈压、左室舒张末期压,降低室壁张力,改善心脏的舒张功能,降低肾血管阻力,增加肾血流量,缓解症状,提高运动耐力。

【临床应用】 目前 ACEI 已成为治疗 CHF 的一线药物,广泛用于治疗不同程度的 CHF,与强心苷、利尿药联合应用能明显改善患者症状,提高运动耐力,改进生活质量,延长存活时间,降低病死率。

【不良反应】 ACEI 主要有刺激性干咳、低血压、血清肌酐增高、高钾血症、皮疹、味觉改变、白细胞减少等不良反应。此外,血管神经性水肿、黄疸、男性乳房发育、胎儿畸形等亦有报道。

二、血管紧张素 Ⅱ 受体阻断药

血管紧张素 Ⅱ 受体阻断药(主要是 AT$_1$ 受体阻断药)能阻断 ACE 途径及非 ACE 途径产生的 Ang Ⅱ,从而抑制 Ang Ⅱ 导致的缩血管、心肌肥厚、促生长、相关原癌基因表达的作用。此类药对 AT$_1$ 受体有选择性高、亲和力强、阻断作用持久的特点。部分药物尚有对 AT$_2$ 受体轻度兴奋作用。临床常用的 AT$_1$ 受体阻断药有氯沙坦(losartan)、伊贝沙坦(irbesartan)、坎地沙坦(candesartan)等。

体内 Ang Ⅱ 除来源于 ACE 途径外,也可由非 ACE 途径(如糜酶途径)代谢生成。AT$_1$ 受体阻断药能够从受体水平阻断 Ang Ⅱ 对 AT$_1$ 的兴奋作用,但不影响 Ang Ⅱ 对 AT$_2$ 受体的兴奋作用。临床研究显示,ACEI 和 AT$_1$ 受体阻断药对心功能和左心室重构方面的作用无显著差异,但 AT$_1$ 受体阻断药不影响缓激肽代谢,故无咳嗽、血管神经性水肿等不良反应。常用于不能耐受 ACEI 的 CHF 患者。

三、醛固酮受体拮抗药

CHF 时血中醛固酮水平可明显升高 20 倍以上,醛固酮除有保钠排钾的作用外,尚有明显的促生长作用,特别是促进成纤维细胞的增殖,刺激蛋白质与胶原蛋白的合成,引起心房、心室、大血管的重构,加速 CHF 恶化。此外,它还可阻止心肌摄取去甲肾上腺素,使其游离水平增加而诱发冠状动脉痉挛和心律失常,增加 CHF 时室性心律失常和猝死的可能性。

醛固酮受体拮抗药(aldosterone receptor blocker)因阻断醛固酮受体而对血管、心、脑、肾等靶器官有保护作用。在常规治疗的基础上,加用醛固酮受体拮抗药螺内酯(spironolactone)可明显降低 CHF 病死率,防止左心室肥厚;并能有效拮抗 RAAS 激活所致的醛固酮水平增高,增强利尿效果并防止 K$^+$ 丢失。

依普利酮(eplerenone)是新型的选择性醛固酮受体拮抗药,因其对醛固酮受体具有高度选择性,并避免了与性激素相关的不良反应,是治疗 CHF 安全、有效的药物。

第三节　利尿药

利尿药(diuretic)是治疗 CHF 的一线药物,主要用于治疗轻、中度 CHF 患者。

【药理作用及机制】　心力衰竭时因心输出量降低、肾血流减少、肾素分泌增多,导致醛固酮水平升高,引起体内水钠潴留,增加心脏负荷,使心力衰竭恶化。①利尿药可以促进 Na^+、水排出,减少血容量,减轻心脏前负荷,改善心功能,缓解 CHF 症状。②利尿药通过排出 Na^+,降低血管平滑肌细胞对升压物质的敏感;减少 Na^+–Ca^{2+} 交换,使血管平滑肌细胞内 Ca^{2+} 浓度降低,扩张血管,降低心脏后负荷。③部分高效利尿剂(如呋塞米)具有直接扩血管作用,在急性左心衰竭时可快速降低肺动脉楔压及外周阻力,缓解肺水肿。

【临床应用】　利尿药的作用机制不同、特点不同,使用 CHF 时应根据病情及利尿药的特点进行选择。对于轻度 CHF,可单独应用噻嗪类利尿剂;对于中度 CHF,可口服高效利尿剂或与噻嗪类、保钾类利尿剂合用;对于重度 CHF、慢性 CHF 急性发作、急性肺水肿,需高效利尿药静脉内给药,以迅速缓解肺淤血、水肿症状。

螺内酯是醛固酮受体拮抗药,属于弱效利尿剂。因其有抑制肾小管排钾及减少心肌细胞 K^+ 外流的作用,可对抗中效、高效利尿药引起的低钾血症,减少强心苷中毒的发生;更因其对血管、心、脑、肾等靶器官的保护作用,成为治疗 CHF 的常用药物。

【注意事项】　大剂量利尿药可减少有效循环血量,使心输出量减少;利尿药可以引起电解质紊乱,尤其排钾利尿药容易导致低钾血症,诱发心律失常,故应注意补充钾盐或合用保钾利尿药;长期大量应用噻嗪类利尿药还可导致糖代谢紊乱、高脂血症,因此目前推荐用小剂量利尿药,同时合用小剂量地高辛、ACEI、β 受体阻断药。

第四节　β 受体阻断药

心力衰竭时应用 β 受体阻断药对心脏有抑制作用,有加重心功能障碍的可能,长期以来一直被认为是心力衰竭治疗的禁忌。自 20 世纪 70 年代中期应用 β 受体阻断药治疗 CHF 有效后,对卡维地洛(carvedilol)、美托洛尔(metoprolol)和比索洛尔(bisoprolol)临床试验证明,长期应用 β 受体阻断药可以改善 CHF 的症状,提高射血分数,改善患者的生活质量,降低死亡率。目前已经推荐 β 受体阻断药为治疗 CHF 的常用药物。β 受体阻断药与 ACEI 合用尚能进一步增加疗效。

【药理作用及机制】

1. 拮抗交感神经活性　CHF 时交感神经活性增高,过多释放儿茶酚胺使心肌 β 受体数量下调,心脏对正性肌力药的反应性减弱。β 受体阻断药可阻断心脏 β 受体,拮抗交感神经活性,抑制肾素;抑制血管紧张素 Ⅱ 对心肌细胞增生的作用,与氯沙坦联合有协同作用;防止过多的儿茶酚胺导致 Ca^{2+} 内流;降低心肌耗氧量,减少乳酸生成,抑制细胞坏死;上调 β 受体,增加心肌对激动剂的敏感性。

2. 对血流动力学的作用　β 受体阻断药可通过阻断 RAAS 活性,使血管扩张,减轻水钠潴留,减少心肌做功,降低心脏负荷。

3. 抗心律失常与抗心肌缺血作用　β 受体阻断药具有明显的抗心律失常与抗心肌缺血作用,是降低 CHF 病死率和猝死的重要机制。

【临床应用】　β 受体阻断药用于扩张型心肌病和缺血性 CHF 尤为合适,可阻止临床症状恶化,改善心功能,降低猝死及心律失常的发生率。应从小剂量开始,并与强心苷合并应用,以消除其负性肌力作用。

【注意事项】　β受体阻断药治疗 CHF 时必须与常规治疗药物(如地高辛、利尿药等)联合应用。由于不能排除 β 受体阻断药对心脏的抑制作用,可能导致心力衰竭加重,临床应用时必须掌握以下原则。①正确选择适应证:β 受体阻断药治疗扩张型心肌病引起 CHF 的疗效最好。②长期用药:一般心功能改善的平均起效时间为 3 个月,心功能改善程度与治疗时间呈正相关。③应从小剂量开始,逐渐增至患者既能耐受又不加重病情的剂量。长期应用时不可突然停药。④应与其他抗 CHF 药合用:临床经验表明,CHF 时应与利尿药、ACEI、地高辛合用,以此作为基础治疗措施。如应用 β 受体阻断药时撤除原有的治疗用药或这些治疗力度不够,均可导致 β 受体阻断药治疗失败。总之,用 β 受体阻断药治疗 CHF 尚需不断总结经验。严重心动过缓、严重左心室功能减退、明显房室传导阻滞、低血压、支气管哮喘患者慎用或禁用 β 受体阻断药。

第五节　正性肌力药

一、强心苷类

强心苷(cardiac glycoside)是一类选择性作用于心脏,增强心肌收缩力的苷类化合物。本类药主要从洋地黄类植物中提取,故又称洋地黄类药物。常用的有地高辛(digoxin)、洋地黄毒苷(digitoxin)、毛花苷丙(lanatoside C)、去乙酰毛花苷(deslanoside,西地兰 D)、毒毛花苷 K(strophanthin K)。

强心苷由苷元(配基)和糖结合而成,其苷元由甾核和 1 个不饱和脂肪酸内酯环构成,其糖的部分由洋地黄毒糖、葡萄糖等组成(图 22-2)。

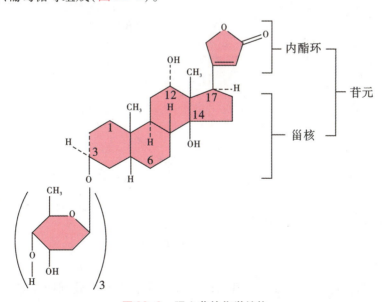

图 22-2　强心苷的化学结构

【体内过程】　强心苷类结构中甾核上—OH 数目的多少决定了药物脂溶性的大小,进而决定了其药动学的特点。

洋地黄毒苷脂溶性高,口服吸收好,大多在肝脏代谢,代谢物经肾脏排出,也有部分经胆道排出而形成肝肠循环,$t_{1/2}$长达5~7 d,故作用维持时间较长,属长效强心苷。地高辛口服生物利用度个体差异大,不同厂家、不同批号的相同制剂也可有较大差异,临床应用时应注意调整剂量。口服吸收的地高辛分布广泛,能通过血脑屏障,大约2/3的地高辛经肾脏排出,$t_{1/2}$约为36 h,肾功能不全者应适当减量。毛花苷丙及毒毛花苷 K 口服吸收甚少,需静脉用药,绝大部分以原形经肾脏排出,显效快,作用维持时间短,属短效类。

【药理作用及机制】

1.对心脏的作用

(1)正性肌力作用:治疗量的强心苷能选择性地作用于心脏,加强心肌收缩力,增加心输出量,从而解除心力衰竭的症状。其正性肌力作用具有以下特点:①加快心肌纤维缩短速度,使心肌收缩有力而敏捷,舒张期相对延长;②强心苷能够增强衰竭心肌收缩力,增加心输出量,不增加甚至降低心肌耗氧量。

强心苷正性肌力作用的机制:强心苷与心肌细胞膜上的强心苷受体 Na^+-K^+-ATP 酶结合并抑制其活性,导致钠泵失活,引起 Na^+-K^+ 交换减少,结果使细胞内 Na^+ 浓度升高,K^+ 浓度降低;细胞内 Na^+ 浓度升高后激活 Na^+-Ca^{2+} 双向交换机制,使 Na^+ 外流增加、Ca^{2+} 内流增加,或 Na^+ 内流减少、Ca^{2+} 外流减少,最终导致细胞内 Ca^{2+} 浓度增加,心肌的收缩力增强(图22-3)。

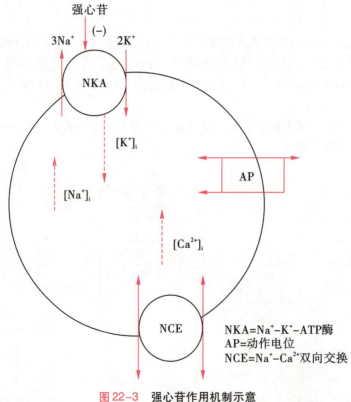

图22-3　强心苷作用机制示意

中毒量强心苷严重抑制 Na^+-K^+-ATP 酶活性,导致细胞内明显低钾及钙超载,产生毒性作用,如自律性升高、传导改变、迟后除极等,引发各种心律失常。

(2)减慢心率作用:治疗量的强心苷对正常心率影响小,但对心率加快及伴有心房颤动的 CHF 患者则可明显减慢心率。其作用机制主要为应用强心苷后心肌收缩力增强,心输出量增加,刺激颈动脉窦和主动脉弓压力感受器,反射性兴奋迷走神经所致。此外,强心苷可直接增加心肌对迷走神经的敏感性,故强心苷过量中毒所引起的心动过缓或传导阻滞可用阿托品对抗。

（3）对传导组织和心肌电生理特性的影响：强心苷对心肌电生理特性的影响比较复杂，心脏各部位对药物反应不尽相同而表现各异。地高辛对心肌电生理特性的作用见表22-1。

治疗量的强心苷因兴奋迷走神经，引起K^+外流加速，Ca^{2+}内流减慢，表现为窦房结自律性降低、心房肌不应期缩短、房室结传导减慢。大剂量强心苷因过度抑制Na^+-K^+-ATP酶使细胞内低K^+而导致自律性提高，有效不应期缩短，可引起室性心动过速甚至心室颤动。

表22-1　地高辛对心肌电生理特性的作用

电生理特性	窦房结	心房	房室结	浦肯野纤维
自律性	降低	—	—	增加
传导性	—	加快	减慢	—
有效不应期	—	缩短	—	缩短

注：—表示无影响。

2.对神经及内分泌系统的影响　强心苷类药物对自主神经系统的影响因用药量不同而表现各异。治疗量时主要因正性肌力作用反射性兴奋迷走神经。另外，尚有增敏心肌对乙酰胆碱的反应性及对迷走神经中枢的直接兴奋作用；降低血浆肾素及去甲肾上腺素水平，升高心钠素水平；对CHF患者有良性神经内分泌调节效应。

中毒量强心苷则可引起快速型心律失常的发生。研究证实，提前给予β受体阻断药及利血平可对抗此作用。中毒量强心苷还可兴奋延髓催吐化学感受区。严重时可引起中枢神经兴奋症状，表现为失眠、谵妄、精神失常甚至惊厥等。

3.对肾脏的作用　CHF患者应用强心苷后因血流动力学改善而产生利尿作用。此外，强心苷也可直接抑制肾小管Na^+-K^+-ATP酶，减少Na^+重吸收，对正常人和非心性水肿患者有利尿作用。

4.对血管的作用　强心苷能直接收缩血管，增加外周阻力，正常人用后外周阻力可上升，血压升高。但CHF患者用药后，血压不变。因为其直接或间接抑制交感神经活性，超过其直接缩血管效应，使外周阻力有所下降，心输出量及组织灌流增加。

【临床应用】　主要用于CHF及某些心律失常的治疗。

1.心力衰竭　强心苷通过正性肌力作用及对神经内分泌的影响，增加心输出量和回心血量，缓解动脉系统缺血和静脉系统淤血，改善衰竭心脏的功能。临床疗效因心力衰竭的病因不同而异：①对CHF伴心房颤动者疗效较好；②对高血压、先天性心脏病、心瓣膜病等引起的CHF疗效良好；③对继发于严重贫血、甲状腺功能亢进症、维生素B_1缺乏症的CHF，因强心苷不能改善其病理状态下的能量障碍，疗效较差；④对肺源性心脏病、严重心肌损伤或活动性心肌炎的CHF，因心肌缺氧又有能量生成障碍，强心苷疗效差且易发生中毒；⑤对严重二尖瓣狭窄、缩窄性心包炎等左室充盈障碍的CHF，强心苷难以缓解症状甚至无效。

2.心律失常　强心苷可用于治疗心房颤动、心房扑动及阵发性室上性心动过速。

（1）心房颤动：强心苷为首选治疗药物。心房颤动的直接危险是过多的心房冲动通过房室结下传到心室，引起心室率过快，导致严重循环障碍。临床治疗以恢复正常窦性心律或维持心室率，保证供血为目标。强心苷可通过兴奋迷走神经及直接抑制窦房结，使较多的心房冲动消失在房室结，减少到达心室的兴奋，降低心室率，纠正循环障碍。

（2）心房扑动：强心苷为最常用的治疗药物。心房扑动时源于心房的冲动较心房颤动时少而强，容易传入心室，使心室率过快且较难控制。强心苷通过缩短心房不应期，使心房扑动转为心房颤动，然后再发挥治疗心房颤动的作用。与心房颤动治疗不同的是，部分患者在转为心房颤动后,停用强心苷类药物后心房不应期相对延长,有可能恢复窦性节律。

(3)阵发性室上性心动过速:此类心律失常主要的治疗措施是降低交感神经兴奋性,提高迷走神经对心脏的抑制作用。强心苷通过兴奋迷走神经,降低心房兴奋性而达到治疗目的。但现已少用,用药前应先鉴别其发病原因。

【不良反应及防治】 强心苷类药物安全范围较小,临床有效量已达中毒量60%,加之生物利用度个体差异较大等因素,本类药不良反应发生率较高。

1.不良反应

(1)胃肠道反应:强心苷可直接兴奋延髓催吐化学感受区,引起厌食、恶心呕吐、腹痛、腹泻等,为中毒常见且出现较早的临床表现。在临床上需要注意与强心苷用量不足及心力衰竭未控制、胃肠道淤血所引起的胃肠道症状相鉴别。

(2)中枢神经系统反应:常见眩晕、头痛、疲倦、失眠等,严重者可有谵妄、精神抑郁或错乱等。约20%的中毒患者还可出现黄视症、绿视症(少数可为红视症、蓝视症)、视力模糊等视觉障碍,为停药指征。

(3)心脏毒性:这是强心苷中毒常见且严重的不良反应。

1)快速型心律失常:以单发的室性期前收缩(早搏)较早出现(约占心脏反应的33%);也可发生二联律、三联律、室性心动过速,甚至心室颤动。

2)窦性心动过缓及房室传导阻滞:过量强心苷可降低窦房结自律性,出现窦性心动过缓(心率低于60次/min为中毒先兆,是停药指征之一),严重者可发生窦性停搏;抑制房室结传导,出现二度、三度房室传导阻滞。

2.防治措施

(1)预防:应用强心苷过程中要密切观察患者情况,注意诱发因素,如低钾血症、低镁血症、酸中毒、高血钙、心肌缺血缺氧等,应注意调整患者体内离子平衡,纠正酸碱失衡等。还应警惕有无中毒先兆症状,如出现心率<60次/min,或频发性室性期前收缩、色视障碍等,应及时停药。测定强心苷血药浓度有助于及早发现中毒现象,一般地高辛血药浓度>3 $\mu g/L$、洋地黄毒苷>45 $\mu g/L$即可诊断为中毒。

(2)治疗:对于已出现中毒者,应根据情况采取不同的治疗措施。

1)快速型心律失常:主要因过度抑制Na^+-K^+-ATP酶,细胞内低钾和/或高钙引起心肌细胞自律性升高和迟后除极所致。可选用下列药物治疗:①轻度中毒口服氯化钾,重度中毒缓慢静脉滴注氯化钾,因细胞外K^+可阻止强心苷与心肌细胞膜Na^+-K^+-ATP酶结合,故能阻止中毒反应的发展。补钾时不可过量,同时应该注意患者的肾功能,以防止高钾血症的发生,对并发传导阻滞的强心苷中毒者不宜补钾,否则可致心脏停搏。②重症快速型心律失常,需用苯妥英钠救治,它不仅有抗心律失常作用,而且能与强心苷竞争Na^+-K^+-ATP酶,恢复其活性,能抑制室性期前收缩、心动过速。③利多卡因可解救室性心动过速及心室颤动。④对危及生命的极严重中毒者,宜静脉注射地高辛抗体Fab片段,迅速结合并中和地高辛,使地高辛自Na^+-K^+-ATP酶的结合中解离出来,临床解救致死性中毒有显著疗效。

2)缓慢型心律失常:窦性心动过缓、一度和三度房室传导阻滞等可用阿托品对抗,无效时采用快速起搏。

【药物相互作用】 CHF治疗常采用联合用药。已知许多药物可干预地高辛的药动学而影响其血药浓度,在临床上应用时需要严密注意。

奎尼丁能使地高辛的血药浓度增加1倍,两药合用时,应减少地高辛用量的30%~50%,否则易发生中毒,尤其是心脏毒性。其他抗心律失常药胺碘酮、钙通道阻滞药、普罗帕酮等也能提高地高辛的血药浓度。地高辛与维拉帕米合用时,可使地高辛血药浓度升高70%,引起缓慢性心律失常,因其能降低地高辛经肾小管分泌,减少清除,故合用时应降低地高辛用量1/2。苯妥英钠因能增加地高辛的清除而降低地高辛的血药浓度。拟肾上腺素药可提高心肌自律性,使心肌对强心苷的敏感性增高,从而导致强心苷中毒。

二、非苷类正性肌力药

非苷类正性肌力药包括儿茶酚胺类药和磷酸二酯酶抑制药,由于这类药物能增加心力衰竭患者的病死率,故不宜作常规治疗用药。

(一)儿茶酚胺类药

心力衰竭时交感神经兴奋,内源性儿茶酚胺长期作用于 β 受体,使 $β_1$ 受体下调,β 受体与 Gs 蛋白脱偶联,儿茶酚胺对 β 受体的敏感性下降。在 CHF 后期,儿茶酚胺容易引起心率加快和心律失常,因此 β 受体激动药主要用于强心苷反应不佳或禁忌者,更适用于伴心率减慢或传导阻滞者。

多巴酚丁胺

多巴酚丁胺(dobutamine)对心脏 $β_1$ 受体选择性高,能明显增强心肌收缩力,降低心脏负荷,提高心输出量,主要用于强心苷无效的严重左心室功能不全和心肌梗死后心功能不全者。

多巴胺

多巴胺(dopamine,DA)小剂量时激动 D_1、D_2 受体,扩张肾、肠系膜、冠状血管,增加肾血流量和肾小球滤过率,排钠增加。稍大剂量激动 β 受体,并促使去甲肾上腺素释放,抑制其摄取,故能增加外周血管阻力、加强心肌收缩性、增加心输出量。大剂量时激动 α 受体,使血管收缩,心脏后负荷增高,故多巴胺多用于治疗急性心力衰竭,常用作静脉滴注。

异布帕明

异布帕明(ibopamine)属于多巴胺类药物,治疗量可激动 D_1、D_2 受体及 $β_1$ 受体,增强心肌收缩力,降低外周阻力,提高心输出量,促进水、钠排泄。用于治疗 CHF 时能缓解症状,提高运动耐力,有应用价值。

(二)磷酸二酯酶抑制药

磷酸二酯酶(phosphodiesterase,PDE)广泛分布于心肌、平滑肌、血小板及肺组织,至少有 7 种亚型。其中 PDE-Ⅲ分布于心肌细胞与血管平滑肌细胞的肌浆网中,活性高,是心肌中降解 cAMP 的主要亚型。PDE 抑制药能选择性抑制 PDE-Ⅲ而明显提高心肌细胞内 cAMP 浓度,增加细胞内 Ca^{2+} 浓度,发挥正性肌力作用;还可抑制血管平滑肌细胞中的 PDE-Ⅲ,引起血管舒张,具有正性肌力和舒张血管双重作用,降低心脏前、后负荷和肺动脉压,改善心脏收缩功能和舒张功能。PDE 抑制药主要用于心力衰竭时做短时间的支持疗法,尤其是对强心苷、利尿药、血管扩张药反应不佳的患者。

氨力农和米力农

氨力农(amrinone)和米力农(milrinone)为双吡啶类衍生物,能缓解 CHF 症状、提高运动耐力,短期应用不良反应较少,长期应用能加快心率、增加心肌氧耗量、引起心律失常、缩短存活期、增加死亡率等。现仅短期静脉给药用于治疗难治性心力衰竭。

维司力农

维司力农(vesnarinone)是一种口服有效的正性肌力药,并具有中等程度的扩血管作用。其作用机制复杂:①选择性抑制 PDE-Ⅲ,其抑制作用弱于氨力农和米力农;②激活细胞膜钠通道,促进 Na^+ 内流,增加细胞内 Na^+ 浓度;③抑制 K^+ 外流,延长动作电位时程(APD);④cAMP 浓度增加可以促进 Ca^{2+} 内流,使细胞内 Ca^{2+} 浓度增加;⑤增加心肌收缩成分对 Ca^{2+} 的敏感性;⑥抑制肿瘤坏死因子-α、γ 干扰素等细胞因子的产生和释放。维司力农在临床上用于缓解心力衰竭患者的症状,提高患者的生活质量。

第六节　血管扩张药

【药理作用】 ①扩张静脉(容量血管),减少回心血量,降低心脏前负荷。同时,左室舒张末压、肺动脉楔压随之降低,缓解肺淤血症状。②扩张小动脉(阻力血管),降低外周阻力,降低心脏后负荷,改善心功能,增加心输出量,使组织供血增加。心输出量的增加还可弥补或抵消因小动脉舒张而可能发生的血压下降、冠状动脉供血不足的不利影响。临床常用药物有硝普钠、硝酸酯类、肼屈嗪、哌唑嗪等。

血管扩张药不能阻止 CHF 的进展,可迅速产生耐受性、反射性激活神经-内分泌机制等,可导致体液潴留,是治疗 CHF 的一种辅助用药。

硝普钠

【药理作用】 硝普钠(nitroprusside sodium)属于硝基扩血管药。在细胞内谷胱甘肽作用下释放 NO,后者激活可溶性鸟苷酸环化酶,促进 cGMP 生成,引起血管平滑肌松弛。硝普钠对小静脉、小动脉有较强的舒张作用,见效快,但持续时间短,口服无效。静脉滴注给药后 2~5 min 即见效,停药后 2~15 min 即消退。左心功能降低、CHF 患者应用硝普钠后,能迅速降低心脏前、后负荷,改善心功能。对无左心功能降低的患者,可因静脉扩张,回心血量降低而导致心输出量减少。

【临床应用】 硝普钠适用于需迅速降低血压和肺动脉楔压的急性肺水肿、高血压危象、急性心力衰竭等危重病例。

【不良反应】 降压过快可致头痛、恶心呕吐、心悸、皮疹、肌肉痉挛;久用或大剂量可致血浆氰化物或硫氰化物浓度增加而中毒,故应检测血中氰化物浓度,一旦中毒可用硫代硫酸钠防治。

硝酸酯类

硝酸酯类(nitrate esters)常用药物有硝酸甘油(nitroglycerin)、硝酸异山醇酯(isosorbide dinitrate,消心痛),主要作用是扩张静脉,减少回心血量,快速降低心脏前负荷,降低肺动脉楔压及左室舒张末压;也略舒张小动脉,降低心脏后负荷,增加心输出量,并可因降低心肌氧耗量、改善心肌供血,改善收缩功能和舒张功能。用药后能明显减轻呼吸困难,缓解心力衰竭症状,提高患者的运动耐力,降低病死率。常用于治疗需要降低心室充盈压的急性心力衰竭。

肼屈嗪

肼屈嗪(hydralazine)直接扩张小动脉,降低肺及外周阻力,减轻心脏后负荷,增加心输出量,也较明显地增加肾血流量。因能反射性激活交感神经及 RAAS,故长期单独应用时疗效难以维持。主要适用于肾功能不全或对 ACEI 不能耐受的患者。

哌唑嗪

哌唑嗪(prazosin)是选择性的 α_1 受体阻断药,能扩张动脉和静脉,降低心脏前、后负荷,增加心输出量,对缺血性心脏病的 CHF 效果较好。

奈西立肽

奈西立肽(nesiritide)是用基因重组技术制得的内源性脑利钠肽的人工合成品,能与血管平滑肌细胞、血管内皮细胞表面的鸟苷酸环化酶受体结合,增加细胞内 cGMP 含量,进而使细胞内 Ca^{2+} 减少,血管平滑肌松弛,动、静脉张力降低,抑制去甲肾上腺素、肾素释放,拮抗醛固酮等。因 $t_{1/2}$ 只有 18 min,在临床上宜先静脉注射,再静脉滴注维持疗效。

在 CHF 治疗中,应根据患者的情况选择血管扩张药。如对以前负荷升高为主、肺淤血症状明显者,宜用对静脉扩张作用明显的硝酸酯类;对以后负荷升高为主、心输出量明显减少者,宜选用扩张小动脉作用明显的肼屈嗪等;对前、后负荷都有不同程度增高的患者,则需兼顾,可用硝普钠。应用血管扩张药时应注意剂量调整,可参考血压而定。

第七节　钙增敏药及钙通道阻滞药

一、钙增敏药

钙增敏药(calcium sensitizer)是近年来研究发现的新一代用于抗心力衰竭药,作用于收缩蛋白,能够增加肌钙蛋白 C(troponin C,TnC)对 Ca^{2+} 的亲和力,在不增加细胞内 Ca^{2+} 浓度的条件下,加强心肌收缩力。因此,与其他正性肌力药相比,钙增敏药不引起钙超载,不增加心肌耗氧量,不易导致心律失常和细胞损伤。此外,钙增敏药可激活 ATP 敏感的钾通道,使血管扩张,改善心脏的血氧供应,减轻心脏负荷,降低心肌耗氧量,在 CHF 的治疗中具有正性肌力和扩张血管作用,可增加 CHF 患者的运动耐量并改善 CHF 症状。大多数钙增敏药还具有对 PDE-Ⅲ的抑制作用,可部分抵消其不良反应。

钙增敏药是抗心力衰竭药研究的新靶点,疗效及不良反应尚待大规模的临床研究证实。

二、钙通道阻滞药

钙通道阻滞药治疗 CHF 的机制:①扩张外周动脉,降低总外周阻力,减轻心脏后负荷;②降低血压和扩张冠状动脉的作用,对抗心肌缺血;③缓解钙超载,改善心室的松弛性和僵硬度,改善舒张期功能障碍。

长效钙通道阻滞药氨氯地平和非洛地平作用时间较慢,维持时间较长,舒张血管作用强,负性肌力作用小,引起的反射性交感神经兴奋作用小,降低左心室肥厚的作用与 ACEI 相当。长期应用可治疗左心室功能障碍伴心绞痛、高血压的患者,也可降低非缺血性患者的病死率。

短效的钙通道阻滞药(如硝苯地平、维拉帕米、地尔硫䓬)可使心力衰竭症状加重,增加患者病死率,可能与其负性肌力作用及反射性激活神经内分泌系统有关,因此不用于治疗心力衰竭。

钙通道阻滞药的最佳适应证是继发于冠心病、高血压及舒张功能障碍的 CHF,尤其是其他药物治疗无效的病例。但对于 CHF 伴房室传导阻滞、低血压、左心室功能低下伴后负荷低及有严重收缩功能障碍的患者,不宜使用钙通道阻滞药。

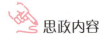 思政内容

大智大勇,披荆斩棘
——心力衰竭的诊治进展

2022年,《欧洲心脏杂志》发表了一篇有"心脏病学教父"之称的尤金·布劳恩瓦尔德(Eugene Braunwald)教授署名的《心力衰竭治疗:70年的发展历程》的文章。劳恩瓦尔德认为,在过去70年中,心力衰竭的治疗发生了巨大的变化,患者的预后及预期寿命均大幅改善。回顾70年的心力衰竭治疗发展史,它凝聚了勇气、智慧和坚持。

70年前,心力衰竭的治疗手段相当有限,包括低盐饮食、洋地黄和美拉鲁利(一种相对较弱的利尿剂,需要肌内注射)治疗。由于治疗手段匮乏,很少有患者出院后能存活超过3个月,患者常因肺水肿而死亡。从1952年至今,心力衰竭的临床管理已经有了巨大的进步。噻嗪类利尿剂、血管紧张素转化酶抑制药、β受体阻断药、钠-葡萄糖协同转运蛋白2抑制剂(SGLT2i)的使用,一个个惊喜接踵而来。外科治疗和器械治疗也开花结果。自南非首个心力衰竭患者成功接受心脏移植后,心脏移植的开展推动了为晚期心力衰竭患者提供机械支持装置的快速发展,同时也为当前对基因改造的供体进行异体移植的研究奠定了基础。左心室辅助装置、植入式心脏复律/除颤器、心脏再同步化装置等逐步用于心力衰竭患者。鉴于当前动脉粥样硬化性心血管病是心力衰竭最常见的原因,劳恩瓦尔德认为,应从生命早期就开始应用包括现代生物学、人群医学和人工智能在内的干预措施,减少并消除动脉粥样硬化性心血管病危险因素及其进展,防胜于治。

我们要了解抗心力衰竭药治疗从心脏模式、心肾模式、心肾循环模式,一步步到如今的神经内分泌综合调控模式的变化;学会在科学和临床实践中以发展的眼光看问题,认识到发展会经历一个螺旋式上升的过程;要有坚定的信念,不要被一时的困难、挫折压倒。

(聂亚莉)

第二十三章 抗心绞痛药

学习目标

1. 知识目标 ①掌握常用抗心绞痛药的作用机制、临床应用及应用注意。②掌握硝酸酯类和 β 受体阻断药联合应用的药理学基础。③熟悉 β 受体阻断药及钙通道阻滞药的抗心绞痛机制。④了解硝酸异山梨酯的药动学特点及临床应用。

2. 思政目标 介绍硝酸甘油的发现及用药史,培养学生刨根问底的科研精神,敢于面对失败、大胆创新,享受科研乐趣,感悟科学精神,积极探索未知的医学领域,为人类健康事业而奋斗。

心绞痛(angina pectoris)是冠状动脉粥样硬化性心脏病(简称冠心病)的常见症状。由于冠状动脉供血不足,心肌发生急剧的暂时性缺血缺氧,发作时典型临床表现为胸骨后及心前区出现阵发性压榨样疼痛,并可从胸部放射至下颌、颈部及左上肢。各种原因引起的冠状动脉粥样硬化和痉挛,以及心肌肥大、心肌病等是心肌缺血和缺氧的主要原因。心绞痛的主要病理生理特征是心肌耗氧与供氧平衡失调,导致心肌暂时缺血缺氧,大量代谢物如乳酸、丙酮酸、缓激肽等聚积,刺激心肌交感神经传入纤维而引起疼痛。心肌缺血缺氧如果得不到及时缓解,则可能发展为急性心肌梗死。

根据世界卫生组织"缺血性心脏病的命名及诊断标准",临床将心绞痛分为 3 种类型。

(1)劳累型心绞痛:由劳累、情绪激动等因素诱发,休息或舌下含服硝酸甘油可缓解。根据发作频率、病程和转归,又分为稳定型心绞痛、初发型心绞痛和恶化型心绞痛。

(2)自发性心绞痛:疼痛发生与心肌耗氧量没有明显关系,疼痛程度较重,时程较长,不易被硝酸甘油所缓解,包括变异型心绞痛(冠状动脉痉挛所致)、卧位型心绞痛(安静休息或熟睡时发生)、中间综合征和梗死后心绞痛。

(3)混合型心绞痛:在心肌需氧量增加时或无明显增加时都有可能发生。临床常将初发型心绞痛、恶化型心绞痛和自发性心绞痛通称为不稳定型心绞痛。

心绞痛主要病理生理特征是耗氧与供氧平衡失调,任何引起心肌组织对氧需求量增加和/或冠状动脉狭窄、痉挛引起心肌组织供血供氧减少的因素都可诱发心绞痛。影响心肌耗氧量的主要因素包括心肌收缩力、心率和心室壁张力。心室壁张力与心室内压力、心室容积成正比。心室射血时心室壁张力增大,每搏射血时间延长,心肌耗氧量也增加。临床常将影响心肌耗氧量的主要因素用"心率×收缩压×左心室射血时间"三项乘积或"心率×收缩压"二项乘积作为心肌耗氧量的估计指标。

心肌的供氧量主要取决于动脉和静脉的氧分压差及冠状动脉的血流量。在正常情况下,心肌摄氧量已接近极限,因此增加氧供应主要依靠舒张期冠状动脉血流量的调节。冠状动脉灌注压、灌注时间和冠状动脉阻力是影响冠状动脉血流量的主要因素。生理情况下,冠状动脉有很大的储备能力,运动和缺氧时冠状动脉适度扩张,血流量可增加至休息时的数倍,以维持心肌供氧和需氧平衡。冠状动脉分支之间普遍存在着侧支循环,在冠状动脉硬化引起的血管阻塞时,可起到一定的代偿作用。当冠状动脉粥样硬化或痉挛时,血管管腔狭窄或阻塞,使得冠状动脉血流量减少,从而易诱发心绞痛。

影响心肌耗氧量和供氧量的因素见图23-1。

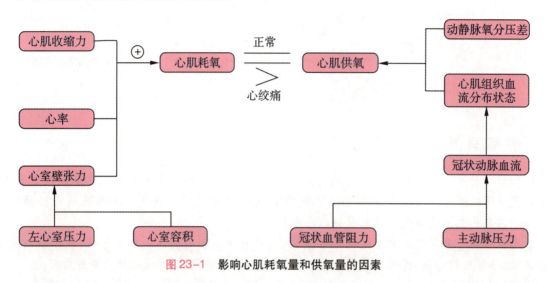

图23-1　影响心肌耗氧量和供氧量的因素

抗心绞痛药主要通过扩张外周血管来降低心脏前、后负荷,以及减少心肌需氧和扩张冠状动脉以增加心肌供氧来改善心肌的缺血和供血平衡。抗心绞痛药主要包括硝酸酯类、β受体阻断药、钙通道阻滞药。由于抗心绞痛药的种类不同,其作用机制和适应证有一定区别,需要注意药物选择和合理应用。

第一节　硝酸酯类

硝酸酯类是NO供体药物,均有硝酸多元酯结构,脂溶性高,分子中的—O—NO_2是发挥疗效的关键结构。包括硝酸甘油(nitroglycerin)、硝酸异山梨酯(isosorbide dinitrate)、单硝酸异山梨酯(isosorbide mononitrate)等,其中硝酸甘油最常用。硝酸酯类药物化学结构见图23-2。

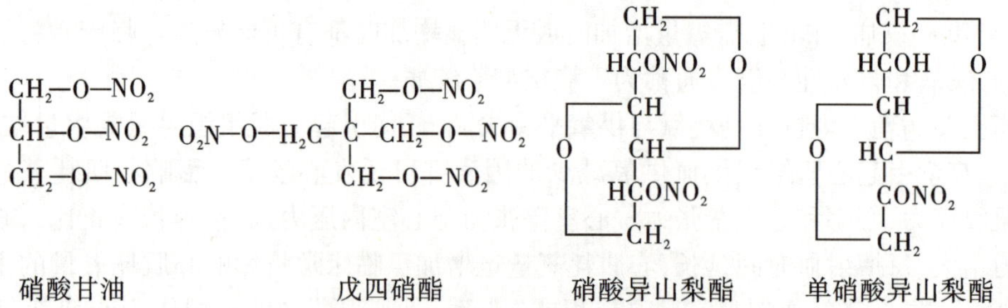

$$CH_2-O-NO_2$$
$$CH-O-NO_2$$
$$CH_2-O-NO_2$$
硝酸甘油

$$O_2N-O-H_2C-\overset{CH_2-O-NO_2}{\underset{CH_2-O-NO_2}{C}}-CH_2-O-NO_2$$
戊四硝酯

硝酸异山梨酯

单硝酸异山梨酯

图23-2　硝酸酯类药物化学结构

硝酸甘油

硝酸甘油(nitroglycerin)是硝酸酯类的代表药物,用于心绞痛治疗已有百余年历史。因其具有起效快、疗效确切、使用方便和经济等特点，目前仍是治疗心绞痛的常用药物。

【体内过程】　硝酸甘油脂溶性高，口服首过消除明显，生物利用度仅为8%，不宜口服吸收；舌下含服可经口腔黏膜迅速吸收，生物利用度为80%，$1 \sim 2$ min起效，疗效维持时间为$20 \sim 30$ min，血浆 $t_{1/2}$ 为 $2 \sim 4$ min。在肝脏经谷胱甘肽-有机硝酸酯还原酶还原成水溶性较高的二硝酸代谢物、少量单硝酸代谢物、丙三醇和无机亚硝酸盐，其中二硝酸代谢物仍有较弱的扩张血管作用（为硝酸甘油的1/10）。硝酸甘油的代谢物与葡萄糖醛酸结合后经肾脏排泄。硝酸甘油也可由皮肤吸收，硝酸甘油软膏或贴膜贴在胸前或上臂皮肤，药物持续缓慢地透过皮肤被吸收至血液而发挥作用，明显延长作用时间。

【药理作用】　硝酸甘油的基本药理作用是舒张平滑肌，具有组织器官的选择性，以舒张血管平滑肌的作用最明显，可以舒张静脉和动脉血管，且舒张静脉的作用强于舒张动脉。

1.降低心肌耗氧量　硝酸甘油能够舒张体循环血管及冠状血管，降低心脏前、后负荷。低剂量硝酸甘油即可舒张静脉，特别是较大的静脉血管，从而增加静脉容量，减少回心血量，减轻心脏前负荷，引起心室容积和心室舒张末压下降，心室壁张力降低，左心室射血时间缩短，减少心肌耗氧量。较大剂量硝酸甘油可显著舒张动脉血管，尤其是较大的动脉血管，降低心脏射血阻力，减轻心脏后负荷，从而降低左心室内压和心室壁张力，减少心肌耗氧量。但是，硝酸甘油舒张血管使血压下降的同时，刺激颈动脉窦、主动脉弓压力感受器，反射性兴奋交感神经，引起心率加快和心肌收缩力加强，从而增加心肌耗氧量，严重时反而使心绞痛加重。在治疗量下，用药后的效应仍是心肌总耗氧量降低。

2.扩张冠状动脉，改善缺血区的血流灌注　硝酸甘油能选择性扩张较大的心外膜血管、输送血管及侧支血管，尤其在冠状动脉痉挛时作用更明显，而对小的冠状动脉阻力血管舒张作用较弱。当冠状动脉因粥样硬化或痉挛而发生狭窄时，缺血区的阻力血管因缺氧和代谢物（腺苷、乳酸等）堆积处于舒张状态，非缺血区阻力就大于缺血区。使用硝酸甘油后血液顺着压力差从非缺血区经侧支血管流向缺血区，改善缺血区的血液供应。硝酸甘油对冠状动脉血流的影响见图23-3。

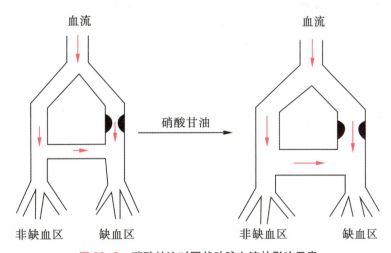

图23-3　硝酸甘油对冠状动脉血流的影响示意

3.增加心内膜供血，改善左心室顺应性　由于心脏血管分布和冠状动脉血流的特点，心内膜下血流易受心室壁张力及室内压力的影响，从而更容易缺血缺氧。硝酸甘油通过扩张静脉血管，减少回心血量，降低左室舒张末压；扩张动脉血管，降低心室壁张力，提高心外膜向心内膜的有效灌注压，以有利于血液从心外膜区域流向心内膜下区域，增加心内膜供血。

4.保护缺血的心肌细胞　硝酸甘油释放NO，促进内源性PGI_2和降钙素基因相关肽（calcitonin

gene-related peptide,CGRP)的生成和释放,这些内源性物质对心肌细胞具有直接保护作用。

【作用机制】 硝酸甘油作为 NO 供体,在血管平滑肌细胞内经谷胱甘肽转移酶的催化释放 NO,NO 与细胞质中鸟苷酸环化酶(guanylate cyclase,GC)中心的 Fe^{2+} 结合后激活 GC,增加细胞内第二信使 cGMP 的含量,进而激活 cGMP 依赖性蛋白激酶,减少细胞内 Ca^{2+} 释放和细胞外 Ca^{2+} 内流,降低细胞内 Ca^{2+} 浓度,使肌球蛋白轻链去磷酸化,从而松弛血管平滑肌。可见,硝酸甘油松弛血管平滑肌但又不依赖于血管内皮细胞,在内皮有病变的血管仍可发挥作用。

【临床应用】

1.心绞痛 硝酸甘油舌下含服、口腔气雾剂等短效制剂能迅速缓解各种类型心绞痛,改善心电图的缺血性改变,提高患者的运动耐力,在进行可能诱发心绞痛的活动前用药也可预防心绞痛的发作。软膏或头皮贴膜可持续释放硝酸甘油,使血药浓度相对稳定,明显延长作用时间,预防心绞痛的发生。

2.急性心肌梗死 硝酸甘油能减少心肌耗氧量,增加缺血区的血液供应,缩小心肌梗死范围。

3.充血性心力衰竭 硝酸甘油能扩张静脉和动脉,可减轻心脏前、后负荷,用于治疗 CHF。

【不良反应】 本品不良反应主要与舒张血管有关。其中脑血管扩张所致的搏动性头痛是最常见的不良反应。其他不良反应有面颊发红、眼压升高等。大剂量应用时可出现体位性低血压及晕厥,并可反射性兴奋交感神经,使耗氧量增加而加重心绞痛发作。超大剂量应用时还会引起高铁血红蛋白血症。连续用药 2 周左右可出现耐受性,停药 1~2 周后耐受性可消失。发生机制可能与巯基被耗竭、交感兴奋有关。因此,应避免大剂量给药和无间歇给药,可以通过补充巯基供体、合理搭配膳食等措施,减少耐受性的发生。

硝酸异山梨酯和单硝酸异山梨酯

硝酸异山梨酯(isosorbide dinitrate)和单硝酸异山梨酯(isosorbide mononitrate)均为长效抗心绞痛药,药理作用、作用机制与硝酸甘油相似,但作用较硝酸甘油弱。

硝酸异山梨酯,又称消心痛,舌下含服口腔黏膜易吸收,首过消除明显。口服维持 3~6 h。在肝脏代谢成异山梨醇-2-单硝酸酯和异山梨醇-5-单硝酸酯,二者仍具有扩张血管及抗心绞痛作用。该药剂量个体差异较大,大剂量易产生头痛、低血压等不良反应,缓释剂可减少不良反应。口服主要用于心绞痛的预防及心肌梗死后心力衰竭的长期治疗。

单硝酸异山梨酯口服后无明显的首过消除,生物利用度高,口服后 1 h 血药浓度达到峰值,$t_{1/2}$ 约为 5 h,作用持续时间为 8 h,作用及应用与硝酸异山梨酯相似。

第二节 β 受体阻断药

β 受体阻断药可减少心绞痛患者的心绞痛发作次数,改善缺血性心电图特征,增加运动耐力,减少心肌耗氧量,改善缺血区代谢和缩小心肌梗死范围,已作为一线防治心绞痛的药物。常用药物包括普萘洛尔、阿替洛尔、美托洛尔、吲哚洛尔等。

【药理作用】

1.降低心肌耗氧量 心绞痛发作时,心肌局部和血液中儿茶酚胺含量均会显著增加,β 受体激动,心肌收缩力增加,心率加快,血管收缩,心肌耗氧量增加。同时,由于心率加快,心室舒张时间缩短,冠状动脉血量减少,进一步加重心肌缺氧。β 受体阻断药通过阻断心脏上的 $β_1$ 受体,减弱心肌收缩力,降低心率,同时降低血压,能明显减少心肌耗氧量。但是这类药物抑制心肌收缩力的同时又可增加心肌前负荷,延长射血时间,导致耗氧量增加,但总效应仍是减少心肌耗氧量而缓解心绞痛。这类药对运动状态下心肌耗氧量的降低尤为明显,从而缓解心绞痛。

2.改善心肌缺血区供血 β受体阻断药阻断冠状动脉上的β受体,可引起血管收缩,尤其在非缺血区明显,缺血区的血管因缺氧代谢物(腺苷、乳酸等)堆积而处于扩张状态,有利于血液流向缺血区。另外,由于心率减慢,相对延长舒张期,冠状动脉的灌流时间也相对延长,有利于血液由心外膜血管流向易缺血的心内膜区。

3.改善心肌代谢 心肌缺血时,肾上腺素分泌增加,使游离脂肪酸增多,其代谢需消耗大量氧,加重心肌缺血缺氧。β受体阻断药可促进氧合血红蛋白解离,从而增加全身组织包括心脏的供氧。

【临床应用】 普萘洛尔、阿替洛尔、美托洛尔、吲哚洛尔等均用于治疗心绞痛。对硝酸酯类不敏感或疗效差的稳定型心绞痛,β受体阻断药可减少发作次数,对伴有心律失常、高血压的患者尤为适用。冠状动脉痉挛诱发的变异型心绞痛不宜使用β受体阻断药,因其阻断冠状动脉β受体,α受体相对占优势,容易导致冠状动脉收缩。β受体阻断药还能降低心肌梗死患者心绞痛的发病率和死亡率,但因其抑制心肌收缩力,应慎用。

β受体阻断药与硝酸酯类合用,能协同减少心肌耗氧量,通常选用作用时间相近的药物匹配,如普萘洛尔和硝酸异山梨酯。联合用药的药理学基础:①两药协同减少心肌耗氧量,产生协同抗心绞痛作用;②普萘洛尔能对抗硝酸异山梨酯引起的反射性心率加快和心肌收缩力增强效应,而硝酸异山梨酯则能缩小普萘洛尔引起的心室容积扩大和心室射血时间延长,可取长补短;③两药合用,用量减少,不良反应减少。由于两类药物都可降低血压,如血压下降过多,冠状动脉灌注压降低,可引起血流量减少,对心绞痛不利。一般宜口服给药,注意给药剂量的个体差异,从小剂量开始,逐渐增加剂量。

硝酸酯类和β受体阻断药对心肌耗氧量影响因素的作用见表23-1。

表23-1 硝酸酯类和β受体阻断药对心肌耗氧量影响因素的作用

药物	心肌耗氧量的影响因素				
	心肌收缩力	心率	心室容积	心室壁张力	射血时间
硝酸酯类	反射性↑	反射性↑	↓	↓	↓
β受体阻断药	↓	↓	↑	↑	↑

【不良反应】 β受体阻断药的不良反应主要由阻断β受体引起:①长期用药突然停药时,应逐渐减量,否则会加剧心绞痛的发作,引起心肌梗死或突然死亡,与长期用药后β受体向上调节,对内源性儿茶酚胺的反应增强有关;②诱发或加重哮喘;③抑制心功能,甚至引起心功能不全、房室传导阻滞等严重后果;④使外周血管收缩或痉挛;⑤导致代谢紊乱,如甘油三酯升高、尿酸升高、血糖降低等。

第三节 钙通道阻滞药

钙通道阻滞药可以选择性阻滞细胞膜上 L 型电压依赖性钙通道,抑制 Ca^{2+} 内流,降低细胞内游离 Ca^{2+} 浓度,具有广泛的药理作用及临床应用,对各型心绞痛有不同程度的疗效,尤其对变异型心绞痛疗效较好。常用抗心绞痛的钙通道阻滞药有硝苯地平、维拉帕米、地尔硫䓬等。

【药理作用】 钙通道阻滞药通过阻断心肌和平滑肌上的钙通道,降低 Ca^{2+} 浓度而产生抗心绞痛作用。

1. 降低心肌耗氧量 钙通道阻滞药抑制心肌收缩,降低心率;同时,舒张血管平滑肌,降低外周阻力,减轻心脏后负荷,减少心肌耗氧量。

2. 舒张冠状动脉 钙通道阻滞药舒张冠状动脉,能舒张大的输送血管和小的阻力血管,解除冠状动脉痉挛,增加侧支循环,改善缺血区的血流量。

3. 保护缺血心肌 心肌缺血可使细胞内钙超载,特别是 Ca^{2+} 聚集在线粒体,妨碍 ATP 生成,促使细胞凋亡和死亡。钙通道阻滞药通过抑制 Ca^{2+} 内流,从而对缺血心肌有保护作用。

4. 抑制血小板聚集 不稳定型心绞痛与血小板黏附和聚集、冠状动脉血流减少有关。钙通道阻滞药可降低血小板内 Ca^{2+} 浓度,抑制血小板聚集。

【临床应用】 钙通道阻滞药对冠状动脉痉挛所致的变异型心绞痛最有效,也可用于稳定型及不稳定型心绞痛。对心绞痛伴有哮喘和阻塞性肺疾病患者更适用。因本类药能扩张外周血管,故可用于伴有外周血管痉挛性疾病的心绞痛患者。就急性心肌梗死而言,钙通道阻滞药能促进侧支循环,缩小梗死面积。

【不良反应】 治疗量的钙通道阻滞药不良反应较轻,常见头痛、面部潮红、脚踝水肿、恶心、心悸等,多与血管扩张有关。维拉帕米和地尔硫䓬严重不良反应有低血压及心功能抑制,如心动过缓、心力衰竭等。

第四节　其他抗心绞痛药

尼克地尔

尼克地尔(nicorandil)是一种新型扩血管药,具有钾通道激活作用和硝酸酯类药物的特性。尼克地尔释放 NO,促进 cGMP 生成;激活血管平滑肌细胞膜钾通道,促进 K^+ 外流,使细胞膜超极化,减少 Ca^{2+} 内流而舒张血管,冠状动脉扩张,增加冠状动脉血流量,保护缺血心肌,改善心功能。主要用于治疗变异型心绞痛和慢性稳定型心绞痛,且不易产生耐受性。

卡维地洛

卡维地洛(carvedilol)是去甲肾上腺素能神经阻断药,可阻断 α、β 受体,有一定的抗氧化作用,可用于心绞痛、心功能不全和高血压的治疗。

血管紧张素转化酶抑制剂

ACEI 具有抗心肌缺血和心肌梗死的作用,通过扩张动脉和静脉血管,降低心脏的前、后负荷,从而降低心脏耗氧量,增加冠状动脉血流量;同时可降低循环和组织中的 AngⅡ 水平,促进血管内皮生成 NO 和 PGI_2,保护缺血心肌和血管内皮细胞,防止和逆转心室重构。这类药有卡托普利、依那普利、雷米普利等。

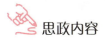 思政内容

前赴后继，求索真理
——硝酸甘油的前世今生

硝酸甘油最早于 1846 年由意大利化学家阿斯卡尼奥·索布雷洛（Ascanio Sobrero）在研究炸药的过程中合成。1867 年，瑞典发明家阿尔弗雷德·诺贝尔（Alfred Nobel）发现极易挥发、爆炸性极强的硝酸甘油经硅藻土吸附后稳定性明显增加，从而研制出高稳定性、防误爆的安全炸药。然而，他晚年却因不愿意服用硝酸甘油而耽误了冠心病的治疗。

1878 年的一天，英国医生威廉·梅瑞尔（William Murrell）正要准备接诊患者，无意中舌头舔到了装硝酸甘油瓶子的软塞，很快他感到自己血压下降，伴随着眩晕、面部潮红。这让他想起民间流传的硝酸甘油能够降血压的说法。随后，他以自己为"小白鼠"，尝试服用硝酸甘油，发现稀释后的硝酸甘油对身体并没有什么不良影响。之后他就开始招募志愿者进行试验，结果发现受试的 35 人在服用硝酸甘油之后，都有类似的反应，尤其是他发现硝酸甘油可以缓解心绞痛。此后，梅瑞尔开始正式将低浓度的硝酸甘油用于治疗心脏病患者，并取得了意想不到的疗效。1879 年，他以大量临床试验的数据撰写论文并发表于《柳叶刀》杂志。这个治疗方法随后迅速在欧洲得到临床应用，至今硝酸甘油都是心脏病急救的必备药物，极为普及。

从 1878 年人们开始使用硝酸甘油，用了 100 多年，大家都并不知道其作用机制。直到 1 个多世纪之后，3 位美国科学家才发现了其作用机制——产生 NO，并因此而获得了诺贝尔奖。到了 2002 年，科学家才发现实现两者转化的酶是线粒体乙醛脱氢酶（ALDH2）。说明"事实是始终存在的，而理论却是不断进步的"，"理论"往往是落后于"事实"的。任何科学理论都不能穷尽真理，只能在实践中不断开辟认识真理的道路。

（聂亚莉）

第二十四章　抗心律失常药

学习目标

1. 知识目标　①掌握临床常用的几类抗心律失常药的作用特点、临床应用、不良反应。②熟悉抗心律失常药的基本电生理作用。③了解慢性心功能不全时心肌各种调节机制的变化。

2. 思政目标　结合奎尼丁的发现历史，学习奎尼丁的抗心律失常作用，并从中认识偶然与必然的关系，强调主观努力的重要性。

心律失常（arrhythmia）主要表现为心动节律和频率异常。心律正常时心脏协调而有规律地收缩、舒张，顺利完成泵血功能。心律失常时由于心肌电活动出现异常，心房和心室有序的节律性收缩和舒张发生障碍，从而引起心脏泵血功能障碍，影响全身器官的供血。某些类型的心律失常如心室颤动，可危及生命，必须及时纠正。心律失常的治疗方式有药物治疗和非药物治疗（起搏器、电复律、射频消融、手术等）2 种。药物治疗在抗心律失常方面发挥了重要作用，但抗心律失常药常又存在致心律失常的毒副作用。因此，全面掌握心脏电生理特征、心律失常发生机制和抗心律失常药作用机制，才能正确合理地应用抗心律失常药。

第一节　心律失常的电生理学基础

一、正常心脏电生理特性

（一）心肌细胞膜电位

心脏活动依赖于心肌正常电活动，而心肌细胞动作电位（action potential，AP）的整体协调平衡是正常心脏电活动的基础。不同部位心肌细胞的电活动特性不同，根据动作电位特征，将心肌细胞分为 2 类：快反应细胞和慢反应细胞。参与 2 类心肌细胞动作电位的跨膜电流不同，导致其动作电位特征亦不同（图 24-1）。

1. 快反应细胞　快反应细胞包括心房肌细胞、心室肌细胞和浦肯野细胞。当心肌细胞受刺激而兴奋时，膜电位发生除极，达阈电位水平从

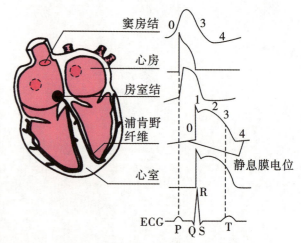

图 24-1　不同部位心肌细胞的动作电位特征及其与心电图的关系

而触发动作电位。动作电位分为 5 个时相。

0 相为除极期,由大量 Na^+ 快速内流所致,速度快,振幅大。

1 相为快速复极初期,由 K^+ 短暂外流所致。

2 相为缓慢复极期,又称平台期,由 Ca^{2+} 及少量 Na^+ 内流与 K^+ 外流所致。

3 相为快速复极末期,由大量 K^+ 外流所致。

0 相至 3 相的时程合称为动作电位时程(action potential duration,APD)。

4 相为静息期,非自律细胞(心房肌细胞和心室肌细胞)膜电位维持在静息水平(−90 mV),由 K^+ 外流所致。在自律细胞(浦肯野细胞)则为自发性除极,主要是由 Na^+ 内流、Ca^{2+} 内流及 K^+ 外流所致,自动除极达到阈电位即可重新激发动作电位。

2. 慢反应细胞　慢反应细胞主要指窦房结细胞和房室结细胞,其动作电位 0 相是由 Ca^{2+} 内流所致,去极速度慢,振幅小,故因此而得名。无明显的 1 相和 2 相,3 相由大量 K^+ 外流所致,4 相静息电位不稳定,缓慢除极,是 Ca^{2+} 内流及 K^+ 外流共同作用的结果。

（二）自律性

心脏自律细胞在没有外来刺激的情况下,自动地发生节律性兴奋的特性,如窦房结细胞、房室结细胞、浦肯野细胞。自律细胞在 4 相时发生自动去极化达阈电位水平而产生动作电位。

影响自律性的因素有 4 相自动去极速率、阈电位水平、最大复极电位和 APD。

（三）传导性

在心肌细胞膜的任何部位产生的兴奋不但可以沿整个细胞膜扩布,而且可通过细胞间通道传到另一个心肌细胞。影响传导性的因素除了细胞本身结构(如细胞直径大小)之外,也有细胞的电生理特性,如 0 相去极化的速度和幅度,邻近未兴奋部位的细胞膜的兴奋性。抑制钠电流可降低快反应细胞的传导速度,抑制钙电流可抑制慢反应细胞的传导速度。

（四）兴奋性

细胞受刺激时产生兴奋的能力即兴奋性。影响兴奋性的因素有静息电位或最大复极电位水平,以及阈电位水平和参与 0 相的快钠通道(或慢钙通道)的通道性状。

参与快反应细胞和慢反应细胞 0 相除极的钠通道和钙通道都有静息、激活和失活 3 种状态。静息状态下的通道受到刺激后开放即处于激活状态,随后通道关闭处于失活状态。失活状态下的通道需要经历一段时间恢复到静息状态才能再一次开放。可见,通道是否处于静息状态是细胞是否有兴奋性的前提。

（五）有效不应期

心肌细胞有一显著的电生理特性,即有效不应期长(effective refractory period,ERP)。心肌细胞受到刺激发生兴奋时,从动作电位的 0 相开始到复极至−60 mV 时,细胞的兴奋性丧失,即对任何强度的刺激都不能产生去极化反应,这段时间即为 ERP,它反映通道恢复有效开放所需的最短时间。其时间长短一般与 APD 的长短变化相应,但程度可有不同。一个 APD 中,ERP 越长,就意味着心肌不发生反应的时间延长,不易发生快速型心律失常。

二、心律失常发生的电生理学机制

冲动形成异常和/或冲动传导异常均可导致心律失常的发生。心肌细胞自律性增高、出现后除极和心肌组织内形成折返是心律失常发生的主要机制。

（一）自律性增高

自律细胞 4 相自发除极速率加快或最大复极电位减小都会使冲动形成增多,引起快速型心律失常。非自律性细胞,如心室肌细胞,在缺血缺氧条件下也会产生异常自律性,这种异常自律性向周围组织扩布也会发生心律失常。

（二）后除极

心肌细胞在一个动作电位后产生一个提前的去极化,称为后除极(after depolarization),其发生频率较快,振幅较小,呈振荡性波动,膜电位不稳定,除极到阈电位时容易引起异常冲动的发放,形成触发活动。后除极根据其发生时间的不同,分为早后除极(early afterdepolarization,EAD)与迟后除极(delayed afterdepolarization,DAD)(图24-2)。早后除极发生在完全复极之前的2或3相中,主要由Ca^{2+}内流增多所引起;迟后除极发生在完全复极之后的4相中,是细胞内Ca^{2+}过多而诱发Na^+短暂内流所致。儿茶酚胺、强心苷中毒、细胞损伤等都可引起迟后除极。

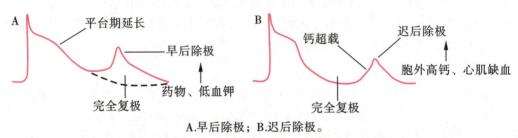

A.早后除极;B.迟后除极。

图24-2　后除极的2种类型

（三）折返

折返(reentry)是指一次冲动下传后,又可沿另一环形通路折回,再次兴奋原已兴奋过的心肌,是引发快速型心律失常的重要机制之一(图24-3)。在病理条件下心肌细胞传导功能障碍是诱发折返的重要原因。折返环路中通常存在单向传导阻滞区,冲动不能正常通过该区域下传,却可使周围正常心肌顺序除极,当冲动到达单向传导阻滞区远端时可缓慢逆向通过该区并到达其近端,此时相邻心肌已恢复其反应性并可在该冲动作用下再次兴奋,从而形成折返。发生于房室结或房室之间的折返表现为阵发性室上性心动过速;发生于心房内,则可表现为心房扑动或心房颤动;若心室中存在多个折返环路,则可诱发心室扑动或心室颤动。若心脏存在房室连接旁路,在心房、房室结和心室间形成折返,则可引起预激综合征,又称沃-帕-怀综合征(Wolff-Parkinson-White syndrome)。

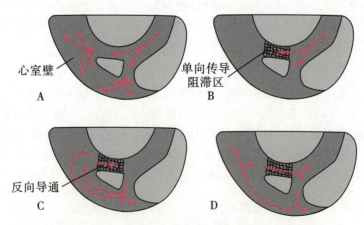

A.正常传导过程;B.传导减慢并发生单向传导阻滞;C.传导反向导通;
D.折返形成。

图24-3　折返形成机制

第二节　抗心律失常药的基本作用机制和分类

一、抗心律失常药的基本作用机制

心律失常治疗的目的是减少异位起搏活动（异常自律性增高或后除极）、调节折返环路的传导性或 ERP 以消除折返。抗心律失常药是通过直接或间接影响心肌细胞膜的离子通道，通过改变离子流而发挥抗心律失常的作用。抗心律失常药的基本作用机制概括如下。

1. 降低自律性　抗心律失常药可通过降低动作电位 4 相斜率、提高阈电位、增加静息电位（或最大复极电位）水平、延长 APD 来降低异常自律性（图 24-4）。钠通道、钙通道阻滞药分别通过阻断 Na^+ 内流或 Ca^{2+} 内流来提高动作电位发生的阈值。钾通道阻断药通过阻断 K^+ 外流来延长 APD。

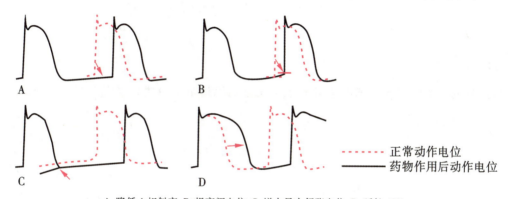

A. 降低 4 相斜率；B. 提高阈电位；C. 增大最大舒张电位；D. 延长 APD。

图 24-4　药物降低心肌细胞自律性的 4 种方法

2. 减少后除极　钙通道阻滞药通过抑制细胞内钙超载而减少迟后除极的发生；另外，钠通道阻滞药能抑制一过性 Na^+ 内流，也能减少迟后除极，如利多卡因等。早后除极的发生与 APD 过度延长有关，缩短 APD 的药物也可减少心律失常的发生。

3. 消除折返　抗心律失常药主要通过抑制传导或延长 ERP 来消除折返。改善传导、消除单向阻滞或减慢传导、促使单向阻滞发展为双向阻滞均可消除折返激动（图 24-5）。药物通过改变 ERP 及 APD 而减少折返，一般认为 ERP 对 APD 的比值（ERP/APD）在抗心律失常作用中有一定意义。比值较正常为大，即说明在一个 APD 中 ERP 占时增多，冲动将有更多机会落入 ERP 中，折返易被取消，可有 3 种情况。

（1）延长 APD 和 ERP，但延长 ERP 更显著，奎尼丁类药物能抑制钠通道，使其恢复重新开放的时间延长，即延长 ERP，称为绝对延长 ERP。

（2）缩短 APD 和 ERP，但缩短 APD 更显著，利多卡因类药物有此作用。因缩短 APD 更明显，所以 ERP/APD 仍较正常高，称为相对延长 ERP，同样能取消折返。

（3）使邻近细胞 ERP 的不均一（长短不一）趋向均一，也可防止折返的发生。一般延长 ERP 的药物，使 ERP 较长的细胞延长较少，ERP 较短者延长较多，从而使长短不一的 ERP 较接近。反之亦然，缩短 ERP 的药物，使 ERP 短者缩短少些，ERP 长者缩短多些。所以在不同条件下，这些药物都能发挥促使 ERP 均一的效应。

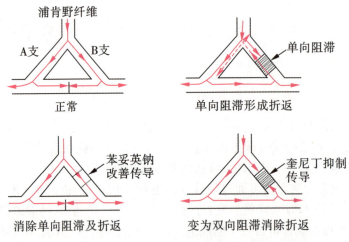

图24-5 折返形成及抗心律失常药消除折返的机制

二、抗心律失常药的分类

根据药物的主要作用通道和电生理特点,Vaughan Williams 分类法将抗心律失常药分为 4 类(表 24-1)。

表 24-1 抗心律失常药的分类

分类		代表药物	主要作用机制
I 类:钠通道阻滞药	I$_a$ 类	奎尼丁、普鲁卡因胺	适度阻滞钠通道,减慢传导,延长复极
	I$_b$ 类	利多卡因、苯妥英钠	轻度阻滞钠通道,传导略减慢或不变,加速复极
	I$_c$ 类	氟卡尼、普罗帕酮	明显阻滞钠通道,明显减慢传导,复极影响小
II 类:β 受体阻断药		普萘洛尔、美托洛尔	阻滞 β 受体,降低自律性,减慢传导速度
III 类:选择性延长动作电位时程药		胺碘酮、索他洛尔	阻滞多种钾通道,延长 APD 及 ERP
IV 类:钙通道阻滞药		维拉帕米、地尔硫草	阻滞钙通道,抑制 Ca^{2+}内流,降低窦房结自律性,减慢房室结传导速度

第三节 常用抗心律失常药

一、I 类钠通道阻滞药

(一) I$_a$ 类药物——适度阻滞钠通道

这类药物能适度减少除极时 Na$^+$ 内流,降低 0 相上升最大速率,降低动作电位振幅,减慢传导速度。也能减少自律细胞 4 相 Na$^+$ 内流而降低自律性。这类药在心肌的作用部位广泛,还能不同程度地抑制钾通道和钙通道,延长 ERP 及 APD,且以延长 ERP 更显著。

奎尼丁

奎尼丁(quinidine)系从金鸡纳树皮中提取的生物碱。

【体内过程】　奎尼丁口服吸收迅速且完全,口服后 1~3 h 血药浓度达到峰值,生物利用度为 70%~80%。治疗量血药浓度为 3~6 μg/mL,超过 6~8 μg/mL 即为中毒浓度。在血浆中有 80%~90% 与蛋白相结合,心肌中浓度可达血浆浓度的 10 倍。$t_{1/2}$ 为 5~7 h。主要在肝脏经细胞色素 P450 氧化代谢为仍有药理活性的羟化物,最后经肾脏排泄,10%~20% 以原形随尿液排出。

【药理作用】　奎尼丁能阻断钠通道和多种钾通道。此外,该药还具有明显的抗胆碱作用和拮抗外周血管 α 受体作用。

1.降低自律性　治疗量奎尼丁能降低浦肯野纤维的自律性,对正常窦房结影响微弱,对病态窦房结综合征患者则明显降低其自律性。在自主神经完整无损的条件下,奎尼丁通过间接作用使窦性频率增加。

2.减慢传导速度　奎尼丁能降低心房、心室、浦肯野纤维等的 0 相上升最大速率和膜反应性,因而减慢传导速度。这种作用可使病理情况下的单向阻滞变为双向阻滞,从而取消折返。

3.延长不应期　奎尼丁抑制 K^+ 外流,使 3 相复极过程延长,ERP 和 APD 延长。ERP 的延长更明显,因而可以取消折返。此外,在心脏局部病变时,常因某些浦肯野纤维末梢部位 ERP 缩短,造成邻近细胞复极不均一而形成折返,此时奎尼丁使这些末梢部位 ERP 延长而趋向均一化,从而减少折返的形成。

4.降低心肌收缩力　奎尼丁还可减少 Ca^{2+} 内流,具有负性肌力作用。

5.对自主神经的影响　动物实验发现奎尼丁有明显的抗胆碱作用,能阻抑迷走神经的效应。同时,奎尼丁还有阻断 α 受体的作用,使血管舒张、血压下降而反射性兴奋交感神经。这两种作用均可使窦性频率增加。

【临床应用】　奎尼丁是广谱抗心律失常药,适用于治疗各种快速型心律失常(心房颤动、心房扑动、室上性和室性心动过速)的转复和预防;治疗频发性室上性和室性期前收缩,是转复心律的重要药物之一。心房颤动和心房扑动目前虽多采用电转律法,但奎尼丁仍可用于转律后防止复发。

【不良反应】　奎尼丁安全范围小,主要有以下不良反应。

1.胃肠道反应　用药初期,常见胃肠道反应,如恶心呕吐、腹泻等。腹泻引起的低钾血症可加重奎尼丁的尖端扭转型室性心动过速的副作用。

2.心血管方面　较严重,表现为低血压、心力衰竭、室内传导阻滞、心室复极明显延迟,严重者可发生奎尼丁样晕厥,可由尖端扭转型室性心动过速发展为心室颤动。

3.金鸡纳反应　血浆奎尼丁浓度过高可引起"金鸡纳反应",患者表现为恶心呕吐、头痛、头晕、腹泻、耳鸣、视力和听力减退等症状。

4.抗胆碱作用　奎尼丁能增加窦性频率、加快房室传导,治疗心房扑动时能加快心室率。

5.过敏反应　如皮疹、血管神经性水肿、血小板减少。

【药物相互作用】　奎尼丁与肝药酶诱导剂(如苯巴比妥、苯妥英钠)合用,可加速奎尼丁的代谢,使血药浓度降低,减弱奎尼丁的作用;与地高辛合用时,应减少地高辛的用量;与普萘洛尔、维拉帕米、西咪替丁合用时,应减少奎尼丁的剂量。

普鲁卡因胺

【药理作用】　普鲁卡因胺(procainamide)对心肌的作用与奎尼丁相似但较弱,具有膜稳定作用,能降低浦肯野细胞的自律性,减慢传导速度,延长 ERP。但它没有 α 受体阻断作用,抑制心肌收缩和抗胆碱作用也较弱。

【临床应用】 与奎尼丁相似，普鲁卡因胺常用于治疗室性期前收缩、阵发性室性心动过速。静脉注射普鲁卡因胺可抢救危急病例。

【不良反应】 普鲁卡因胺有胃肠道反应、皮疹、药物热、粒细胞减少等不良反应；大量应用可致窦性停搏、房室传导阻滞等；久用可出现红斑狼疮样综合征。

(二) I_b 类药物——轻度阻滞钠通道

此类药物轻度阻滞心肌细胞膜钠通道，降低 0 相上升最大速率，但对传导速度的影响比较复杂；也能抑制 4 相 Na^+ 内流，降低自律性。此外，它们还能促进 K^+ 外流，缩短复极过程，且以缩短 APD 更显著，相对延长 ERP。

利多卡因

利多卡因(lidocaine)为局麻药，1963 年用于治疗心律失常，属于窄谱抗心律失常药，广泛用于治疗危及生命的室性心律失常。

【体内过程】 利多卡因口服吸收良好，但首过消除明显，因此常静脉给药。血浆蛋白结合率约为 70%，在体内分布广，心肌中浓度为血药浓度的 3 倍。$t_{1/2}$ 约为 2 h。在肝脏脱乙基化而代谢，仅 10% 以原形经肾脏排泄。

【药理作用】 利多卡因对激活和失活状态的钠通道都有阻断作用，当通道恢复至静息态时，阻断作用迅速解除，因此利多卡因对除极化组织（如缺血区）作用强。心房肌细胞 APD 短，钠通道处于失活状态的时间短，利多卡因的阻断作用也弱，因此对房性心律失常疗效差。

利多卡因减少动作电位 4 相除极速率，提高阈电位水平，降低自律性。利多卡因因抑制参与动作电位复极 2 期的少量 Na^+ 内流，缩短或不影响浦肯野纤维和心室肌的 APD。

【临床应用】 利多卡因是窄谱抗心律失常药，仅用于治疗室性心律失常，如心脏手术、心导管术、急性心肌梗死或强心苷中毒所致的室性心动过速或心室颤动。特别适用于危急病例。

【不良反应】 利多卡因的不良反应较少也较轻微，主要是中枢神经系统症状，如嗜睡、眩晕。大剂量应用会引起语言障碍、惊厥，甚至呼吸抑制。偶见窦性心动过缓、房室传导阻滞等心脏毒性。

苯妥英钠

【药理作用】 苯妥英钠(phenytoin sodium)与利多卡因相似，减少部分除极的浦肯野细胞 4 相自动除极速率，降低其自律性。与强心苷竞争 Na^+-K^+-ATP 酶，抑制强心苷中毒所致的迟后除极。

【临床应用】 本药主要用于治疗室性心律失常，特别对强心苷中毒所致的室性心律失常有效，亦可用于心肌梗死、心脏手术、心导管术等所致的室性心律失常。

【不良反应】 苯妥英钠快速静脉注射容易引起低血压，高浓度可致心动过缓。常见的中枢不良反应有头晕、震颤、共济失调等，严重者出现呼吸抑制。低血压时慎用苯妥英钠，窦性心动过缓及二、三度房室传导阻滞者禁用苯妥英钠。苯妥英钠能加速奎尼丁、美西律、地高辛、茶碱、雄激素和维生素 D 的肝脏代谢。本品有致畸作用，故孕妇禁用。

美西律

美西律(mexiletine)的电生理作用与利多卡因相似。

【体内过程】 美西律口服吸收迅速且完全，口服后 3 h 血药浓度达到峰值，作用维持时间为 8 h，生物利用度为 90%，$t_{1/2}$ 约为 12 h。

【临床应用】 美西律用于治疗室性心律失常，特别对心肌梗死后的急性室性心律失常有效。

【不良反应】 本品不良反应与剂量相关，短期口服可见胃肠道不适，长期口服可致神经症状,如震颤、共济失调、复视、精神失常等。

【禁忌证】 房室传导阻滞、窦房结功能不全、心室内传导阻滞、有癫痫史、低血压和肝病患者慎用。

(三)Ⅰc类药物——明显阻滞钠通道

这类药物阻滞钠通道作用明显,能较强降低0相上升最大速率而减慢传导速度,主要影响希-浦系统;也抑制4相Na^+内流而降低自律性;对复极过程影响很少。近年有研究报道这类药有致心律失常作用,增高病死率,应予注意。

普罗帕酮

普罗帕酮(propafenone),又称心律平,为Ⅰc类药物,能明显阻滞钠通道,具有麻醉作用。

【体内过程】 普罗帕酮口服吸收完全,达100%,但由于首过消除效应明显,生物利用度较低。$t_{1/2}$为$2.4 \sim 11.8$ h。在肝脏氧化甚多,原形经肾脏排泄小于1%。

【药理作用】 普罗帕酮明显阻滞钠通道,也能阻滞钾通道;能降低浦肯野纤维及心室肌细胞的自律性,减慢传导速度,延长APD和ERP。此外,其化学结构类似于普萘洛尔,具有弱的β受体阻断作用;并能阻滞L型钙通道,具有轻度负性肌力作用。

【临床应用】 普罗帕酮适用于室上性、室性期前收缩,心动过速,以及预激综合征伴心动过速或心房颤动者。

【不良反应】 普罗帕酮常见恶心呕吐、味觉改变、头痛、眩晕等不良反应。严重时可致心律失常,如增加折返性室性心动过速的频率和发作次数。由于阻断β受体,普罗帕酮可引起窦性心动过缓和诱发哮喘,也可加重心力衰竭,引起房室传导阻滞。普罗帕酮与其他抗心律失常药合用时,可能会加重其不良反应。偶见粒细胞缺乏、红斑狼疮样综合征。

二、Ⅱ类β受体阻断药

β受体阻断药主要通过阻断β受体而对心脏发挥作用,有些药物还有膜稳定作用,可以延长心肌的动作电位。它们具有抗心肌缺血等作用,可改善心肌病变,防止严重心律失常及猝死,降低心肌梗死恢复期患者的死亡率是其特点。但本类药对心室异位节律点的抑制作用较钠通道阻滞药弱。

普萘洛尔

普萘洛尔(propranolol)又称心得安。

【体内过程】 普萘洛尔口服吸收完全,首过消除明显,生物利用度约为30%,口服后约2 h血药浓度达到峰值,但个体差异大。血浆蛋白结合率达93%。主要在肝脏代谢,$t_{1/2}$为$3 \sim 4$ h,肝功能受损时$t_{1/2}$明显延长。90%以上经肾脏排泄,尿中原形药不足1%。

【药理作用】 普萘洛尔能降低窦房结、心房及浦肯野纤维的自律性,在运动及情绪激动时作用明显。也能降低儿茶酚胺所致的迟后除极幅度而防止触发活动,减慢房室结传导,延长房室交界细胞ERP。

【临床应用】 普萘洛尔主要用于治疗室上性心律失常,对于交感神经兴奋性过高、甲状腺功能亢进、嗜铬细胞瘤等引起的窦性心动过速效果良好。与强心苷或地尔硫䓬合用,对控制心房颤动、心房扑动及阵发性室上性心动过速时的心室率过快效果较好。心肌梗死患者应用该药,可减少心律失常的发生,缩小心肌梗死的范围,降低病死率。对室性期前收缩有效,能改善症状。对由运动或情绪激动所引发的室性心律失常效果良好。

【不良反应】 普萘洛尔可引起窦性心动过缓、房室传导阻滞、低血压、精神抑郁、记忆力减退等，并可诱发心力衰竭和哮喘。长期应用可使脂代谢和糖代谢异常，故血脂异常及糖尿病患者慎用。突然停药可出现反跳现象。

阿替洛尔

【体内过程】 阿替洛尔（atenolol）口服后 $2 \sim 3$ h 血药浓度达到峰值，$t_{1/2}$ 约为 7 h。

【药理作用】 阿替洛尔是长效 β_1 受体阻断药，抑制窦房结及房室结自律性，减慢房室传导，也抑制希-浦系统。

【临床应用】 阿替洛尔用于治疗室上性心律失常，降低心房颤动和心房扑动时的心室率。治疗室性心律失常亦有效。

【不良反应】 阿替洛尔的不良反应与普萘洛尔相似。因对心脏选择性强，阿替洛尔可用于糖尿病和哮喘患者，但剂量不宜过大。

美托洛尔

美托洛尔（meltoprolol）为选择性的 β_1 受体阻断药，主要用于治疗高血压，对心绞痛及心肌梗死也有效，并可减少严重心律失常的发生。其作用类似普萘洛尔但较弱，对窦房结、房室结的自律性和传导性有明显抑制作用，对儿茶酚胺诱发的室性、室上性心律失常疗效较好。禁用于病态窦房结综合征、严重心动过缓、房室传导阻滞、严重心力衰竭、低血压患者及孕妇。严重支气管痉挛及肝、肾功能不全者慎用。

三、Ⅲ类选择性延长动作电位时程药

本类药的共同特点是明显延长 APD 和 ERP，作用机制目前尚未完全阐明，其中部分原因是其阻断与复极化过程有关的钾通道，抑制 K^+ 外流，延长 APD 和 ERP。

胺碘酮

胺碘酮（amiodarone），又称乙胺碘呋酮，是广谱抗心律失常药。

【体内过程】 胺碘酮脂溶性高，口服、静脉注射均可，生物利用度为 35% ~65%。该药在肝脏代谢，主要代谢物去乙胺碘酮仍有生物活性。消除 $t_{1/2}$ 较复杂，快速消除相 $3 \sim 10$ d（消除 50% 药物），缓慢消除相约数周。停药后作用维持 1~3 个月。

【药理作用】 胺碘酮较明显地抑制复极过程，即延长 APD 和 ERP。它能阻滞钠、钙、钾通道，还有一定的 α、β 受体阻断作用。

1. 降低自律性 胺碘酮主要降低窦房结和浦肯野纤维的自律性，可能与其阻滞钠、钙通道及拮抗 β 受体有关。

2. 减慢传导速度 胺碘酮减慢浦肯野纤维和房室结的传导速度，也与其阻滞钠、钙通道有关。在临床上还见其略能减慢心室内传导。对心房肌的传导速度少有影响。

3. 延长不应期 口服数周后，心房肌、心室肌和浦肯野纤维的 APD、ERP 都显著延长。胺碘酮的这一作用比其他类抗心律失常药强，与其阻滞钾通道及失活态钠通道有关。

【临床应用】 胺碘酮用于治疗各种室上性和室性心律失常，对阵发性心房扑动、心房颤动、室上性心动过速、室性期前收缩、室性心动过速、预激综合征并发的室上性折返性心动过速的疗效较好。

【不良反应】 胺碘酮常见窦性心动过缓、房室传导阻滞及 Q-T 间期延长，偶见尖端扭转型室性心动过速。静脉给药常见低血压,窦房结和房室结病变患者使用会出现明显心动过缓和传导阻滞。房室传导阻滞及 Q-T 间期延长者禁用。

胺碘酮长期应用可见角膜褐色微粒沉着,不影响视力,停药后可逐渐消失。胺碘酮抑制外周 T_4 向 T_3 转化,少数患者发生甲状腺功能亢进或减退及肝坏死。个别患者可出现间质性肺炎或肺纤维化。长期应用胺碘酮必须定期监测肺功能和血清 T_3、T_4 水平。

索他洛尔

索他洛尔(sotalol)是非选择性的 β 受体阻断药,并能抑制延迟整流钾电流,明显延长 APD 及 ERP,故分类为 Ⅲ 类抗心律失常药。治疗量对 0 相除极速率无明显影响。该药延长心房肌、心室肌、房室结和浦肯野纤维的 ADP 和 ERP,降低窦房结及浦肯野纤维的自律性,并通过 β 受体阻断作用减慢房室传导。

【体内过程】 索他洛尔口服吸收快,生物利用度达 100%,$t_{1/2}$ 为 10～15 h,几乎全部以原形经肾脏排出,肾功能不全者宜减量应用。

【临床应用】 索他洛尔用于治疗各种心律失常,包括心房颤动、心房扑动、室上性心动过速、预激综合征伴发的室上性心动过速、室性期前收缩、室性心动过速、心室颤动及急性心肌梗死并发严重心律失常。

【不良反应】 索他洛尔的不良反应较少,过量时可明显延长 Q-T 间期。

【禁忌证】 低钾血症、肾功能减退患者,以及遗传性长 Q-T 间期综合征患者慎用。

决奈达隆

决奈达隆(dronedarone)是新型抗心律失常药,主要用于心房颤动和心房扑动患者维持窦性节律。其结构与胺碘酮类似,但不含碘,对甲状腺等器官的毒性明显降低。决奈达隆可能增加严重心力衰竭和左心收缩功能不全患者的死亡风险。

四、Ⅳ类钙通道阻滞药

本类药主要阻滞钙通道,作用于慢反应细胞,如窦房结和房室结。减慢心率、降低房室结传导速率,延长 ERP。在钙通道阻滞药中,仅维拉帕米、地尔硫䓬在治疗浓度时可阻滞心肌细胞钙通道,用于心律失常的治疗。

维拉帕米

维拉帕米(verapanmil)为第一代钙通道阻滞药。

【药理作用】

1.降低自律性 维拉帕米可减慢窦房结及房室结 4 相舒张期除极速率,降低自律性(整体中此效应部分被反射性的交感神经兴奋抵消),也能减少或取消后除极所引发的触发活动。

2.减慢传导速度 维拉帕米可抑制动作电位 0 相除极速率和振幅,减慢窦房结和房室结的传导速度。

3.其他作用 维拉帕米可延长慢反应细胞的 ERP。

【临床应用】 静脉注射维拉帕米治疗房室结折返所致的阵发性室上性心动过速效果极佳,常在数分钟内停止发作,也可减少心房颤动和心房扑动者的心室率。

【不良反应】 维拉帕米口服较安全,可出现便秘、腹胀、腹泻、头痛、瘙痒等不良反应。静脉给药可引起血压下降、暂时窦性停搏。

【禁忌证】 二度和三度房室传导阻滞、心功能不全、心源性休克患者禁用。老年人、肾功能减退者慎用。

五、其他类抗心律失常药

腺 苷

腺苷（adenosine）为内源性嘌呤核苷酸。

【体内过程】 腺苷在体内消除迅速，起效快而作用短暂。许多细胞存在载体介导的再摄取（包括内皮细胞），并进一步被腺苷脱胺酶代谢，使其 $t_{1/2}$ 极短，仅数秒，故静脉注射速度要迅速，否则在其到达心脏之前可能已被消除。

【药理作用】 腺苷通过与心房、窦房结、房室结的腺苷受体 A_1 受体结合而激活乙酰胆碱敏感的钾通道，促进 K^+ 外流，从而引起 APD 缩短和自律性降低。腺苷还能抑制 Ca^{2+} 内流，延长房室结的 ERP，减慢房室传导及抑制交感神经兴奋所引起的迟后除极，从而发挥抗心律失常作用。

【临床应用】 静脉注射腺苷用于暂时减慢窦性心律及房室结的传导，终止阵发性室上性心动过速，以及少数迟后除极引起的室性心动过速。

【不良反应】 腺苷有呼吸困难、胸部不适、眩晕等不良反应。可见暂时的心脏停搏，通常持续仅 5 s。偶尔导致心房颤动。

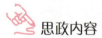 思政内容

"偶然"的小尝试，"必然"的奎尼丁

奎尼丁是一种今天仍在使用的抗心律失常药，是金鸡纳树皮中又一种天然生物碱，是奎宁的旋光异构体。它的治疗心律失常的作用，首先来源于人们从实践中偶然得来的经验。

1912 年，一位荷兰商人为了治疗自己的心房颤动，找到了当时著名的心脏病专家卡雷尔·弗雷德里克·文克巴赫（Karel Frederik Wenckebach）。由于这位患者心房跳得太快，导致心悸，文克巴赫表示无能为力。然而神奇的是，第二天早晨患者回来了，心律规律了并且心房颤动缓解。追问之下才发现，患者服用了奎宁，因为以前他去疟疾高发国家时常吃这种药物，它同时可以减轻心悸。受此启发，文克巴赫在其他患者身上试用了奎宁，但大多数反应并不明显。德国医生沃尔特·弗雷（Walter Frey）进而比较了奎宁和奎尼丁 2 种生物碱对心房颤动的影响，发现后者更优，并于 1918 年发表了报告。从此，奎尼丁开始被广泛应用于治疗各种心律失常。

奎尼丁的发现，当然少不了患者"偶然"的大胆尝试，可更不能缺少文克巴赫和福雷医生随之"必然"的探索。机遇往往属于有准备的人，只有主观努力，才有可能抓住机遇，迈向成功。

（黄晨征　张赛扬）

第二十五章　调血脂药和抗动脉粥样硬化药

1. 知识目标　①掌握洛伐他汀、辛伐他汀、普伐他汀、氟伐他汀、阿托伐他汀、瑞舒伐他汀的药理作用、临床应用及不良反应。②熟悉考来烯胺、考来替泊、依折麦布、甲亚油酰胺、前蛋白转化酶枯草溶菌素 9 抑制药、吉非贝齐、非诺贝特、苯扎贝特的药理作用、临床应用和不良反应。③了解烟酸、普罗布考、多烯脂肪酸类的临床用途。

2. 思政目标　结合他汀类药物传奇发现史,学习他汀类药物调血脂的作用,并激发学生对自身科学研究素养的认识和培养。

动脉粥样硬化(atherosclerosis, AS)是动脉血管壁增厚、变硬、管腔缩小等各种退行性和增生性病变,因在动脉内膜积聚的脂质外观呈黄色粥样而名,主要累及大动脉及中动脉,尤其是冠状动脉、主动脉和脑动脉,是冠心病、脑卒中等心脑血管疾病的主要病理学基础。AS 的病因、病理比较复杂,是遗传和环境因素共同作用的慢性炎症过程。血脂异常是 AS 的重要危险因素。血脂异常主要表现为血中甘油三酯、低密度脂蛋白升高,而高密度脂蛋白降低。根据作用机制不同,目前临床上常用的防治 AS 的药物分为调血脂药和抗动脉粥样硬化药。

第一节　调血脂药

血脂(blood – lipid)是血清中胆固醇(cholesterol, Ch)、甘油三酯(triglyceride, TG)、磷脂(phospholipid, PL)、游离脂肪酸(free fatly acid, FFA)等的总称。人体内的胆固醇主要以游离胆固醇和胆固醇酯的形式存在,二者之和称为总胆固醇(total cholesterol, TC)。各种脂质广泛存在于人体中,是细胞的基础代谢物质。

血脂不溶于水,必须与特殊的蛋白质即载脂蛋白(apolipoprotein, Apo)结合形成脂蛋白(lipoprotein, LP)才能溶于血液,被运输至组织进行代谢。根据其密度不同,脂蛋白可分为五大类:乳糜微粒(chylomicrons, CM)、极低密度脂蛋白(very low density lipoprotein, VLDL)、低密度脂蛋白(low–density lipoprotein, LDL)、高密度脂蛋白(high–density lipoprotein, HDL)、中间密度脂蛋白(intermediate density lipoprotein, IDL)。

Apo 主要分为 A、B、C、D、E 5 类,又分为若干亚组,不同的脂蛋白含有不同的 Apo,它们的主要功能是结合和转运脂质。此外,Apo A I 激活卵磷脂胆固醇酰基转移酶,识别 HDL 受体;Apo A II 稳定 HDL 结构,激活肝脂肪酶,促进 HDL 的成熟及胆固醇逆向转运;Apo B100 能识别 LDL 受体;Apo C II 是脂蛋白酯酶的激活剂,促进 CM 和 VLDL 的分解;Apo E 参与 LDL 受体的识别。

正常人体中各种脂蛋白在血浆中的浓度基本恒定,彼此间保持平衡。如果比例失调则为脂质代谢失常或紊乱,是引起 AS 的重要因素。某些血脂或脂蛋白高出正常范围称为高脂血症(hyperlipemia)或高脂蛋白血症(hyperlipoproteinemia)。高脂血症按病因可分为原发性和继发性,原发性高脂血症为遗传性脂代谢紊乱,在临床上一般分为高胆固醇血症、高甘油三酯血症、混合型高脂血症。目前根据脂蛋白升高类型不同,将高脂血症分为 I、IIa、IIb、III、IV、V 6 型(表 25-1),各型的原因、临床表现及治疗原则也不一致,其中 IIa、IIb、III、IV 型容易发生冠心病。

表 25-1　不同类型高脂血症的特点

分型	升高的脂蛋白	脂质变化	发病率	心脏危害	危险因素
I 型	CM	TC↑,TG↑↑↑	极低	—	糖尿病
IIa 型	LDL	TC↑↑	较高	↑	甲状腺功能减退、肾病综合征
IIb 型	VLDL、LDL	TC↑↑,TG↑↑	高	↑	甲状腺功能减退、肾病综合征
III 型	LDL	TC↑↑,TG↑↑	低	↑	甲状腺功能减退
IV 型	VLDL	TG↑↑	高	↑	糖尿病、肾病综合征、阻塞性黄疸
V 型	CM、VLDL	TC↑,TG↑↑↑	较低	↑	糖尿病、阻塞性黄疸、胰腺炎

血浆脂蛋白水平与 AS 的形成有着密切的关系。血脂与脂蛋白长期升高,脂蛋白及其分解产物可沉积于血管内壁,并伴有纤维组织增生,最终使血管变窄、弹性降低,形成 AS。血浆 TC、低密度脂蛋白胆固醇(LDL-C)、极低密度脂蛋白胆固醇(VLDL-C)升高,氧化型低密度脂蛋白(ox-LDL)形成,LDL 受体活性降低或数量减少,血浆 HDL 或高密度脂蛋白胆固醇(HDL-C)降低均可能导致 AS 的发生。近年来研究认为血浆 TG 升高可通过升高 LDL 和降低 HDL,以及抑制纤溶系统的功能等,间接促进 AS 的形成和发展,因此将降血脂药称为"调血脂药"较确切。

对于血脂代谢紊乱的治疗,要先调节饮食和生活方式,避免和纠正其他心血管危险因子等。若通过非药物干预后血脂水平仍未达到正常水平,应根据血脂异常的类型及 AS 的症状或存在的其他心血管疾病危险因素,尽早采用调血脂药,通过纠正异常血脂或脂蛋白紊乱来治疗高脂血症。调血脂药按作用机制的不同分为主要降低 TC 和 LDL 的药物、主要降低 TG 和 VLDL 的药物、主要降低脂蛋白的药物。

一、主要降低 TC 和 LDL 的药物

TC、LDL 升高是冠心病的重要危险因素,降低血浆 TC、LDL 可降低冠心病与脑血管病的发病率和死亡率。药物通过抑制肝细胞内胆固醇的合成,加速 LDL 分解或减少肠道内胆固醇的吸收来发挥作用,包括他汀类、胆固醇吸收抑制剂、前蛋白转化酶枯草溶菌素 9 抑制药等。

(一)他汀类

羟甲基戊二酸单酰辅酶 A(3-hydroxy-3-methylglutaryl-CoA,HMG-CoA)还原酶是肝细胞合成胆固醇过程中的限速酶,催化 HMG-CoA 生成甲羟戊酸(mevalonic acid,MVA)。MVA 是内源性胆固醇合成的关键步骤。因此,抑制 HMG-CoA 还原酶,则减少内源性胆固醇的合成。他汀类(statins),又称 HMG-CoA 还原酶抑制剂,通过抑制 HMG-CoA 还原酶,能非常有效地降低血浆胆固醇,用于治疗高胆固醇血症。1987 年全球首个他汀类药物洛伐他汀获美国 FDA 批准上市,从此调血脂药进入了他汀时代。目前临床应用的有洛伐他汀(lovastatin)、辛伐他汀(simvastatin)、普伐他汀(pravastatin)、氟伐他汀(fluvastatin)和阿托伐他汀(atorvastatin)等。辛伐他汀是洛伐他汀的甲基化

衍生物,而普伐他汀是美伐他汀的活性代谢物,阿托伐他汀、氟伐他汀和瑞舒伐他汀是人工合成品。

他汀类具有二羟基庚酸结构,或为内酯环,或为开环羟基酸,是抑制 HMG-CoA 还原酶的必需基团,但内酯环必须转换成相应的开环羟基才有药理活性。一般具内酯环型的洛伐他汀和辛伐他汀亲脂性较强,具开环羟基酸形式的普伐他汀亲水性较强,氟伐他汀介于二者之间。

【体内过程】 他汀类药物首过消除均较高,生物利用度很低。大多数药物口服吸收不完全,且易受食物的影响。普伐他汀和氟伐他汀在体内代谢成无活性或活性很低的代谢物;而洛伐他汀和辛伐他汀为前体药,必须在肝脏代谢生成具有活性的代谢物才能产生作用。除洛伐他汀主要经胆汁排泄外,其他药物大部分在肝脏代谢灭活,小部分以原形经肾脏排出。

【药理作用】

1.调血脂作用 他汀类有明显的调血脂作用。在治疗量下,对 LDL-C 的降低作用最强,TC 次之,降 TG 作用很弱,而 HDL-C 略有升高。调血脂作用呈剂量依赖性,用药 2 周后出现明显疗效,4~6 周达峰值。长期服用可促进 AS 斑块消退,减轻冠状动脉狭窄的程度。

HMG-CoA 还原酶抑制剂通过多种途径发挥作用:①他汀类与 HMG-CoA 还原酶结构相似,且亲和力高出数千倍,竞争性抑制 HMG-CoA 还原酶活性,阻断肝内胆固醇合成,这是其主要作用机制;②通过负反馈机制,使肝细胞表面 LDL 受体代偿性合成增加或活性增强,促进血浆内大量 LDL 被摄取,经 LDL 受体途径代谢为胆汁酸而排出体外,降低血浆 LDL;③继而导致 VLDL 代谢加快;肝合成与释放 VLDL 减少,也导致 VLDL 和 TG 相应下降。HDL 升高可能是 VLDL 减少的间接结果。

2.非调血脂性作用 他汀类的其他作用将更多地介入其抗 AS 的作用机制,称他汀类的非调血脂性作用,又称多效能作用。例如:①改善血管内皮功能,提高血管内皮对扩血管物质的反应性;②抑制血管平滑肌细胞的增殖和迁移,促进其凋亡;③减少动脉壁巨噬细胞及泡沫细胞的形成,使 AS 斑块稳定和缩小;④降低血浆 C 反应蛋白,减轻 AS 过程中的炎性反应;⑤抑制单核-巨噬细胞的黏附和分泌功能;⑥抑制血小板聚集和提高纤溶酶活性;⑦抗氧化作用,ox-LDL 是粥样斑块的主要成分,影响斑块稳定性。斑块内的 LDL 极易发生氧化修饰,他汀类通过清除氧自由基,发挥抗氧化作用。以上作用均有助于对抗 AS。

3.肾保护作用 他汀类不仅有依赖降低胆固醇的肾保护作用,同时还具有抗细胞增殖、抗炎、免疫抑制、抗骨质疏松等作用,减轻肾损伤,从而保护肾功能。

【临床应用】

1.高脂血症 他汀类用于治疗各种原发性和继发性高胆固醇血症,可作为一线治疗药物。主要用于治疗杂合子家族性和非家族性Ⅱa、Ⅱb、Ⅲ型高脂血症,也可用于治疗 2 型糖尿病和肾病综合征引起的高胆固醇血症。对病情较严重者,可合用胆汁酸螯合剂。

2.肾病综合征 他汀类对肾功能有一定的保护和改善作用,除与调血脂作用有关外,可能还与其抑制肾小球膜细胞增殖、延缓肾动脉硬化有关。

3.心、脑血管疾病 他汀类能增加粥样斑块的稳定性或使斑块缩小,故可以减少缺血性脑卒中、稳定型和不稳定型心绞痛、心肌梗死的发生;对冠心病一级和二级预防有效安全,可使冠心病发病率和死亡率明显降低;抑制血管成形术后再狭窄,预防心脑血管急性事件的发生,缓解器官移植后的排斥反应,治疗骨质疏松症等。

【不良反应】 他汀类的不良反应较少且轻,偶见胃肠道不适、肌痛、头痛等暂时性反应。1%~2% 的患者出现血清转氨酶升高、肌酸磷酸激酶升高,停药可恢复正常。偶有横纹肌溶解症,以西立伐他汀和辛伐他汀引起肌病的发病率高,氟伐他汀发病率低。洛伐他汀可引起约 10% 的患者肌酐升高。用药期间应定期检查肝功能,有肌痛者应检测肌酸磷酸激酶。例如,出现全身性肌肉疼痛、僵硬、乏力时,应警惕肌病的发生,必要时停药。超大剂量他汀类可引起犬的白内障,应注意。

【禁忌证】 孕妇、儿童、哺乳期女性,肝、肾功能异常者,以及有活动性肝病者禁用。有肝病史者慎用。

【药物相互作用】 他汀类与胆汁酸螯合剂联合应用,可增强降低血清 TC、LDL-C 的效应;与贝特类或烟酸联合应用,可增强降低 TG 的效应,但也将提高肌病的发生率;与环孢素或大环内酯类抗生素等配伍用,也能增加肌病的危险性;与香豆素类抗凝血药同时应用,有可能使凝血酶原时间延长,故应注意监测凝血酶原时间,及时调整抗凝血药的剂量。

洛伐他汀

洛伐他汀(lovastatin)为第一个新型的他汀类调血脂药。调血脂作用稳定可靠,用于原发性高胆固醇血症(Ⅱa、Ⅱb 型)和以高胆固醇血症为主的混合性高脂血症患者。口服吸收率约为 30%,与食物同服可增加吸收。一般用药 2 周效果明显,4~6 周疗效较佳,呈剂量依赖性。

辛伐他汀

辛伐他汀(simvastatin)调血脂作用较洛伐他汀强 1 倍,升高 HDL 和 Apo A I 的作用强于阿托伐他汀。临床试验证明长期应用辛伐他汀在有效调血脂的同时,显著延缓 AS 进展和病情恶化,减少心脏事件和不稳定心绞痛的发生。

普伐他汀

普伐他汀(pravastatin)调血脂作用较洛伐他汀强,降低胆固醇的作用较明显,对 TG 几乎无效。除降血脂作用外,尚能抑制单核-巨噬细胞向内皮黏附和聚集,具有抗炎作用,表明其能通过抗炎作用减少心血管疾病的发生。研究证实,急性冠脉综合征患者早期应用普伐他汀能迅速改善内皮功能,减少冠状动脉再狭窄和心血管事件的发生。有时可见肌酸磷酸激酶、尿酸升高及尿隐血等不良反应。

氟伐他汀

氟伐他汀(fluvastatin)能同时阻断 HMG-CoA 还原酶的底物和产物,进而抑制 MVA 生成胆固醇,发挥调血脂作用;同时能增加 NO 活性,直接抑制动脉平滑肌细胞增殖,延缓内膜增厚,预防斑块形成。此药能降低血浆脂蛋白 a[Lp(a)],抑制血小板活性和改善胰岛素抵抗。口服吸收完全、迅速,不受食物的影响。用于饮食控制无效的高胆固醇血症患者。

阿托伐他汀

阿托伐他汀(atorvastatin)作用特性和适应证同氟伐他汀,但降 TG 作用较强,大剂量对纯合子家族性高胆固醇血症也有效。

瑞舒伐他汀

瑞舒伐他汀(rosuvastatin)抑制 HMG-CoA 还原酶活性的作用较其他常用的他汀类药物强,作用时间长,因此抑制胆固醇合成的作用明显强于其他他汀类。能明显降低 LDL-C,升高 HDL-C。起效快,服药 2 周后即可使 LDL-C 下降约 10%。口服给药,达峰时间为 3 h,生物利用度为 20%。用于治疗高脂血症和高胆固醇血症。

(二)胆固醇吸收抑制剂

胆固醇吸收抑制剂分为 3 类:胆汁酸结合树脂、胆固醇吸收抑制药、酰基辅酶 A 胆固醇酰基转移酶抑制药。

胆汁酸结合树脂

胆汁酸结合树脂是主要影响胆固醇吸收的药物,即一类不被消化道吸收的阴离子交换树脂。口服后进入肠道不被吸收,与胆汁酸牢固结合并阻断胆汁酸的肝肠循环和反复利用,从而大量消耗胆固醇,使血浆中 TC 和 LDL-C 降低。本类药有考来烯胺(cholestyramine,消胆胺)、考来替泊(colestipol,降胆宁)。

【药理作用】　胆汁酸结合树脂在肠道通过离子交换和胆汁酸结合后发生下列作用:①被结合的胆汁酸失去活性,减少食物中脂类的吸收,同时阻碍胆汁酸在肠道的重吸收;②由于大量胆汁酸丢失,肝内胆固醇经 7-α 羟化酶作用转化为胆汁酸;③由于肝细胞中胆固醇减少,导致肝细胞表面 LDL 受体数目增加或活性增强,大量的 LDL-C 进入肝细胞,使血浆 TC 和 LDL-C 降低;④HMG-CoA 还原酶继发性活性增加,但不能补偿胆固醇的减少,若与他汀类合用,有协同作用。

本类药能降低 TC 和 LDL-C,其强度与剂量有关,也相应降低 Apo B,但对 HDL 几乎无改变,对 TG 和 VLDL 的影响较小。

【临床应用】　胆汁酸结合树脂用于治疗 Ⅱa 型、Ⅱb 型、杂合子家族性高脂血症。对 Ⅱb 型高脂血症患者,胆汁酸结合树脂应与调节 TG 和 VLDL 的药物配合应用。本类药对纯合子家族性高胆固醇血症无效。

【不良反应】　本类药应用剂量大,且有特殊的臭味和一定的刺激性,常见恶心、腹胀、消化不良、食欲减退、便秘等胃肠道症状,一般在 2 周后消失,偶可出现血清转氨酶升高、脂肪痢等。

【药物相互作用】　本类药在肠腔内与他汀类、氯噻嗪、保泰松、苯巴比妥、洋地黄毒苷、甲状腺素、口服抗凝血药、脂溶性维生素、叶酸、铁剂等结合,影响这些药物的吸收,应尽量避免合用,必要时可在服此药 1 h 前或 4 h 后服上述药物。

胆固醇吸收抑制药

依折麦布(ezetimibe)为新型胆固醇吸收抑制药,美国 FDA 于 2002 年批准上市。

【药理作用及临床应用】　与树脂不同,依折麦布通过与小肠上皮刷状缘上的 NPC1L1 蛋白(Nie-mann-Pick C1-like 1 protein,在肠道吸收胆固醇的过程中起关键作用)特异性结合,抑制饮食及胆汁中胆固醇的吸收,而不影响胆汁酸和其他物质的吸收。成人推荐剂量为 10 mg/d, $t_{1/2}$ 约为 22 h。与他汀类合用显示良好的调血脂作用,可克服他汀类剂量增加而效果不显著增强的缺陷。在他汀类基础上使用依折麦布,能够进一步降低心血管事件发生率。不良反应轻微且多为一过性,与他汀类合用可致头痛、乏力、腹痛、便秘、腹泻、腹胀、恶心、血清转氨酶升高、肌痛等。

酰基辅酶 A 胆固醇酰基转移酶抑制药

酰基辅酶 A 胆固醇酰基转移酶使细胞内胆固醇转化为胆固醇酯,促进肝细胞 VLDL 的形成和释放,使血管壁胆固醇蓄积,提高胆固醇在小肠的吸收,促进巨噬细胞和泡沫细胞的形成,因而促进 AS 的形成过程。

代表药物为甲亚油酰胺(melinamide),其口服后约 50% 经门静脉吸收,在体内分布广,最后大部分被分解,约 7% 自胆汁排出。

【药理作用及临床应用】　甲亚油酰胺可抑制酰基辅酶 A 胆固醇酰基转移酶,阻滞细胞内胆固醇向胆固醇酯转化,减少外源性胆固醇的吸收,阻滞胆固醇在肝脏形成 VLDL,并且阻滞外周组织胆固醇酯的蓄积和泡沫细胞的形成,有利于胆固醇的逆向转运,使血浆及组织胆固醇降低。用于治疗 Ⅱ 型高脂蛋白血症。

【不良反应】　轻微,可有食欲减退或腹泻等。

（三）前蛋白转化酶枯草溶菌素9抑制药

前蛋白转化酶枯草溶菌素9（proprotein convertase subtilisin/kexin type 9，PCSK9）是由肝脏合成的分泌性丝氨酸蛋白酶，释放入血后与LDL受体结合，促进其进入肝细胞后至溶酶体降解，从而减少肝细胞表面的LDL受体数量，使血浆LDL-C升高。

PCSK9抑制药通过抑制PCSK9，阻止LDL受体降解，促进LDL-C清除。目前已应用于临床的PKSC9单克隆抗体如依洛尤单抗（evolocumab）和阿利西尤单抗（alirocumab），无论单用或与他汀类合用均可明显降低血浆LDL-C，并减少心血管事件的发生。

二、主要降低TG和VLDL的药物

（一）贝特类

20世纪60年代，氯贝丁酯（clofibrate，安妥明）是最早应用于临床的贝特类药物，大规模和长期临床试验发现其不良反应较多，特别是肝胆系统并发症，且不降低冠心病的发病率，现已少用。目前临床应用新型贝特类药物，如吉非贝齐、苯扎贝特、非诺贝特等，调血脂作用增强而不良反应减少。

【体内过程】 贝特类口服吸收快且完全，在血液中与血浆蛋白结合，不易分布到外周组织。最后大部分在肝脏与葡萄糖醛酸结合，少量以原形经肾脏排出。吉非贝齐、苯扎贝特具活性酸形式，吸收后发挥作用快、持续时间短，$t_{1/2}$为1~2 h；非诺贝特需水解成活性酸形式发挥作用，$t_{1/2}$为13~20 h。

【药理作用】 主要为明显降低血浆TG、VLDL水平，中等度降低TC、LDL水平及升高HDL水平。其中吉非贝齐、非诺贝特和苯扎贝特作用较强。贝特类还具有抗凝血、抗血栓和抗炎作用，共同发挥抗AS效应。

【作用机制】 尚未完全阐明，可能为：①激活核受体——过氧化物酶体增殖物激活受体α（peroxisome proliferator activated receptor α，PPARα），调节基因表达，降低Apo CⅢ转录，增加脂蛋白脂酶（lipoprotein lipase，LPL）和Apo AⅠ的生成和活性，同时促进肝脏摄取脂肪酸，抑制TG的合成，使含TG的脂蛋白减少。②PPAR-α增加一氧化氮合酶活性，使NO升高，从而抑制巨噬细胞表达基质金属蛋白酶-9（MMP-9），与AS斑块稳定有关。③PPARα也是一种炎性调节因子，激活后除能调节血脂外，还能降低AS过程中的炎症反应，抑制血管平滑肌细胞增殖和血管成形术后的再狭窄。④增加脂蛋白脂肪酶和HDL的载脂蛋白生成；降低VLDL的载脂蛋白转录，加速VLDL水解。

【临床应用】 主要用于治疗以TG或VLDL升高为主的原发性高脂血症；也用于治疗Ⅲ型高脂蛋白血症和混合型高脂蛋白血症、伴2型糖尿病的高脂血症。非诺贝特还可降低血尿酸水平，用于伴有高尿酸血症的患者；苯扎贝特能改善糖代谢，可用于伴有糖尿病的患者。

【不良反应】 本品不良反应较轻，主要为消化道反应、乏力、头痛、失眠、皮疹、阳痿等；偶有肌痛、尿素氮增加、血清转氨酶升高，停药后可恢复。而氯贝丁酯不良反应较多且严重，可致心律失常、胆囊炎和胆石症，增加胃肠道肿瘤的发病率。肝病患者、孕妇、儿童及肾功能不全者禁用。本品会增加口服抗凝血药的抗凝活性；与他汀类药物联合应用，可能增加横纹肌溶解的风险。

吉非贝齐

吉非贝齐（gemfibrozil）口服吸收快，稳定，对血浆TG明显增高和伴有HDL降低或LDL升高类型的高脂血症疗效最好。长期应用可明显降低冠心病的死亡率。少数患者出现一过性血清转氨酶升高，停药后可恢复。

非诺贝特

非诺贝特(fenofibrate)除调血脂作用外,能明显降低血浆纤维蛋白原和血尿酸水平,降低血浆黏稠度,改善血流动力学,冠状动脉造影证明其能阻止冠状动脉腔的缩小。主要用于治疗高胆固醇血症、高甘油三酯血症及混合型高脂蛋白血症。肾功能不全者慎用。

苯扎贝特

苯扎贝特(benzafibrate)的作用及应用同吉非贝齐,除调血脂作用外,还能降低空腹血糖,降低血浆 FFA、纤维蛋白原和糖化血红蛋白,抑制血小板聚集,长期应用可降低血浆 Lp(a)。主要用于伴有血脂升高的 2 型糖尿病的治疗;肾功能不全者慎用。

(二)烟酸类

【体内过程】　烟酸(nicotinic acid)为 B 族维生素之一,为最早使用的广谱调血脂药,能降低血浆 TG 和 VLDL。服药后 1～4 h 生效,降低 LDL 作用慢而弱,用药 5～7 d 生效,3～5 周达峰,若与胆汁酸结合树脂合用作用增强,若再加他汀类作用还加强。

【药理作用】　①降低血浆 TG 和 VLDL:烟酸升高血浆 HDL,降低 Lp(a)。烟酸降低细胞内 cAMP 浓度,使脂肪酶的活性降低,脂肪组织中的 TG 不易分解出 FFA,肝脏合成 TG 的原料不足、减少 VLDL 的合成和释放,也使 LDL 来源减少。②升高 HDL:由 TG 水平降低导致 HDL 分解代谢减少所致。HDL 的增加有利于胆固醇的逆行转运,阻止 AS 的发展。③烟酸还抑制 TXA$_2$ 的生成,增加 PGI$_2$ 的生成,发挥抑制血小板聚集和扩张血管的作用。

【临床应用】　广谱调血脂药。对 II$_b$ 和 IV 型高脂血症作用最好,在临床上用于治疗混合型高脂血症、高甘油三酯血症、低高密度脂蛋白血症及高脂蛋白 a 血症,与他汀类或贝特类合用可提高疗效。

【不良反应】　较多,常见皮肤潮红及瘙痒、尿酸升高、刺激胃黏膜加重或引起消化性溃疡,长期应用可致皮肤干燥、色素沉着或棘皮症。偶有肝功能异常、血尿酸增多、糖耐量降低等。停药后可恢复。溃疡、糖尿病、肝功能异常者禁用。目前临床多用烟酸的衍生物,如阿昔莫司等。

阿昔莫司

阿昔莫司(acipimox)的药理作用类似于烟酸,能抑制脂肪组织的分解,减少 FFA 的释放,从而降低 TG 在肝脏中的合成,明显降低 TG;抑制 LDL 和 VLDL 的合成;抑制肝脏脂肪酶的活性,减少 HDL 的分解,使血浆 HDL 升高。与胆汁酸结合树脂合用可加强其降 LDL-C 作用,口服吸收快且完全,作用较强而持久,大部分以原形由肾脏排出。主要用于 II b、III、IV 型高脂血症的治疗。也适用于高脂蛋白 a 血症及 2 型糖尿病伴高脂血症患者,还能降低血浆纤维蛋白和全血液黏度。不良反应较少且轻,可因皮肤血管扩张出现灼热、瘙痒、红斑等。消化性溃疡患者禁用。

第二节　抗氧化剂

氧自由基(oxygen free radical,OFR)影响着 AS 的发生和发展。机体中自由基与脂质氧化密切相关,其中 LDL 被自由基氧化修饰成为 ox-LDL 后影响 AS 发生和发展的多个过程。例如:①损伤血管内皮,促进单核细胞向内皮黏附并向内皮下转移;②阻止进入内皮下的单核细胞所转化的巨噬细胞返回血流;③巨噬细胞可无限制地摄取 ox-LDL 而成为泡沫细胞;④促进内皮细胞释放血小板活化生长因子等,导致血管平滑肌细胞增殖和迁移;⑤泡沫细胞的脂质积累形成脂质条纹和斑块;⑥被损伤的内皮细胞还可导致血小板聚集和血栓形成。因此,防止氧自由基对脂蛋白的氧化修饰,已成为阻止 AS 发生和发展的重要措施。常见的抗氧化药有普罗布考、维生素 E、维生素 C 等,其中普罗布考对 AS 有良好的防治效果,临床应用较多。

普罗布考

普罗布考(probucol,丙丁酚)为疏水性抗氧化剂,口服仅吸收 2% ~ 8%,$t_{1/2}$ 为 6 ~ 10 h。如与食物同服,可升高血浆药物峰浓度。吸收后主要集中在脂肪组织和肾上腺,经胆道和粪便排出。

【药理作用】

1. 抗氧化作用　普罗布考可抑制 ox-LDL 的生成及其引起的一系列病变过程。强大的抗氧化作用,抑制 LDL 在体内的氧化修饰,抑制泡沫细胞的形成,促进 AS 的减轻和消退。

2. 调血脂作用　普罗布考可抑制 HMG-CoA 还原酶,并能通过受体及非受体途径增加 LDL 的清除,从而降低血浆 TC 和 LDL-C;通过提高胆固醇酯转移蛋白和 Apo E 的血浆浓度,HDL-C 及 Apo A I 同时明显下降,对血浆 TG 和 VLDL 基本无影响。若与他汀类或胆汁酸结合树脂合用,可增强调血脂作用。

3. 对 AS 的影响　较长期应用普罗布考可使冠心病发病率降低,已形成的 AS 停止发展或消退,黄色瘤明显缩小或消除。

【临床应用】　普罗布考用于治疗各型高胆固醇血症,包括纯合子和杂合子家族性高胆固醇血症,对继发于肾病综合征或糖尿病的 II 型脂蛋白血症也有效;还可预防经皮冠状动脉腔内成形术后的再狭窄。

【不良反应】　普罗布考的不良反应少且轻,以胃肠道反应为主。偶有嗜酸性粒细胞增多、肝功能异常、高尿酸血症、高血糖、血小板减少、肌痛等。用药期间注意心电图的变化。

【禁忌证】　近期有心肌病、严重室性心律失常、Q-T 间期延长、晕厥者及孕妇等禁用。

维生素 E

维生素 E(vitamine E)存在于动物或植物脂肪中,属脂溶性很强的抗氧化剂,减少氧自由基的生成,中断过氧化物和丙二醛的生成,使细胞膜免受自由基的损伤。还能防止脂蛋白氧化及其所引起的一系列 AS 过程,如抑制血管平滑肌细胞增殖和迁移,抑制血小板的黏附、聚集和释放,抑制血栓形成,减少白三稀的合成,增加 PGI_2 的释放,阻止单核细胞向内皮的黏附等,从而抑制 AS 的发展,降低缺血性心脏病的发生率和死亡率。

第三节　多烯脂肪酸

多烯脂肪酸(polyenoic fatty acid),又称多不饱和脂肪酸(polyunsaturated fatty acid,PUFA),可降低血浆甘油三酯、胆固醇,对 AS 具有抑制作用。根据不饱和键在脂肪酸链中开始出现的位置,多烯脂肪酸分为 n-3 型多烯脂肪酸及 n-6 型多烯脂肪酸。

一、n-3 型多烯脂肪酸

该类脂肪酸在藻类中合成,被海洋动物摄入体内储存,在海鱼脂肪中含量丰富。主要有二十碳五烯酸(eicosapentaenoic acid,EPA)和二十二碳六烯酸(docosahexoenoic acid,DHA),其调血脂作用强,临床应用疗效肯定。

【药理作用】　本类药能直接或间接地产生抗 AS 作用,可能是通过促进胆固醇自粪便排出,抑制肝脏内脂质与脂蛋白合成,从而降低 TG 和 VLDL,升高 HDL;并可抑制血小板聚集,降低全血液黏度,减弱血小板与血管内皮反应。长期服用还能预防 AS 斑块形成并使斑块消退。

1. 调血脂作用　EPA 和 DHA 可显著降低血浆 TG 和 VLDL-C,适度升高 HDL-C,对 TC、LDL-C 作用较弱。其作用机制可能与抑制肝脏合成 TG 和 Apo B、提高 LDL 活性、促进 VLDL 分解为脂肪酸有关。

2. 非调血脂作用　n-3 型多烯脂肪酸较广泛地分布于细胞膜磷脂,可取代花生四烯酸,作为前列腺素和白三烯的前体,产生相应的活性物质,从而发挥以下作用:①减弱 TXA_2 合成、抑制血小板聚集和血管收缩;②在管壁形成 PGI_3,发挥与 PGI_2 相似的扩血管和抗血小板聚集的作用;③抑制血小板衍生生长因子的释放,减轻血管平滑肌细胞的增殖和迁移;④红细胞膜上的 EPA 和 DHA 可增加红细胞的可塑性,改善微循环;⑤减弱白三烯的促白细胞向血管内皮的黏附和趋化;⑥抑制黏附分子的活性。

【临床应用】　本类药适用于以 TG 升高为主的高脂血症患者,亦可用于糖尿病并发高脂血症等患者;能明显改善心肌梗死患者的预后。

【不良反应】　本类药一般无不良反应。长期或大剂量用药,由于减弱 TXA_2 合成、抑制血小板聚集,使出血时间延长。免疫反应降低。

二、n-6 型多烯脂肪酸

该类脂肪酸主要有亚油酸(linoleic acid)和 γ-亚麻油酸(γ-linolenic acid,γ-LNA),主要含于玉米油、葵花籽油、红花油、亚麻子油等植物油中,常用药物有亚油酸和月见草油。其降脂作用弱,临床疗效不确切,现已少用。

亚油酸是人体必需但又不能自行合成的不饱和脂肪酸。亚油酸与胆固醇结合成酯后,可以减少血浆胆固醇,并能改变体内胆固醇的分布,使其较多地沉积于血管外,以减少胆固醇在血管壁的沉积,具有调血脂和抗 AS 的作用,用于治疗和预防 AS。长期使用可引起恶心、腹胀、食欲减退等胃肠道反应。

月见草油是从植物月见草种子中提取的脂肪油,有效成分为 γ-LNA 和亚油酸。前者可转化为 PGE_1、PGI_2、PGF_2,有抗血小板聚集的作用,并可以显著抑制 TG 升高,除清除血浆中 TG 外,还部分抑制脂肪的吸收。同时还可使前 β 脂蛋白减少,造成 β 脂蛋白来源不足。主要用于治疗高甘油三酯血症、AS、肥胖症等。长期服用,少数患者有恶心、胃部不适等症状,偶见肝区疼痛成下肢水肿。

第四节　黏多糖和多糖类

预防动脉内皮损伤也是防治 AS 的一个重要途径。目前临床常用的保护动脉内皮的药物主要有黏多糖和多糖类,是由氨基己糖或其衍生物与糖醛酸构成的二糖单位多次重复组成的长链,代表药物是肝素(heparin)。肝素发挥抗 AS 的作用机制包括:①降低 TC、LDL、TG、VLDL,升高 HDL;②对动脉内皮有高度亲和性,中和多种血管活性物质,保护动脉内皮;③抑制白细胞向血管内皮黏附及其向内皮下转移,即抗炎症反应;④阻滞血管平滑肌细胞的增殖与迁移;⑤加强酸性成纤维细胞生长因子的促微血管生成作用;⑥抗血栓形成等。

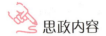 思政内容

他汀类药物传奇发现史

高血脂是随着生活水平的逐步改善而在人群中出现的常见问题，它是一种名为高脂血症（hyperlipidemia）的疾病的通俗叫法，简单来说就是血液中脂类物质水平过高了。一般认为，高脂血症会促进 AS 的形成和发展。他汀类药物是目前最常用的调血脂药，它有着传奇性的发现史。

他汀类的研究开始于日本第一三共（Daiichi Sankyo）制药公司的一位微生物发酵工程师远藤章（Akira Endo）。远藤章最初在公司负责寻找一种天然的果胶酶，以水解污染葡萄酒和苹果酒的果胶。在筛选了 200 多种真菌之后，远藤章发现了一种葡萄寄生真菌能生产果胶酶，这种新酶 1 年后被商业化并在市场上炙手可热。作为奖励，公司送他前往纽约的爱因斯坦医学院学习。在那里，他学习研究脂类分子的合成机制，并观察到现代社会高脂血症对人生命健康的威胁。1968 年，远藤章学习结束回到日本后选择了一个全新的研究题目——开发降血脂药。

远藤章熟知青霉素和弗莱明的故事，他认为，既然真菌与人类一样也需要胆固醇才能建立细胞膜，那么某种真菌可能会进化出一些物质，用来干扰和抑制其他需要胆固醇生长的微生物，为自身的生长赢得空间。基于这一假设，远藤章和他的团队以惊人的毅力夜以继日地工作，在 2 年多的时间内筛选和检测了 6 000 余株真菌，终于在 1972 年从一家杂粮店的大米样品中分离出一支桔青霉，其提取物能够非常有效地抑制胆固醇合成。又经过 1 年的努力后，他们从桔青霉提取物中纯化出活性物质 ML-236B——这种化合物后来被改名为美伐他汀（mevastatin）。至此，他汀类正式走入了人们的视线。

虽然由于种种原因，第一三共制药公司中断了后续对 ML-236B 的继续开发，但它仍引起了全球制药巨头的注意和相关研究。1979 年，默克公司的科学家和远藤章几乎在同一时间从红曲霉中发现了一种与美伐他汀类似的物质——洛伐他汀。1987 年，洛伐他汀获得美国 FDA 的批准，成为首个他汀类药物正式进入市场。在这之后，几乎所有的大型制药公司都开始涉足这片充满机遇的领域，合成了一个又一个他汀类药物，其中的佼佼者更是创造了专利过期之前销售即超千亿美元的市场神话。

目前，据估计每天有超过 4 000 万的患者服用他汀类药物以预防心脑血管疾病。在他汀类药物发现及推广的这段艰辛历程中，远藤章展现了一位伟大科学家应具有的素养：强大的专业背景，敏锐的科学嗅觉，大胆假设、小心求证的科学精神，坚忍执着、不畏困难的科学品质。他的事迹将永远被铭刻在人类孜孜以求改善自身的历史上，任何时候都熠熠生辉、不被磨灭。

（黄晨征　张赛扬）

第二十六章　作用于血液及造血系统的药物

学习目标

1. 知识目标　①掌握肝素、香豆素类、纤维蛋白溶解药、阿司匹林、维生素K及铁剂的作用和临床应用。②熟悉抗血小板药的分类及药理作用。③了解抗纤维蛋白溶解剂、叶酸、维生素B_{12}、红细胞生成素、粒细胞集落刺激因子、右旋糖酐的药理作用及临床应用。

2. 思政目标　①介绍华法林的发现史，宣扬科学家探索科学、追求真理的事迹风采，激发学生的求知欲望，提高学生的学习兴趣，使其思想受到启迪、情操得以陶冶、素质有所提高。②宣传无偿献血，倡导以奉献爱心为永恒主题的社会公益事业，培养学生"我为人人，人人为我"的助人为乐精神，增加学生的社会责任感。

机体在正常生理情况下，血液凝固与抗凝血，纤维蛋白溶解与抗纤维蛋白溶解系统的动态平衡，保证了血液既能在血管内处于流动状态，又不会发生出血。此外，血液的成分和循环中的有效血容量也是维持机体正常生理功能的重要因素。各类血细胞数量或功能的改变可导致血液系统功能障碍，如贫血、粒细胞减少、再生障碍性贫血等。大量失血等引起的血容量降低，会造成机体重要器官的灌注不足，甚至引发休克。

作用于血液及造血系统的药物包括抗凝血药、抗血小板药、纤维蛋白溶解药、促凝血药、抗贫血药、促进白细胞增生药及血容量扩充药。其中抗凝血药、抗血小板药用于预防血栓形成，纤维蛋白溶解药则用于促进血栓溶解，这3类药都影响正常的止血功能，必然有引发出血的危险。而促凝血药和抗纤维蛋白溶解药则相反，发挥止血作用，用于治疗出血性疾病，二者称为止血药。

第一节　抗凝血药

血液凝固是由12种凝血因子（表26-1）和前激肽释放酶（prekallikrein，pre-K）、激肽释放酶（kallikrein，ka）、高分子量激肽原（high molecular weight kininogen，HMWK）、血小板磷脂等参与的按一定顺序相继激活的一系列复杂的蛋白质的有限水解活化过程。凝血因子大多在肝脏合成，其中凝血因子Ⅱ、Ⅶ、Ⅸ及Ⅹ的活化需要维生素K的参与。

表 26-1　凝血因子及其同义名

凝血因子	常用同义名	因子	常用同义名
I	纤维蛋白原	VIII	抗血友病因子
II	凝血酶原	IX	血浆凝血激酶
III	组织凝血激酶	X	凝血酶原激酶原
IV	Ca^{2+}	XI	血浆凝血激酶前质
V	前加速素	XII	接触因子
VII	前转变素	XIII	纤维蛋白稳定因子

　　凝血过程分为凝血酶原酶复合物形成、凝血酶原激活及纤维蛋白生成 3 个环节。其中凝血酶原酶复合物形成有内源性凝血途径和外源性凝血途径,2 条途径的主要区别在于启动方式和参与的凝血因子不同。内源性凝血途径是指完全依靠血浆中的凝血因子逐步激活因子 X 的凝血通路;外源性凝血途径则指受损伤的血管外组织释放组织因子 III,再逐步激活因子 X 的凝血通路(图 26-1)。随后是共同通路,即从内源性或外源性通路激活的因子 X 开始,到纤维蛋白形成的过程。

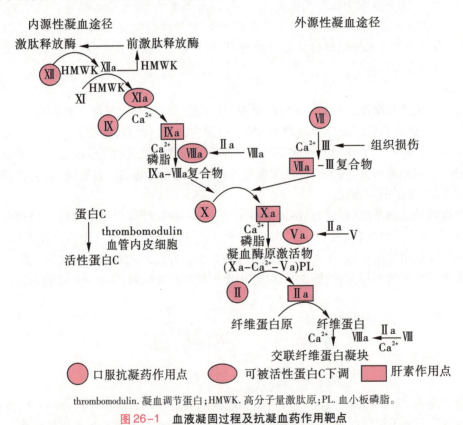

thrombomodulin. 凝血调节蛋白;HMWK. 高分子量激肽原;PL. 血小板磷脂。

图 26-1　血液凝固过程及抗凝血药作用靶点

　　抗凝血药(anticoagulant)是指能通过干扰机体生理性凝血过程的某些环节而阻止血液凝固的药物,在临床上主要用于血栓栓塞性疾病的预防和治疗,防止血栓的形成和进一步发展。

一、凝血酶间接抑制药

肝　素

肝素(heparin)因最初得自肝脏而得名,目前药用制剂主要从猪肠黏膜和猪、牛肺中提取。肝素是一种带负电荷的硫酸化的葡萄糖胺聚糖,因与硫酸和核酸共价结合而具有酸性。肝素分为普通肝素和低分子量肝素。普通肝素又称传统的肝素或未分组分的肝素,以区别于低分子量肝素,分子量为 3~30 kDa,平均 15 kDa,存在于肥大细胞、血浆及血管内皮细胞中。

【体内过程】 肝素是带大量负电荷的大分子物质,不易通过生物膜,故口服不吸收。肌内注射容易引起局部出血和刺激症状,临床多采用静脉给药。静脉注射后80%与血浆蛋白结合,很快进入组织、胎盘和乳汁,是分布容积很小的药物之一。主要在肝脏中经肝素酶分解代谢;低剂量肝素受单核-巨噬细胞系统清除和降解。其降解产物或肝素原形(高剂量时)经肾脏排出。肝素的 $t_{1/2}$ 因剂量而异,个体差异较大,如静脉注射100、400、800 U/kg,其 $t_{1/2}$ 分别约为 1.0、2.5、5.0 h。

【药理作用及机制】 肝素在体内和体外均有迅速而强大的抗凝血作用,静脉注射后,抗凝血作用立即发生,可使多种凝血因子灭活。肝素的抗凝机制有以下几个方面。

1.增加抗凝血酶Ⅲ活性 抗凝血酶Ⅲ(antithrombin Ⅲ,AT-Ⅲ)是血浆中正常存在的蛋白质,可抑制内源性及共同通路中活化的凝血因子,是凝血因子Ⅱa、Ⅸa、Ⅹa、Ⅺa、Ⅻa 等含丝氨酸残基蛋白酶的抑制剂。AT-Ⅲ与这些凝血因子通过精氨酸-丝氨酸肽键结合,形成 AT-Ⅲ-凝血因子复合物而使凝血因子灭活。

肝素能明显增强 AT-Ⅲ与这些凝血因子的亲和力,可使上述反应速率加快千倍以上,加速凝血因子灭活。肝素可与 AT-Ⅲ的赖氨酸残基形成可逆性复合物,使 AT-Ⅲ构象改变,暴露出精氨酸活性位点,后者与凝血因子Ⅱa、Ⅶa、Ⅸa、Ⅹa 的丝氨酸活性中心结合,形成稳定的复合物而加速凝血因子灭活,发挥显著的抗凝血作用。肝素通过 AT-Ⅲ灭活凝血因子Ⅱa、Ⅸa 时,必须同时与 AT-Ⅲ和凝血因子结合形成三元复合物,而灭活凝血因子Ⅹa 时,仅需与 AT-Ⅲ结合(图 26-2)。一旦形成肝素-AT-Ⅲ-凝血酶复合物,肝素即从复合物上解离,再与另一分子 AT-Ⅲ结合而反复利用。

2.降血脂 肝素可促进血管内皮细胞释放脂蛋白酶,水解血中乳糜微粒和 VLDL,发挥降血脂作用。

3.抑制炎症介质活性和炎症细胞活动 这种作用使肝素具有抗炎作用。

除此之外,肝素还具有抑制血小板聚集、抑制血管平滑肌细胞增生、抗血管内增生的作用。

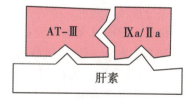

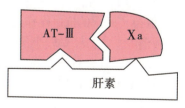

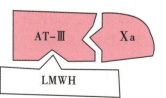

图 26-2 肝素、LMWH 和 AT-Ⅲ及凝血因子相互作用

【临床应用】

1.血栓栓塞性疾病 肝素主要用于防止血栓形成和扩大,如深部静脉血栓、肺栓塞、脑栓塞、外周动脉栓塞、急性心肌梗死等。尤其是对于急性动、静脉血栓形成,肝素是较好的快速抗凝血药。

2.弥散性血管内凝血 肝素用于治疗各种原因引起的弥散性血管内凝血,如细菌性脓毒血症、胎盘早剥、恶性肿瘤细胞溶解等所致的弥散性血管内凝血,这是肝素的主要适应证。早期应用肝素,可防止纤维蛋白原及其他凝血因子消耗而引起的继发性出血。

3.体外抗凝 肝素还可用于心血管手术、心导管检查、血液透析、体外循环等体外抗凝。

【不良反应】

1. 出血　肝素主要的不良反应是各种黏膜出血、关节腔积血、创面出血等。轻度出血患者停药即可,出血严重时可静脉注射硫酸鱼精蛋白急救,每 1 mg 鱼精蛋白可中和 100 U 肝素。硫酸鱼精蛋白是强碱性蛋白质,带有正电荷,与肝素结合成稳定的复合物而使肝素灭活。用药期间应监测凝血时间或部分凝血活酶时间(partial thromboplastin time, PTT),使 PTT 维持在正常值(50～80 s)的1.5～2.5 倍,以减少出血危险。

2. 血小板减少　该不良反应的发生率高达 5%,一般是肝素引起的一过性血小板聚集作用所致,多数发生在用药后 7～10 d,与免疫反应有关。

3. 其他反应　孕妇长期应用肝素可致骨质疏松症和自发性骨折,于分娩 1 年后可恢复正常。偶见皮疹、药热等过敏反应。

【禁忌证】　对肝素过敏者,肝、肾功能不全者,有出血倾向者,血小板功能不全者,血友病患者,消化性溃疡患者,孕妇,先兆流产者,内脏肿瘤患者,外伤者,以及术后等禁用。

【药物相互作用】　肝素为酸性药物,不可与碱性药物合用;与阿司匹林等 NSAID、右旋糖酐、双嘧达莫等合用,会增加出血危险;与糖皮质激素、依他尼酸合用,可致胃肠道出血;与胰岛素或磺酰脲类药物合用,能导致低血糖;静脉同时给予肝素和硝酸甘油,可降低肝素活性;与血管紧张素转化酶抑制药合用,可能引起高钾血症。

低分子量肝素

低分子量肝素(low molecular weight heparin, LMWH)是指分子量小于 7 kDa 的肝素,是从普通肝素中分离或普通肝素降解后再分离而得。由于其药理学和药代学的特性优于普通肝素,近年来发展很快。LMWH 制剂主要有依诺肝素(enoxaparin),分子量为 3.5～5.0 kDa,其作用机制、体内过程与肝素不完全一致,为较好的抗栓药。

1. LMWH 的特点　①抗凝血因子Ⅹa/Ⅱa 活性比值明显增加。LMWH 具有选择性抗凝血因子Ⅹa 活性,而对凝血酶及其他凝血因子影响较小,其抗凝血因子Ⅹa/Ⅱa 活性比值为 1.5～4.0,而普通肝素为 1.0 左右,分子量越低,抗凝血因子Ⅹa 活性越强,这样就使抗血栓作用与出血作用分离,保持了肝素的抗血栓作用而降低了出血的危险。②可皮下注射,生物利用度高,$t_{1/2}$ 较长,体内不易被消除。③分子量较小的 LMWH 不易受血小板第 4 因子(PF$_4$)抑制,不易引起血小板减少。

2. LMWH 的优点　在临床应用中,LMWH 具有以下优点:①抗凝剂量易掌握,个体差异小;②一般不需要实验室监测抗凝活性;③毒性小,安全;④作用时间长,每日皮下注射 1～2 次;⑤可用于门诊患者。

LMWH 将逐渐取代普通肝素用于临床,但是仍应注意出血的不良反应。LMWH 引起的出血,可用硫酸鱼精蛋白来解救。

二、凝血酶抑制药

华法林

华法林(warfarin,苯丙酮香豆素)、双香豆素(dicoumarol)、醋硝香豆素(acenocoumarol)等均为香豆素类抗凝血药,化学结构与维生素 K 类似,故称为维生素 K 拮抗药。这类药口服有效,也称为口服抗凝血药。目前临床常用的制剂为华法林。

【体内过程】　华法林口服吸收完全,口服后 60～90 min 血药浓度达到峰值,生物利用度达100%,几乎全部与血浆蛋白结合。$t_{1/2}$ 为 6～60 h。主要分布于肝、肺、脾、肾等脏器,在肝脏代谢失活后由尿和粪便中排泄。可通过胎盘,并经乳汁分泌。

【药理作用及机制】　华法林只在体内抗凝有效,体外抗凝无效。其抗凝机制是通过竞争性拮抗维生素 K 依赖的因子Ⅱ、Ⅵ、Ⅸ和Ⅹ前体的功能激活所致。

已知因子Ⅱ、Ⅵ、Ⅸ、Ⅹ的蛋白质氨基末端谷氨酸残基经 γ-羧化酶作用后才具有活性,而 γ-羧化作用需要氢醌型维生素 K 参与。华法林阻断维生素 K 的环氧化物转变为氢醌型,因而使这4种凝血因子 γ-羧化作用发生障碍,肝脏只能合成这些凝血因子的前体蛋白质,虽有抗原性但无活性,从而发挥抗凝血作用。由于华法林对已形成的活化因子Ⅱ、Ⅶ、Ⅸ、Ⅹ无影响,必须等体内这些因子耗竭后才能出现抗凝血作用,因而这类药物显效迟缓,用药早期可与肝素并用。

【临床应用】

1.防治血栓栓塞性疾病　华法林可防止血栓形成与发展,如治疗血栓栓塞性静脉炎,降低肺栓塞的发病率和死亡率。

2.心房颤动和心脏瓣膜病所致的血栓栓塞　这是华法林的常规应用,心脏瓣膜修复术后患者需长期服用华法林。

3.髋关节手术　华法林可降低静脉血栓形成。

【不良反应】

1.出血　与肝素相似。最常见的为鼻出血、牙龈出血、血尿、子宫出血等。用药期间应监测凝血酶原时间。出血严重时,应立即停药,给予维生素 K 静脉注射或输新鲜血液。

2.胎儿出血和畸胎生成　华法林能通过胎盘影响胎儿发育,可发生致死性胎儿出血和畸胎,故孕妇禁用。

3.其他反应　如皮肤坏死、脱发、荨麻疹、皮炎、发热、肠胃道反应等。

【药物相互作用】　甲硝唑、西咪替丁、水杨酸等肝药酶抑制剂,以及 NSAID、胺碘酮、依他尼酸、氯贝丁酯等可增强华法林的抗凝血作用;巴比妥类、苯妥英钠、利福平等肝药酶诱导剂可减弱华法林的抗凝血作用;广谱抗生素抑制肠道产生维生素 K 的菌群,减少维生素 K 的生成,可以增强华法林的抗凝血作用。

枸橼酸钠

枸橼酸钠(sodium citrate)为体外抗凝血药,其分子中的枸橼酸根与血浆中的 Ca^{2+} 结合成难解离的可溶性络合物而使血浆 Ca^{2+} 降低,发挥抗凝血作用。常用作输血时的抗凝剂,大量输血可致血钙降低,出现手足抽搐、心功能不全、血压下降等,可缓慢注射氯化钙或葡萄糖酸钙进行对抗。

第二节　抗血小板药

抗血小板药是指对血小板功能有抑制作用的药物,又称血小板抑制药。血小板的基本生理功能是黏附、聚集、释放等,静息状态的血小板转变为生理功能的状态即为血小板的活化。血小板活化后能提供磷脂表面,促进血液凝固的进行,形成由纤维蛋白包绕血小板组成的血栓。血小板在止血、血栓形成、AS 等过程中起着重要作用。抗血小板药主要通过抑制花生四烯酸代谢,增加血小板内 cAMP 浓度等机制而抑制血小板黏附、聚集和分泌功能。

一、环氧合酶抑制药

阿司匹林

阿司匹林(aspirin),又称乙酰水杨酸。早在 19 世纪末,阿司匹林就作为解热镇痛抗炎药用于临床,之后人们发现它有延长出血时间、抑制 PG 合成的作用,随之作为抗血小板药物广泛用于临床。

【药理作用】 阿司匹林主要是通过减少血小板中血栓素 A_2(TXA_2)的合成而抑制血小板聚集。在体内能延长出血时间,减少血栓形成。另外,它还可使血小板膜蛋白乙酰化,并抑制血小板膜糖蛋白酶,也有助于抑制血小板功能。由于内皮细胞内的 COX 活性也被阿司匹林抑制,舒张血管和抑制血小板聚集的前列环素(PGI_2)的合成也减少,又部分对抗了阿司匹林防止血栓形成的有利作用。小剂量的阿司匹林($75\sim150$ mg/d)即可显著降低 TXA_2 水平,但对 PGI_2 的合成无明显影响。因此,每天给予小剂量的阿司匹林可预防血栓性疾病的形成。

【临床应用】 阿司匹林是临床应用最广泛的抗血小板药。小剂量用于冠心病、心肌梗死、脑梗死、深静脉血栓形成、肺梗死等,作为溶栓疗法的辅助抗栓治疗,能减少缺血性心脏病发作和复发的危险。可用于预防心、脑血管疾病的发作,以及人工心脏瓣膜或其他手术后的血栓形成。

【不良反应】 阿司匹林可致胃肠道反应,容易诱发或加重消化性溃疡、凝血障碍、水杨酸反应等,应定期检测血小板计数和功能。

【禁忌证】 消化性溃疡患者,特别是合并活动性出血者禁用;血小板减少、血小板功能障碍、有出血倾向者禁用。

二、增加血细胞内 cAMP 浓度的药物

双嘧达莫

双嘧达莫(dipyridamole),又称潘生丁,为磷酸二酯酶抑制药,主要抑制血小板的聚集,发挥抗血栓作用。

【体内过程】 双嘧达莫口服吸收缓慢,个体差异大,生物利用度为 $27\%\sim59\%$,血浆蛋白结合率为 $91\%\sim99\%$,$t_{1/2}$ 为 $10\sim12$ h,在肝脏转化为葡萄糖醛酸偶联物。自胆汁排泄,可因肝肠循环而延缓消除,少量自尿排出。

【药理作用及机制】 双嘧达莫对胶原、ADP、肾上腺素、低浓度凝血酶诱导的血小板聚集有抑制作用,体内、体外均可抗血栓,还可延长已缩短的血小板生存时间。其作用机制是:①抑制磷酸二酯酶(PDE)的活性,减少 cAMP 的降解,增加血小板内 cAMP 浓度;②增加血管内皮细胞 PGI_2 的生成和活性;③抑制腺苷再摄取,激活腺苷酸环化酶,cAMP 生成增加;④抑制血小板的 COX,使 TXA_2 合成减少。

【临床应用】 双嘧达莫主要用于防治血栓栓塞性疾病、人工心脏瓣膜置换术后、缺血性心脏病、脑卒中和短暂性脑缺血发作,防止血小板血栓形成。还可抑制 AS 早期的病变过程。

【不良反应】 双嘧达莫可有头痛、眩晕、恶心、腹泻等胃肠道刺激。长期大量应用可致出血倾向。

【禁忌证】 心肌梗死、高血压患者慎用。

三、抑制腺苷二磷酸活化血小板的药物

噻氯匹定

噻氯匹定(ticlopidine)为噻烯吡啶类药物,是强效血小板抑制剂。

【体内过程】 噻氯匹定口服吸收良好,口服后 $1\sim3$ h 血药浓度达到峰值。在肝脏代谢,代谢物 2-酮代谢物的抗血小板作用比原药强 $5\sim10$ 倍。60% 经肾脏排泄,23% 经胆汁、肠道排泄。$t_{1/2}$ 为 $12\sim22$ h。连续服药 $2\sim4$ d 可产生抗血小板活性,2 周后可达血药稳态浓度。

【药理作用】

1. 抑制纤维蛋白原与受体结合 噻氯匹定抑制 ADP 诱导血小板糖蛋白受体上纤维蛋白原结合位点的暴露,从而阻止纤维蛋白原与受体结合,产生抗血小板聚集和解聚作用。

2. 抑制 ADP 诱导的 α 颗粒分泌 因为 α 颗粒含有黏联蛋白、纤维蛋白原、有丝分裂因子等物质,故抑制 ADP 诱导的 α 颗粒分泌,就可以抑制血管壁损伤的黏附反应。

3. 拮抗 ADP 对腺苷酸环化酶的抑制作用 该作用可以导致细胞内 cAMP 浓度提高,产生抗血小板聚集作用。

【临床应用】 噻氯匹定用于预防脑血管、心血管及周围动脉硬化伴发的血栓栓塞性疾病,以及外周血管闭塞性疾病和糖尿病视网膜病变。

【不良反应】 噻氯匹定常见消化道反应,如恶心、腹泻等,饭后服用可减少其发生;偶见白细胞、中性粒细胞、血小板减少,故在用药期间要定期检查血常规。

氯吡格雷

氯吡格雷(clopidogrel)为二代药物,是一种前体药,经过氧化作用形成 2-氧基氯吡格雷,再经过水解形成活性代谢物发挥作用。药理作用及机制与噻氯匹定相似,但作用较强,不良反应少。肝、肾功能不全者慎用。

四、血小板糖蛋白Ⅱ_b/Ⅲ_a受体拮抗剂

ADP、凝血酶、TXA_2等血小板聚集诱导药引起血小板聚集的最终共同通路都是暴露血小板膜表面的糖蛋白Ⅱ_b/Ⅲ_a受体(GP Ⅱ_b/Ⅲ_a receptor)。当血小板激活时,GP Ⅱ_b/Ⅲ_a受体就被释放并转变为具有高亲和力状态,暴露出新的配体诱导的结合位点。GP Ⅱ_b/Ⅲ_a受体的配体有纤维蛋白原和血管性血友病因子(von Willebrand factor,vWF)及内皮诱导因子如糖蛋白和玻璃体结合蛋白。血小板之间借助于纤维蛋白原、vWF、纤维连接蛋白(fibronectin)等配体联结在一起而聚集。GP Ⅱ_b/Ⅲ_a受体拮抗剂(GPI)阻碍血小板同上述配体结合抑制血小板聚集。目前的 GP Ⅱ_b/Ⅲ_a受体拮抗剂,依据化学结构的不同可分为 3 类:单克隆抗体类如阿昔单抗(abciximab)、肽类抑制剂如依替巴肽(integrilin)和非肽类抑制剂如替罗非班(tirofiban),用于急性心肌梗死、溶栓治疗、不稳定型心绞痛和血管成形术后再梗死的效果良好。

第三节 纤维蛋白溶解药

纤维蛋白溶解药也称溶栓药,可直接或间接激活纤溶酶原成纤溶酶,促进纤维蛋白溶解,对已形成的血栓有溶解作用。在生理条件下,纤溶酶原转变为纤溶酶通常是由血液中的激活因子激活。在正常条件下,纤维蛋白在血管内不断地微量形成,也不断地被溶解,既保持血液的流动性,又不会引起出血。用溶栓药激活纤溶系统,使血栓溶解,能有效地治疗血栓栓塞症(图 26-3)。第一代纤维蛋白溶解药有链激酶和尿激酶,第二代纤维蛋白溶解药有组织型纤溶酶原激活物和单链尿激酶型纤溶酶原激活物。

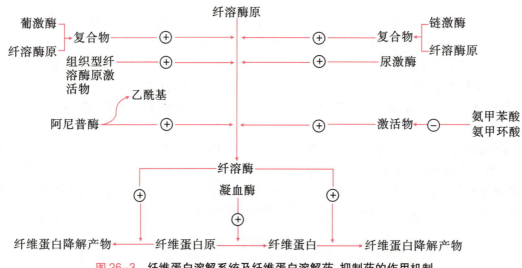

图 26-3　纤维蛋白溶解系统及纤维蛋白溶解药、抑制药的作用机制

一、第一代纤维蛋白溶解药

链激酶

链激酶(streptokinase,SK)是 β-溶血性链球菌培养液中制得的一种蛋白质,现用基因工程技术制成重组链激酶。

【药理作用】　链激酶需要先和纤溶酶原结合,形成链激酶-纤溶酶,该复合物可将其他未被链激酶结合的游离纤溶酶原转变成有活性的纤溶酶,溶解纤维蛋白。

【临床应用】　链激酶用于治疗血栓栓塞性疾病,对深静脉血栓、肺栓塞、眼底血管栓塞均有效。但需早期用药,血栓形成不超过 6 h 效果最佳。

【不良反应】　严重不良反应为出血。链激酶具有抗原性,还可引起过敏反应。

尿激酶

尿激酶(urokinase,UK)是从健康人尿中提取或从人肾细胞组织培养液制得的一种蛋白水解酶,无抗原性。能直接促进纤溶酶原转为纤溶酶,产生溶解血栓的作用。对急性心肌梗死、肺栓塞、脑血栓等的疗效明显。也用于眼部炎症、外伤性组织水肿、血肿等的治疗。不良反应主要为出血,还可见皮疹、支气管痉挛等过敏反应,偶见过敏性休克。

二、第二代纤维蛋白溶解药

组织型纤溶酶原激活物和阿替普酶

组织型纤溶酶原激活物(tissue-type plasminogen activator,t-PA)为人体内生理性纤溶酶原激活剂,主要由血管内皮细胞合成并释放入血。现已用基因工程方法生产人重组 t-PA(recombinant tissue-type plasminogen activator,rt-PA)及阿替普酶(alteplase)。其能选择性地激活已与纤维蛋白结合的纤溶酶原,使其转变为纤溶酶。t-PA 在靠近纤维蛋白-纤溶酶原相结合的部位,通过其赖氨酸残基与纤维蛋白结合,并激活与纤维蛋白结合的纤溶酶原,使其转变为纤溶酶。这种作用比激活血液循环中游离型纤溶酶快数百倍,因而不产生应用链激酶时常见的出血并发症。现主要用于治疗急性心肌梗死、肺栓塞和脑栓塞,使阻塞血管再通率比链激酶高,且不良反应小。

单链尿激酶型纤溶酶原激活物

单链尿激酶型纤溶酶原激活物(single chain urokinase-type plasminogen activator,scu-PA)最初是从尿和血浆中分离获得,目前人们通过重组 DNA 技术已经获得重组单链尿激酶型纤溶酶原激活物。scu-PA 与组织纤溶酶原激活因子相似,对凝块中的纤维蛋白有选择性的溶解作用,对血浆中的纤溶酶原激活较弱,但大剂量或长期应用也有引起出血的倾向。临床应用与组织纤溶酶原激活因子相同。

第四节　促凝血药

维生素 K

维生素 K(vitamin K)广泛存在于自然界,基本结构为甲萘醌。维生素 K_1 存在于绿色植物中,维生素 K_2 是肠道细菌的代谢物,均为脂溶性,需胆汁协助吸收。人工合成品亚硫酸氢钠甲萘醌为维生素 K_3,乙酰甲萘醌为维生素 K_4,均为水溶性,可直接吸收。

【体内过程】　口服维生素 K_1 时,应同时给予胆盐帮助吸收。维生素 K 代谢、排泄均迅速,一般维生素 K_1 显效较快,可在数小时后发挥作用,作用维持时间可达 24 h。如情况紧急,仍应先输血。

【药理作用】　维生素 K 作为 γ-羧化酶的辅酶,参与肝脏合成 Ⅱ、Ⅶ、Ⅸ、Ⅹ 等凝血因子。维生素 K 缺乏或环氧化物还原反应受阻,因子 Ⅱ、Ⅷ、Ⅸ、Ⅹ 合成停留于前体状态,使凝血酶原时间延长,引起出血。维生素 K_3 微量脑室注射有明显镇痛作用,此作用可被纳洛酮拮抗,且维生素 K_3 和吗啡镇痛有交叉耐受现象。

由于维生素 K 来源较广泛,因此一般不易缺乏。但在胆汁缺乏、肠道菌群被抑制、新生儿和早产儿或大量服用对抗维生素 K 的药物等情况下,可能发生维生素 K 缺乏,引起消化道、泌尿道和鼻黏膜等出血。

【临床应用】

1. 出血　维生素 K 用于梗阻性黄疸和胆瘘患者,长期服用抗生素、水杨酸类药、抗凝血药的患者,新生儿出血及其他原因导致的凝血酶原过低引起的出血。

2. 胆绞痛　维生素 K 用于治疗胆石症和胆道蛔虫症引起的胆绞痛。

【不良反应】　维生素 K_1 静脉注射过快可出现颜面潮红、呼吸困难、胸闷、血压剧降;肌内注射或皮下注射可能发生局部疼痛或出血;还可致肝损伤。维生素 K_3、维生素 K_4 对新生儿、早产儿可引起溶血性贫血、高胆红素血症和黄疸。

第五节　抗贫血药

循环血液中红细胞数或血红蛋白水平低于正常值称为贫血。临床常见的贫血有缺铁性贫血、巨幼细胞贫血和再生障碍性贫血,后者治疗比较困难。铁、维生素 B_{12}、叶酸是生成红细胞的必需营养物质。缺铁性贫血是由于铁的摄入量不足或损失过多,体内供造血的铁不足所致,常见于急慢性失血患者、生长期儿童、妊娠期和哺乳期女性等。缺铁性贫血可用铁剂治疗。巨幼细胞贫血是由于

缺乏叶酸或维生素 B_{12}，幼稚红细胞成熟过程受阻所致，可用叶酸、维生素 B_{12} 治疗。对于营养不良、婴儿期及妊娠期的巨幼细胞贫血，主要采用叶酸治疗，辅以维生素 B_{12}；对于恶性贫血，则用维生素 B_{12} 治疗，辅以叶酸。对贫血应首先进行病因治疗，抗贫血药只是补充治疗。

铁 剂

临床常用硫酸亚铁(ferrous sulfate)、枸橼酸铁胺(ferric ammonium citrate)及右旋糖酐铁(iron dextran)。

【体内过程】 口服铁剂或食物中外源性铁都以 Fe^{2+} 形式在十二指肠和空肠上段被吸收。胃酸、维生素 C 和食物中的还原型物质(如果糖、半胱氨酸)等有助于 Fe^{3+} 还原成 Fe^{2+}，可促进吸收。胃酸缺乏、抗酸药、食物中高磷、高钙、植物药(如茶叶中鞣酸)等物质都可使铁盐沉淀，阻碍其吸收。四环素与铁形成的络合物也不利于铁的吸收。

被吸收入肠黏膜细胞中的 Fe^{2+}，一部分转为 Fe^{3+}，与去铁蛋白结合成铁蛋白而储存；另一部分 Fe^{2+} 转运到血液中，立即氧化为 Fe^{3+}，并与血浆转铁蛋白结合，转运到肝脏、脾和骨髓中。

体内铁量的 65% 在血红蛋白中，30% 以铁蛋白或含铁血黄素形式储存于肝脏、脾和骨髓中，少数在肌红蛋白和组织酶中，血浆铁仅有 0.12% 左右。

铁主要通过肠黏膜细胞的脱落及胆汁、尿液、汗液等途径排出体外，每日排出约 1 mg。

【药理作用】 铁是构成机体中血红蛋白、肌红蛋白、细胞染色质及某些组织酶(细胞色素酶、细胞色素氧化酶、过氧化酶等)必不可少的物质。在红细胞成熟阶段合成血红素的过程中，进入骨髓的铁先被有核红细胞膜吸收，并进入细胞内的线粒体，与原卟啉结合形成血红素。后者再与珠蛋白结合，形成血红蛋白，进而发育成成熟的红细胞。

【临床应用】 铁剂用于治疗缺铁性贫血，如慢性失血、营养不良、妊娠等引起的贫血。硫酸亚铁吸收良好，价格低廉，最常用。枸橼酸铁胺为三价铁，吸收差，但可制成糖浆供小儿用。右旋糖酐铁供注射用，仅限严重贫血又不能口服的患者应用。

【不良反应】

1.消化道反应 口服铁剂对胃肠道有刺激性，可引起恶心呕吐、腹痛、腹泻等，饭后服用可减轻症状；也可引起便秘。

2.急性铁中毒 小儿误服 1 g 以上铁剂可引起急性中毒，引起强烈的胃肠刺激症状，表现为恶心呕吐、腹痛、血性腹泻、休克、昏迷、呼吸困难、死亡。急救时以磷酸盐或碳酸盐溶液洗胃，并以特殊解毒剂去铁胺灌胃以结合残存的铁。

叶 酸

叶酸(folic acid)由蝶啶核、对氨基苯甲酸及谷氨酸 3 个部分组成，广泛存在于动、植物食品中，动物细胞自身不能合成叶酸。

【体内过程】 食物中的叶酸及叶酸制剂在十二指肠和空肠上段黏膜细胞内经水解、还原和甲基化形成甲基四氢叶酸而吸收入血，广泛分布于体内，在肝脏分布较多。$t_{1/2}$ 约为 40 min。经尿和胆汁排出，可形成肝肠循环。因此，体内甲基四氢叶酸的水平是由食物摄取和肝肠循环共同维持的。

【药理作用】 叶酸可在体内被叶酸还原酶及二氢叶酸还原酶还原为四氢叶酸。后者与多种一碳单位结合成四氢叶酸类辅酶，传递一碳单位，参与体内核酸和氨基酸的合成，并与维生素 B_{12} 共同促进红细胞的增殖和成熟。其中胸腺嘧啶脱氧核苷酸(dTMP)的合成是 DNA 合成的限速环节，当叶酸缺乏时，上述反应受到影响，特别是 dTMP 合成受阻，导致 DNA 合成障碍。由于红细胞是机体中增殖最快的一类细胞，故叶酸缺乏对红细胞的发育和成熟的影响特别显著，造成巨幼细胞贫血。

【临床应用】 叶酸用于各种原因所致的巨幼细胞贫血，为补充治疗。与维生素 B_{12} 合用效果更佳。对甲氨蝶呤、乙胺嘧啶、甲氧苄啶等所致的巨幼细胞贫血,由于二氢叶酸还原酶被抑制,应用叶酸无效,应以亚叶酸钙(calcium leucovorin)治之。对维生素 B_{12} 缺乏所致的"恶性贫血",大剂量叶酸治疗可以纠正血象,但不能改善神经症状,故应以维生素 B_{12} 为主,叶酸为辅。

【不良反应】　罕见过敏反应,长期服用叶酸可出现厌食、恶心、腹胀等。

维生素 B_{12}

维生素 B_{12}(vitamin B_{12})为一类含钴化合物,药用维生素 B_{12} 有氰钴胺素、羟钴胺素、甲钴胺素等,作用相同。维生素 B_{12} 广泛存在于动物内脏、牛奶和蛋黄中。

【体内过程】　维生素 B_{12} 必须与胃壁细胞分泌的糖蛋白即"内因子"结合,才能免受胃液消化而进入空肠吸收。吸收后绝大部分储存于肝脏。正常人每天只需 1 μg 维生素 B_{12},食物中有足够的维生素 B_{12},肝脏又有大量储存,因此一般不会发生维生素 B_{12} 缺乏。注射维生素 B_{12} 超过肝脏、肾脏储存量,迅速从尿中排出。

【药理作用】　维生素 B_{12} 为细胞合成核苷酸的重要辅酶,参与体内甲基转换及叶酸代谢,促进四氢叶酸的合成。还促使甲基丙二酸转变为琥珀酸,参与三羧酸循环。维生素 B_{12} 既与细胞分裂有关,又为维持神经组织髓鞘完整所必需。维生素 B_{12} 缺乏可致巨幼细胞贫血,又可引起神经症状。前者可用叶酸纠正,后者必须用维生素 B_{12} 治疗。

【临床应用】　维生素 B_{12} 主要用于治疗"恶性贫血"及巨幼细胞贫血,也可作为神经系统疾病(如神经炎、神经萎缩等)、肝病、再生障碍性贫血等的辅助治疗。

【不良反应】　维生素 B_{12} 可致过敏反应,甚至过敏性休克,不宜滥用。

促红细胞生成素

促红细胞生成素(erythropoietin,EPO)是由肾脏近曲小管管周细胞产生的糖蛋白,现由基因工程合成。

【药理作用】　促红细胞生成素可刺激红系干细胞生成,促进红细胞成熟,加速红细胞分裂增殖和血红蛋白合成;促进骨髓内网织红细胞和成熟红细胞释放入血;通过肾脏感受器对血液中氧含量的变化起调节作用,失血、贫血、肺心病所致的缺氧情况可促进体内产生促红细胞生成素,从而加速红细胞生成。

【临床应用】　促红细胞生成素用于慢性肾衰竭需要血液透析的贫血患者,也用于慢性肾功能不全、肿瘤化疗及艾滋病药物治疗引起的贫血患者。

【不良反应】　一般情况下促红细胞生成素的不良反应轻,患者耐受性好,应用较安全。可能引起与血液黏度增高有关的高血压、血凝增强,偶可诱发脑血管意外或癫痫发作。

第六节　促进白细胞增生药

白细胞是人体血液中非常重要的一类血细胞。白细胞有吞噬异物并产生抗体、治愈机体伤病的损伤、抗御病原体入侵等作用。外周血液中白细胞总数减少或功能异常,可使机体免疫功能下降,引起威胁生命的感染。白细胞缺乏的原因很多,最常见的为肿瘤化疗、放疗引起的骨髓造血功能抑制。克隆技术和基因重组则为集落刺激因子的生产和应用创造了条件。

粒细胞集落刺激因子

粒细胞集落刺激因子(granulocyte-colony stimulating factor,G-CSF)是由血管内皮细胞、单核细

胞和成纤维细胞合成的糖蛋白。

【药理作用】 粒细胞集落刺激因子可刺激骨髓产生粒细胞,增加成熟的中性粒细胞趋化和吞噬功能。增加循环血液中的中性粒细胞,降低粒细胞缺乏患者感染率及死亡率。

【临床应用】 粒细胞集落刺激因子主要用于治疗肿瘤化疗、放疗引起的中性粒细胞缺乏症。原发性骨髓病患者禁用。本品宜静脉注射或皮下注射给药。

【不良反应】 一般剂量患者耐受良好,略有轻度骨骼疼痛,长期静脉滴注可引起静脉炎。为避免骨髓对化疗药物敏感性增高,应在化疗药物应用前或后 24 h 应用。

粒细胞-巨噬细胞集落刺激因子

粒细胞-巨噬细胞集落刺激因子(granulocyte-macrophage colony stimulating factor)是由 T 细胞、单核细胞、成纤维细胞、血管内皮细胞合成。

【药理作用】 粒细胞-巨噬细胞集落刺激因子可刺激中性粒细胞、单核细胞、巨噬细胞的产生,增强上述细胞的功能,增强单核细胞、巨噬细胞的化学趋化作用及吞噬能力。

【临床应用】 粒细胞-巨噬细胞集落刺激因子用于骨髓移植、肿瘤放疗及化疗后引起的骨髓造血功能抑制,也用于艾滋病药物引起的骨髓抑制;对再生障碍及再生不良患者也有效。

【不良反应】 粒细胞-巨噬细胞集落刺激因子有皮疹、发热、骨痛、肌痛及皮下注射部位红斑等不良反应。长期应用粒细胞-巨噬细胞集落刺激因子有引起胸腔、腹腔渗出的报道。首次静脉滴注粒细胞-巨噬细胞集落刺激因子可出现潮红、低血压、呼吸急促、呕吐等症状,应给予吸氧、输液处理。应用期间应每周检查血常规。

第七节　血容量扩充药

大量失血或失血浆(如大面积烧伤)可引起血容量降低,导致休克。迅速补足以至扩充血容量是防治休克的基本疗法。在全血或血浆来源受限时,可应用人工合成的血容量扩充药。血容量扩充药,又称血浆代用品,主要通过提高血浆胶体渗透压,扩充有效循环血容量。对血容量扩充药的基本要求是:①有一定的胶体渗透压,可在血管内保持血容量;②排泄较慢,但亦不持久蓄积体内;③无抗原性,不引起不良反应。目前最常用的为右旋糖酐。

右旋糖酐

右旋糖酐(dextran)是葡萄糖的聚合物,根据聚合的葡萄糖分子数目不同,可分为中、低、小分子量右旋糖酐,分子量分别为 70、40、10 kDa,也称右旋糖酐 70、右旋糖酐 40 和右旋糖酐 10。

【体内过程】 右旋糖酐 70,在血液中存留时间较久,24 h 约经肾脏排出 50%,作用维持时间为 12 h。右旋糖酐 40,24 h 经肾脏排出 70%,$t_{1/2}$约为 3 h。右旋糖酐 10,静脉注射后 10 min 即在尿中出现,作用维持时间仅 3 h。

【药理作用】 右旋糖酐分子量较大,静脉注射后不易渗出血管,可提高血浆胶体渗透压,从而扩充血容量,维持血压。其作用强度与维持时间依中、低、小分子量右旋糖酐而逐渐缩小。低、小分子量右旋糖酐能抑制血小板、红细胞聚集,降低血液黏滞性,并对凝血因子有抑制作用,有防止血栓形成及改善微循环作用。低、小分子量右旋糖酐经肾脏排出,有渗透性利尿作用。

【临床应用】 主要用于低血容量休克。低分子量右旋糖酐因能改善微循环,抗休克效果更好。低、小分子量右旋糖酐可用于血栓形成性疾病,如脑血栓形成、心肌梗死、血管闭塞性脉管炎、视网膜动静脉血栓及 DIC。

【不良反应】　少数出现过敏反应,如发热、荨麻疹,甚至过敏性休克。故首次用药应严格观察5~10 min,一旦出现症状,应立即停药,严重者要及时给予抢救。用量过大,可出现凝血障碍。

【禁忌证】　血小板减少症及出血性疾病患者禁用。

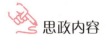 思政内容

重视科研,厚积薄发
——华法林的发现史

回顾华法林的发现史,我们饶有兴趣地发现许多貌似偶然的事件堆叠。

20世纪20年代,经济寒潮令北美洲大草原牧民无力更换发霉的牧草,大量牲畜进食发霉的甜苜蓿干草后出现出血、死亡。一名绝望的农夫突发奇想,冒雪驱车数百公里,在地方农业试验站找到一位刚刚开始对"甜苜蓿病"感兴趣的生化学家卡尔·林克(Karl Link)。经不懈努力,1941年林克终于发现了"甜苜蓿病"的元凶:甜苜蓿中含有的天然香豆素在真菌(发霉)的作用下会被氧化为双香豆素,干扰维生素K依赖性凝血因子的功能,引起出血。第二次世界大战期间,美国鼠患严重。1945年,林克罹患疾病,但住院休养期间也坚持不懈、不断尝试,心系灭鼠药物研究。在威斯康星大学校友基金会(WARF)的资助下,他筛选了上百种双香豆素衍生物,最终在1948年发现了苄丙酮香豆素并将其作为理想的灭鼠药,命名为Warfarin,中文译为华法林。随着华法林在灭鼠事业上的巨大成功,有医师开始尝试在临床上将该药用于抗凝。因曾用作灭鼠药,患者在接受该药上存在一定困难。1955年,时任美国总统的艾森豪威尔在打高尔夫球后出现心肌梗死,随后接受了华法林治疗,并从该药获益。这一事件增加了民众对华法林的接受程度。在20世纪80年代,世界卫生组织推荐采用国际标准化比值监测华法林疗效,解决了制约华法林广泛应用的剂量控制问题。自此,在全世界范围内,华法林正式成为使用最广泛的口服抗凝血药。

华法林的故事提示:偶然中总是存在着必然,伟大的创新背后是厚积薄发;揭示了科学研究从现象(牲畜出血、死亡)到本质(双香豆素抗凝血作用)、从实验室(发现双香豆素的化学结构并合成其衍生物)到实践(灭鼠药)及临床应用(口服抗凝血药"霸主"华法林)的一般规律;还提示我们,良好的基础教育和基础科研条件,以及充分的经费支持,是催生划时代意义发现的重要条件。

我为人人,人人为我
——无偿献血,人人有责

血液,是生命之源,是人间传递真情的红色纽带。生命,因为血液的流动而得以延续。无偿献血是生命的接力,每一位无偿献血者都令人尊敬,他们用滚烫的热血,挽救了素未谋面的生命,是真正的无名英雄。

6月14日为世界献血日。无偿献血是社会倡导的以奉献爱心为永恒主题的社会公益事业,是社会主义精神文明建设和道德建设重要组成部分,是"我为人人,人人为我"的助人为乐精神的体现;增加了人们的社会责任感,增进了人与人之间的友谊。无偿献血可以救助患者,同时可以促进人体的新陈代谢,是一种利人利己的行为。而且根据各地区的规定,献血者及家庭成员还可以享受相应的用血优待政策。2020年2月,国家卫生健康委员会、中国红十字会总会联合印发通知,新型冠状病毒感染康复者捐献血浆享受无偿献血者待遇。新型冠状病毒感染康复者捐献的血浆能帮助还在与新型冠状病毒感染做斗争的患者。

国家卫生健康委员会数据显示,我国无偿献血人次数和采血量已实现20多年连续增长。全国无偿献血总量由2012年的2 036万单位增长至2021年的2 855万单位,涨幅达40%;献血人次由

2012 年的 1 225 万增长至 2021 年的 1 674 万,涨幅达 37%。这些数字的背后,意味着一个个生命的延续和重生,体现着献血者无私而真诚的爱心,展示着文明社会中的温暖与和谐之美。虽然我们的献血人次和采血总量得到了突破性的进展,但是随着健康中国战略的实施,医疗需求释放和人均预期寿命延长,我国临床用血需求也在进一步增加。所以,呼吁越来越多的人加入救人的队伍中,让献血成为一种健康的生活方式。

(聂亚莉　祁迎秋)

第二十七章　组胺和组胺受体拮抗剂

📖 **学习目标**

1. 知识目标　①掌握 H_1、H_2 受体拮抗剂的药理作用及临床应用。②熟悉第一代、第二代 H_1 受体拮抗剂的种类及特点。③了解组胺受体的类型、分布和效应。

2. 思政目标　①讲述中国"上医""中医"的思想，培养学生的家国情怀，激发学生内心深处对中医传统优秀文化的热爱和传承，引导学生树立生命至上、救死扶伤、关爱患者的大医精神。②引导学生了解祖国传统文化的博大精深，学习祖国传统文化，增强民族自豪感和爱国情怀。

组胺属于自体活性物质，又称局部激素，是具有明显和广泛生物活性的内源性物质，存在于体内多种组织，以旁分泌形式到达邻近部位的多种靶器官，产生特定的生理效应或病理反应。自体活性物质与递质不同，前者由作用本身的靶组织产生，而后者则由特定的神经组织释放。自体活性物质又不同于激素，不需要经血液循环运送到远处的靶器官发挥作用。

第一节　组胺及组胺受体激动剂

一、组胺

组胺（histamine）是机体重要的自体活性物质之一，由组氨酸经组氨酸脱羧酶脱羧产生，主要分布于皮肤、支气管黏膜、肠黏膜和神经系统。外周组胺主要存在于肥大细胞，而中枢神经系统组胺则由特定的神经元合成。天然组胺以无活性形式（结合型）存在，当受到创伤、炎症、神经刺激或一些抗原抗体反应等外界刺激后，以活性形式（游离型）释放至细胞外，与靶细胞上特异性的组胺受体结合后改变细胞的兴奋性，从而发挥广泛的生理及病理效应。组胺本身无治疗用途，但其拮抗剂却广泛用于临床。

【组胺受体与效应】　当组织受变应原或理化刺激时，肥大细胞释放组胺，组胺通过与其受体相结合，在急性和慢性过敏反应及免疫调节过程中发挥重要的生理和病理生理作用。组胺受体的功能决定了组胺的生物学特征。目前发现的组胺受体主要有 4 种亚型，分别是 H_1、H_2、H_3、H_4 受体。其中 H_1、H_2 受体主要分布于突触后膜，H_1 受体与变态反应有关，H_2 受体与胃肠道疾病有关。H_3 受体主要分布于突触前膜，在突触后也有分布，参与中枢、外周神经末梢合成和释放组胺时的负反馈调节过程。H_3 受体与阿尔茨海默病、注意缺陷多动症、帕金森病等神经失调行为有关。H_4 受体主要分布于造血干细胞，尤其是嗜酸性粒细胞、嗜碱性粒细胞和肥大细胞，促进炎症和过敏反应。组胺受体分布及主要特性见表 27-1。

表 27-1　组胺受体分布及主要特性

受体类型	分布组织	生物效应	激动剂	拮抗剂
H₁受体	支气管、胃肠、子宫平滑肌	收缩	2-甲基组胺	苯海拉明、氯苯那敏、异丙嗪
	皮肤血管、毛细血管	扩张血管、增加通透性、水肿		
H₂受体	心房、房室结	增加收缩、减慢传导	英普咪定	西咪替丁、雷尼替丁
	心室、窦房结	增加收缩、加快心率		
	中枢	调节睡眠与觉醒周期		
	胃壁细胞	增加胃酸分泌		
	血管	舒张		
H₃受体	突触前膜	抑制组胺合成和释放	α-甲基组胺	氨砜拉嗪
	组胺能神经末梢	负反馈调节		
	心耳	负性肌力		
H₄受体	骨髓、外周造血细胞、中性粒细胞、嗜酸性粒细胞等	参与粒细胞的分化;介导肥大细胞和嗜酸性粒细胞的趋化	布立马胺	氨砜拉嗪

【药理作用及机制】

1. 扩张血管　组胺作用于血管平滑肌的 H₁、H₂受体,使小动脉、小静脉扩张,外周阻力降低,回心血量减少,引起血压下降。静脉注射大剂量组胺,可出现强而持久的血压下降,甚至休克。皮下注射小剂量组胺,可出现"三联反应":先在注射部位因毛细血管扩张而出现红斑,随后因毛细血管通透性增加而在红斑位置形成肿块,继而因轴索反应引起小动脉舒张而出现范围较广的红晕。对于局部神经受损者,如麻风病患者皮内注射组胺后"三联反应"常不完全,可作为麻风病的辅助诊断方法。

2. 兴奋平滑肌　组胺通过作用于平滑肌细胞 H₁受体,使支气管平滑肌收缩,引起呼吸困难,支气管哮喘患者对此尤为敏感,健康人的支气管敏感性较低。组胺还可兴奋胃肠平滑肌和子宫平滑肌而引起痉挛性腹痛。

3. 促进腺体分泌　组胺激动胃壁细胞的 H₂受体,激活腺苷酸环化酶,细胞内 cAMP 增加,经过一系列生化反应,使壁细胞顶端囊泡上的 H^+-K^+-ATP 酶激活,泵出 H^+,使胃酸分泌增加。组胺也可作用于胃主细胞,使胃蛋白酶增加,对唾液腺和支气管腺的分泌亦有较弱的促进作用。同时 H₂受体兴奋还可引起唾液、泪液、肠液、支气管腺体等分泌增加,但作用较弱。

4. 对心脏的作用　在人体和某些种属动物中,组胺通过 H₂受体直接作用于腺苷酸环化酶,增加心肌 cAMP 浓度而产生正性肌力作用;但豚鼠则表现为由 H₁受体介导的心肌收缩力降低。同时研究发现,豚鼠心脏交感神经末梢存在 H₃受体,可能参与反馈调节心脏交感神经末梢去甲肾上腺素的释放。

5. 对血小板功能的影响　血小板膜上存在 H₁、H₂受体。组胺作用于 H₁受体可激活磷脂酶 A_2,导致花生四烯酸的释放,调节细胞内 Ca^{2+} 浓度,促进血小板聚集;作用于 H₂受体可增加血小板细胞内 cAMP 水平,对抗血小板的聚集。因此,组胺对血小板的影响取决于两者功能平衡的变化。

【临床应用】　组胺主要作为诊断药物鉴别真假胃酸缺乏症。晨起空腹皮下注射磷酸组胺 $0.25\sim0.50$ mg,若仍无胃酸分泌,即为真性胃酸缺乏症,见于胃癌和"恶性贫血"患者。由于五肽胃泌素的应用,组胺的应用日渐减少。

【不良反应】　组胺有头痛、颜面潮红、体位性低血压等不良反应。

【禁忌证】　支气管哮喘患者禁用。

二、组胺受体激动剂

倍他司汀(betahistine,抗眩定)为组胺 H_1 受体激动药,具有扩张毛细血管的作用,可促进脑干和迷路的血液循环,纠正内耳血管痉挛,减轻膜迷路积水;还有抗血小板聚集和抗血栓的作用。口服易吸收,在临床上常用于治疗:①内耳眩晕病,能减轻眩晕、耳鸣、恶心、头痛等症状,近期治愈率较高;②慢性缺血性脑血管病;③缓解多种原因引起的头痛。不良反应偶有食欲减退、恶心呕吐、口干、头痛、心悸、皮炎等。消化性溃疡、支气管哮喘患者慎用。

英普咪定(impromidine)为组胺 H_2 受体激动药,能刺激胃酸分泌,用于胃功能检查;还可增强心室收缩功能,试用于心力衰竭的治疗。

第二节　组胺受体拮抗剂

组胺受体拮抗剂,或称为组胺拮抗药、抗组胺药,在临床上广泛使用。目前常用的组胺受体拮抗剂主要是 H_1 受体拮抗剂、H_2 受体拮抗剂,H_3、H_4 受体拮抗剂的研究尚处于临床前研究阶段。

一、H_1 受体拮抗剂

H_1 受体拮抗剂的作用机制是通过竞争性地与 H_1 受体结合而阻断组胺与 H_1 受体的结合,从而抑制组胺发挥其生物学效应。

临床上根据其药动学特征、对中枢镇静作用的大小等,将 H_1 受体拮抗剂分为第一代和第二代。第一代 H_1 受体拮抗剂多数脂溶性强,受体特异性差,容易穿过血脑屏障而产生显著的中枢镇静和抗胆碱作用,表现为困倦、耐药、作用时间短、口鼻眼干的缺点。代表药物有苯海拉明(diphenhydramine,苯那君)、氯苯那敏(chlorpheniramine,扑尔敏)、异丙嗪(promethazine,非那根)等。

第二代 H_1 受体拮抗剂与第一代药物相比,具有以下几个特点:①大多长效;②中枢镇静作用较弱,无嗜睡作用;③对喷嚏、清涕和鼻痒效果好,对鼻塞效果较差。代表药物有氯雷他定(loratadine)、西替利嗪(cetirizine)、左西替利嗪(levocetizrinie)、地氯雷他定(desloratadine)、左卡巴斯汀(levocabastine,立复汀)、咪唑斯汀(mizolastine)、阿伐斯汀(acrivastine,新敏乐)等。第一代和第二代 H_1 受体拮抗剂的药理作用及临床应用基本相似,常用 H_1 受体拮抗剂分类及作用特点见表27-2。

表27-2　常用 H_1 受体拮抗剂分类及作用特点

	药物	镇静、催眠	防晕、止吐	临床用途
第一代	苯海拉明	+++	++	皮肤黏膜过敏、晕动病
	茶苯海明	+++	+++	晕动病
	氯苯那敏	+	−	皮肤黏膜过敏
	异丙嗪	+++	++	皮肤黏膜过敏、晕动病

续表 27-2

药物		镇静、催眠	防晕、止吐	临床用途
第二代	西替利嗪	+		皮肤黏膜过敏
	氯雷他定	－	－	皮肤黏膜过敏
	地氯雷他定	－	－	皮肤黏膜过敏
	左卡巴斯汀	－	－	皮肤黏膜过敏
	咪唑斯汀	－	－	皮肤黏膜过敏
	阿伐斯汀	－	－	皮肤黏膜过敏

【体内过程】 H_1 受体拮抗剂口服或注射均吸收迅速，口服后多数在 15～30 min 起效，口服后 1～2 h 血药浓度达到峰值。第一代药物作用维持 4～6 h，第二代药物作用持续时间长达 24 h 或更长，每天只需服药 1 次。大部分在肝脏代谢，由肝微粒体（酶）系统中的细胞色素 P450 代谢，代谢物经肾脏排出。但是第二代 H_1 受体拮抗剂除阿伐斯汀、西替利嗪、非索非那定外，几乎不在肝脏代谢。阿司咪唑口服后达峰时间为 2～4 h，排泄缓慢，由于其去甲基代谢物仍具有 H_1 受体阻断活性，且存在肠肝循环，故其 $t_{1/2}$ 可长达 10 d 以上。

【药理作用】

1. H_1 受体阻断作用 H_1 受体兴奋可通过 G 蛋白激活磷脂酶 C（phospholipase，PLC），产生三磷酸肌醇（inositol triphosphate，IP_3）和二酰甘油（diacylglycerol，DAG）。IP_3 引起内质网 Ca^{2+} 快速释放，甘油二酯和 Ca^{2+} 激活蛋白激酶 C（protein kinase C，PKC），从而磷酸化特定的蛋白质，最终导致胃肠及支气管平滑肌收缩。而 Ca^{2+} 又激活靶细胞内的磷脂酶 A_2（phospholipase A_2，PLA_2），促进 PGI_2、EDRF 的释放，使小血管扩张、毛细管通透性增加，引起水肿。H_1 受体拮抗药可在受体水平阻断这些效应。用药后可完全对抗组胺引起的支气管、胃肠道平滑肌的收缩。但对组胺引起的血管扩张、血压下降，只能部分拮抗，因为 H_2 受体也参与心血管功能的调节。对 H_2 受体兴奋所致的胃酸分泌无影响。

2. 中枢抑制作用 第一代药物多数可通过血脑屏障，阻断中枢的 H_1 受体，在治疗量时即可产生镇静与嗜睡作用，作用强度因个体敏感性和药物品种而异，以异丙嗪、苯海拉明作用最强，氯苯那敏作用较弱，苯茚胺偶尔引起轻度中枢兴奋。第二代药物不易通过血脑屏障，故在治疗量使用时极少产生中枢镇静作用及抗胆碱不良反应。

3. 其他作用 多数第一代 H_1 受体拮抗剂有抗晕、镇吐作用，可能与其中枢抗胆碱作用有关，以苯海拉明、异丙嗪作用最强。第二代 H_1 受体拮抗剂无抗胆碱作用，咪唑斯汀对鼻塞疗效显著。

【临床应用】

1. 皮肤黏膜变态反应性疾病 H_1 受体拮抗剂多用于局部变态反应性疾病，如防治变应性鼻炎、过敏性结膜炎、慢性荨麻疹等变应性疾病时，可作为首选药，多选用第二代药物。在变应性鼻炎的治疗中，第二代药物对控制和预防过敏反应速发相的鼻痒、流涕和喷嚏症状有效。H_1 受体拮抗剂如氯雷他定、西替利嗪等可减轻荨麻疹患者瘙痒症状、减少皮丘和红斑的数量、缩小皮丘和红斑的面积、缩短皮丘和红斑的持续时间。对昆虫咬伤所致的皮肤瘙痒和水肿亦有效。对支气管哮喘、过敏性休克、血管性水肿疗效不佳。

2. 防晕止吐 苯海拉明、茶苯海明（乘晕宁）、异丙嗪等对预防晕动病（晕车或晕船）和眩晕有效，应在乘车、船前 15～30 min 服用；有较强的镇吐作用，可用于防治放射病、手术后呕吐及药物引起的恶心呕吐。

3. 镇静、催眠　某些具有明显镇静作用的 H_1 受体拮抗剂如苯海拉明可短期应用,治疗失眠。苯海拉明、羟嗪和异丙嗪可单独或与其他药物联合应用于围手术期镇静、自觉性镇静和镇痛。

4. 其他用途　第一代 H_1 受体拮抗剂常作为感冒药的复方成分应用,苯海拉明的抗胆碱作用可以治疗早期的帕金森病,也可防治抗精神病药引起的锥体外系副作用。

【不良反应】

1. 中枢神经系统反应　第一代药物异丙嗪、苯海拉明最易产生镇静、嗜睡、乏力等中枢抑制现象,在推荐剂量下还可损伤警觉功能、认知力、学习能力、快速反应、觉醒记忆等,故从事驾驶或高空作业者不宜使用。第二代药物在推荐剂量下几乎没有中枢神经系统的抑制作用。

2. 消化道反应　可导致口干、便秘或腹泻等。

3. 心律失常　阿司咪唑和特非那定在体内经细胞色素 P450 代谢成为活性代谢物,当这 2 种药物代谢受抑制(如肝病或同时应用肝药酶抑制剂),可引起致命性心律失常——尖端扭转型心律失常。

4. 其他反应　偶见粒细胞减少及溶血性贫血。

二、H_2受体拮抗剂

H_2 受体拮抗剂拮抗组胺引起的胃酸分泌,对 H_1 受体无作用,主要用于治疗消化性溃疡。当前临床应用的有西咪替丁(cimetidine,甲氰咪胍)、雷尼替丁(ranitidine,呋喃硝胺)、法莫替丁(famotidine)、尼扎替丁(nizatidine)等。本类药的药理作用及临床应用详见第二十八章。

三、H_3受体拮抗剂

H_3 受体最早发现于中枢神经系统组胺神经的神经末梢上,它是一种突触前受体,在突触后也有分布,发挥反馈调节组胺合成和释放的作用。此后发现,H_3 受体还广泛存在于许多组织中,可调节乙酰胆碱、去甲肾上腺素、多巴胺、5-羟色胺等多种神经递质的释放。H_3 受体拮抗剂能改善大鼠的学习与记忆能力。H_3 受体拮抗剂还有减肥作用,噻普酰胺(thioperamide)、GT2277 等 H_3 受体拮抗剂具有良好的应用前景,目前正在进行临床试验。

四、H_4受体拮抗剂

H_4 受体是新发现的组胺受体,主要在炎症反应相关的组织和造血细胞中表达。它被认为可能是一种重要的炎症性受体,参与粒细胞的分化及肥大细胞、嗜酸性粒细胞的趋化等,提示 H_4 受体拮抗剂可能作为炎症和过敏的治疗药物。

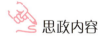 思政内容

上医治未病,防患于未然

扁鹊是战国时期的齐国名医,关于扁鹊的医术,有这样一个故事。魏文王问扁鹊说:"你们家兄弟三人,都精于医术,到底哪一位医术最好呢?"扁鹊答说:"长兄最好,中兄次之,我最差。"魏文王吃惊地问:"你的名气最大,为何反长兄医术最高呢?"扁鹊惭愧地说:"我本人治病,是治病于病情严重之时。一般人以为我的医术高明,名气因此响遍全国。我中兄治病,是治病于病情初起之时。一般人以为他只能治轻微的小病,所以他的名气只及于本乡里。而我长兄治病,是治病于病情发作之前。由于一般人不知道他事先能铲除病因,所以觉得他水平一般,但在医学专家看来他水平最高。"

由此可以看出中国的"上医"和"中医"的思想。

当代名医陆广莘先生云:"上医治未病之病,谓之养生;中医治欲病之病,谓之保健;下医治已病之病,谓之医疗。"用后现代医学的说法,"上医"属于养生学,"中医"属于保健学,或叫预防医学,"下医"才是今天理解的医学。

2016年,中共中央、国务院发布《"健康中国2030"规划纲要》,提出了健康中国建设的目标和任务,强调坚持预防为主,倡导健康文明生活方式。皮肤黏膜变态反应性疾病,也应"预防为主,防治结合",契合健康中国战略中"预防为主"的方针,同时也体现了《黄帝内经》中"上医治未病,中医治欲病,下医治已病"的精髓,彰显了祖国传统文化的博大精深。

(聂亚莉)

第二十八章　作用于消化系统的药物

学习目标

1. 知识目标　①了解消化性溃疡的发病机制。②掌握各类抗消化性溃疡药的作用机制及其临床应用。③掌握止吐药的作用及其临床应用。④了解助消化药、止吐药、泻药、止泻药和利胆药的作用和临床应用。

2. 思政目标　①介绍幽门螺杆菌的发现史,使学生理解知识的海洋浩瀚无边,激励学生学习马歇尔和沃伦迎难而上、大无畏的科研精神,不畏疑难,勇于攻关,开拓创新。②培养学生的团队协作精神,一切从解除患者病痛出发,不畏疑难,为患者重塑健康人生。

消化系统是由食管、胃肠道、肝脏、胆囊、胰腺等器官组成,其主要功能是对食物进行消化和吸收,为机体新陈代谢提供物质和能量来源。消化系统的常见疾病及症状有消化性溃疡、消化道出血、胃肠炎、胃食管反流等。近年来消化系统疾病的发病率在全球范围逐年递增,与现代人生活节奏快、工作精神压力大、饮食不规律等密切相关。作用于消化系统疾病的药物种类较多,本章主要介绍抗消化性溃疡药、助消化药、止吐药、泻药、止泻药、利胆药等。

第一节　抗消化性溃疡药

消化性溃疡是全球性的慢性消化系统疾病,是一种多发病、常见病,主要是发生在胃和十二指肠部位的慢性溃疡。消化性溃疡的发病原因很复杂,目前认为是由胃、十二指肠黏膜的侵袭因素(胃酸分泌过多、幽门螺杆菌感染、长期使用 NSAID 等)与黏膜自身的防御因素(黏液-碳酸氢盐屏障、局部血液循环、前列腺素等)之间失去平衡所致。因此,药物治疗战略是平衡侵袭因素和防御因素二者关系,发挥去除病因、控制症状、促进愈合、防止复发的作用。抗消化性溃疡药治疗主要通过降低胃液酸度和胃蛋白酶活性,根除幽门螺杆菌或增强胃肠黏膜保护功能。目前临床上常用的治疗消化性溃疡的药物包括抗酸药、抑制胃酸分泌药、胃黏膜保护药及抗幽门螺杆菌药。

一、抗酸药

抗酸药(antacids)为弱碱性物质,口服后可以中和胃酸,提高胃液的 pH 值,降低胃蛋白酶的活性,减轻胃酸对胃肠黏膜的侵蚀及对溃疡面的刺激,缓解溃疡的疼痛症状,主要用于治疗消化性溃疡和反流性食管炎。氢氧化铝、三硅酸镁等抗酸药还能吸附在溃疡面,形成胶状保护膜,起防止胃酸、胃蛋白酶的再度侵袭和促进溃疡面愈合的作用。

氢氧化铝

氢氧化铝(aluminium hydroxide)难溶于水,不易被吸收。中和胃酸作用较强,起效缓慢,但作用持久。该药中和胃酸后产生的氧化铝凝胶状保护膜可覆盖于溃疡面,有吸附、收敛、促进愈合的作用。久用会引起便秘。长期服用还会影响肠道对磷酸盐的吸收。

氢氧化镁

氢氧化镁(magnesium hydroxide)抗酸作用强,起效较快,维持时间久。Mg^{2+}尚有导泻作用,少量吸收经肾脏排出,如肾功能不全可引起血镁过高。

碳酸氢钠

碳酸氢钠(sodium bicarbonate),又称小苏打,为吸收性抗酸药。口服后抗酸作用强,作用迅速但维持时间短。并有CO_2产生,引起嗳气、腹胀,导致继发性胃酸分泌增加。作为抗酸药不宜单用,主要用于复方制剂。口服被肠道吸收,引起碱血症并碱化尿液。可用于静脉滴注纠正酸血症及碱化尿液,促进弱酸性药物(水杨酸盐、苯巴比妥等)经尿排泄,解救弱酸性药物中毒。

碳酸钙

碳酸钙(calcium carbonate)中和胃酸作用较强,起效快且作用持久,但中和反应产生的CO_2可引起腹胀等不良反应。进入小肠的Ca^{2+}促进胃泌素的分泌,可引起反跳性胃酸分泌增加。

三硅酸镁

三硅酸镁(magnesium trisilicate)中和胃酸作用弱,起效缓慢,但维持时间久。中和胃酸后产生的胶状二氧化硅可覆盖并保护溃疡面。

单一的抗酸药很难达到作用迅速、持久,不吸收、不产气,不引起腹泻或便秘,对黏膜有保护作用这些要求,且单用均有不良反应,故临床常使用复方制剂(如复方氢氧化铝、复方三硅酸镁等)来治疗溃疡,以增强治疗效果,减少不良反应。

二、抑制胃酸分泌药

胃酸由壁细胞分泌,并受神经、内分泌、旁分泌等多种因素调节。壁细胞有2条主要的信号传导系统:cAMP依赖性途径和Ca^{2+}依赖性途径,均可激活质子泵(H^+-K^+-ATP酶)。壁细胞膜的H_2受体、M受体、胃泌素受体与胃酸分泌有关,这些受体最后介导胃酸分泌的共同途径是激活质子泵。因此,M受体、H_2受体和胃泌素受体的阻断药,以及质子泵抑制剂均可抑制胃酸分泌,都可用于消化性溃疡的治疗。其中,H_2受体拮抗剂和质子泵抑制剂作用于胃酸分泌的主要靶点,成为临床应用最广泛的抑制胃酸分泌药。

(一)H_2受体拮抗剂

H_2受体拮抗剂通过选择性阻断胃壁细胞上的H_2受体,抑制基础和夜间胃酸分泌作用较强,也能抑制胃泌素、迷走神经兴奋、进食、低血糖等引起的胃酸及胃蛋白酶的分泌。本类药比抗胆碱药抑制胃酸分泌的作用更强而且持久,疗效可靠,是治疗消化性溃疡的首选药之一。但是长期应用在突然停药时,会导致胃酸分泌反跳性增加,甚至发生胃穿孔。

西咪替丁

【体内过程】 西咪替丁(cimetidine,甲氰咪胍),口服后生物利用度为60% ~ 70%,起效迅速,0.5 h 即达有效血药浓度并可维持 4 h。在肝脏代谢,主要经肾脏排出。由于能通过胎盘屏障,并能进入乳汁,故孕妇和哺乳期女性禁用。

【药理作用】 西咪替丁对基础胃酸及夜间胃酸分泌具有良好的抑制作用,还能抑制各种刺激引起的胃酸分泌。用药后胃液量及 H^+ 浓度均下降,有良好的促溃疡愈合作用,主要用于治疗十二指肠溃疡、胃溃疡。口服 200～400 mg/次,于每日饭后和临睡前各服 1 次,用药 4～6 周为 1 个疗程。

【不良反应】

1. 消化系统 一般表现为便秘、腹胀、腹泻、血清转氨酶轻度升高等。

2. 中枢神经系统 有头痛、眩晕、言语不清、幻觉等。

3. 血液系统 本品对骨髓有一定的抑制作用,少数患者可发生可逆性粒细胞减少和再生障碍性贫血。

4. 其他反应 本品有抗雄激素作用,长期服用可对内分泌系统产生影响,出现男性精子数量减少、性功能减退、男性乳腺发育、女性溢乳等。

【药物相互作用】 西咪替丁能抑制肝药酶活性,抑制华法林、普萘洛尔、茶碱、苯妥英钠、奎尼丁、苯二氮䓬等药物在体内的代谢,使上述药物血药浓度增加。

雷尼替丁

雷尼替丁(ranitidine)为非咪唑类 H_2 受体拮抗剂,具有抑制胃酸分泌作用和胃黏膜保护作用。其抗酸作用较强,比西咪替丁强 10 倍。口服 150 mg/次,2 次/d,或睡前一次性服用 300 mg。对肝药酶抑制作用弱,治疗量不影响血催乳素水平,也无抗雄激素作用。

法莫替丁

法莫替丁(famotidine)药理作用与西咪替丁相似,抑制胃酸分泌作用强,是西咪替丁的 30～40 倍,且作用持久,不抑制肝药酶,治疗量不影响血催乳素及雄激素水平。口服仅 20 mg/次,2 次/d。

尼扎替丁和罗沙替丁

尼扎替丁(nizatidine)和罗沙替丁(roxatidine)也属 H_2 受体拮抗剂,药理作用及临床应用与雷尼替丁相似,均可治疗消化性溃疡,且生物利用度更高,副作用较少,对血液系统及内分泌系统无影响。

(二)H^+-K^+-ATP 酶抑制剂

【药理作用及机制】 H^+-K^+-ATP 酶抑制剂,又称质子泵抑制剂,可向胃腔泵出 H^+(质子),提高胃内 H^+ 浓度,同时,可交换性地把 K^+ 泵入胃壁细胞,H^+-K^+-ATP 酶是胃酸分泌的最后环节。质子泵抑制剂可以选择性阻断胃酸分泌的最后通道,特异性高,抑酸作用强;并可减少胃蛋白酶的分泌,具有保护胃黏膜的作用。此外,实验证实本类药有抑制幽门螺杆菌生长的作用。

【临床应用】 质子泵抑制剂可治疗消化性溃疡、反流性食管炎、上消化道出血、幽门螺杆菌感染等。由于此类药物疗效显著,现已超过 H_2 受体拮抗剂,成为世界范围应用最广泛的胃酸分泌抑制药。

奥美拉唑

【体内过程】 奥美拉唑(omeprazole),又称洛赛克(losec),1979 年应用于临床。口服易吸收,首次给药生物利用度约为 35%,反复多次给药后生物利用度可达 60%。血浆蛋白结合率高,约为95%。$t_{1/2}$平均为1 h,主要经肝脏代谢酶 CYP2C19 代谢,代谢物主要经肾脏由尿排出。由于壁细胞酸性小管的低 pH 值对于药物活化是必需的,且食物又可促进胃酸的分泌,故本类药应于餐前约30 min服用。

【药理作用及机制】 奥美拉唑抑制胃酸分泌作用强,可抑制正常人及溃疡患者的基础胃酸分泌,对组胺、五肽胃泌素等刺激引起的胃酸分泌亦有强大的抑制作用。质子泵抑制剂为"前体药",需要在酸性环境中活化,吸收后能够聚积于壁细胞分泌小管中,转变为次磺酰胺衍生物,与H^+–K^+–ATP酶的巯基结合,使酶不可逆地失活,从而减少胃酸、胃蛋白酶的分泌。此外,奥美拉唑也可增加胃黏膜血流量,对阿司匹林、乙醇、应激所致的胃黏膜损伤有预防保护作用;并具有抗幽门螺杆菌作用,能够促进溃疡愈合。

【临床应用】 奥美拉唑在临床上用于治疗胃及十二指肠溃疡、胃食管反流、上消化道出血及卓–艾综合征(Zollinger–Ellison syndrome)患者胃酸分泌增多引起的严重消化性溃疡。治疗溃疡,通常服药 4~6 周,溃疡愈合率高达97%。

【不良反应】 奥美拉唑常见恶心、腹痛、便秘、胃肠胀气、腹泻、头痛、头晕、嗜睡、疲倦、失眠等不良反应。偶有皮疹、溶血性贫血、男性乳腺发育、血清转氨酶升高等。长期服用可能导致血清促胃液素水平升高,引起胃黏膜肿瘤样增生,故长期服用者应定期进行胃黏膜检查。不良反应发生率为 1.1%~2.8%。

【药物相互作用】 奥美拉唑经 CYP2C19 和 CYP3A4 酶代谢,具有肝药酶抑制作用,可减慢经该肝药酶代谢的药物的消除速度,如苯妥英钠、地西泮、华法林、硝苯地平等,合用时用量应酌减。

兰索拉唑

兰索拉唑(lansoprazole)为第二代质子泵抑制剂。口服易吸收,生物利用度约为85%。抑制胃酸分泌作用及抗幽门螺杆菌作用较奥美拉唑强,作用机制及临床应用与奥美拉唑一致,不良反应少见。

泮多拉唑和雷贝拉唑

泮多拉唑(pantoprazole)和雷贝拉唑(rabeprazole)为第三代质子泵抑制剂。本品抗溃疡作用与奥美拉唑相似。肝药酶抑制作用弱,对其他药物代谢速度的影响小,应用更安全,不良反应轻微。泮多拉唑口服吸收迅速,$t_{1/2}$虽然较短,但一旦胃酸分泌被抑制,其作用持续时间较长。雷贝拉唑的抗胃酸分泌和缓解症状、治愈黏膜损害的能力明显优于其他抗酸药。

(三)M 受体阻断药

M 受体阻断药通过阻断胃壁细胞上的 M 受体,抑制胃酸分泌,同时阻断乙酰胆碱对胃黏膜 G 细胞上的 M 受体的激动作用,减少组胺、胃泌素等物质的释放,间接减少胃酸分泌,并有解痉作用。此类药物不直接作用于分泌胃酸的胃壁细胞,对促进胃酸分泌的 M_3 受体选择性低,所以对胃酸分泌的抑制作用较弱,有明显的抗胆碱不良反应,故在出现 H_2 受体拮抗剂和质子泵抑制剂之后,M 受体阻断药已较少用于消化性溃疡的治疗。

哌仑西平和替仑西平

哌仑西平(pirenzepine)能选择性阻断 M_1 受体,降低迷走神经、组胺及胃泌素引起的胃酸及胃蛋白酶的分泌,也可阻断 M_2 受体,但与唾液腺、平滑肌和心房 M 受体亲和力低。此外,哌仑西平还具有解痉作用。不良反应主要表现为口干、视物模糊、头痛、眩晕、嗜睡等。

替仑西平(telenzepine)的作用与哌仑西平相似,但作用较强,持续时间较久,$t_{1/2}$约为 14 h。治疗溃疡时睡前服用。不良反应少且轻。

此外,M受体阻断药如阿托品(atropine)和溴丙胺太林(probanthine)可以减少胃酸分泌,解除胃肠痉挛,但不良反应较多,已很少用于治疗溃疡。

(四)胃泌素受体阻断药

丙谷胺

丙谷胺(proglumide)的结构与胃泌素相似,可与胃泌素竞争胃泌素受体,减少胃酸分泌,并能够促进胃黏液合成与分泌,增强胃黏膜的黏液-HCO_3^-盐屏障,治疗胃及十二指肠溃疡、胃炎、上消化道出血。

三、胃黏膜保护药

胃黏膜屏障包括细胞屏障和黏液-HCO_3^-盐屏障。细胞屏障由胃黏膜细胞顶部的细胞膜和细胞间的紧密连接组成,具有抵抗胃酸和胃蛋白酶的作用。黏液-HCO_3^-盐屏障是双层黏稠的、胶冻状黏液,可防止胃酸、胃蛋白酶损伤胃黏膜细胞。当胃黏膜屏障作用减弱或功能受损时,便可导致溃疡的发生。增强胃黏膜屏障的药物主要通过增强胃黏膜的细胞屏障、黏液-HCO_3^-盐屏障或同时增强2种屏障以发挥抗溃疡作用。

米索前列醇

米索前列醇(misoprostol)为前列腺素 E_1 的衍生物,性质稳定,口服吸收良好,可抑制基础胃酸、胃泌素、组胺等引起的胃酸分泌,并可减少胃蛋白酶的分泌。同时,也能促进黏液和 HCO_3^- 盐的分泌,增加黏膜血流量,增强黏膜的屏障保护作用,增强黏膜细胞对损伤因子的抵抗力(如防御阿司匹林等对胃黏膜的损伤),促进溃疡愈合。在临床上用于治疗胃溃疡、十二指肠溃疡,并可预防其复发。还可预防NSAID引起的溃疡、急性胃黏膜损伤出血等。又因其能引起子宫收缩,故本品亦可用于产后止血。治疗溃疡时,服用时间通常为餐前和睡前,疗程为4~8周。不良反应为腹泻、恶心、腹痛、头痛、头晕等,发生率约为13%,孕妇及前列腺素过敏者禁用。

恩前列素

恩前列素(enprostil)的药理作用及临床应用与米索前列醇类似,但作用更持久,1次用药抑制胃酸作用持续时间为12 h。用药6周和8周愈合率分别为80%、86%,由于能明显抑制胃泌素的释放,故对长期服用奥美拉唑引起的胃泌素增高有明显的对抗作用。

硫糖铝

硫糖铝(sucralfate)口服后在胃酸作用下能解离为氢氧化铝和硫酸蔗糖复合物。氢氧化铝具有抗酸作用,硫酸蔗糖复合物为黏稠多聚体,能够黏附在黏膜及溃疡表面,形成保护膜,促进胃黏膜、十二指肠黏膜合成前列腺素 E_2,增加黏液-HCO_3^- 的分泌,进而增强胃黏膜的屏障作用。并且,硫糖铝能够增强表皮生长因子、碱性成纤维细胞生长因子的作用,使之聚集于溃疡区,促进溃疡愈合,亦有抑制幽门螺杆菌繁殖的作用。在临床上主要用于治疗消化性溃疡、慢性糜烂性胃炎、反流性食管炎。本品在酸性条件下起效,故不宜与碱性药物合用,且不宜与布洛芬、吲哚美辛、四环素、氨茶碱、地高辛合用,因其能降低上述药物的生物利用度。硫糖铝不良反应较轻,最常见的为便秘,偶见口干、恶心、胃部不适、腹泻、皮疹等。

胶体次枸橼酸铋

胶体次枸橼酸铋(colloidal bismuth subcitrate,枸橼酸铋钾)属胶体铋的一种,在酸性条件下,可形成氢氧化铋胶体,黏附于黏膜和溃疡表面,能吸附胃蛋白酶并降低其活性,覆盖在溃疡表面形成保护层,从而促进溃疡愈合,也有抑制幽门螺杆菌繁殖的作用。常用于治疗胃溃疡、十二指肠溃疡、慢性萎缩性胃炎、慢性浅表性胃炎等。若与牛奶、抗酸药同服,会使口腔和粪便变黑。肾功能不全者禁用,以防出现高血铋现象。

蒙脱石散

蒙脱石散(montmorillonite powder),又称思密达,主要成分为双八面体蒙脱石,能够很强地覆盖在消化道黏膜上,增强黏液屏障作用,修复、提高黏膜屏障对攻击因子的防御功能。用于治疗消化性溃疡、胃炎、急慢性腹泻等。

四、抗幽门螺杆菌药

幽门螺杆菌属于革兰氏阴性微需氧菌,在胃、十二指肠黏膜上皮表面生长,能够产生多种酶和细胞毒素,损伤胃及十二指肠黏膜。这种细菌感染首先引起慢性胃炎,并导致胃溃疡和胃萎缩,严重者则发展为胃癌。体内、体外实验均表明,根治幽门螺杆菌感染,能够明显加速溃疡愈合,降低复发率,并对预防和控制胃癌有重大意义。

多种抗生素、抑酸药和铋剂均用于幽门螺杆菌感染的治疗。幽门螺杆菌对多种抗生素非常敏感,如甲硝唑、阿莫西林、四环素、克拉霉素等。但使用单一抗生素很难将其根除,因此常采用联合用药方案进行治疗。抑制胃酸分泌药可增加抗菌药物的稳定性或活性。在临床上常用抑制胃酸分泌药+2 个抗菌药物或者抑制胃酸分泌药+2 个抗菌药物+铋制剂。具体药物搭配方案有:①奥美拉唑+克拉霉素+阿莫西林(或甲硝唑);②枸橼酸铋钾+四环素(或阿莫西林)+甲硝唑。疗程一般为14 d。合理的联合用药可使幽门螺杆菌阳性溃疡的根治率达到80%~90%。

第二节 消化功能调节药

一、助消化药

助消化药是促进胃肠道消化功能的药物,多为消化液中成分或促进消化液分泌的药物。

乳酶生(biofermin)为干燥活乳酸杆菌制剂,能够分解糖类产生乳酸,抑制肠内腐败菌的繁殖,减少发酵和产气。适用于消化不良、腹胀及小儿消化不良性腹泻。不宜与抗菌药物或吸附剂同时服用,以免降低疗效。

胃蛋白酶(pepsin)来源于动物胃黏膜,常与稀盐酸同服,不宜与碱性药物合用。可辅助治疗胃酸或消化酶分泌过少引起的消化不良和其他胃肠疾病。

胰酶(pancreatin)来自动物胰腺,含蛋白酶、淀粉酶和脂肪酶,用于治疗消化不良。易被胃酸破坏,多制成肠溶片吞服(不宜嚼碎服用)。

二、止吐药

止吐药是指防止或减轻恶心呕吐的药物。恶心呕吐是一种复杂的反射活动,由多种原因引起,如恶性肿瘤化疗、胃肠疾病、内耳眩晕病、晕动病、妊娠早期、外科手术等。呕吐中枢接受来自延髓催吐化学感受区、前庭、内脏等的传入冲动,通过迷走神经、膈神经和脊髓支配腹部肌肉的神经,引起胃肠道平滑肌痉挛而呕吐。参与中枢催吐的受体有 D_2 受体、M 受体、H_1 受体,它们的阻断药均有不同程度的止吐作用。止吐时可针对其原因,选用不同药物。

（一）D_2受体阻断药

甲氧氯普胺

甲氧氯普胺(metoclopramide,胃复安)口服吸收迅速,分布广泛,容易通过胎盘和血脑屏障,具有中枢及外周双重作用,抑制延髓催吐化学感受区的 D_2 受体,发挥中枢性止吐作用,并可增加胃肠运动,加速胃排空。在临床上常用于治疗慢性消化不良引起的胃肠运动障碍,胃轻瘫,肿瘤放疗、化疗所致的呕吐等。大剂量静脉注射或长期应用,可出现锥体外系反应、疲劳、抑郁、男性乳房发育等。孕妇慎用。

多潘立酮

多潘立酮(domperidone),又称吗丁啉(motilium),为 D_2 受体阻断药,不易通过血脑屏障,作用类似于甲氧氯普胺,具有增强胃动力和止吐作用。口服吸收迅速,但生物利用度低,仅 15%。主要用于治疗慢性消化不良、恶心呕吐和胃潴留,并适用于偏头痛、颅外伤及肿瘤放疗、化疗所引起的恶心呕吐。本品不良反应轻,包括头痛、溢乳、男性乳房发育等,很少引起锥体外系反应。

（二）H_1受体拮抗剂

H_1 受体拮抗剂有中枢镇静和止吐作用。本类药有苯海拉明(diphenhydramine)、茶苯海明(dimenhydrinate)、美克洛嗪(meclozine)等,可用于预防和治疗晕动病、内耳眩晕病等。

（三）M 受体阻断药

本类药的代表是东莨菪碱(scopolamine),通过阻断 M 受体,降低迷路感受器的敏感性和抑制前庭小脑通路传导,可预防和治疗恶心呕吐,产生抗晕动病作用。

（四）5-羟色胺受体阻断药

昂丹司琼和格拉司琼

肿瘤化疗和放疗可使肠嗜铬细胞释放 5-HT,兴奋腹腔迷走神经传入纤维,从而兴奋呕吐中枢而引起呕吐。昂丹司琼(ondansetron)能选择性阻断中枢及迷走神经传入纤维中的 $5-HT_3$ 受体,产生强大的止吐作用。尤其对化疗、放疗引起的恶心呕吐,明显优于甲氧氯普胺。但对晕动病及去水吗啡引起的呕吐无效。不良反应轻,仅有短时头痛、疲倦、便秘及腹泻。

格拉司琼(granisetron)药理作用及临床应用同昂丹司琼,但止吐作用较昂丹司琼强 5~10 倍,可使 70% 的肿瘤患者在接受化疗 24 h 内完全停止呕吐。

三、胃肠促动药

西沙必利

西沙必利(cisapride)为 $5-HT_4$ 受体激动剂,能促进食管、胃、小肠直至结肠的运动,用于治疗慢性功能性消化不良、胃食管反流、胃轻瘫、便秘等。无锥体外系、催乳素释放等不良反应,但可致暂时性肠痉挛和腹泻。

四、泻药

泻药是能增加肠内水分,促进肠蠕动,软化粪便或润滑肠道,促进排便的药物,按作用机制可分为以下 3 类。

(一)容积性泻药(渗透性泻药)

硫酸镁和硫酸钠

硫酸镁(magnesium sulfate)和硫酸钠(sodium sulfate)为盐类泻药。大量口服后,Mg^{2+} 和 SO_4^{2-} 在肠道难吸收,在肠腔内能够形成高渗环境,进一步抑制肠内水分吸收,使肠内容物容积增大,刺激肠壁,促进肠蠕动。空腹服用并大量饮水,一般 $1 \sim 4$ h 发生较剧烈的泻下作用。主要用于外科术前或结肠镜检前排出肠内容物及服驱虫药后排除虫体。由于二者泻下作用剧烈,可反射性引起盆腔充血和脱水,故月经期、妊娠期女性及老年人禁用。

乳果糖

乳果糖(lactulose)为含半乳糖和果糖的双糖。口服后不吸收,到达结肠后被细菌分解成乳酸,提高肠内渗透压,引起粪便容积增加,促进排便;并能降低肠内 pH 值,减少肠内氨的生成与吸收,具有降低血氨的作用。

(二)润滑性泻药

液体石蜡

液体石蜡(liquid paraffin)为矿物油,口服后不吸收,起润滑肠壁及软化粪便的作用。适用于儿童及老年人。不宜久用,因长期服用可阻碍脂溶性维生素及钙、磷的吸收。

甘 油

甘油(glycerol)可制成栓剂或 50% 的甘油(开塞露)直肠给药。甘油带来的高渗作用,让更多的水分渗入肠腔,软化大便,刺激肠壁,反射性地引起排便反应,数分钟后可排出软性粪便。适用于老年人和小儿便秘。

(三)接触性泻药(刺激性泻药)

酚 酞

酚酞(phenolphthalein),又称果导,口服后在肠道内与碱性肠液可形成钠盐,刺激肠壁,促进肠蠕动。本品作用温和,服药后 $6 \sim 8$ h 排出软便。适用于习惯性便秘。少部分被吸收后经肾脏排泄,从尿中排出,尿液为碱性时呈红色。偶致过敏反应、肠绞痛、皮疹及出血倾向,长期使用则可导致水、电解质丢失和结肠功能紊乱。因其不良反应较多,临床疗效个体差异较大,且有致癌性,现已较少使用。

比沙可啶

比沙可啶(bisacodyl)的结构与酚酞相似,在肠道被细菌酶转化为活性代谢物,刺激结肠导泻。口服 $6 \sim 8$ h、直肠给药 $15 \sim 60$ min 起效。偶有胃肠绞痛,直肠反复给药可致直肠炎。

蒽醌类

蒽醌类大黄(rhubarb)、番泻叶(senna)等中药含有蒽醌苷类物质,在肠道内能够分解释出蒽醌,刺激结肠推进性蠕动,4~8 h 可排软便或引起腹泻。

五、止泻药

止泻药是指控制腹泻的药物,通过减少肠蠕动或保护肠道免受刺激而达到止泻作用。用于治疗剧烈腹泻或长期慢性腹泻,以防止机体过度脱水、水盐代谢失调、消化及营养障碍。

复方樟脑酊

复方樟脑酊(tincture camphor compound)为阿片酊的复方制剂,能增强肠道平滑肌张力,减慢胃肠推进性蠕动,使粪便干燥而止泻。多用于治疗较严重的非细菌感染性腹泻。有成瘾性,不能滥用。

地芬诺酯

地芬诺酯(diphenoxylate,苯乙哌啶)为人工合成哌替啶衍生物,用于治疗急、慢性腹泻。偶有厌食、恶心呕吐、烦躁、失眠等,长期大剂量服用也可产生成瘾性,过量可导致呼吸抑制。肝病患者慎用或禁用。

洛哌丁胺

洛哌丁胺(loperamide,苯丁哌胺)为长效抗腹泻药。除直接抑制肠道蠕动外,还可减少肠壁神经末梢释放乙酰胆碱,减少肠蠕动和胃肠分泌。作用迅速、强而持久,用于治疗各种病因引起的急、慢性腹泻。不良反应较少,类似地芬诺酯。大剂量有中枢抑制作用,儿童更敏感,过量时可用纳洛酮治疗。

鞣酸蛋白

鞣酸蛋白(tannalbin)可作收敛剂,在肠内分解释放鞣酸,使肠黏膜表面蛋白质凝固,减轻刺激,减少渗出,起收敛止泻作用。可用于各种腹泻的治疗。

药用炭

药用炭(medicinal charcoal),又称活性炭、白陶土,属于吸附剂,能吸附肠内液体、毒物等,具有止泻和阻止毒物吸收的作用。

六、利胆药

胆汁的基本成分是胆汁酸。胆汁酸中鹅去氧胆酸和去氧胆酸占95%,其他成分有熊去氧胆酸、石胆酸等。胆汁酸具有多项生理功能:能够反馈调节胆汁酸的合成;引起胆汁流动;调节胆固醇合成与消除;促进脂质、脂溶性维生素吸收等。许多利胆药的作用主要是促进胆汁分泌、溶解胆石或促进胆囊排空。

去氢胆酸

去氢胆酸(dehydrocholic acid)能增加胆汁中水分泌,使胆汁稀释,流动性增强,有清洗胆道的作用。用于治疗胆囊术、胆石症及急、慢性胆道感染。禁用于胆道空气梗阻及严重肝、肾功能减退者。

熊去氧胆酸

熊去氧胆酸（ursodeoxycholic acid）可降低胆固醇的分泌,使胆汁中胆固醇含量减少,又可在结石表面形成卵磷脂-胆固醇液态层,促进结石中胆固醇的溶解;还能抑制肠道吸收胆固醇。不良反应少且较轻,少于5%的患者发生腹泻。胆道完全阻塞和严重肝功能减退者及孕妇禁用。

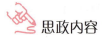 思政内容

献身科学,追求真理
——幽门螺杆菌的发现

"任何一种新发现都要面对争议,而且一开始,大多数人都不相信,因为你要推翻一些信条,而那些曾是我们的基础。"——巴里·马歇尔。

消化性溃疡是胃肠道黏膜被自身消化而形成的溃疡,在消化科占有重要地位。约10%的人一生中会罹患此病。既往医学家认为"没有胃酸就没有溃疡",这一理念认为消化性溃疡的发病原因与精神紧张、迷走神经兴奋、刺激性饮食、滥用阿司匹林药物等因素相关。当时的共识是,没有任何微生物能在胃酸性环境下生存。

1979年,澳大利亚42岁病理学家罗宾·沃伦（Robin Warren）在胃炎病理标本中看到了一种弯曲菌,对它产生了浓厚的兴趣。1981年,他邀请当时只有30岁的澳大利亚内科医生巴里·马歇尔（Barry Marshall）加入合作。1982年,他们已经积累了135个胃炎的活检标本,都检出了弯曲菌,又用微氧的方法分离培养出了弯曲菌,即幽门螺杆菌,并提出了新的溃疡发病假说。然而,动物实验的屡次失败,使发病假说遭到了众多科学家的质疑。但是沃伦和马歇尔"足够执着",他们虽然不是发现幽门螺杆菌的第一人,但却是从胃活检组织中分离出幽门螺杆菌的第一人;同时马歇尔也"足够勇敢",为了证明自己的观点是正确的,他吞下了含有幽门螺杆菌的培养液。1周后,他开始出现胃痛、恶心等胃病症状,被诊断为胃炎,而且组织病理活检查出了幽门螺杆菌,彻底证明了幽门螺杆菌是导致胃炎的元凶。至此,"没有幽门螺杆菌就没有溃疡和溃疡复发"这一概念提出,彻底改变了人们对消化性溃疡的认识,根除幽门螺杆菌治疗可以明显促进溃疡愈合并降低复发风险,消化性溃疡成为可以被治愈的疾病。为表彰他们发现幽门螺杆菌及该细菌与胃炎、消化性溃疡的关系,马歇尔和沃伦被授予2005年诺贝尔生理学或医学奖。科学研究从来不是一件轻松简单的事情,为了探求科学真理,科学家们废寝忘食、勇往直前,正是马歇尔这种坚定的信念和大无畏的精神,造福了数以亿计的患者。

（聂亚莉）

第二十九章　作用于呼吸系统的药物

学习目标

1. 知识目标　①熟悉支气管哮喘的病理及发病机制。②掌握平喘药的分类、作用机制、临床应用、不良反应及注意事项。③了解镇咳药和祛痰药的作用和临床应用。

2. 思政目标　①回顾呼吸系统疾病的病因,结合空气污染等环境灾害事件,培养学生爱护自然、保护环境的意识。②讲述抗击呼吸道传染病新型冠状病毒感染疫情(简称新冠疫情)的事例,引导学生面对重大突发疾病时,要有迎难而上、与死神较量的精神,弘扬担当、奉献的崇高品质。

近年来,空气污染、吸烟、人口老龄化等因素,导致呼吸系统疾病的发病率逐年上升。常见的呼吸系统疾病包括支气管炎、支气管哮喘、慢性阻塞性肺疾病、肺炎等。各类呼吸系统疾病,虽然发病原因各不相同,但常伴有喘息、咳嗽和咳痰的症状。因此,本章主要介绍平喘药(antiasthmatic drug)、镇咳药(antitussive)和祛痰药(expectorant)。

第一节　平喘药

支气管哮喘(asthma)是一种慢性呼吸道疾病,是在遗传易感性的基础上经由环境因素相互作用而发生的疾病。主要由免疫或非免疫性刺激引起炎症细胞浸润、支气管平滑肌痉挛、气道黏液分泌增加、气道黏膜水肿和气道重塑。哮喘的治疗目标由过去的单纯扩张支气管、控制急性发作转变为防治慢性气道炎症,最终消除哮喘症状。目前治疗哮喘的药物按作用方式的不同分为抗炎平喘药、支气管扩张药和抗过敏平喘药(图29-1)。

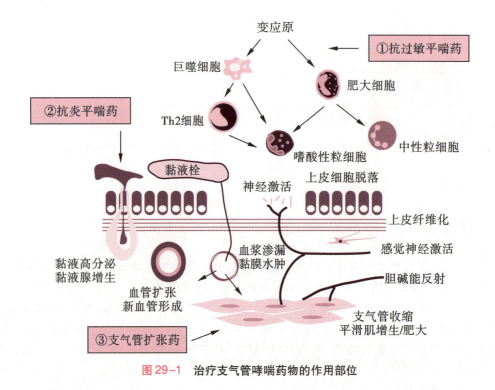

图 29-1　治疗支气管哮喘药物的作用部位

一、抗炎平喘药

(一)糖皮质激素

【药理作用及机制】　糖皮质激素(glucocorticoid)通过抑制哮喘时炎症反应的多个环节发挥平喘作用:①抑制多种参与哮喘发病的炎症细胞和免疫细胞功能;②减少细胞因子和炎症介质释放;③抑制气道高反应性;④增强支气管及血管平滑肌对儿茶酚胺的敏感性,改善肺功能。

【临床应用】　糖皮质激素已成为平喘药中的一线药物,可用于哮喘持续状态或急性发作的抢救药物,长期应用可减少或终止哮喘发作。目前最常用的剂型是吸入型糖皮质激素,它既可发挥平喘作用,又能避免或减少全身性不良反应。临床常用的吸入型糖皮质激素有丙酸倍氯米松、丙酸氟替卡松、布地奈德、丁地去米松、布地缩松等。

丙酸倍氯米松

丙酸倍氯米松(beclomethasone dipropionate)是地塞米松衍生物,局部抗炎作用较地塞米松强数百倍,气雾吸入直接作用于气道发挥平喘作用,全身不良反应轻微。药效高峰常在给药后 10 d 出现,故需预先给药。可长期低剂量或短期高剂量应用于中、重度支气管哮喘患者,起效较慢,不宜用于急性发作。本药长期吸入可发生口咽部白念珠菌感染,声音嘶哑,声带萎缩、变形等,故用药后应及时漱口,减少咽喉部药物残留。

(二)磷酸二酯酶 4 抑制剂

【药理作用及机制】　磷酸二酯酶 4(phosphodiesterase 4 inhibitor,PDE4)是细胞内特异性的cAMP 水解酶,主要表达于炎症细胞(肥大细胞、巨噬细胞、淋巴细胞和嗜酸性粒细胞)、气道上皮细胞和平滑肌细胞内。PDE4 抑制剂抑制 PDE4 活性,增加细胞内 cAMP 浓度而发挥抗炎、扩张支气管等药理作用,用于呼吸系统疾病的治疗。罗氟司特为 PDE4 抑制剂,是治疗慢性阻塞性肺疾病的新型药物。

罗氟司特

罗氟司特(roflumilast)是选择性 PDE4 长效抑制剂,为治疗慢性阻塞性肺疾病的新型药物。主要药理作用为抑制炎症细胞聚集和活化、扩张气道平滑肌及缓解气道重塑。罗氟司特口服生物利用度为 80%,血浆蛋白结合率接近 99%,主要在肝脏代谢。常与长效支气管扩张剂合用,用于治疗反复发作并加重的成人慢性阻塞性肺疾病。常见的不良反应有腹泻、体重减轻、恶心、头痛、背痛、头晕、食欲减退等。经肝细胞色素 P450 代谢,故中、重度肝功能损伤患者禁用。罗氟司特不宜用于 18 岁以下的患者。

二、支气管扩张药

支气管扩张药是哮喘急性发作(气道痉挛)的首选药,包括 β 受体激动药、茶碱类和抗胆碱药。

(一)β 受体激动药

【药理作用及机制】 肾上腺素 β 受体主要分为 β_1、β_2 2 种,β_2受体主要存在于人气道中。兴奋 β_2受体,可松弛支气管平滑肌、抑制肥大细胞与中性粒细胞释放炎症介质、促进气道纤毛运动、减轻气道黏膜水肿和气道炎症反应,有利于缓解或消除气道痉挛和狭窄。肾上腺素 β_2受体激动药通过激动支气管平滑肌的肾上腺素 β_2受体,激活腺苷酸环化酶,使细胞内 cAMP 浓度增加,抑制 Ca^{2+} 内流,使肌球蛋白轻链激酶失活,钾通道开放,引起平滑肌松弛及支气管扩张。本类药还可通过激动肥大细胞细胞膜上的 β_2受体,抑制过敏介质的释放,具有预防过敏性哮喘的作用。但长期应用可使细胞膜上的 β_2受体数目下调,产生耐受性而降低疗效,必要时可与其他平喘药交替使用。

【临床应用】 β_2受体激动药主要用于治疗支气管哮喘、喘息性支气管炎及伴有支气管痉挛的呼吸道疾病。本类药给药方式多样,目前吸入给药最常用,可减少全身不良反应,静脉给药常用于控制哮喘急性发作。

【不良反应】

1.心脏反应 β_2受体激动药治疗量时对心脏的作用较轻,大剂量或静脉注射时可引起窦性心动过速等心脏反应,心律失常患者及甲状腺功能亢进症患者慎用。

2.震颤 β_2受体激动药可激动骨骼肌慢收缩纤维的 β_2受体,引起四肢及面颈部震颤。随用药时间延长,部分患者震颤现象可逐渐减轻或消失。

3.代谢异常 β_2受体激动药可增加肌糖原分解,引起血乳酸、丙酮酸升高,产生酮体。糖尿病患者应用时应防止酮中毒或乳酸酸中毒。

4.低钾血症 β_2受体激动药可激动骨骼肌细胞膜上 Na^+-K^+-ATP 酶,使 K^+ 进入细胞内而引起血钾降低,必要时补充钾盐。

肾上腺素

肾上腺素(adrenaline)对 α、β 受体均有强大的激动作用,激动 β_2 受体可以扩张支气管平滑肌,激动黏膜血管的 α 受体可以减轻黏膜充血、水肿,有利于改善通气功能。皮下或肌内注射能迅速控制支气管哮喘的急性发作,作用迅速、强大而短暂,但同时可激动心脏 β_1 受体,引起心动过速或心律失常,激动 α 受体可引起收缩压增高,引起心血管系统不良反应,故不作为常规应用,仅用于控制哮喘急性发作。

异丙肾上腺素

【药理作用】 异丙肾上腺素(isoprenaline),又称喘息定,是经典的 β_1、β_2受体激动药,松弛支气管平滑肌作用比肾上腺素强,平喘作用强大。气雾吸入给药,起效迅速,主要用于控制支气管哮喘急性发作。

【不良反应】 该药可激动 β_1 受体,兴奋心脏,故常见的不良反应有心率加快、心悸。长期反复应用或剂量增大时可引起心律失常,甚至心室颤动而猝死,故仅用于控制哮喘急性症状,已逐渐被选择性 β_2 受体激动药取代。

沙丁胺醇

沙丁胺醇(salbutamol),又称舒喘灵,是一种短效选择性 β_2 受体激动剂。口服后 30 min 起效,作用可持续 6 h;气雾吸入后 5~15 min 起效,作用可维持 3~6 h。缓释剂型作用时间延长,适用于预防夜间哮喘发作。

【药理作用及临床应用】 沙丁胺醇平喘作用与异丙肾上腺素相似,但对 β_2 受体选择性远远高于对心脏 β_1 受体的选择性,兴奋心脏作用仅为异丙肾上腺素的 1/10,对 α 受体基本无作用。在临床上常用于哮喘、喘息性支气管炎及慢性阻塞性肺疾病伴喘息的治疗。

【不良反应】 本品为选择性 β_2 受体激动药,对 β_1 受体作用较弱,对 α 受体几乎无作用,故治疗量对心血管系统影响较小,但增大剂量时可出现心动过速及心悸。此外,本品还有震颤、恶心、头晕等不良反应。

特布他林

特布他林(terbutaline)的化学结构、体内过程及药理作用均与沙丁胺醇相似,但作用弱于沙丁胺醇。气雾吸入后 5 min 起效,迅速缓解喘息,可用于控制哮喘急性发作。

班布特罗

班布特罗(bambuterol)为口服长效选择性 β_2 受体激动药,是特布他林的前体药。口服吸收后可缓慢代谢成特布他林,作用持续 24 h。

克仑特罗

克仑特罗(clenbuterol),又称氨哮素,为强效选择性 β_2 受体激动药,微量给药便可达到显著平喘效果,松弛支气管平滑肌作用是沙丁胺醇的 100 倍,用于治疗哮喘等支气管狭窄疾病。治疗量不良反应较轻,少数患者出现心悸、口干、手颤等现象。

福莫特罗

福莫特罗(formoterol)是苯乙醇胺的衍生物,为新型长效 β_2 受体选择性激动药,作用强而持久,可松弛支气管平滑肌,可抑制气道血管通透性的增加,并可减轻抗原引起的炎症细胞在气道的浸润,具有较强的抗炎活性。用于治疗哮喘持续状态、夜间发作性哮喘及运动诱发哮喘。

沙美特罗

沙美特罗(salmeterol)是沙丁胺醇的衍生物,为长效选择性 β_2 受体激动药,可用于治疗慢性哮喘及缓解慢性阻塞性肺疾病。

(二)茶碱类

【药理作用及机制】 茶碱类(theophylline)作用广,具有平喘、强心、利尿、扩血管、中枢兴奋等作用。茶碱对支气管平滑肌具有松弛作用,是常用的支气管扩张药,其平喘的作用机制如下。

1. 抑制磷酸二酯酶活性　茶碱类引起细胞内 cAMP、cGMP 浓度升高，舒张支气管平滑肌。但茶碱类在体内有效治疗量较低，对磷酸二酯酶活性的抑制作用并不明显。其平喘作用可能存在其他作用机制。

2. 阻断腺苷受体　腺苷是一种引起气管收缩的炎症介质，茶碱类在有效治疗量时可以阻断腺苷受体，缓解腺苷诱发的支气管收缩作用。

3. 增加内源性儿茶酚胺的释放　茶碱类可促进肾上腺髓质释放儿茶酚胺，使气道平滑肌松弛。

4. 免疫调节与抗炎作用　茶碱类可抑制肥大细胞、巨噬细胞、嗜酸性粒细胞等释放炎症介质，从而降低微血管通透性、支气管炎症及气道反应性。

5. 促进支气管纤毛运动　茶碱类可加速纤毛运动，增强清除功能，有利于哮喘急性发作的治疗。

6. 增加膈肌收缩力　茶碱类可增加呼吸肌（主要是膈肌）收缩力，减轻呼吸道阻塞造成的膈肌疲劳，有助于慢性阻塞性肺疾病的治疗。

【临床应用】

1. 支气管哮喘　茶碱类扩张支气管作用较 β_2 受体激动药弱，起效慢。口服用于防止慢性哮喘发作；静脉注射用于治疗吸入 β_2 受体激动药疗效不明显的急性哮喘患者。

2. 慢性阻塞性肺疾病　茶碱类由于具有强心、利尿、扩张肺动脉、降低肺动脉压的作用，可明显改善通气不足，缓解患者气促症状。

3. 中枢型睡眠呼吸暂停综合征　茶碱类的中枢兴奋作用对脑部疾病或原发性呼吸中枢病变导致的通气不足有较好的疗效，可增强通气功能，改善症状。

【不良反应】　茶碱类的生物利用度个体差异大，安全范围较窄，不良反应较多。其不良反应发生率与血药浓度有关，血药浓度>20 mg/L 时容易出现不良反应，高剂量使用时应强制监测血药浓度。常见的不良反应有胃肠道不适（恶心呕吐、胃食管反流等）、中枢兴奋（失眠、头痛、震颤等）、急性中毒（心律失常、心动过速、血压骤降等）。

氨茶碱

氨茶碱（aminophylline）为茶碱与二乙胺形成的复盐，碱性较强，局部刺激性大。口服、直肠和注射给药均吸收迅速，消除速率受年龄的影响。儿童 $t_{1/2}$ 约为 3.5 h，成人 $t_{1/2}$ 为 8～9 h。该药大部分在肝脏代谢后经肾脏排泄，肝药酶诱导剂如苯妥英钠、卡马西平、利福平、异烟肼可增加其清除率。常用于治疗支气管哮喘、慢性阻塞性肺疾病和心源性哮喘。由于氨茶碱的消除速率个体差异较大，临床应对其定期进行血药浓度监测，及时调整用量以避免毒性反应的发生。

胆茶碱

胆茶碱（cholinophylline）为茶碱与胆碱的复盐，药理作用与氨茶碱相似，水溶性更大，口服易吸收，在体内可释放出茶碱，作用维持时间长，对胃肠道刺激小，对心脏和中枢神经系统作用不明显，患者易耐受。

（三）M 受体阻断药

呼吸道 M 受体有 M_1、M_2、M_3 3 个亚型。M_1 受体被阻断后，可抑制副交感神经节的神经传递，使气道松弛，但作用较弱；M_2 受体激动时，胆碱能节后纤维末梢释放乙酰胆碱将会增加，加剧气道收缩；迷走神经兴奋可激动 M_3 胆碱受体，使气道平滑肌收缩，气道口径变小，黏液分泌增加。因此，选择性阻断 M_1、M_3 胆碱受体可产生支气管扩张作用。阿托品为 M 受体阻断药，但选择性差，对全身组织各型 M 受体均可产生阻断作用，不良反应多，少用于哮喘。常用的抗胆碱类平喘药有异丙托溴铵、氧托溴铵、噻托溴铵等。

异丙托溴铵

异丙托溴铵（ipratropium bromide，异丙托品）是阿托品的衍生物，对 M_1、M_2、M_3 受体无选择性，但对呼吸道平滑肌选择性扩张作用较强。对心血管系统作用较弱，也不影响痰液黏稠度及痰液分泌。本品口服不吸收，雾化吸入时只在局部舒张平滑肌，故起效较慢，主要用于治疗高迷走神经活性的喘息性慢性支气管炎和哮喘。

噻托溴铵

噻托溴铵（tiotropium bromide，泰乌托品）为长效 M_1、M_3 胆碱受体阻断药，平喘作用较强，不良反应较少。$t_{1/2}$ 约为 5 d，作用维持时间达 24 h。本品对老年性哮喘，特别是对高迷走神经活性的哮喘患者尤为适用，也能降低慢性阻塞性肺疾病加重的频率，提高患者生活质量。

三、抗过敏平喘药

抗过敏平喘药主要用于哮喘的预防发作，由于其平喘作用起效缓慢，在临床上不用于控制哮喘的急性发作。这类药物的主要作用是抗过敏和轻度的抗炎作用，主要包括以下三大类。

（一）炎症细胞膜稳定药

色甘酸钠

【药理作用及机制】 色甘酸钠（disodium cromoglycate）无直接松弛支气管平滑肌作用，也无抗组胺、白三烯等过敏物质的作用，但能稳定肥大细胞的细胞膜，阻止抗原诱发的肺组织肥大细胞释放过敏介质，并能防止二氧化硫、冷空气、运动等非特异性刺激引起的支气管痉挛，长期应用可减轻气道高反应性。

【临床应用】 色甘酸钠极性高，口服很少吸收，临床采用粉雾剂吸入，主要用于预防哮喘发作，防止变态反应或运动引起的速发和迟发性哮喘，需在接触抗原或刺激物前 7～10 d 应用。

【不良反应】 少见，偶见咽喉和气管刺激症状或支气管痉挛，必要时可同时吸入 β_2 受体激动药预防。

奈多罗米钠

奈多罗米钠（nedocromil sodium）是作用较强的非甾体抗炎平喘药，是目前国际上备受关注的抗过敏性炎症的药物。有稳定肥大细胞的细胞膜作用，且作用较色甘酸钠强。还具有炎症细胞抑制作用，对抗原和其他刺激物诱导支气管收缩反应的抑制作用，降低气道高反应性等。长期吸入给药可预防哮喘，用于哮喘早期的维持治疗。偶见头痛等不良反应。儿童及孕妇慎用。

（二）H_1 受体拮抗剂

酮替芬

酮替芬（ketotifen，噻哌酮）除有类似色甘酸钠的作用外，还可阻断 H_1 受体，预防和逆转 β_2 受体的下调，加强 β_2 受体激动药的平喘作用。本品在临床上可单独应用，或与茶碱类、β_2 受体激动药合用，防治轻、中度哮喘。不良反应有疲倦、镇静、头晕、口干等。

(三)半胱氨酰白三烯受体1阻断药

扎鲁司特

扎鲁司特(zafirlukast)为常用的半胱氨酰白三烯受体1(CysLT1)阻断药,能够有效地预防白三烯所致的血管通透性增加,减少气道黏液分泌,加强支气管纤毛运动,降低气道微血管通透性,减轻气道水肿和嗜酸性粒细胞在组织的浸润,从而抑制气道炎症反应,降低支气管高反应性并舒张支气管平滑肌,减轻哮喘症状,减少哮喘发作及夜间憋醒次数,改善肺功能。主要用于轻度至中度慢性哮喘的预防和治疗,以及严重哮喘患者的辅助治疗。

常用的CysLT1阻断药除扎鲁司特外,还有孟鲁司特(montelukast)和普仑司特(pranlukast),二者药理作用与扎鲁司特相似。

第二节　镇咳药

咳嗽是呼吸系统疾病的一个主要症状。咳嗽是机体的一种保护性反射活动,有助于排出呼吸道痰液和异物,保持呼吸道清洁与通畅。在应用镇咳药前,应寻找引起咳嗽的原因,针对病因进行治疗。针对剧烈无痰的咳嗽,如上呼吸道病毒感染所致的慢性咳嗽或对因治疗后咳嗽未见减轻者,为减轻患者的痛苦,降低并发症的发生,必要时需用镇咳药缓解症状。而对于咳嗽伴有咳痰困难时,则应使用祛痰药,慎用镇咳药,以防无法及时排出积痰,引起继发感染,甚至阻塞呼吸道而引起窒息。目前根据作用机制不同,可将镇咳药分为2类。

中枢性镇咳药:直接抑制延髓咳嗽中枢的为中枢性镇咳药,代表药物有磷酸可待因、氢溴酸右美沙芬。

外周性镇咳药:抑制咳嗽反射弧中的感受器、传入神经、传出神经及效应器中任一环节的为外周性镇咳药,代表药物有苯佐那酯。

磷酸可待因

磷酸可待因(codeine phosphate)是一种阿片生物碱,作用类似吗啡,但较吗啡弱。可待因对延髓咳嗽中枢有选择性抑制作用,镇咳作用迅速而强大,疗效可靠,兼具镇痛和镇静作用。镇咳剂量不抑制呼吸,主要用于治疗各种原因引起的剧烈干咳,对胸膜炎干咳伴胸痛者尤为适用。成瘾性、耐受性弱于吗啡,但连续使用也可产生成瘾性和耐受性,应控制应用。可抑制咳嗽反射及支气管腺体分泌,使痰液黏稠而不易咳出,故痰液黏稠、痰多者禁用。对支气管平滑肌有轻度收缩作用,故呼吸不畅者慎用。18岁以下青少年儿童禁用。

氢溴酸右美沙芬

氢溴酸右美沙芬(dextromethorphan hydrobromide)为人工合成的吗啡衍生物。镇咳作用与可待因相等或较强,无镇痛作用,长期应用未见耐受性和成瘾性,常用于治疗各种原因引起的剧烈干咳。镇咳治疗量不抑制呼吸,不良反应少见,偶有头晕、嗜睡、恶心、口干、便秘等。痰多、痰液黏稠患者慎用。妊娠3个月内女性禁用。

喷托维林

喷托维林(pentoxyverine,咳必清)为非成瘾性中枢性镇咳药,对咳嗽中枢有较高选择性,镇咳作用强度为可待因的 1/3,并兼有阿托品样作用和局部麻醉作用,可松弛支气管平滑肌,减轻气道阻力,抑制呼吸道感受器。用于治疗各种原因引起的干咳,痰多者应与祛痰药合用。偶见轻度头痛、头晕、口干、恶心等不良反应。青光眼及心力衰竭患者慎用。

苯佐那酯

苯佐那酯(benzonatate)为丁卡因的衍生物,具有较强的局部麻醉作用,吸收后分布于呼吸道,能选择性抑制肺牵张感受器及感觉神经末梢,抑制肺–迷走神经反射,从而阻断咳嗽反射的传入冲动,产生镇咳作用。镇咳作用强度略弱于可待因,对刺激性干咳、阵咳及外科手术后刺激性咳嗽治疗效果好,也可用于支气管镜检、喉镜检查或支气管造影前以预防呛咳。由于其有一定的局部麻醉作用,服用时切勿嚼碎,以免引起口腔麻木。不良反应可见嗜睡、恶心、眩晕、鼻塞等。多痰者禁用。

第三节　祛痰药

痰液是呼吸道炎症产物,刺激气管黏膜引起咳嗽,黏痰积聚在气道内会导致气道狭窄,引起喘息并加重感染。祛痰药可增加呼吸道分泌,使痰液变稀或黏稠度降低,促进痰液排出,减少痰液对呼吸道黏膜的刺激,还可间接起到镇咳、平喘的作用。

一、痰液稀释药

氯化铵

氯化铵(ammonium chloride)是祛痰合剂的主要成分之一,口服后能局部刺激胃黏膜引起恶心,反射性地兴奋气管、支气管腺体的迷走神经,增加呼吸道腺体分泌,使痰液稀释,易于咳出。本品祛痰作用较弱,大剂量又可引起恶心呕吐,故很少单独应用,常制成复方制剂。在临床上常用于急、慢性呼吸道炎症且痰液黏稠、不易咳出者。本品属酸性无机盐,可酸化尿液,促进碱性药物经肾脏排泄,还可用于碱血症。宜饭后服用。严重肝、肾功能不全者禁用,溃疡患者慎用。

二、黏痰溶解药

乙酰半胱氨酸

乙酰半胱氨酸(acetylcysteine)为半胱氨酸的 N–乙酰化物,能裂解痰液中黏蛋白的二硫键,使痰液黏稠度降低而易于咳出。适用于浓稠黏痰过多而阻塞呼吸道,导致咳痰困难者。非紧急情况气雾吸入给药,紧急情况气管内滴入给药,滴入后气管内可产生大量分泌液,故应及时使用吸痰器排痰。乙酰半胱氨酸有特殊气味及刺激性,可引起恶心呕吐、呛咳甚至支气管痉挛,合用小剂量异丙肾上腺素可避免。哮喘患者、老年严重肺功能不全者慎用。本品能够降低抗生素活性,不宜与青霉素、头孢菌素、四环素等同服。若需给予其他口服药或抗生素,建议其与本品的给药时间相隔 2 ~ 4 h。

溴己新

溴己新(bromhexine)可抑制痰液中酸性黏多糖蛋白的合成,并可使痰中的黏多糖蛋白纤维断裂,因此降低痰液黏稠度,使黏痰变稀而易于咳出。适用于支气管炎、哮喘、支气管扩张、肺气肿等有黏痰而不易咳出的患者,可改善黏痰阻塞引起的气促。少数患者出现恶心、胃部不适及血清转氨酶升高等不良反应。消化性溃疡、肝功能不全者慎用。

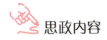 思政内容

蓝天之下同呼吸，环境保护共担当

从 20 世纪比利时马斯河谷雾霾事件、美国多诺拉雾霾事件、伦敦雾霾事件到 2013 年中国东北雾霾事件，雾霾不断蔓延加剧。央广网报道，2013 年雾霾波及中国 25 个省份，100 多个大中型城市，全国平均雾霾天数高达 29.9 d，创 52 年来之最。近年来，雾霾等空气污染对居民呼吸健康的影响日益严重。国家卫生健康委员会公布的数据显示，我国医院呼吸系统疾病就医人数显著攀升，2018 年人数较 2011 年翻了 1 倍多。空气污染已成为公众健康的一个重大威胁。

此刻，地球环境加剧恶劣，极端灾害性天气频繁。从 2009 年的"非典"到 2020 年新冠疫情全球暴发，从 2019 年亚马逊雨林的世纪大火到 2020 年持续 7 个月的澳大利亚山火，从 2021 年河南郑州"7·20"百年不遇特大暴雨灾害到 2022 年美国西部千年不遇特大干旱，这一系列的自然灾害一次又一次向人类重锤击响保护环境的警钟。人类只有一个地球，不是地球需要人类，而是人类需要地球！

保护国际基金会（Conservation International）制作的《大自然在说话》（*Nature Is Speaking*）系列公益影片，以大自然元素为"第一人称"，讲述了自然与人类的关系。

众志成城，同心战"疫"

2020 年初，新冠疫情突袭全球。它暴发于人流规模最大的春节假期，成为中华人民共和国成立以来在我国发生的传播速度最快、感染范围最广、防控难度最大的一次重大突发公共卫生事件。

疫情就是命令，防控就是责任。党中央及各级领导统一部署，4 万多名医护人员从全国各地驰援湖北，14 亿中国人众志成城，构筑起疫情防控的坚固防线，同时间赛跑、与病魔较量！年过八旬的钟南山院士呼吁大家"没有特殊情况，不要去武汉"，自己却义无反顾深入疫情前线，这是他继 2003 年抗击"非典"后再次出征。武汉市金银潭医院原院长张定宇隐瞒了身患"渐冻症"（肌萎缩侧索硬化）的病情，坚守在抗击疫情最前线，撑起了首家新型冠状病毒感染定点医院。尚处新冠疫情迅猛上升期，郑州大学第一附属医院医疗队 46 人驰援武汉，是江汉方舱医院来得最早、规模最大的一支援汉医疗队。在这场没有硝烟的战场上，除了奋战在一线的医护人员外，还有许许多多解放军战士、基层工作人员、建筑工人。疫情当前，每一位中华儿女都在努力贡献着自己的力量。

新冠疫情给全球公共卫生安全带来了巨大挑战。这次疫情再次表明：人类是一个生死与共的命运共同体，面对这一全球性挑战，唯有齐心协力、团结应对，才能取得胜利！

中共中央宣传部、中央广播电视总台联合制作的纪录片《同心战"疫"》，通过大量珍贵影像，展现了中国人民抗击新冠疫情的历程。

（王　沛）

第三十章　子宫平滑肌兴奋药和抑制药

学习目标

1. 知识目标　①熟悉缩宫素和麦角生物碱的药理作用、临床应用及禁忌证。②熟悉垂体后叶素、前列腺素的作用特点。③了解子宫平滑肌抑制药的作用及用途。

2. 思政目标　介绍缩宫素等在临床上的应用,结合分娩过程的科普,帮助学生感受母亲的伟大和生命诞生的神圣,传承"感恩父母"的中华民族传统美德,培养敬佑生命、救死扶伤的医者精神。

作用于子宫平滑肌的药物按其对子宫平滑肌的作用分为子宫平滑肌兴奋药和子宫平滑肌抑制药。子宫平滑肌兴奋药是指可选择性地作用于子宫平滑肌,使子宫收缩增强的药物,包括缩宫素、麦角生物碱、垂体后叶素和前列腺素类。它们的药理作用可因子宫的生理状态和用药剂量的不同而有差异,一方面可使子宫产生节律性收缩,另一方面也可使子宫产生强直性收缩。子宫平滑肌抑制药,又称抗分娩药,这类药物可抑制子宫平滑肌收缩,包括 β_2 受体激动药、硫酸镁、钙通道阻滞药、COX 抑制药、催产素拮抗药等,在临床上主要用于治疗痛经和防治早产。

第一节　子宫平滑肌兴奋药

子宫平滑肌兴奋药能使子宫产生节律性收缩,在临床可用于催产、引产,使子宫产生强直性收缩,可用于产后止血及产后子宫复原。此类药物如果使用不当,可造成子宫破裂、胎儿宫内窒息等严重后果,故临床应用时必须严格掌握药物剂量及其适应证。

缩宫素

缩宫素(oxytocin),又称催产素(pitocin),为多肽类激素,是由下丘脑室旁核、视上核神经元产生的激素原裂解生成的神经垂体激素,并沿下丘脑-垂体束被转运至神经垂体,与同时合成的神经垂体转运蛋白结合形成复合物,贮存于神经末梢。在适宜的刺激下,神经激素与转运蛋白被同时释放入血,随血液循环到达靶器官而发挥作用。目前临床应用的缩宫素多为人工合成品或者从猪、牛的神经垂体中提取的药物制剂。从动物提取的药物制剂中含有缩宫素和少量的加压素(vasopressin,又称抗利尿激素),人工合成品内不含加压素。

【体内过程】　缩宫素易被消化酶破坏,故口服无效,多采用肌内注射、静脉滴注或鼻黏膜给药。肌内注射吸收良好,3～5 min 可生效,作用维持 20～30 min;静脉注射起效更快,但维持时间更短,故常以静脉滴注维持疗效;缩宫素易经鼻腔和口腔黏膜吸收。缩宫素可透过胎盘,大部分经肝脏、肾脏被破坏,少部分以结合形式经肾脏排泄。$t_{1/2}$ 受各种因素影响,差异较大,如在妊娠期血浆中会出现缩宫素酶,可使缩宫素失活,这时 $t_{1/2}$ 一般为 5～12 min。

【药理作用及机制】

1. 兴奋子宫平滑肌 缩宫素可直接兴奋子宫平滑肌,加强子宫平滑肌的收缩强度和收缩频率。缩宫素作用机制是通过特异的缩宫素受体产生效应。动物实验还证明,缩宫素可促使子宫内膜和蜕膜产生并释放前列腺素,这也可能影响其对子宫的收缩效应。子宫平滑肌的收缩强度取决于缩宫素的剂量和子宫的生理状态。

小剂量缩宫素(2～5 U)可加强子宫(特别是妊娠末期子宫)的节律性收缩作用,其收缩性质与正常分娩近似,使子宫底部产生节律性的收缩,对子宫颈则可产生松弛作用,促使胎儿顺利娩出。

大剂量缩宫素(5～10 U)则可使子宫平滑肌发生持续性的强直性收缩,子宫底和子宫颈均收缩,不利于胎儿的娩出。子宫平滑肌对缩宫素的敏感性还受性激素的影响,雌激素能够提高子宫平滑肌对缩宫素的敏感性,孕激素则可降低其对缩宫素的敏感性。

在妊娠早期,孕激素的水平较高,缩宫素对子宫平滑肌的收缩作用较弱,可以保证胎儿的正常发育;在妊娠后期,雌激素水平较高,特别是在临产时子宫对缩宫素的反应更加敏感,这样有利于胎儿的娩出,故此时只需小剂量缩宫素即可达到引产和催产的目的。

2. 促进乳腺分泌 缩宫素能使乳腺腺泡周围的肌上皮细胞(属于平滑肌)收缩,使乳腺导管收缩,促使乳汁从乳房排出,但不能增加乳汁的分泌量。

3. 降压作用 大剂量缩宫素还能短暂地松弛血管平滑肌,从而引起血压下降,但催产剂量的缩宫素不引起血压下降。

【临床应用】

1. 催产、引产 对胎位正常、无产道障碍且宫缩无力的难产,可用小剂量缩宫素增加子宫收缩的强度和频率,促进分娩。对于过期妊娠或妊娠合并严重疾病必须提前终止妊娠者,如死胎、患严重心脏病、妊娠中毒症等的孕妇,可用其引产。

2. 产后出血 产后出血时,立即皮下或肌内注射较大剂量缩宫素,可迅速引起子宫平滑肌发生强直性收缩,压迫子宫肌层内的血管而止血。由于缩宫素作用时间较短,常与麦角生物碱合用,以维持子宫收缩状态。

3. 催乳 哺乳前 2～3 min,用缩宫素滴鼻或经鼻喷雾给药,经黏膜吸收后,可促进乳汁排出。

【不良反应】

1. 胎儿宫内窒息或子宫破裂 胎儿宫内窒息或子宫破裂多因缩宫素过量引起子宫高频率甚至持续性强直收缩而导致。在缩宫素被用作催产、引产时,必须注意以下两点:①严格掌握剂量和静脉滴注速度,避免子宫强直性收缩的发生;②严格掌握用药禁忌证,凡产道异常、胎位不正、头盆不称、前置胎盘及 3 次妊娠以上的经产妇或有剖宫产史者禁用,以防止引起子宫破裂或胎儿宫内窒息。

2. 其他反应 人工合成品不良反应较少,应用缩宫素的生物制剂,偶见恶心呕吐、过敏反应和血压升高。使用大剂量缩宫素时,可导致抗利尿作用的发生。如果患者输液过多或过快,可出现水潴留和低钠血症。非人工合成的缩宫素可升高血压和发生过敏反应,故高血压、冠心病患者及有过敏史者禁用。

垂体后叶素

垂体后叶素(pituitrin)是从猪、牛的垂体后叶中提取的粗制品,内含缩宫素和加压素,两者的化学结构基本相似,均为含二硫键的九肽,只有 2 个氨基酸不同,其作用相似,但强弱不同。对子宫平滑肌作用选择性低,加压素在较大剂量时可以收缩血管,特别是对毛细血管和小动脉的收缩作用很强,从而升高血压。在临床上可用于治疗尿崩症及肺出血。垂体后叶素中因加压素含量较多,现在产科已少用。不良反应主要有面色苍白、心悸、胸闷、恶心、腹痛、过敏反应等。垂体后叶素与缩宫素的药理作用比较见表 30-1。

表 30-1　垂体后叶素与缩宫素的药理作用比较

药物	对人子宫收缩作用			排乳作用	抗利尿作用	对血压的作用	冠状血管收缩作用	肠环状肌收缩作用
	妊娠前	妊娠早期	妊娠后期					
垂体后叶素（含加压素 10 U/mL、缩宫素 10 U/mL）	++	±	++++	++++	+++	++	+	+++
缩宫素（含加压素 <1 U/mL、缩宫素 10 U/mL）	±	±	++++	++++	±	-	-	±

注：+表示增加，±表示基本无作用，-表示减少。

麦角生物碱

麦角（ergot）是寄生在黑麦及其他禾本科植物上的一种麦角菌干燥菌核，因在麦穗上突出如角而得名。临床应用超过 400 年，历史久远。现已用人工培养方法生产。麦角生物碱（ergot alkaloid）是麦角中多种生物碱的总称，均为麦角酸的衍生物。

麦角生物碱按化学结构的不同分为 2 类。①胺生物碱类：代表药有麦角新碱（ergometrine）和甲基麦角新碱（methylergometrine），均易溶于水，对子宫的兴奋作用强且快，但维持时间较短，分娩后口服约 10 min、肌内注射约 5 min 出现子宫收缩作用。主要在肝脏代谢，经胆道排泄。②肽生物碱类：代表药有麦角胺（ergotamine）和麦角毒（ergotoxine），均难溶于水，口服吸收少而不规则，对血管作用显著，起效缓慢，但药效维持时间较久。麦角生物碱除了可激动或阻断 5-HT 受体外，还可作用于 α 受体和 DA 受体。

【药理作用】

1. 兴奋子宫平滑肌　麦角新碱和甲基麦角新碱均可选择性地兴奋子宫平滑肌，且起效迅速，作用强而持久。与缩宫素相比，麦角生物碱用药剂量稍大时即可引起子宫平滑肌发生强直性收缩，妊娠子宫较未孕子宫对麦角碱类更敏感，妊娠后期子宫对麦角生物碱的敏感性会增强，临产时最敏感。因此，此类药物只可用于产后止血和子宫复原，不宜用于催产和引产。

2. 收缩血管　麦角胺能使末梢血管收缩，并且可以直接作用于动、静脉使其收缩；大剂量使用麦角生物碱还会损伤血管内皮细胞，长期服用可以导致肢端干性坏疽和血栓。这类药物也能收缩脑血管，减少脑动脉搏动幅度，从而减轻偏头痛。

3. 阻断 α 受体　麦角胺和麦角毒可阻断 α 受体，翻转肾上腺素的升压作用，使升压作用变为降压，同时抑制中枢，使血压下降。麦角新碱无此作用。

【临床应用】

1. 子宫出血　麦角新碱和甲基麦角新碱可通过轻质收缩子宫平滑肌而机械压迫血管止血，此类药物主要用于防治产后因子宫收缩乏力引起的子宫出血。

2. 子宫复原　产后子宫出血容易引起失血过多或感染，因此需用麦角流浸膏或麦角新碱促进子宫收缩，加速子宫复原。

3. 偏头痛　麦角胺能使脑血管收缩，降低脑动脉搏动幅度，可用于偏头痛的诊断及治疗。咖啡因也具有收缩脑血管、减少脑动脉搏动的作用,同时咖啡因还能使麦角胺的吸收速率和血浆药物峰浓度增加,因此两药合用可增强疗效。麦角胺可引起手、趾、脸部麻木和刺痛感,下肢水肿,偶见焦虑或精神错乱、幻觉、胸痛、胃痛,并可加重老年病,应用时应当给予充分注意。

4. 人工冬眠　双氢麦角碱(麦角毒碱的氢化物)对中枢神经系统有抑制作用,还有舒张血管、降低血压的作用,可以与异丙嗪、哌替啶组成冬眠合剂,用于人工冬眠。

【不良反应】　麦角新碱注射可引起恶心呕吐、血压升高等症状,伴有妊娠毒血症的产妇慎用。用药过程中偶见过敏反应,严重者可出现呼吸困难、血压下降。麦角流浸膏中含有麦角毒和麦角胺,长期应用可损害血管内皮细胞。血管硬化及冠心病患者忌用麦角生物碱。麦角生物碱禁用于催产和引产。

前列腺素类

前列腺素(prostaglandin,PG)是一类广泛存在于体内的不饱和脂肪酸,对心血管、呼吸、消化等系统有广泛的生理作用和药理作用,现可人工合成。作为子宫兴奋药应用的 PG 类药物有地诺前列素(dinoprost,$PGF_{2\alpha}$,前列腺素 $F_{2\alpha}$)、硫前列酮(sulprostone)、地诺前列酮(dinoprostone,PGE_2,前列腺素 E_2)等。PG 对子宫有收缩作用,其中以 PGE_2 和 $PGF_{2\alpha}$ 的活性最强,尤其在分娩中具有重要意义。

【药理作用】

1. 兴奋子宫平滑肌　PG 对妊娠各期子宫均有兴奋作用,对妊娠早期和中期子宫的收缩作用远远强于缩宫素,对分娩前的子宫更敏感,作用类似于缩宫素。在妊娠早期和中期可引起足以导致流产的高频率、大幅度的子宫平滑肌收缩,在临产前可松弛子宫颈,产生近于正常分娩的子宫收缩。

2. 抗早孕　PG 能促进黄体萎缩溶解,使血中黄体酮水平急剧下降,子宫内膜脱落形成月经。此外,PG 还能影响输卵管活动。PGE_2 可促进子宫平滑肌强烈收缩,阻碍受精卵着床。

【临床应用】

1. 催产、引产和流产　PG 用于足月妊娠或过期妊娠的催产、引产,终止妊娠早期或中期的引产,发生良性葡萄胎时可用于排出宫腔内的异物。

2. 抗早孕　PG 对停经 49 d 内的早孕女性有催经、止孕的效果。

【不良反应】　PG 的不良反应主要为恶心呕吐、腹痛等消化道平滑肌兴奋的现象。少数患者出现头晕、头痛、发热、胸闷、心率加快、血压下降或升高等反应。可因兴奋支气管平滑肌而诱发哮喘,并能升高眼内压,故不宜用于支气管哮喘患者和青光眼患者。PG 用于引产时的禁忌证、注意事项与缩宫素相同。

第二节　子宫平滑肌抑制药

子宫平滑肌抑制药可抑制子宫平滑肌收缩,使子宫平滑肌的收缩力减弱,收缩节律减慢,在临床上主要用于防治痛经和早产。

β₂受体激动药

β_2 受体激动药通过激动子宫平滑肌细胞膜上的 β_2 受体,增加细胞内 cAMP 浓度,继而降低细胞内 Ca^{2+} 浓度,最终引起子宫平滑肌松弛,从而抑制子宫收缩。这类药物在孕妇和胎儿使用后,均能引起心率加快、心肌耗氧量增加、血压上升、血糖升高、水钠潴留、血容量增加等。合并心脏病、重度高血压、未经控制的糖尿病、支气管哮喘、肺动脉高压等疾病的患者禁用此类药物。

利托君(ritodrine)、特布他林(terbutaline)、沙丁胺醇(salbutamol)、海索那林(hexoprenaline)等激

动子宫平滑肌的 β_2 受体激动药,具有松弛子宫平滑肌的作用。在人的子宫平滑肌上,β_2 受体占优势,这类药物对非妊娠和妊娠子宫均可产生抑制作用,可用于治疗先兆早产。本类药可引起心血管系统的不良反应,主要表现为心率增加、心悸、血压升高及过敏反应。有报道极个别病例用药后出现肺水肿而死亡。本类药禁忌证较多,使用时应严格掌握适应证,在具有抢救条件的医院并在医生的密切观察下使用。

硫酸镁

硫酸镁(magnesium sulfate)可显著抑制子宫平滑肌收缩,用于预防早产。硫酸镁还可抑制中枢神经系统,抑制运动神经-肌肉接头乙酰胆碱的释放,减少血管平滑肌的收缩,缓解外周血管痉挛,因而注射用硫酸镁可用于治疗妊娠高血压、先兆子痫和子痫。

硝苯地平

硝苯地平(nifedipine)为钙通道阻滞药,可以松弛子宫平滑肌,拮抗缩宫素引起的子宫兴奋作用,故可以用于预防早产。

吲哚美辛

吲哚美辛(indometacin)属于 COX 抑制药,可非特异性地抑制子宫收缩,已用于早产的治疗。但其能引起动脉导管提前关闭,导致肺动脉高血压继而损害肾脏,减少羊水等,故本药仅在 β_2 受体激动药、硫酸镁等药物使用无效或使用受限时,且仅限于在妊娠 34 周前的女性使用,故在临床使用时应十分慎重。

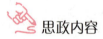 思政内容

感恩母亲,敬佑生命

一个生命的孕育要经历众多过程,生命的诞生是伟大的。从妊娠期漫长的等待、预产期的煎熬、待产时的疼痛,到分娩时的艰辛,这一段历程都在向我们展示母亲的不易。

分娩产程主要分为 3 个阶段。第一产程由阵痛开始至子宫颈全开,是漫长而痛苦的前奏。第二产程,宫缩强度增加,子宫颈完全打开,胎儿娩出。如历时过长,则需采用注射催产素等方式助产。第三产程主要是胎盘分娩过程。此外,有人主张将产后 2 h 称为"第四产程",因产后出血多发生在此阶段。

生命的孕育中充满艰辛与挑战,正是因为母亲的坚韧与勇气,才有了生命的诞生和成长。每一位母亲都值得感恩和敬佩,每一个生命都值得珍爱和呵护。

(王　沛)

第三十一章　肾上腺皮质激素类药

1. 知识目标　①了解肾上腺皮质激素的分类及构效关系。②掌握糖皮质激素的生理作用、药理作用、临床应用、不良反应和应用注意事项。③掌握盐皮质激素的药理作用和临床应用。④熟悉促皮质素和皮质激素抑制药的药理作用和临床应用。

2. 思政目标　以糖皮质激素的药理效应和不良反应为例，引导学生从辩证思维的角度增加对药理学知识的理解，提升学生运用辩证思维分析问题和解决问题的能力。

肾上腺皮质激素（adrenocortical hormone）是肾上腺皮质所产生激素的总称，其基本结构为甾核，属甾体类化合物。肾上腺皮质是构成肾上腺外层的内分泌腺组织，由外向内依次分为球状带、束状带、网状带3层。①球状带主要合成和分泌盐皮激素（mineralocorticoid），主要有醛固酮（aldosterone）和去氧皮质酮（desoxycortone），影响水盐代谢；②束状带主要合成和分泌糖皮质激素（glucocorticoid），主要有氢化可的松（hydrocortisone）和可的松（cortisone），影响糖、脂肪和蛋白质的代谢；③网状带主要合成和分泌雄激素、雌激素等性激素，参与维持机体的第二性征。肾上腺皮质激素的分泌呈现昼夜节律性，午夜0时血中浓度最低，之后逐渐上升，上午8时达最高。这是由于肾上腺皮质激素的分泌和生成受促肾上腺皮质激素（adrenocorticotropic hormone，ACTH）的调节，而ACTH的分泌呈现昼夜节律性（图31-1）。临床常用的肾上腺皮质激素主要指糖皮质激素。

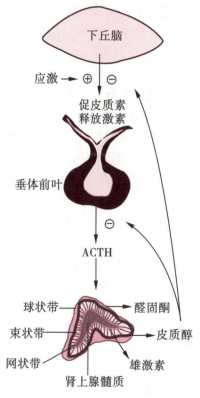

图31-1　肾上腺皮质激素的分泌与调节

第一节　糖皮质激素类药

糖皮质激素类（glucocorticoids，GCs）药物的作用广泛而复杂，且随剂量不同而异。

在生理剂量下，GCs药物主要影响机体的物质代谢；缺乏时，可引起代谢失调，严重时可致死亡；应激状态时，机体分泌大量的糖皮质激素，可达正常分泌量的10倍，通过允许作用等方式，使机体能适应内外环境变化所产生的强烈刺激。

超生理剂量（药理剂量）则具有抗炎、抗毒、抗免疫、抗休克等广泛的药理作用，而其对物质代谢的影响多超出了机体的生理需要,可产生多种不良反应和并发症,甚至危及生命。为了提高临床疗效,降低不良反应,人们对本类药的化学结构进行改造,合成了一系列 GCs 药物,目的是提高抗炎作用和减少对水盐代谢的影响。

【分类】 GCs 药物按其作用时间的长短,分为短效、中效、长效三大类。①短效药物有可的松(cortisone)和氢化可的松(hydrocortisone),作用时间多在 8~12 h。②中效药物有泼尼松(prednisone)、泼尼松龙(prednisolone)、甲泼尼龙(meprednisone)、曲安西龙(triamcinolone)等,作用时间多在 12~36 h。③长效药物有地塞米松(dexamethasone)、倍他米松(betamethasone)等,作用时间多在 36~54 h。

【体内过程】 GCs 药物脂溶性高,口服、注射均可吸收。口服可的松或氢化可的松吸收迅速且完全,达峰时间为 1~2 h。氢化可的松进入血液后约 90% 与血浆蛋白质结合,其中 80% 与皮质激素运载蛋白(corticosteroid binding globulin,CBG)结合,10% 与白蛋白结合。结合后不易进入细胞,因此无生物活性;具有生物活性的游离型激素约占 10%。在肝脏分布最多,其次是血浆、脑脊液。CBG 在肝脏合成,雌激素对其合成具有促进作用。妊娠过程中雌激素水平增加,血中 CBG 水平增高 2~3 倍。用雌激素治疗的患者血中 CBG 水平也同样增高。但当 CBG 水平增高,游离型激素减少时,可反馈性地引起 ACTH 释放增加,又使游离型激素恢复到正常水平。发生肝病、肾病时,血 CBG 水平降低,游离型激素水平升高。

GCs 药物在肝脏代谢,经肾脏排泄,故肝、肾功能不全时,GCs 药物 $t_{1/2}$ 延长。可的松、泼尼松等在肝脏转化为氢化可的松和泼尼松龙方有活性,因此严重肝功能不全的人不宜使用可的松和泼尼松,只宜用氢化可的松或泼尼松龙。肝药酶诱导剂(苯巴比妥、苯妥英钠、利福平等)与 GCs 药物合用时,则加快后者灭活,故须增加 GCs 药物的用量。

氢化可的松的血浆 $t_{1/2}$ 为 80~144 min,一次给药作用可持续 8~12 h。显然,其生物学 $t_{1/2}$ 比血浆 $t_{1/2}$ 长。而混悬液肌内注射后吸收慢,一次给药可维持 24 h,关节腔内注射可维持 1 周。剂量大或肝、肾功能不全者可使 $t_{1/2}$ 延长;甲状腺功能亢进时,肝脏灭活皮质激素加速,使 $t_{1/2}$ 缩短。泼尼松龙因不易被灭活,$t_{1/2}$ 可达 200 min。

【作用机制】 GCs 药物作用的靶细胞广泛分布于肝、肺、脑、骨、胃肠平滑肌、骨骼肌、淋巴细胞、胸腺等,因而作用广泛而复杂。

1. 基因组效应 本类药大部分效应系糖皮质激素受体(glucocorticoid receptor,GR)介导的基因组效应,即本类药与细胞内 GR 结合,影响基因转录,促进或抑制某些特异性蛋白质合成,进而产生药理效应。GR 属于核受体超家族,约由 800 个氨基酸构成,分为 GRα、GRβ 2 种亚型。GRα 活化后产生经典的糖皮质激素效应(基因组效应),而 GRβ 不具备与 GCs 药物结合的能力,作为 GRα 生理性拮抗体而起作用。对 GCs 药物不敏感的哮喘患者可见 GRβ 表达增强。存在于细胞质的 GR 在与 GCs 药物等配体结合前是未活化型,未活化的 GRα 在细胞质内与热休克蛋白(heat shock protein,HSP)等结合形成复合物,能够防止 GRα 对 DNA 产生作用。GCs 药物易于透过细胞膜进入细胞质,与 GRα 结合,引起 GRα 构象发生变化,HSP 等成分与 GRα 分离,随之这种激活的类固醇-受体复合体易位进入细胞核,在细胞核内与特异性 DNA 位点即靶基因启动子序列的 GCs 药物受体元件(glucocorticoid response element,GRE)相结合,包括正性 GRE 和负性 GRE,可诱导或抑制基因转录,进而发挥其生长抑制、抗炎、免疫抑制等效应。此外,这种类固醇-受体复合体也可结合核因子-κB(nuclear factor-kappa B,NF-κB)、激活蛋白-1(activator protein-1,AP-1)等转录因子,并影响转录因子的功能。

2. 非基因组效应 该效应是 GCs 药物发挥作用的另一重要机制,其特点是起效迅速、对转录和蛋白质合成抑制不敏感。其作用方式如下。①通过细胞膜上 GCs 药物受体介导(非基因受体介导效应):除了类固醇核受体外,尚存在细胞膜类固醇受体,该受体主要结构已基本清楚,已成功克隆。

②非基因的生化效应:已经证实了激素对细胞能量代谢的直接影响。如甲泼尼龙可溶解于生物膜,并影响细胞膜的生化特性,其对线粒体内膜的直接影响将引起离子通透性增加,继而导致氧化磷酸化偶联的解离。此外,激素还可以不通过减少细胞内 ATP 的产生而直接抑制阳离子循环。③细胞质受体的受体外成分介导的信号通路:有研究发现 GCs 药物与 GR 结合后,$GR\alpha$ 与 HSP_{90} 等成分分离,随之类固醇-受体复合体易进入细胞核(产生基因效应),而 HSP_{90} 等受体外成分则进一步激活某些信号通路(如 Src)产生快速效应。

【药理作用】 GCs 药物在生理剂量下主要对机体的物质代谢产生影响,而在超生理剂量(药理剂量)时还发挥除了代谢作用以外的其他药理作用。

1. 对代谢的影响

(1)糖代谢:GCs 药物在维持血糖的正常水平和肝脏及肌肉的糖原含量方面有重要作用。能够增加肝糖原、肌糖原含量和升高血糖。其机制为:①促进糖原异生,特别是利用肌肉蛋白质代谢中的一些氨基酸及其中间代谢物作为原料合成糖原;②减缓葡萄糖氧化分解过程,有利于中间代谢物(如丙酮酸、乳酸等)在肝脏和肾脏再合成葡萄糖,增加血糖来源;③减少机体组织对葡萄糖的利用。

(2)蛋白质代谢:GCs 药物能加速肝外组织,如胸腺、肌肉、骨等的蛋白质分解代谢,增加血清中氨基酸含量和尿中氮的排泄量,造成负氮平衡;大剂量 GCs 药物还可抑制蛋白质合成。故长期大量用药后可引起胸腺萎缩,肌肉蛋白质含量降低,成骨细胞活力减退,导致骨质疏松症等,进而出现生长缓慢、肌肉消瘦、创面愈合困难、皮肤变薄等。因此,在严重损失蛋白质的肾病患者及多种影响蛋白质代谢的疾病中,采用 GCs 药物治疗(尤其长期治疗)时,必须合用蛋白质同化类激素。

(3)脂肪代谢:短期使用 GCs 药物对脂质代谢无明显影响。大剂量长期使用能够促进 cAMP 依赖性激酶的合成,后者可以激活脂酶,分解脂肪,导致血浆胆固醇水平升高。GCs 药物激活四肢皮下的脂酶,促使皮下脂肪分解,重新分布在面部、上胸部、颈背部、腹部和臀部,形成向心性肥胖,表现为"满月脸、水牛背",呈现面圆、背厚、躯干部发胖而四肢消瘦的特殊体形。

(4)水和电解质代谢:GCs 药物也可作用于盐皮质激素受体,产生较弱的盐皮质激素作用,使水钠潴留并有排钾、排钙的作用。在继发性醛固酮增多症时,它能增加肾小球滤过率和拮抗抗利尿激素,产生利尿作用。长期用药将造成骨质脱钙,这可能与其减少小肠对钙的吸收和抑制肾小管对钙的重吸收,促进尿钙排泄有关。

(5)核酸代谢:GCs 药物对各种代谢的影响,主要是通过影响敏感组织中的核酸代谢来实现的。有实验发现,氢化可的松可诱导合成某种特殊的 mRNA,表达一种抑制细胞膜转运功能的蛋白质,从而抑制细胞对葡萄糖、氨基酸等能源物质的摄取,以致细胞代谢受到抑制。但是 GCs 药物又能促进肝细胞中其他多种 RNA 及某些酶蛋白的合成,进而影响多种物质代谢。

2. 抗炎作用 GCs 药物具有强大的抗炎作用,对各种原因(包括理化、生物、免疫等)所致的炎症均有强大的抑制作用,能提高机体对包括炎症在内的各种有害刺激的耐受力,降低机体对致病因子的反应性。在炎症早期可收缩局部血管,降低毛细血管通透性,减轻渗出、水肿、白细胞浸润及吞噬反应,从而缓解红、肿、热、痛等症状。在炎症后期可抑制毛细血管和成纤维细胞的增生,缓解肉芽组织生长,防止粘连和瘢痕形成,减少后遗症。但必须注意,炎症反应是机体的一种防御功能,炎症后期的反应更是组织修复重建的重要过程。因此,GCs 药物在抑制炎症、减轻症状的同时,也降低机体的防御功能,导致感染扩散,阻碍创面愈合。因此,应权衡利弊,合理使用 GCs 药物。

GCs 药物抗炎作用的主要机制是基因效应,可通过增加或减少基因转录而抑制炎症过程的某些环节,如对细胞因子、炎症介质、一氧化氮合成酶等的影响,具体表现如下。

(1)对炎症抑制蛋白及某些靶酶的影响:①诱导炎症抑制蛋白脂皮质素 1(lipocortin 1)的生成,抑制磷脂酶 A_2,影响花生四烯酸代谢的连锁反应,使具有扩血管作用的前列腺素(PGE_2、PGI_2 等)和有趋化作用的白三烯类(LTA_4、LTB_4、LTC_4 和 LTD_4)炎症介质减少;②抑制一氧化氮合酶、

COX-2等的表达,从而阻断NO、PGE$_2$等相关介质的产生;③诱导血管紧张素转化酶的生成,以降解可引起血管舒张和有致痛作用的缓激肽。

(2)对细胞因子及黏附分子的影响:GCs药物不仅抑制多种炎性细胞因子[如肿瘤坏死因子-α(TNF-α)、白细胞介素-1(IL-1)、白细胞介素-2(IL-2)、白细胞介素-6(IL-6)等]的产生,而且可在转录水平直接抑制某些黏附分子(如E选择素)及细胞间黏附分子-1(intercellular adhesion molecule-1,ICAM-1)的表达;此外,还影响细胞因子及黏附分子生物学效应的发挥。另一方面,GCs药物还可增加多种抗炎介质如NF-κB抑制蛋白1(inhibitory kappa B1,IκB1)、白细胞介素-10(IL-10)、白细胞介素-12(IL-12)、白细胞介素-1受体拮抗剂(interleukin-1 receptor antagonist,IL-1RA)的表达。

(3)对炎症细胞凋亡的影响:参与炎症反应的单核细胞、多型核粒细胞、巨噬细胞、血小板等,称为炎症细胞。GCs药物能诱导炎症细胞凋亡,系由GR介导基因转录变化,激活胱天蛋白酶和特异性核酸内切酶所致。诱导细胞凋亡是GCs药物抗炎作用的重要分子机制。

3.抗毒作用 GCs药物对细菌内毒素具有显著的对抗作用,能提高机体对细菌内毒素的耐受力,可使实验动物对内毒素的致死量提高100倍以上,降低机体细胞对内毒素的毒性反应(如高热、乏力、食欲减退等毒血症状),减轻其对机体造成的损害,缓解毒血症状,保护机体度过危险期。这可能与它稳定溶酶体膜、减少内热原的释放和降低体温中枢对致热原的敏感性有关。对细菌外毒素则无对抗作用。

4.免疫抑制作用与抗过敏作用

(1)免疫抑制作用:GCs药物对免疫过程的多个环节均有抑制作用。①抑制巨噬细胞对抗原的吞噬和处理。②阻断免疫母细胞的增殖。③促进致敏淋巴细胞解体,使血中淋巴细胞分布到其他组织,干扰细胞免疫。④抑制B细胞转化为浆细胞,抑制抗体的合成和补体的生成,干扰体液免疫。动物实验发现,小剂量GCs药物主要抑制细胞免疫;大剂量则能抑制B细胞转化成浆细胞的过程,使抗体生成减少,干扰体液免疫。GCs药物能干扰淋巴组织在抗原作用下的分裂和增殖,阻断致敏T细胞诱发的单核细胞和巨噬细胞的聚集等,从而抑制组织器官的移植排斥反应和皮肤迟发性过敏反应。对于自身免疫病也能发挥一定的近期疗效。

目前认为GCs药物抑制免疫的机制如下。①诱导淋巴细胞DNA降解。②影响淋巴细胞的物质代谢:减少葡萄糖、氨基酸及核苷的跨膜转运过程,抑制淋巴细胞中DNA、RNA和蛋白质的生物合成,减少淋巴细胞中RNA聚合酶的活力和ATP的生成量。③诱导淋巴细胞凋亡。④抑制核转录因子NF-κB活性。

(2)抗过敏作用:在免疫过程中,抗原-抗体反应引起肥大细胞脱颗粒而释放组胺、5-羟色胺、过敏性慢反应物质、缓激肽等,从而引起一系列过敏性反应症状。GCs药物能减少上述过敏介质的产生,抑制过敏介质所致的炎症反应,从而呈现抗过敏作用,缓解过敏性疾病的症状,如水肿、皮疹、平滑肌痉挛等。

5.抗休克作用 大剂量GCs药物具有抗休克作用,特别是对感染中毒性休克。一般认为其作用与下列因素有关:①抗炎、抗毒、抗免疫等药理作用的综合结果。提高机体对细菌内毒素的耐受力,保护动物耐受脑膜炎奈瑟菌、大肠埃希菌等的内毒素致死量数倍至数十倍。②稳定溶酶体膜,减少或阻止蛋白水解酶的释放,减少心肌抑制因子的形成和释放,防止由其引起的心肌收缩减弱、内脏血管收缩、网状内皮细胞吞噬功能降低等病理变化,阻断了休克的恶性循环。此外,水解酶释放减少也可减轻组织细胞的损害。③降低血管对某些缩血管物质的敏感性,改善微循环,增强机体对缺氧的耐受力。④直接兴奋心脏,增强心肌收缩力,增加心输出量,扩张痉挛血管,增加肾血流量。

6.对血液成分的影响 GCs药物能刺激骨髓造血。①使红细胞和血红蛋白水平增加,大剂量应用 GCs 药物可增加血小板数量,提高纤维蛋白原水平,缩短凝血时间。②可以刺激骨髓中的中性粒细胞释放入血,使血液中的中性粒细胞数量增多,但降低其游走、吞噬、消化、糖酵解等功能,减弱对炎症区的细胞浸润与吞噬。③对淋巴组织也有明显影响。肾上腺皮质功能减退患者淋巴组织增生,淋巴细胞增多;而肾上腺皮质功能亢进患者淋巴细胞减少,淋巴组织萎缩。

7. 其他作用

(1)允许作用:GCs 药物对有些组织细胞虽无直接活性,但可给其他激素发挥作用创造有利条件,称为允许作用。例如,GCs 药物可增强儿茶酚胺的血管收缩作用、胰高血糖素的血糖升高作用等。

(2)退热作用:对严重的中毒型感染(如伤寒、脑膜炎、败血症、晚期癌症等)引起的发热,使用 GCs 药物常有迅速、良好的退热作用。机制可能与 GCs 药物抑制体温调节中枢对致热原的敏感性、稳定溶酶体膜、减少内源性致热原的释放有关。但是在未明确诊断发热病因前,不可滥用 GCs 药物,以免延误诊断。

(3)中枢神经系统:GCs 药物可通过减少脑中 GABA 浓度而提高中枢神经系统的兴奋性,有些患者因大量长期应用 GCs 药物,或由于较敏感,即使小剂量时,亦可以引起欣快、激动、失眠等,偶尔诱发精神失常;且能降低大脑的电兴奋阈,促使癫痫发作,故精神病患者和癫痫患者慎用。大剂量 GCs 药物对儿童能致惊厥或致癫痫样发作。

(4)骨骼系统:GCs 药物能抑制成骨细胞的活力,减少骨胶原的合成,促进胶原和骨基质的分解,使骨盐不易沉积,导致骨质形成障碍而致骨质疏松症,还可以通过促进钙、磷由尿液排出而使骨盐进一步减少。故长期大量应用 GCs 药物时,特别是脊椎骨,可以发生腰背痛,甚至发生压缩性骨折、鱼骨样及楔形畸形。

(5)消化系统:GCs 药物能增加胃酸和胃蛋白酶的分泌,增强食欲,促进消化。此外,由于对蛋白质代谢的影响,胃黏液分泌减少,上皮细胞的更新率降低,胃黏液自我保护及修复能力减弱。故长期超生理量使用时有诱发或加重溃疡形成的危险。

【临床应用】

1. 替代疗法 GCs 药物主要用于急、慢性肾上腺皮质功能减退症(包括肾上腺皮质危象)、脑垂体功能减退及肾上腺皮质次全切除术后的治疗。

2. 严重感染和炎症后遗症

(1)严重感染:GCs 药物用于治疗中毒性细菌性痢疾、中毒性肺炎、重症伤寒、暴发型流行性脑脊髓膜炎、急性期肺结核、猩红热、败血症等中毒性感染或同时伴有休克,不用于一般感染。通过其抗炎、抗毒、抗休克等的综合作用迅速缓解症状,帮助患者度过危险期,为病因治疗争取时间。但 GCs 药物抗炎而不抗菌,故必须合用足量有效的抗菌药物。在有效抗结核药的作用下,GCs 药物的治疗并不引起结核病灶恶化,相反具有相当好的疗效。对于多种结核病的急性期,特别是以渗出为主的结核病,在早期应用抗结核药的同时辅以本类短效类药物,可迅速退热,减轻炎症渗出,消退积液,减少愈合过程中发生纤维增生及粘连。但剂量宜小,一般为常规剂量的 1/2~2/3。目前缺乏有效的抗病毒药物,病毒感染一般不用 GCs 药物,因用后可减弱机体防御功能,有促使病毒感染扩散的危险;但对严重传染性肝炎、流行性乙型脑炎、流行性腮腺炎等,为迅速控制症状和防止并发症的发生,也可酌情应用。

(2)防止某些炎症的后遗症:发生在人体重要器官或关键部位的炎症,由于炎症损害或恢复时产生粘连和瘢痕,将引起严重功能障碍,如脑膜炎、心包炎、风湿性心瓣膜炎、损伤性关节炎、睾丸炎、烧伤后瘢痕挛缩等。此类疾病早期应用 GCs 药物,可减少炎性渗出,减轻愈合过程中纤维组织过度增生及粘连,防止后遗症的发生。

(3)在眼科中的应用:局部应用 GCs 药物产生的眼部抗炎作用明显强于全身应用。局部用药方式主要包括局部点眼和结膜下注射。在临床上以局部用药方式将 GCs 药物应用于眼睑及结膜急性过敏反应、急性表层虹膜炎和巩膜炎、前葡萄膜炎、中间部葡萄膜炎、视网膜炎、白内障摘除等内眼手术后、穿透性角膜移植、视神经炎、外伤性视神经病变等,应用 GCs 药物可迅速消炎、镇痛,并能防止角膜混浊和瘢痕粘连发生。但应注意,有角膜溃疡者禁用 GCs 药物,而且 GCs 药物可能导致青光眼和白内障。

3.免疫相关疾病

(1)自身免疫病:GCs 药物是多发性皮肌炎的首选药。严重风湿病热、风湿性心肌炎、风湿性及类风湿关节炎、全身性红斑狼疮、自身免疫性贫血、肾病综合征等应用 GCs 药物可缓解症状,停药后易复发。应采用综合疗法,不宜单用,以免引起不良反应。

(2)过敏性疾病:对此类疾病如血清病、花粉症、药物过敏、接触性皮炎、荨麻疹、血管神经性水肿、过敏性休克、鼻炎等,在应用肾上腺受体激动药和抗组胺药治疗无效时,或病情严重时,可应用 GCs 药物做辅助治疗。吸入性 GCs 药物用于支气管哮喘疗效好,且全身不良反应少。

(3)器官移植排斥反应:可抑制异体器官移植所致的免疫排斥反应。一般术前 1~2 d 开始用药,术后依据反应情况可调整药量。若与环孢素 A 等免疫抑制药合用,疗效更好,并可减少两者药量。

4.休克 大剂量 GCs 药物适用于各种休克。对感染中毒性休克,GCs 药物必须与足量有效抗菌药物合用,剂量要大,用药要早,一旦微循环改善、脱离休克状态应及时停用。GCs 药物应在使用抗菌药物之后使用,在抗菌药物停药之前停用。对过敏性休克,应首选肾上腺激素,对病情较重者,合用 GCs 药物;对心源性休克,应结合病因治疗;对低血容量性休克,在输血或补液、补电解质后效果不佳时,加用大剂量 GCs 药物。

5.某些血液病 多用于治疗儿童急性淋巴细胞性白血病,目前采用与抗肿瘤药联合的多药并用方案。对再生障碍性贫血、粒细胞减少症、血小板减少症、过敏性紫癜等均有一定的疗效,但效果不持久,停药后易复发。

6.局部应用 临床上多采用氢化可的松、泼尼松龙或氟轻松等软膏、霜剂或洗剂局部用药。对接触性皮炎、湿疹、肛门瘙痒、银屑病等皮肤病都有效,对剥脱性皮炎等严重病例,仍需配合全身用药。对肌肉韧带或关节劳损,可将醋酸氢化可的松或醋酸泼尼松龙加入 1% 普鲁卡因注射液,肌内注射,也可注入韧带压痛点或关节腔内,用以消炎镇痛,也称为封闭疗法。

【用法】 宜因人因病而定,并根据病情随时调整。

1.大剂量冲击疗法 用于严重感染、各种休克等危重患者,如严重感染、中毒性休克、哮喘持续状态、器官移植急性排斥期、全身红斑狼疮危象等。为使患者度过危险期,常于短时间内给予大剂量 GCs 药物。常采用氢化可的松,静脉滴注,首次 200~300 mg,1~2 次/d,1 d 量可超过 1 g,以后逐渐减量,疗程为 3~5 d。大剂量应用时宜合用氢氧化铝凝胶等,以防急性消化道出血的发生。

2.小剂量替代疗法 用于腺垂体功能减退症、肾上腺皮质次全切除术后及原发性或继发性肾上腺皮质功能不全(包括艾迪生病及肾上腺危象)。一般用可的松 12.5~25.0 mg/d 或氢化可的松 10~20 mg/d。

3.一般剂量长程疗法 用于治疗结缔组织病、肾病综合征、顽固性支气管哮喘、中心视网膜炎、恶性淋巴瘤、淋巴细胞性白血病等反复发作或累及多种器官的慢性疾病。一般开始用泼尼松 10~20 mg,3 次/d,产生疗效后逐渐减少至最少维持量,持续数月或更长时间。用于需长期治疗的疾病,隔日疗法是相对安全、有效的给药方法。根据内源性肾上腺皮质激素分泌的昼夜节律性,上午 8—10 时为高峰,随后逐渐下降,到午夜最低,这是由促肾上腺皮质激素的昼夜规律所引起的。临床用药可随这种节律性进行,恰好与正常的分泌高峰一致,以减小对肾上腺皮质功能的抑制,减轻长期用药引起的不良反应。目前有 2 种用法。①每日给药法:即每日早晨 7—8 时给药 1 次,用短时间作用的可的松或氢化可的松等。②隔日给药法:即每隔 1 d,早晨 7—8 时给药 1 次,应选用中效的泼尼松、泼尼松龙,而不用长效的 GCs 药物,以免引起对下丘脑-腺垂体-肾上腺皮质轴的抑制。

此外,在长时间使用激素治疗过程中,其停药指征为:①维持量已减至正常生理需要量,经观察病情已稳定者;②因治疗效果差,不宜再用激素,需改药者;③因严重不良反应或并发症,难以继续用药者。

【不良反应】

1. 长期大量用药引起的不良反应

(1)医源性肾上腺皮质功能亢进症:长期应用超生理剂量 GCs 药物,可引起机体糖、蛋白质、脂肪及水盐代谢紊乱,表现为糖尿病、皮肤变薄、肌肉萎缩、“满月脸”、“水牛背”、向心性肥胖、痤疮、多毛、无力、水肿、低钾血症、高血压、肌肉萎缩、骨质疏松症等,一般无须特殊治疗,停药后自行消失。必要时可采用对症治疗,如加服维生素 D 和钙片,尤其是老年人、儿童和更年期女性;饮食应注意低钠、低糖、低脂、高蛋白、高维生素,多食含钾丰富的水果和蔬菜,必要时补钾。

(2)诱发或加重感染:GCs 药物的抗炎、抗免疫作用降低了机体防御能力,故长期应用可诱发感染或使潜在的感染灶扩散,常见金黄色葡萄球菌、真菌、病毒感染和结核病灶的扩散,往往在隐蔽的无症状表现时已经发生。特别是在某些使抵抗力降低的疾病患者中,如白血病、再生障碍性贫血、肾病综合征等尤甚。

(3)诱发或加重溃疡:GCs 药物能增加胃酸和胃蛋白酶的分泌,减少胃黏液的产生和分泌,抑制蛋白质合成和组织修复能力,同时抑制前列腺素合成,使其对胃黏膜的保护作用减弱,故长期应用可诱发或加重胃及十二指肠溃疡,严重时造成出血或穿孔。对少数患者可诱发胰腺炎或脂肪肝。

(4)诱发或加重心血管疾病:长期应用 GCs 药物,由于水钠潴留和血脂升高,可引发高血压和动脉硬化,还可引起脑卒中、高血压性心脏病等。

(5)骨质疏松、肌肉萎缩、创面愈合延迟、生长发育迟缓等:与激素对蛋白代谢的影响、对骨骼的影响及增加钙、磷排泄有关。骨质疏松多见于儿童、绝经期女性和老年人,严重者可发生自发性骨折。由于其抑制生长激素的分泌并造成负氮平衡,还可影响儿童生长发育。

(6)白内障和青光眼:全身或眼睛局部给药均可诱发白内障。原因可能与抑制晶状体上皮钠钾泵功能,导致晶状体纤维积水和蛋白质凝集有关。GCs 药物可使眼压升高,诱发或加重青光眼,其临床表现与原发性开角型青光眼相似,应注意区别。易感患者外周血淋巴与小梁网细胞 GR 的亲和力比正常人更高,小梁网细胞功能活动的异常将导致房水流畅性的改变,引起眼内压升高。因此,在使用 GCs 药物时,要定期检查眼压、眼底、视野,减少青光眼的发生。

(7)糖尿病:GCs 药物对糖代谢的影响,使长期应用超生理剂量 GCs 药物者出现糖代谢紊乱,约半数长期应用 GCs 药物者出现糖耐量受损或糖尿病(类固醇性糖尿病)。

(8)对妊娠的影响:GCs 药物可通过胎盘。使用药理剂量的 GCs 药物可增加胎盘功能不全、新生儿体重减少或死胎的发生率。其间曾接受一定剂量的 GCs 药物者,应注意观察婴儿是否有肾上腺皮质功能减退症的表现。孕妇应用,偶引起畸形。

(9)其他:可诱发精神异常或癫痫发作。有癫痫或精神病病史者禁用或慎用。

2. 停药反应

(1)医源性肾上腺皮质功能不全:长期大剂量应用 GCs 药物,通过负反馈作用抑制下丘脑-腺垂体-肾上腺皮质轴,抑制其释放 ACTH,造成肾上腺皮质失用性萎缩,分泌糖皮质激素的功能减退。长期应用特别是连续给药的患者,减量过快或突然停药,尤其是遇到感染、创伤、手术等严重应激情况时,可引起肾上腺皮质功能不全或危象,即患者可出现肾上腺皮质功能减退症状,表现为全身不适、肌无力、恶心呕吐、低血糖、低血压、休克等,需要及时抢救。因此,长期用 GCs 药物的患者停药时应逐渐减量,不可突然停药。可在停药前给予 ACTH 7 d 左右,促进肾上腺皮质功能恢复,以减少停药反应。在逐渐减量过程中或停药后1年内,如遇应激情况,要及时给予足量GCs药物。肾上腺皮质功能的恢复时间与剂量、用药时间长短、个体差异有关。停用激素后,垂体分泌ACTH的功能一般需经3~5个月才能恢复;肾上腺皮质对ACTH起反应功能的恢复需要6~9个月,甚至1~2年。

(2)反跳现象:因长期用药,患者对激素产生了依赖性或病情尚未完全控制,药物减量太快或突然停药,致使患者原有的病症复发或加重,这是反跳现象。常需加大剂量再行治疗,待症状缓解后再逐渐减量、停药。

3. GCs药物抵抗 GCs药物抵抗是指大剂量GCs药物治疗对患者疗效很差或无效。对GCs药物抵抗的患者盲目加大剂量或延长疗程不但无效,而且会引起严重的后果。但目前临床上尚无可以解决GCs药物抵抗的有效措施。

【禁忌证】 活动性消化性溃疡,新近行胃肠吻合术,骨折,创伤修复期,角膜溃疡,肾上腺皮质功能亢进症,严重高血压,糖尿病,严重精神病和癫痫,妊娠,抗菌药物不能控制的感染(如水痘、霉菌感染等)患者禁用。小儿及老年人慎用。但当病情危及生命时,虽有禁忌证仍需使用,待危险期过后应尽早停药或减量。

第二节　盐皮质激素类药

盐皮质激素(mineralocorticoid)主要包括醛固酮(aldosterone)和去氧皮质酮(desoxycorticosterone)2种,对维持机体正常的水、电解质代谢起着重要作用。

【药理作用及机制】 醛固酮主要作用于肾脏远曲小管,促进Na^+、Cl^-重吸收和K^+、H^+排出,其中Na^+重吸收是主动转运。它与下丘脑分泌的抗利尿激素相互协调,共同维持体内水、电解质平衡。此外,对唾液腺、汗腺、肌肉和胃肠道黏膜细胞也同样有保钠排钾的作用。醛固酮保钠排钾机制与类固醇的基因效应有关,通过与肾脏远曲小管上皮细胞内特殊受体相结合,转位进入细胞核,作用于DNA,引起某种特异mRNA的合成,生成一类醛固酮诱导蛋白质(aldosterone induced protein, AIP),使上皮钠通道(epithelial sodium channel, ENaC)活性增大,表现为ENaC开放频率及开放数目增加,从而促进肾小管细胞膜对Na^+的重吸收。去氧皮质酮保钠作用只有醛固酮的1%~3%,远比氢化可松大。在天然的皮质激素中,醛固酮是作用最强的盐皮质激素,其作用是等量糖皮质激素的500倍。但由于在正常生理状态下,糖皮质激素的分泌量很大,故在人体总的水盐代谢中糖皮质激素也承担了重要的作用。平时每日醛固酮的分泌量很小,如因某种情况引起醛固酮分泌过多,其显著的水钠潴留及排钾效应则可引起低钾血症、组织水肿及高血压。若盐皮质激素分泌水平过低,会导致水钠流失和血压降低的症状。

【临床应用】 临床上盐皮质激素常与氢化可的松等合用作为替代疗法,治疗慢性肾上腺皮质功能减退症,以纠正患者失钠、失水、钾潴留等,恢复水、电解质平衡。给予替代疗法的同时,须每日补充食盐6~10 g。如伴有其他原发疾病,尚应积极进行原发疾病的治疗。

第三节　促肾上腺皮质激素与皮质激素抑制药

一、促肾上腺皮质激素

促肾上腺皮质激素(adrenocorticotrophic hormone, ACTH;又称促皮质素, corticotrophin)由垂体前叶嗜碱细胞合成并分泌,是一种由39个氨基酸组成的多肽,它的合成与分泌受下丘脑促皮质素释放激素(corticotropin releasing hormone,CRH)的调节,对维持机体肾上腺正常形态和功能具有重要作用。ACTH 的生理活性主要依赖前 24 个氨基酸残基,氨基酸残基 25 ~ 39 则主要与 ACTH 的免疫原性有关。在生理情况下,下丘脑、垂体、肾上腺三者处于动态平衡,ACTH 缺乏会引起肾上腺皮质萎缩、分泌功能减退。人工合成的 ACTH 仅有 24 个氨基酸残基,免疫原性明显降低,故过敏反应显著减少。

ACTH 口服后在胃内被胃蛋白酶破坏失效,只能注射应用。血浆 $t_{1/2}$ 约为 10 min。一般在给药后 2 h,肾上腺皮质才开始分泌氢化可的松。在临床上可用于诊断脑垂体前叶-肾上腺皮质功能及长期使用皮质激素的停药前后的皮质功能,以防止因停药而发生皮质功能不全。此外,在临床上用 ACTH 治疗婴儿痉挛有明显疗效,是目前治疗婴儿痉挛主要的有效药物。

二、皮质激素抑制药

皮质激素抑制药可代替外科的肾上腺皮质切除手术,临床常用的有米托坦、美替拉酮、氨鲁米特、酮康唑等。

米托坦

米托坦(mitotane,双氯苯二氯乙烷)为杀虫剂滴滴涕(DDT)一类化合物。它能相对选择性地作用于肾上腺皮质细胞,损伤肾上腺皮质的正常细胞或瘤细胞,尤其是选择性地作用于肾上腺皮质束状带及网状带细胞,使其萎缩、坏死。用药后血、尿中氢化可的松及其代谢物迅速减少。但不影响球状带,因而不影响醛固酮的分泌。

米托坦口服可吸收,分布于全身,主要贮藏于脂肪组织,其水溶性代谢物约占给药量的 25%,随尿排出。停药后 6 ~ 9 周,在血浆中仍能测量到微量的米托坦。口服后,60% 以原形由粪排出。主要用于无法切除的皮质癌、切除复发癌及皮质癌术后辅助治疗。可有消化道不适、中枢抑制、运动失调等不良反应,减少剂量后这些症状可以消失。过量可引起肾上腺皮质功能不全。不宜与螺内酯合用。

美替拉酮

美替拉酮(metyrapone,甲吡酮)能抑制 11β-羟化反应,干扰 11-去氧皮质酮转化为皮质酮,抑制 11-去氧氢化可的松转化为氢化可的松,从而降低其血浆水平;又能反馈性地促进 ACTH 分泌,导致 11-去氧皮质酮和 11-去氧氢化可的松代偿性增加,故尿中 17-羟类固醇排泄也相应增加。在临床上用于治疗肾上腺皮质肿瘤和产生 ACTH 的肿瘤所引起的氢化可的松过多症和皮质癌;还可用于垂体释放 ACTH 功能试验。不良反应较少,可有眩晕、消化道反应等。

氨鲁米特

氨鲁米特(aminoglutethimide,氨基苯哌啶酮)能抑制胆固醇转变成 20α-羟胆固醇而阻断类胆固醇生物合成的第一个反应,从而抑制氢化可的松和醛固酮的合成。能有效减少肾上腺肿瘤和 ACTH 过度分泌时氢化可的松的增多,也能与美替拉酮合用,治疗由垂体所致的 ACTH 过度分泌诱发的库欣综合征。为了防止肾上腺功能不足,可给予生理剂量的氢化可的松。

酮康唑

酮康唑(ketoconazole)是一种抗真菌药,其机制是阻断真菌类固醇的合成。但由于哺乳类动物组织对其敏感性远较真菌低,因此它对人体类固醇合成的抑制作用仅在高剂量时才会出现。目前,酮康唑主要用于治疗肾上腺皮质功能亢进症(库欣综合征)和前列腺癌。

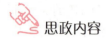 思政内容

对立统一,唯物辩证

GCs 药物在药理剂量下具有强大而广泛的药理作用,在临床上应用非常广泛。但 GCs 药物的不良反应相当多且严重,不规范合理使用会给患者带来极大痛苦。例如,GCs 药物因具有明确的抗炎和免疫抑制作用,广泛应用于皮肤科诸多疾病的治疗。此外,GCs 药物还可抑制纤维细胞增生,减少 5-羟色胺的形成,使皮肤在短时间内变得白嫩。一些不法化妆品生产厂家利用 GCs 药物的这一特点,在化妆品中非法添加 GCs 药物(如氯倍他索丙酸脂、倍他米松、曲安奈德)。消费者使用了含 GCs 药物的化妆品,停用后易产生激素依赖性皮炎、皮肤不可逆萎缩等。我国《化妆品安全技术规范》、欧盟化妆品规范等均明确规定 GCs 药物为化妆品禁用成分。

GCs 药物应用于急性感染时,能发挥强大的抗炎、抗毒、抗休克作用,帮助患者度过危险期。但是长期应用 GCs 药物可诱发感染,或使体内潜在的感染病灶扩散。因此,必须在有效、足量抗菌治疗感染的情况下方能使用 GCs 药物。GCs 药物对于机体来讲就是一把双刃剑,既能杀敌又能伤己。当适应证和禁忌证并存时,应全面分析,权衡利弊,慎重决定。

(王 沛)

第三十二章　甲状腺激素和抗甲状腺药

学习目标

1. 知识目标　①了解甲状腺激素的药理作用及临床应用。②掌握抗甲状腺药的作用、作用机制、临床应用和不良反应。

2. 思政目标　引入含碘食物治疗甲状腺疾病的古籍记载，结合中医药方在新型冠状病毒感染防治中的作用，弘扬中医药文化，增强学生的民族自豪感和文化自信。

甲状腺是人体最大的内分泌腺，甲状腺实质主要由许多甲状腺滤泡组成，滤泡上皮细胞有合成、贮存和分泌甲状腺激素的功能。甲状腺激素（thyroid hormone，TH）是一类含碘氨基酸，是维持机体组织细胞新陈代谢、促进生长发育和控制基础代谢所必需的激素。甲状腺激素包括三碘甲腺原氨酸（triiodothyronine，T_3）和甲状腺素（thyroxine，T_4）。甲状腺激素分泌过少引起甲状腺功能减退症（hypothyroidism，简称甲减），需补充甲状腺激素；甲状腺激素分泌过多引发甲状腺功能亢进症（hyperthyroidism，简称甲亢），典型表现为高代谢、弥漫性甲状腺肿、突眼，以及神经、心血管、胃肠等多系统受累。治疗甲亢可用手术切除，也可用药物暂时或长期消除甲亢症状。

第一节　甲状腺激素

一、合成、贮存、分泌与调节

1. 碘的摄取　食物中的碘经小肠吸收后，甲状腺滤泡上皮细胞膜上的碘泵主动转运血中的碘（I^-）进入滤泡上皮细胞内。在正常情况下，甲状腺中碘化物的浓度约为血浆浓度的 25 倍，甲亢时则大幅度增加，可达到血浆浓度的 250 倍，故摄碘率是甲状腺功能指标之一。

2. 碘活化和酪氨酸碘化　摄入滤泡上皮细胞的碘（I^-）在甲状腺过氧化物酶（thyroid peroxidase，TPO）的作用下被氧化成活性碘（I^+），活性碘与甲状腺球蛋白（thyroglobulin，TG）分子中的酪氨酸残基结合发生碘化，生成一碘酪氨酸（monoiodotyrosine，MIT）和二碘酪氨酸（diiodotyrosine，DIT）。

3. 偶联　在过氧化物酶的作用下，1 分子的 MIT 和 1 分子的 DIT 偶联在一起生成 T_3，2 分子的 DIT 偶联生成 T_4。T_3 和 T_4 仍结合在 TG 分子上，贮存在滤泡腔内胶质中。

4. 释放　当甲状腺受到适宜的刺激后，在蛋白水解酶作用下，TG 分解并释放出 T_3、T_4 进入血液。其中 T_4 占分泌总量的 90% 以上，T_3 分泌量较少，但 T_3 的生物活性比 T_4 大 5 倍左右。甲亢时，甲状腺中 T_4 合成及外周组织中 T_4 转换成 T_3 均增加。因此，甲亢时 T_3 增加更显著，有时只有 T_3 升高而

T_4正常。

5.调节　下丘脑分泌促甲状腺激素释放激素(thyrotropin releasing hormone,TRH),能促进垂体前叶分泌促甲状腺激素(thyroid stimulating hormone,TSH),而TSH可促进甲状腺组织细胞增生及其激素的合成、释放。当血液中游离的T_3、T_4水平过高时,又可对下丘脑和垂体产生负反馈调节作用。总之,下丘脑-垂体-甲状腺轴系统的反馈控制作用维持甲状腺激素分泌的相对恒定。人体每天需摄入约70 mg碘以供合成甲状腺激素。碘摄入减少导致甲状腺激素产生减少,引起TSH分泌增加。长时间缺碘导致TSH过度分泌,最终产生甲状腺腺体增生、肥大。

甲状腺激素的合成过程与分泌调节见图32-1。

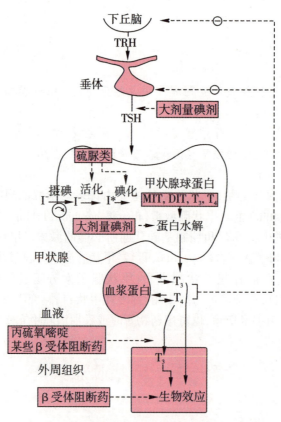

图32-1　甲状腺激素的合成、分泌、调节及抗甲状腺药作用环节

二、体内过程

T_3、T_4口服易吸收,其生物利用度分别为90% ~95%及50% ~70%。T_4的吸收率因肠内容物等因素的影响而不恒定。严重黏液性水肿患者口服吸收不良,故须肠外给药。两者与血浆蛋白的结合率均高达99%以上。但T_3与血浆蛋白的亲和力低于T_4,其游离量可为T_4的10倍。T_3作用快而强,维持时间短,$t_{1/2}$为2 d;T_4则作用慢而弱,维持时间较长,$t_{1/2}$为5 d。两者的$t_{1/2}$均超过1 d,故每天只需用药1次。主要在肝、肾线粒体内脱碘,并与葡萄糖醛酸或硫酸结合而经肾脏排泄。T_3、T_4可以通过胎盘和进入乳汁,因此妊娠期和哺乳期女性应慎用。

三、药理作用

1.维持机体的生长发育　适量的甲状腺激素能促进蛋白质合成及骨骼、性腺、中枢神经系统发育。甲状腺激素是胎儿和新生儿脑发育的关键激素。在脑发育期，甲状腺功能不足可抑制神经元增殖、分化，使得突起和突触形成障碍，胶质细胞生长和髓鞘形成延缓，产生智力低下；同时甲状腺激素与生长激素（growth hormone，GH）调控幼年期生长发育，缺乏导致长骨生长缓慢和骨骺愈合延迟，身材矮小，形成呆小病（cretinism，克汀病）。T_3、T_4还加速胎儿肺发育，新生儿呼吸窘迫综合征常与甲状腺激素不足有关。

2. 促进新陈代谢　甲状腺激素能促进糖、蛋白质、脂肪和水盐代谢，加速组织细胞的氧化过程，维持基础代谢率。甲减患者基础代谢率降低，产热减少，患者常表现为怕冷、皮肤干燥、反应迟钝、记忆力减退等。严重时因甲状腺激素分泌过少，引起黏液性水肿，甚至浆膜腔积液，包括心包积液、胸腔积液及关节腔积液。反之，甲亢患者基础代谢率增高，产热和散热增多，表现出怕热、多汗、易饥、消瘦、乏力等症状。

3. 提高交感-肾上腺系统的兴奋性　甲状腺激素能提高机体对儿茶酚胺的反应性，甲亢时出现神经过敏、烦躁、易激动、震颤、心率加快、心肌收缩力加强、心输出量增加、血压升高等现象。

4. 心血管效应　甲状腺激素可通过直接或间接作用来影响心功能，心血管系统的改变是甲状腺功能异常状态的重要临床后果。甲亢时出现心动过速、每搏输出量增加、心肌肥厚、脉压增加。甲减时出现心动过缓、心包积液、心脏排血指数下降、脉压降低。

四、作用机制

甲状腺激素的作用是通过甲状腺激素受体（thyroid hormone receptor，TR）介导的。TR属于细胞核激素受体超家族，是具有DNA结合能力的非组蛋白，表达在垂体、心、肝、肾、骨骼肌、肺和肠组织的细胞膜、线粒体、细胞核内等。T_3、T_4可与膜上受体结合，也可被动转运进入细胞内，与胞质结合蛋白（cytosol binding protein，CBP）结合并与游离的T_3、T_4形成动态平衡。游离的激素进入细胞核内与受体蛋白形成激素-受体复合物而启动靶基因转录，促进mRNA形成，加速相关蛋白和酶的生成，从而产生生理效应。T_3与TR的亲和力比T_4大10倍，85%～90%的TR与T_3结合，故TR又称T_3受体。很多因素会影响TR数目，如饥饿、营养不良、肥胖、糖尿病时TR数目减少。

此外，甲状腺激素还有"非基因作用"，通过与核蛋白体、线粒体和细胞膜上的受体结合，影响转录后的过程、能量代谢及膜的转运功能，增加葡萄糖、氨基酸等摄入细胞内，结果多种酶和细胞的活性增强，进一步产生生物效应。

五、临床应用

1. 呆小病　发病始于胎儿及新生儿期，表现为生长和发育迟缓、智力障碍，称为呆小病。呆小病应以预防为主。缺碘地区孕妇应补碘，尤其注意孕前补碘。婴幼儿呆小病应尽早发现，尽早治疗。若尽早诊治，则发育仍可正常；若过晚治疗，则智力仍低下。治疗应从小剂量开始，到症状好转时改用维持量终身治疗，并根据治疗期间症状、体征及有关实验室检查随时调整剂量。

2. 黏液性水肿　甲减在成人发病，表现为全身性代谢减低，细胞间黏多糖沉积，称为黏液性水肿。一般用甲状腺片，从小剂量开始，逐渐增加至足量，2～3周后如基础代谢率恢复正常，可逐渐减为维持量。老年人和心血管疾病患者增量宜缓慢，以防过量诱发或加重心脏病；垂体功能减退患者宜先用皮质激素再用甲状腺激素，以防发生急性肾上腺皮质功能不全；黏液性水肿昏迷患者必须立即静脉注射大量T_3（40～120 μg），酌情每隔6 h给5～15 μg，直至清醒后改为口服。

3. 单纯性甲状腺肿　单纯性甲状腺肿是甲状腺功能正常的甲状腺肿，不伴有明显的甲亢或甲减。缺碘者应补碘。无明显原因者用适量甲状腺激素，以补充内源性激素的不足，并抑制TSH分泌过多，缓解甲状腺组织代偿性增生、肥大。但甲状腺结节常不能消失，必须配合手术治疗。

4. 甲状腺抑制试验中对摄碘率高者做鉴别诊断用　先测定摄碘率作为对照值，然后令患者服

用 T_3，T_3 可明显抑制摄碘率，抑制值大于对照值 50% 者为单纯性甲状腺肿，抑制值小于对照值 50% 者为甲亢。

5. 其他　甲亢患者服用抗甲状腺药时，加服 T_4 有利于减轻突眼、甲状腺肿大及防止甲减。因 T_4 不易通过胎盘屏障，不能防止抗甲状腺药用量过大对胎儿甲状腺功能的影响，故甲亢孕妇一般不加服 T_4。甲状腺癌患者术后应用 T_4，可抑制残余的甲状腺组织，减少复发，用量较大。T_4 还能用于内分泌性突眼的治疗。

六、不良反应

甲状腺激素过量可出现心悸、手震颤、多汗、体重减轻、失眠等不良反应，重者可出现腹泻、呕吐、发热、脉搏快而不规则，尤其老年人、心脏病患者容易导致心绞痛、心肌肥厚、心肌梗死、心力衰竭、震颤或痉挛，一旦出现应立即停用，并用 β 受体阻断药对抗，停药 1 周后再从小剂量开始应用。长期服用 T_4 能引起骨质疏松，可能降低癫痫发作阈值，偶尔诱发癫痫发作。冠心病、糖尿病、快速型心律失常患者禁用。

七、药物举例

左甲状腺素

左甲状腺素（levothyroxine）为人工合成的甲状腺素，常用其钠盐，即左甲状腺素钠（sodium levothyroxine；优甲乐，euthyrox），为临床最常用的甲状腺激素替代治疗药物。口服一般开始剂量为 25 ~ 50 μg/d，每 2 周增加 25 μg，直到维持剂量（一般为 75 ~ 200 μg/d）。高龄患者、心功能不全者及严重黏液性水肿患者，开始剂量应减为 12.5 ~ 25.0 μg/d，以后每 2 ~ 4 周递增 25.0 μg，不必要求达到完全替代剂量，75.0 ~ 100.0 μg/d 即可。静脉注射适用于黏液性水肿昏迷患者。

【体内过程】　本品口服给药后大部分在小肠的上端被吸收，3 ~ 5 d 发挥作用，$t_{1/2}$ 为 7 d。左甲状腺素与特定的转运蛋白的结合率约为 99.97%；对甲亢患者，本品的 $t_{1/2}$ 缩短（3 ~ 4 d），对甲减患者，本品的 $t_{1/2}$ 延长（9 ~ 10 d）。甲状腺激素主要在肝脏、肾脏、脑和肌肉中进行代谢。代谢物经尿和粪便排泄。

【临床应用】　①治疗单纯性甲状腺肿，用量为 75 ~ 200 μg/d。②甲状腺肿切除术后，预防甲状腺肿的复发，用量为 75 ~ 200 μg/d。③各种原因引起的甲减的补充治疗，成人维持剂量为 100 ~ 200 μg/d。④甲状腺癌的术后控制治疗，可抑制残余的甲状腺癌变组织，减少复发，用量较大，为 150 ~ 300 μg/d。⑤甲状腺抑制试验，用量为 200 μg/d。

【不良反应】　应用本品进行治疗，如果按医嘱服药并监测临床和实验室指标，一般不会出现不良反应。但是个别患者由于对剂量不耐受或者服用过量，特别是治疗开始时剂量增加过快，可能出现典型的甲亢症状，如心悸、多汗、激动、震颤、消瘦、体温升高、中枢兴奋、失眠，重者可出现呕吐、腹泻、发热、心动过速且不规则、心绞痛、肌肉震动甚至痉挛、心力衰竭等。一旦出现上述症状，要立即停药 1 周，再从小剂量开始。停药后不良反应消失。

【药物相互作用】　硫糖铝、考来烯胺、氢氧化铝和硫酸亚铁可阻碍左甲状腺素的吸收，卡马西平和利福平增加左甲状腺素的清除，合用时应适当调整剂量。左甲状腺素可能降低口服降血糖药物的降血糖效应，应监测患者的血糖水平，及时调整剂量。左甲状腺素能够取代香豆素类抗凝血药与血浆蛋白的结合，从而增强其作用。巴比妥酸盐等具有诱导肝药酶的性质，能够增加左甲状腺素的肝脏清除率。

第二节　抗甲状腺药

甲亢的治疗包括外科手术切除及内科药物控制。抗甲状腺药(antithyroid drug)是治疗各种原因引起的甲亢的有效药物,主要有硫脲类、碘和碘化物、放射性碘、β受体阻断药4类。

一、硫脲类

硫脲类(thioureas)是一类含有巯基和硫脲基团的小分子物质,是最常用的抗甲状腺药,分为硫氧嘧啶类(thiouracils)和咪唑类(imidazoles)2类。前者包括甲硫氧嘧啶(methylthiouracil, MTU)和丙硫氧嘧啶(propylthiouracil, PTU),后者包括甲巯咪唑(thiamazole,他巴唑)和卡比马唑(carbimazole,甲亢平)。

【体内过程】　硫氧嘧啶类口服后20~30 min迅速被吸收入血,达峰时间为2 h,生物利用度约为80%,血浆蛋白结合率约为75%。在体内分布较广,较多集中在甲状腺,容易进入乳汁和通过胎盘。主要在肝脏代谢,约60%被破坏,部分结合葡萄糖醛酸后被排出,$t_{1/2}$为2 h。甲巯咪唑的血浆$t_{1/2}$为6~13 h,在甲状腺中药物浓度可维持16~24 h。卡比马唑是甲巯咪唑的衍化物,在体内转化成甲巯咪唑而发挥作用。

【药理作用及机制】

1. 抑制甲状腺激素的合成　硫脲类通过抑制过氧化物酶,进而抑制酪氨酸的碘化及偶联,使氧化碘不能结合到TG上,从而减少甲状腺激素的生物合成。研究表明,硫脲类对过氧化物酶并没有直接抑制作用,而是作为过氧化物酶的底物夺去碘化反应中的活性氧,本身被氧化,从而影响酪氨酸的碘化及偶联。本类药不影响碘的摄取,对已合成的甲状腺激素无效,故显效缓慢,须用药3~4周后才使储备的T_4水平下降,一般症状改善常需2~3周,基础代谢率恢复正常需1~2个月。患者如在服抗甲状腺药前应用过含碘药或含碘较多的食品,甲状腺激素排出延缓,药物起效慢。

2. 抑制外周组织的T_4转化为T_3　丙硫氧嘧啶不仅能抑制甲状腺激素的合成,还能抑制外周组织的T_4转化为T_3,从而迅速控制血清中生物活性较强的T_3水平,故在重症甲亢、甲亢危象时可作为首选药。而甲巯咪唑的这种作用相对较弱。

3. 减弱β受体介导的糖代谢　硫氧嘧啶类能减少心肌、骨骼肌的β受体数目,降低腺苷酸环化酶活性,因而减弱β受体介导的糖代谢。

4. 免疫抑制作用　硫脲类能轻度抑制免疫球蛋白的生成,降低血液循环中甲状腺刺激性免疫球蛋白(thyroid stimulating immunoglobulin, TSI)水平。甲亢的发病与自体免疫机制异常也有关,因此本类药除能控制高代谢症状外,还对甲亢病因也有一定的治疗作用。

【临床应用】

1. 甲亢　硫脲类主要用于治疗轻症和不宜手术或放射性碘治疗者,如儿童、青少年、年老体弱者、术后复发者、中重度患者或兼有心脏病、肝病、肾病、出血性疾病等患者。1~2个月后病状明显减轻,当基础代谢率接近正常时,药量可递减至维持量,疗程为1~2年。遇到感染或其他应激情况时,需酌情加大药物剂量。内科治疗可使40%~70%的患者不再复发。

2. 甲状腺手术前准备　为减少甲状腺次全切除手术患者在麻醉和手术后的并发症,在手术前应先服用硫脲类,使甲状腺功能恢复或接近正常。由于用硫脲类后血清甲状腺素降低,可反馈性增加TSH分泌而引起腺体代偿性增生,腺体增大、组织脆而充血,增加手术出血的危险性,因此在手术前2周左右应加服大剂量碘剂,使腺体坚实,减轻充血,有利于手术的进行。

3. 甲状腺危象　甲亢患者因感染、手术、外伤、情绪激动等诱因,可致大量甲状腺激素突然释放入血,出现高热、虚脱、心力衰竭、肺水肿、水和电解质紊乱等,严重时可死亡,称为甲状腺危象。治疗除消除诱因、对症处理外,应给予大剂量碘剂以抑制甲状腺激素的释放,同时应用大剂量硫脲类(常用丙硫氧嘧啶),为阻断新甲状腺激素的合成做辅助,用量约为治疗量的 2 倍,疗程一般不超过 1 周。

【不良反应】

1. 过敏反应　最常见,多数表现为斑丘疹(发生率为 4% ~6%)、皮肤瘙痒、药疹,少数伴有发热,应密切观察,一般无须停药。

2. 粒细胞缺乏症　最严重,发生率为 0.1% ~0.5%。一般发生在治疗后的 2~3 个月,老年人较易发生,应定期检查血常规。若白细胞计数低于 $4×10^9$/L 或中性粒细胞计数低于 $1.5×10^9$/L,患者又出现咽痛或发热等症状,应立即停药进行相应检查。注意与甲亢引起的白细胞计数偏低相区别。

3. 胃肠道反应　如恶心呕吐、厌食、腹痛、腹泻等。

4. 甲状腺肿及甲减　长期用药后,血清甲状腺激素水平显著下降,反馈性增加 TSH 分泌,从而引起腺体代偿性增生、充血肿大,重者可产生压迫症状;还可诱导甲减,及时发现并停药常可恢复。

5. 肝功能损害　硫氧嘧啶类在体内形成的活性代谢物具有肝细胞毒性,能引起不同程度的肝细胞坏死,主要为血清转氨酶升高。出现肝功能损害应及时停药,并予以支持治疗。甲巯咪唑肝损伤主要表现为黄疸、胆红素明显增高,在停药后可缓慢恢复。

硫脲类易进入乳汁和通过胎盘,故孕妇慎用或不用,哺乳期女性禁用;结节性甲状腺肿合并甲亢及甲状腺癌患者禁用。

【药物相互作用】　锂、磺胺类、对氨基水杨酸、对氨基苯甲酸、保泰松、巴比妥类、酚妥拉明、磺酰脲类、维生素 B_{12} 等药物都能不同程度地抑制甲状腺功能,如与硫脲类同用,可能增加抗甲状腺效应。患者服用硫脲类期间应避免摄入高碘食物和含碘药物,以免病情加重,导致疗效降低。

二、碘和碘化物

碘(iodine)和碘化物(iodide)常用的有 10% 碘化钾,碘化钠和复方碘溶液又称卢戈液(Lugol's solution)(含碘 5%、碘化钾 10%)等,都以碘化物形式从胃肠道吸收,以无机碘离子形式存在于血液中,除被甲状腺摄取外也可见于唾液、胆汁、汗、泪及乳汁中。

【药理作用及机制】　不同剂量的碘化物对甲状腺功能可产生不同的作用。

1. 促进甲状腺激素的合成　小剂量碘是合成甲状腺激素的原料,可预防单纯性甲状腺肿。当人体缺碘时,甲状腺体呈代偿性肥大,引起地方性甲状腺肿。缺碘地区食盐中添加万分之一或十万分之一碘化钾或碘化钠,对于早期患者效果显著。

2. 抗甲状腺作用　大剂量碘(>6 mg/d)通过抑制 TG 的水解来抑制甲状腺激素的释放,因为 TG 水解时需足够的还原型谷胱甘肽使 TG 中的二硫键还原,大剂量碘能抑制谷胱甘肽还原酶,从而减少甲状腺激素的释放;大剂量碘还可通过拮抗 TSH 来减少甲状腺激素的释放;此外,还能抑制甲状腺过氧化物酶活性,影响酪氨酸碘化和碘化酪氨酸偶联,减少甲状腺激素的合成。大剂量碘还能抑制 TSH 促进腺体增生的作用,使腺体缩小,血管增生减少,腺体质地变韧,便于手术。

【临床应用】

1. 单纯性甲状腺肿　缺碘地区可用含碘食盐或海带及其他含有机碘的海产品,碘油注射或口服,一般补碘 100 μg/d 来预防;对早期患者用碘化钾(15 mg/d)或卢戈液(0.1~0.5 mL/d)疗效好;如腺体太大已有压迫症状,应考虑手术治疗。

2. 甲亢术前准备　先用硫脲类控制病情,术前 2 周给予卢戈液(3 次/d,每次从 5 滴逐日增加至 15 滴),因为大剂量碘能抑制 TSH 促进腺体增生的作用,使甲状腺组织变硬、血管增生减少,利于部分切除手术的进行。

3. 甲状腺危象治疗　可将碘化物加到 10% 葡萄糖溶液中静脉滴注,也可口服复方碘溶液;应在 2 周内逐渐停药,同时配合硫脲类药物。

大剂量碘抗甲状腺作用快而强,用药 1~2 d 起效,10~15 d 达最大效应。此时若继续用药,反使碘的摄取受抑制,细胞内碘离子浓度下降,因此失去抑制激素合成的效应,导致甲亢的症状复发。这就是碘化物不能单独用于甲亢内科治疗的原因。

【不良反应】

1. 一般反应　咽喉不适、口内有金属味、呼吸道刺激、鼻窦炎、眼结膜炎、唾液分泌增多、唾液腺增大等,停药后可消退。

2. 过敏反应　用药后立即或几小时内发生,表现为发热、皮疹、皮炎、血管神经性水肿,严重者有喉头水肿,可致窒息。一般停药可消退,加服食盐和增加饮水量可促进碘排泄。必要时采取抗过敏措施。

3. 诱发甲状腺功能紊乱　长期服用碘制剂可诱发甲亢;已用硫脲类控制症状的甲亢患者,也可因服用少量碘而复发。碘化物也可诱发甲减和甲状腺肿大。碘可进入乳汁和通过胎盘引起新生儿甲状腺肿,故妊娠期及哺乳期女性应慎用。

三、放射性碘

临床所用的放射性碘是指碘同位素 ^{131}I(常用其钠盐),$t_{1/2}$ 约为 8.3 d,用药后 1 个月可消除其放射能的 90%,56 d 可消除 99% 以上。1942 年人们把 ^{131}I 首次用作甲亢的治疗,它是一种有效的抗甲状腺药。

【药理作用及机制】　利用甲状腺高度摄碘能力,^{131}I 可被甲状腺摄取。^{131}I 在衰变为氙–131 时,其放出 β 射线(占 99%)和少量的 γ 射线(占 1%)。β 射线在组织内射程仅为 0.5~2.0 mm,它们可被组织吸收并产生强大的细胞毒性作用,这种作用只限于甲状腺滤泡细胞,而不影响邻近组织。甲状腺组织能受到长时间的集中照射,其腺体逐渐坏死,从而减弱甲状腺的分泌功能,使甲亢得以治愈,达到类似甲状腺次全切除手术的目的。所以有人称 ^{131}I 治疗甲亢为"内科甲状腺手术"。γ 射线可穿透组织而不引起损伤,可在体外测得,用于甲状腺摄碘功能测定。

近年研究还显示,放射性碘引起甲状腺组织的凋亡是其产生疗效的重要机制。

【临床应用】

1. 治疗甲亢　^{131}I 仅用于不能手术或手术后复发及硫脲类无效或过敏者。通常根据最高摄碘率、有效 $t_{1/2}$ 和甲状腺重量 3 个参数来计算 ^{131}I 的剂量。作用缓慢,一般用药后 1 个月见效,3~4 个月后甲状腺功能恢复正常。

2. 甲状腺摄碘功能测定　口服小剂量 ^{131}I 后分别于 1、3、24 h(或 2、4、24 h)测定甲状腺的放射性,计算摄碘的百分率。甲亢时,3 h 摄碘率为 30%~50%,24 h 为 45%~50%,摄碘高峰前移。反之,摄碘率低,摄碘最高不超过 15%,高峰在 24 h 以后。

3. 新的放射性治疗产品　^{131}I 碘化钠胶囊、口服溶液制剂等新的放射性治疗产品,可用于治疗甲状腺癌。适合于 45 岁以上、多发性癌灶、局部侵袭性肿瘤及存在远处转移者。

【不良反应】　^{131}I 剂量过大容易导致甲减,故应严格掌握剂量和密切观察,一旦发生甲减,可补充甲状腺激素对抗。由于儿童甲状腺组织处于生长期,对辐射效应较敏感;卵巢对放射性碘有集聚的能力,^{131}I 可致异常染色体出现,对遗传可能有不良影响。因此,20 岁以下患者、妊娠期或哺乳期女性及肾功能减退者不宜使用。此外,甲状腺危象、重症浸润性突眼症及甲状腺不能摄碘者禁用。^{131}I 是否有致癌和诱发白血病作用尚待确定。

四、β 受体阻断药

普萘洛尔(propranolol)、美托洛尔(metoprolol)、阿替洛尔(atenolol)等是无内在拟交感活性的 β 受体阻断药,可作为甲亢及甲状腺危象的辅助治疗药,适用于不宜用抗甲状腺药、不宜手术及 ^{131}I 治疗的甲亢患者。通过阻断 β 受体而改善甲亢所致的心率加快、心肌收缩力增加等交感神经活性增强的症状,拮抗中枢 β 受体以减轻焦虑,也有减少甲状腺激素分泌的作用。此外,普萘洛尔在 160 mg/d 还能抑制外周 T_4 转化为 T_3,减少 T_3 生成达 20%,因 T_3 是主要的外周激素,故这一作用有助于控制甲亢。

β 受体阻断药不干扰硫脲类对甲状腺的作用,且作用迅速,临床广泛将其与硫脲类联合应用做术前准备,也可用在多数甲亢患者的治疗初期,直到硫脲类或放射性碘起效。伴有心力衰竭和哮喘患者应慎用。

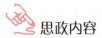 思政内容

中华瑰宝,传承千年

《神农本草经》,又称《本草经》,是最早的一部中药学著作。其与《黄帝内经》《伤寒杂病论》《难经》一起被称为中医四大经典著作。《神农本草经》记载用海带治疗"瘿瘤",是最早用含碘食物治疗甲状腺病的文献。几千年来,中医药在维护人类身心健康、繁衍后代方面做出了巨大的历史性贡献,是一代又一代的中医药人与时俱进、守正创新的具体实践,彰显了中医学在世界医学上的独特魅力。

在抗击新冠疫情的"战役"中,中医人接续奋斗、顽强拼搏,中医药在预防和治疗新型冠状病毒感染中取得了积极效果。从《神农本草经》到抗疫良方,在中华文明的悠悠历史长河中,中医药作为有着数千年历史的瑰宝,为中华民族的繁衍昌盛做出了巨大贡献,对世界文明进步产生了积极的影响。

(王　沛)

第三十三章　胰岛素和口服降血糖药

学习目标

1. 知识目标　①了解胰岛素的来源、制剂和分类。②掌握胰岛素和口服降血糖药治疗糖尿病的作用机制、临床应用和不良反应。③熟悉新型降血糖药的临床应用。

2. 思政目标　回顾胰岛素发现史和首次合成牛胰岛素成功的历史背景，培养学生开拓创新、百折不挠、无私奉献的科学素质，引导学生以人民健康作为科技创新的出发点和落脚点，投身解决科学问题。

糖尿病（diabetes mellitus）是全世界最主要的慢性非传染性疾病之一。糖尿病是由遗传和环境因素相互作用引起的内分泌代谢障碍性疾病，以慢性高血糖为特征，其基本病理生理学改变是体内胰岛素相对或绝对不足或靶细胞对胰岛素敏感性降低，导致糖、脂肪、蛋白质及继发的水、电解质紊乱。临床表现为"三多一少"即多饮、多食、多尿和体重减少。如不进行积极防治，可使一些组织或器官发生形态结构改变和功能障碍，并发酮症酸中毒、肢体坏疽、多发性神经炎、失明、肾衰竭等，将降低糖尿病患者的生活质量，缩短生存寿命。

世界卫生组织推荐将糖尿病分为 4 种类型：1 型糖尿病（type 1 diabetes mellitus；胰岛素依赖性糖尿病，insulin dependent diabetes mellitus）、2 型糖尿病（type 2 diabetes mellitus；非胰岛素依赖性糖尿病，non insulin dependent diabetes mellitus）、妊娠糖尿病及其他特殊类型的糖尿病。在糖尿病患者中，2 型糖尿病所占比例为 90% 以上。合理控制血糖，有效预防和治疗糖尿病并发症是目前治疗糖尿病的基本原则。胰岛素（insulin）及口服降血糖药（oral hypoglycemic drug）是临床治疗糖尿病的主要药物。新近上市的普兰林肽、依克那肽等新型抗糖尿病药物，为糖尿病的治疗提供了更多的用药选择。

第一节　胰岛素

胰岛素是由胰岛 B 细胞分泌的分子量为 5 808 Da 的酸性蛋白质，由 51 个氨基酸残基排列成 2 条肽链，A 链含 21 个氨基酸残基，B 链含 30 个氨基酸残基，它们中间通过 2 个二硫键（—S—S—键）以共价键相连。药用胰岛素多从猪、牛胰腺中提取。胰岛素结构有种属差异，虽不直接妨碍在人体发挥作用，但可成为抗原，引起过敏反应。药用胰岛素还有通过 DNA 重组技术人工合成的人胰岛素，临床应用比例渐增。此外，人胰岛素亦可由半合成法制得，即用酶或微生物法，选择性地使猪胰岛素 B 链第 30 位上丙氨酸被苏氨酸取代。

【体内过程】　胰岛素作为一种蛋白质，容易被消化酶破坏，故口服无效，需注射给药。皮下注射吸收迅速,尤以前臂外侧和腹壁明显,但作用快慢与持续时间长短存在个体差异。人胰岛素皮下注射后0.5 h内起效,注射后1~3 h血药浓度达到峰值,作用持续时间大约8 h。静脉注射后10~30 min起效,15~30 min血药浓度达到峰值,持续0.5~1.0 h。在血液循环中$t_{1/2}$约为10 min。血浆蛋白结合率低于10%,主要经肝脏、肾脏灭活,经谷胱甘肽转氨酶还原二硫键,再由蛋白水解酶水解成短肽或氨基酸,也可被肾胰岛素酶直接水解,10%以原形自尿液排出。因此,严重肝、肾功能不全能影响其灭活。外源性胰岛素30%~40%在肝脏灭活,60%经肾脏排泄,与内源性胰岛素的代谢不同。

由于胰岛素含酸性氨基酸较多,等电点为5.3~5.8,在体液偏碱性条件下,容易吸收。若与碱性蛋白(精蛋白或珠蛋白)结合,等电点与体液的pH值相近,在皮下注射部位易形成沉淀,使作用时间延长。此外,加入微量的锌可使其稳定。根据起效快慢、达峰时间和作用持续时间长短,可将胰岛素制剂分为超短效、短效、中效、长效胰岛素及预混胰岛素。常用制剂的特点如下。

1. 超短效胰岛素 此类胰岛素包括赖脯胰岛素、门冬胰岛素等胰岛素类似物。起效快,作用时间短,10~15 min起效,1~2 h血药浓度达到峰值,持续时间为3~5 h。临床使用时需要注意,药物注射后10 min内需要进餐,以免出现低血糖反应。

2. 短效胰岛素 此类胰岛素包括普通胰岛素、生物合成人胰岛素注射液。0.5~1.0 h开始生效,2~4 h作用达峰值,维持时间为6~8 h。此类胰岛素可用于静脉注射,用药时需尽量避免与其他药物混合使用,以免出现配伍禁忌。

3. 中效胰岛素 临床常用的中效胰岛素包括低精蛋白锌胰岛素(NPH)、珠蛋白锌胰岛素(GZI)。2~4 h起效,4~10 h血药浓度达到峰值,持续时间为10~16 h。此类胰岛素可单独使用或作为基础胰岛素与超短效或短效胰岛素混合餐前使用。

4. 长效胰岛素 临床常用的长效胰岛素包括鱼精蛋白锌胰岛素(PZI)、甘精胰岛素、地特胰岛素等。2~4 h起效,14~20 h血药浓度达到峰值,持续时间为24~36 h。此类胰岛素近乎中性,注射后逐渐释放出胰岛素,因此作用时间长,不能静脉给药。

5. 预混胰岛素:临床常用的预混胰岛素包括精蛋白生物合成人胰岛素注射液(预混30R)、精蛋白生物合成人胰岛素注射液(预混50R)、精蛋白锌重组人胰岛素混合注射液等。30 min起效,2~12 h血药浓度达到峰值,持续16~24 h。此类胰岛素多为短效或超短效胰岛素与中效胰岛素按一定比例预混而成,短效成分可快速降低餐后血糖,中效部分缓慢持续释放,起到代替基础胰岛素的作用。因此具有快速降血糖且作用时间长的特点,临床使用较广泛。注意使用本品前应混匀至呈白色均匀的混悬液。

【药理作用】 胰岛素是调节糖代谢的主要激素,对糖、蛋白质、脂肪的代谢和贮存起多方面的作用,总的效应以增强合成代谢为主。胰岛素主要靶器官是肝脏、骨骼肌、脂肪等组织。

1. 糖代谢 胰岛素促进糖原的合成与贮存,加速葡萄糖的利用,抑制葡萄糖生成,降低血糖。

2. 脂肪代谢 胰岛素促进脂肪合成并抑制脂肪分解,减少游离脂肪酸和酮体的生成;抑制脂肪酶,使脂肪分解减慢,促进脂肪酸进入细胞,增加脂肪合成酶活性,促进脂肪合成及贮存。

3. 蛋白质代谢 胰岛素增加氨基酸转运入细胞和核酸、蛋白质的合成,并抑制蛋白质分解。

4. 钾离子转运 胰岛素激活细胞膜Na^+-K^+-ATP酶,促进K^+内流,增加细胞内K^+浓度。

5. 其他作用 胰岛素可加速心率,加强心肌收缩力和减少肾血流量。

【作用机制】 胰岛素是多肽类激素,分子较大,不易进入靶细胞,而只作用于膜受体发挥作用。胰岛素受体(insulin receptor,IR)为大的跨膜糖蛋白复合物(约400 kDa),由2个α亚单位和2个β亚单位组成。α亚单位在细胞膜外,含胰岛素结合部位;β亚单位为跨膜蛋白,其细胞内部分含酪氨酸蛋白激酶(tyrosine protein kinase,TPK),TPK可以催化至少4种底物磷酸化。胰岛素与胰岛素受体的α亚单位结合后迅速引起β亚单位自身磷酸化,进而激活β亚单位上的TPK,由此导致对其他细胞内活性蛋白的连续磷酸化反应,进而产生降血糖等生物效应(图33-1)。使用选择性 TPK 抑制剂或单克隆抗胰岛素受体抗体阻碍 TPK 激活,均能抑制胰岛素的生物效应,说明磷酸化反应是胰岛素生物作用的关键环节。

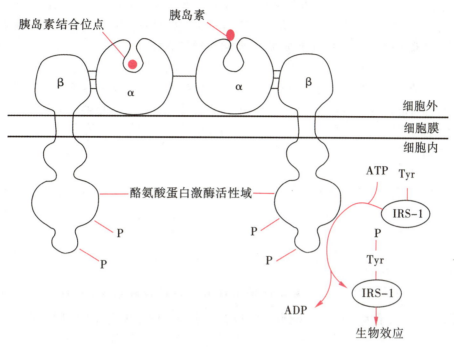

Tyr. 酪氨酸蛋白激酶;IRS-1. 胰岛素受体底物;P. 磷酸残基。

图33-1　胰岛素受体结构及信号转导示意

【临床应用】

1. 糖尿病　胰岛素对胰岛素缺乏的各型糖尿病均有效,主要用于以下情况:①1 型糖尿病;②经饮食控制和口服降血糖药不能控制的 2 型糖尿病;③新诊断的 2 型糖尿病患者,如有明显的高血糖症状和/或血糖(或糖化血红蛋白)水平明显升高,在初治时可考虑胰岛素治疗,加或不加其他药物;④伴有急性或严重并发症的糖尿病,如酮症酸中毒、非酮症性高渗性昏迷、乳酸酸中毒伴高血糖等;⑤合并重症感染、消耗性疾病、高热、妊娠、创伤及手术的各型糖尿病。

2. 细胞内缺钾　临床上将葡萄糖、胰岛素、氯化钾联合组成极化液合剂,用以促进 K$^+$内流,纠正细胞内缺钾,防治心肌梗死等心脏病导致的心律失常,降低死亡率。

【不良反应】

1. 低血糖反应　低血糖反应是胰岛素最常见也是最严重的不良反应,多为胰岛素用量过大、未按时进食或运动量过大所致。早期表现为饥饿、虚弱、出汗、心悸、震颤、焦虑等症状。严重时出现低血糖休克,如不及时抢救,可引起死亡。为防止低血糖的严重后果,应教会患者知其前兆或轻微症状。轻者可饮用糖水或进食,严重者应立即静脉注射50% 葡萄糖注射液。在临床上,必须在糖尿病患者中鉴别低血糖昏迷、酮症酸中毒昏迷和非酮症高渗高糖性昏迷。

2. 过敏反应　过敏反应较多见,一般反应轻微,会出现皮肤瘙痒、红斑、丘疹等,偶可出现全身性荨麻疹,甚至引发过敏性休克,系胰岛素及其制剂的抗原性或纯度低所致。可改用其他种属动物的胰岛素或用高纯度制剂,或用人胰岛素制剂。必要时用 H$_1$受体拮抗剂和 GCs 药物治疗。

3. 胰岛素抵抗　胰岛素抵抗,又称胰岛素耐受性,是指糖尿病患者应用超过常用量的胰岛素后未出现明显的低血糖反应。临床将患者每日胰岛素用量超过200 U 时称为胰岛素耐受现象,可分为急性型耐受和慢性型耐受。

（1）急性型耐受：多因创伤、感染、手术、情绪激动等应激状态所致，可能与血中具有抗胰岛素作用的物质增多有关；酮症酸中毒时，血中大量游离脂肪酸和酮体妨碍了葡萄糖的摄取和利用；pH 值降低减少了胰岛素与受体的结合等诱发因素，使得胰岛素的效应下降。认识急性型耐受对临床处理非常重要，只要及时发现并清除诱因，加大胰岛素用量（短期内需增加胰岛素剂量达数百乃至数千单位），同时调整酸碱平衡及水、电解质平衡，常可取得满意疗效。

（2）慢性型耐受：慢性型耐受的原因涉及多个方面，包括体内产生了胰岛素抗体、胰岛素受体数目减少及受体与胰岛素的亲和力降低，靶细胞膜上葡萄糖转运系统及某些酶系统失常或某些微量元素含量异常都可能妨碍胰岛素的作用而出现胰岛素抵抗。处理方法是换用高纯度胰岛素或人胰岛素，并适当调整剂量。目前，微量元素在糖尿病治疗中的辅助作用也已受到重视。

4. 脂肪萎缩　胰岛素注射部位可出现红肿、硬结、皮下脂肪萎缩等，女性多于男性。换用高纯度胰岛素或人胰岛素后已少见。

5. 其他反应　可出现胰岛素水肿、屈光不正等不良反应。老年患者还可出现腹部肥胖和体重增加。

第二节　口服降血糖药

在糖尿病患者中，绝大多数为 2 型糖尿病，口服降血糖药对这些患者的治疗发挥着极重要的作用。根据药物化学结构和基本作用方式的不同，常用的口服降血糖药分为磺酰脲类（sulfonylureas，SU）、双胍类（biguanides）、胰岛素增敏剂、α-葡萄糖苷酶抑制剂（α-glucosidase inhibitor）、餐时血糖调节剂、醛糖还原酶抑制剂等。口服降血糖药的使用较胰岛素方便，但作用慢且弱，主要用于轻、中度 2 型糖尿病的治疗，尚不能完全代替胰岛素。

一、磺酰脲类

磺酰脲类是应用最早、品种最多、临床应用最广泛的口服降血糖药。磺酰脲类有第一代和第二代之分，其共同结构是苯磺酰脲。甲苯磺丁脲（tolbutamide，D-860）是在磺胺类药基础上发展而来，与氯磺丙脲（chlorpropamide）同属第一代磺酰脲类降血糖药；第二代药物包括格列本脲（glibenclamide）、格列吡嗪（glipizide）、格列波脲（glibornuride）、格列喹酮（gliquidone）、格列齐特（gliclazide，达美康）、格列美脲（glimepiride）等。第二代药物的降血糖作用能增加数十至上百倍，口服吸收快、作用强，而且低血糖、粒细胞减少及心血管不良反应的发生率低，故临床应用广泛。

【体内过程】　磺酰脲类降血糖药口服易吸收，除氯磺丙脲外，大多数药物吸收较快，食物和高血糖可抑制其吸收。吸收后与血浆蛋白的结合率较高，格列美脲血浆蛋白结合率可达 99.5%。多数药物主要在肝脏代谢，经肾脏排泄。氯磺丙脲大部分以原形经肾脏排出，容易在体内蓄积而致低血糖，因此肝、肾功能不全者及老年人慎用。本类药除氯磺丙脲 $t_{1/2}$ 较长外，多数消除较快。

【药理作用及机制】

1. 降血糖　磺酰脲类对正常人及胰岛功能尚存的糖尿病患者均有降血糖作用，但对 1 型糖尿病患者或完全切除胰腺的糖尿病患者无效。其机制如下。

（1）刺激胰岛 B 细胞释放胰岛素：①当本类药与胰岛 B 细胞膜上磺酰脲受体结合后，抑制了与受体相偶联的 ATP 敏感钾通道而阻止 K^+ 外流，致使细胞膜去极化；②膜电位降低，进而开启电压依赖性钙通道，使细胞内 Ca^{2+} 浓度增加；③细胞内增加的游离钙触发胞吐作用及胰岛素的分泌。

（2）增强胰岛素与靶组织及受体的结合能力：在长期服用且胰岛素已恢复至给药前水平的情况

下,其降血糖作用仍然存在,这可能与其增加靶细胞膜上胰岛素受体的数目和亲和力,从而增强胰岛素的作用有关。

(3)增加胰岛细胞对葡萄糖的敏感性,限制肝糖原的生成,减慢胰岛素在肝脏的代谢。

(4)通过激活糖原合成酶和3-磷酸甘油脂肪酰转移酶,促进葡萄糖的利用及糖原和脂肪的合成。

2.对水代谢的影响 格列本脲、氯磺丙脲通过促进抗利尿激素的分泌及增强其作用,发挥抗利尿作用,但不降低肾小球滤过率,可用于尿崩症的治疗。

3.对凝血功能的影响 格列齐特有抑制血小板黏附、刺激纤溶酶原合成和恢复纤溶酶活性的作用,还能降低微血管对血管活性胺类的敏感性。这可能对预防或减轻糖尿病患者微血管并发症有一定作用。

【临床应用】

1.糖尿病 磺酰脲类主要用于治疗单用饮食控制无效的胰岛功能尚存的轻度、中度2型糖尿病。与胰岛素或双胍类药物合用有协同作用。对胰岛素产生耐受性的患者加用本类药可刺激内源性胰岛素分泌,增强胰岛素的作用。

2.尿崩症 只用氯磺丙脲,0.125~0.500 g/d,可使患者尿量明显减少。

【不良反应】 磺酰脲类不良反应较少,第二代磺酰脲类药物不良反应发生率较第一代低。

1.胃肠道反应 胃肠道反应较常见,如恶心呕吐、胃痛、厌食、腹泻等,多与剂量有关,减少剂量或继续服药后上述症状可消失。偶见肝损伤和胆汁淤积性黄疸,应注意定期检查肝功能。

2.低血糖 低血糖是磺酰脲类药物常见的严重不良反应,常因药物过量所致。老年患者和肝、肾功能不全者更容易发生,故忌用磺酰脲类药物。新型磺酰脲类降血糖药较少引起低血糖。

3.其他反应 皮肤过敏反应,表现为皮肤瘙痒、皮疹或红斑等。在剂量过大的情况下也可见嗜睡、眩晕、共济失调等中枢神经系统反应。少数患者出现白细胞、血小板减少及溶血性贫血等血液系统反应,因此需定期检查血常规。

【药物相互作用】 由于磺酰脲类血浆蛋白结合率高,表观分布容积小,因此与保泰松、水杨酸钠、吲哚美辛、青霉素、双香豆素等发生竞争,使游离药物浓度上升而引起低血糖反应;营养不良性患者血浆蛋白水平低,黄疸患者血浆胆红素水平高,也能竞争血浆蛋白结合部位,更容易发生低血糖;其他从肾小管分泌排泄的有机酸类可与氯磺丙脲竞争而增强其降血糖作用;乙醇抑制糖原异生和肝葡萄糖输出,故患者饮酒会导致低血糖。另一方面,氯丙嗪、GCs药物、噻嗪类利尿药、口服避孕药、雌激素、β受体阻断药、苯妥英钠、利福平等均可降低磺酰脲类的降血糖作用或掩盖低血糖症状,应注意。

二、双胍类

双胍类药物化学结构由一双胍核加侧链所构成,主要有二甲双胍(metformin,甲福明)、苯乙双胍(phenformin,苯乙福明)。目前临床应用最广泛的为二甲双胍。口服易吸收,二甲双胍吸收较快,不与血浆蛋白结合,几乎全部以原形经肾脏排出,$t_{1/2}$为2~3 h,肾功能损害者及老年人慎用。

【药理作用】 无论糖尿病患者的胰岛B细胞有无功能,双胍类均可明显降低血糖,但对正常人的血糖无影响,可以有效降低体重,并防止和延缓糖耐量异常向糖尿病的进展。双胍类降低血糖机制可能是促进组织对葡萄糖的摄取和利用(无氧酵解),减少葡萄糖经肠道吸收,抑制肝糖原异生,抑制胰高血糖素的释放及促进脂肪生成,增加胰岛素的敏感性等。

【临床应用】 主要用于治疗肥胖性轻、中度2型糖尿病,尤其是有胰岛素耐受的患者。也可与胰岛素和/或磺酰脲类药物合用于中、重度患者,以增强疗效,减少胰岛素用量。二甲双胍单药治疗不会引起低血糖,运动前后也无须调整剂量;但是,当与胰岛素、促胰岛素分泌剂(格列美脲、格列吡嗪、那格列奈等)联用时,需防范低血糖风险。

【不良反应】　双胍类降血糖药,尤其是苯乙双胍,最严重的不良反应是乳酸酸中毒、发生率较高,欧美国家已经停止使用该药,我国也在 2016 年底停止使用该药。二甲双胍有食欲减退、恶心呕吐、腹部不适及腹泻、口内有金属味等消化道反应。二甲双胍可抑制维生素 B_{12} 的吸收,但可通过补充钙剂逆转。

【禁忌证】　肾病、严重肺病或心脏病患者禁用。

三、胰岛素增敏剂

胰岛素抵抗和胰岛素 B 细胞功能受损是目前糖尿病治疗所面临的两大难题,改善患者的胰岛素抵抗状态对糖尿病治疗具有重要意义。噻唑烷二酮类(thiazolidinedione)化合物为一类具有2,4-二酮噻唑烷结构的化合物,主要有罗格列酮(rosiglitazone)、吡格列酮(pioglitazone)等,是一类新型胰岛素增敏剂,能改善 B 细胞功能,显著改善胰岛素抵抗及相关代谢紊乱,对 2 型糖尿病及其心血管并发症均有明显疗效。

【药理作用及机制】　本类药改善胰岛素抵抗及降血糖作用的机制与竞争性激活核内过氧化物酶增殖物激活受体 γ(peroxisome proliferator-activated receptor γ,PPARγ),调节胰岛素反应性基因的转录有关。PPARγ 激活后可通过多个途径增强靶组织对胰岛素的敏感性,减轻胰岛素抵抗。

1. 改善胰岛素抵抗、降低血糖　本类药能提高细胞对葡萄糖的利用,可使患者空腹血糖、餐后血糖、血浆胰岛素及游离脂肪酸水平明显降低。与磺酰脲类或二甲双胍联合应用可显著降低胰岛素抵抗,并改善胰岛 B 细胞功能。在口服常规降血糖药失效而改用胰岛素仍控制欠佳的患者中,加用噻唑烷二酮类也可明显减少每日所需的胰岛素用量,使血糖和糖化血红蛋白稳定地维持于理想水平。同时低血糖的发生率明显降低。

2. 改善脂肪代谢紊乱　本类药能显著降低血浆中游离脂肪酸、甘油三酯水平,增加 HDL 水平及 LDL 对氧化修饰的抵抗力。

3. 对 2 型糖尿病血管并发症的防治作用　本类药可抑制血小板聚积、炎症反应和内皮细胞增生,抗 AS,降低血管并发症的病死率。

4. 改善胰岛 B 细胞功能　罗格列酮可增加胰腺胰岛的面积、密度和胰岛中胰岛素含量,而对胰岛素的分泌无影响。可降低血浆胰岛素和游离脂肪酸水平。游离脂肪酸水平升高对胰腺具有毒性作用,故降低游离脂肪酸水平对 B 细胞功能也有保护作用,通过减少细胞死亡来阻止 B 细胞衰退。

【临床应用】　本类药主要用于治疗胰岛素抵抗和 2 型糖尿病。

【不良反应】　本类药具有良好的安全性和耐受性,低血糖反应少见,主要有体重增加、水肿和水潴留,与胰岛素合用时更明显。其他不良反应有嗜睡、肌肉和骨骼疼痛、头痛、胃肠道反应等。本类药最早上市的曲格列酮在上市后不久就出现了肝毒性的报道,其肝毒性危害已经超过了其治疗作用,该药已在全世界停止使用。吡格列酮和罗格列酮极少引起肝损伤。

四、α-葡萄糖苷酶抑制剂

α-葡萄糖苷酶抑制剂可在小肠上皮刷状缘竞争性抑制 α-葡萄糖苷酶,从而抑制寡糖分解为单糖,减少淀粉、糊精和双糖在小肠中吸收,控制餐后血糖的升高,使血糖平稳且缓慢地维持在一定水平。也有报道其可降低空腹血糖及糖化血红蛋白。在临床上用于治疗各型糖尿病,通常与口服降血糖药或胰岛素合用,也可单用于老年患者或餐后明显升高血糖的患者。主要不良反应为胃肠道反应,由于肠道细菌酵解产气增加,产生多气、腹痛、腹泻等。临床常用药主要有阿卡波糖(acarbose)、伏格列波糖(voglibose)、米格列醇(miglitol)等。

五、餐时血糖调节剂

瑞格列奈

瑞格列奈(repaglinide)为苯甲酸衍生物,1998 年作为第一个餐时血糖调节剂上市。它是一种非磺酰脲类促胰岛素分泌剂,优点是促进糖尿病患者胰岛素生理性分泌曲线的恢复。其作用机制可能是通过与胰岛 B 细胞膜上的特异性受体结合,促进与受体偶联的 ATP 敏感性钾通道关闭,抑制 K^+ 外流,使细胞膜去极化,从而开放电压依赖的钙通道,Ca^{2+} 流入增加,促进胰岛素分泌。本品促胰岛素分泌作用较磺酰胺类快。口服给药后迅速经胃肠道吸收入血,15 min 起效,1 h 内达峰值浓度,$t_{1/2}$ 约为 1 h,这个特点适合多次餐前用药。通过细胞色素 P450 代谢,其中 92% 随胆汁进入消化道经粪便排出,8% 经尿排出。主要适用于 2 型糖尿病患者,老年糖尿病患者及糖尿病肾病患者 (92% 经粪胆途径排出,无肾毒性)也可用。因其结构中不含硫,故对磺酰脲类药物过敏者仍可使用。

那格列奈

那格列奈(nateglinide)为 *D*-苯丙氨酸的衍生物,作用更迅速而短暂。饭前 1~10 min 口服给药用于控制 2 型糖尿病的餐后高血糖。由于本品可减少胰岛素的总释放量,减弱餐后血糖波动,因而诱发低血糖反应的危险性更小。

第三节　其他新型降血糖药

随着对糖尿病治疗研究的不断深入,一些作用于新靶分子的新型降血糖药(如依克那肽、西他列汀、普兰林肽等)已经上市,为糖尿病患者提供了更多的用药选择。

一、胰高血糖素样肽-1 受体激动剂

胰高血糖素样肽-1(glucagons-like peptide 1,GLP-1)是由人胰高血糖素基因编码,并由肠道 L 细胞分泌的肠促胰素,具有促进胰岛素合成和分泌、增加胰岛 B 细胞数量、抑制胰高血糖素分泌等作用。但是 GLP-1 在体内可迅速被二肽基肽酶-4(dipeptidyl peptidase-4,DPP-4)降解而失去活性。

依克那肽(exenatide)为长效 GLP-1 受体激动剂,注射给药,以依赖于血糖增高的方式发挥其作用,主要用于双胍类、磺酰脲类口服降血糖药治疗效果不理想的 2 型糖尿病患者,不引起低血糖反应。最常见的不良反应为胃肠道反应。严重的胃肠道疾病及肾功能不全者禁用。

二、二肽基肽酶抑制剂

沙格列汀(saxagliptin)、磷酸西格那汀(sitagliptin phosphate)为 DPP-4 抑制剂,可使 GLP-1 降解减少、作用增强,产生明显的降血糖作用,并且不会增加体重。可能会出现头痛、鼻炎、腹泻、便秘等不良反应,一些患者在使用双胍类、磺酰脲类、胰岛素增敏剂及促胰岛素分泌剂后还是不能很好地控制血糖时,可使用本类降血糖药物。

三、胰淀粉样多肽类似物

胰淀粉样多肽(amyloid peptide)是由 37 个氨基酸残基构成的多肽激素,在餐后由胰腺 B 细胞分

泌,具有减慢葡萄糖吸收、抑制胰高血糖素分泌、减少肝糖原生成和释放等作用。然而,天然胰淀粉样多肽具有易水解、黏度大、易凝聚等缺点,不适合用于治疗。

普兰林肽(pramlintide)是人工合成的胰淀粉样多肽类似物,可产生与内源性胰淀粉样多肽相同的生物效应。可延缓葡萄糖吸收,抑制胰高血糖素分泌,减少肝糖原生成与释放,从而降低糖尿病患者体内血糖波动频率和波动幅度,改善总体血糖控制。主要用于1型、2型糖尿病患者的辅助治疗药物,也是迄今为止继胰岛素之后第二个获准用于治疗1型糖尿病的药物(2005年3月获得FDA批准上市),但不能代替胰岛素。单独应用不易引起低血糖反应,与胰岛素合用可增加胰岛素引起低血糖的风险,因此,治疗期间应注意监测血糖水平,防止发生低血糖反应。不可用于胰岛素治疗依从性差、自我监测血糖依从性差的患者。为减少胰岛素对其药代学的影响,两者最好不要放置在同一注射器或在同一注射部位给药。其他不良反应有关节痛、咳嗽、头晕、头痛、咽炎等。

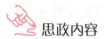 思政内容

科学丰碑,世人敬仰

20世纪初,科学家认识到糖尿病患者的尿糖增高与血糖增高有关,且胰腺病变是其主要病因。因此,科学家普遍相信胰腺分泌的一种内源性物质(后被命名为胰岛素)可降低血糖。众多科学家试图从胰腺中提取胰岛素,但均以失败告终。1921年,加拿大外科医生弗雷德里克·班廷(Frederick Banting)大胆构想将胰管缝合以避免胰蛋白酶污染胰岛细胞,并将分泌胰蛋白酶的细胞破坏,就可能纯化出有活性的胰岛素。班廷获得了多伦多大学约翰·麦克劳德(John Macleod)教授的支持,最终成功分离出有活性的胰岛素提取物,并于1923年获得诺贝尔生理学或医学奖。这一切源于班廷医生大胆假设、小心求证和百折不挠的科学精神。

1958年,中国科学家大胆提出了合成胰岛素的课题。当时在国际上合成的最大多肽是促肾上腺皮质激素的13肽片段。而胰岛素是1个蛋白质,不仅分子量大,而且结构非常复杂,分子中含有3对—S—S—键。其工作量之大、难度之高是前所未有的。在科研基础十分薄弱、设备极其简陋的年代,历经7年的不懈攻关,于1965年9月17日,中国科学家在世界上首次人工合成了具有完整生物活性的结晶牛胰岛素,这也是世界上第一个人工合成的蛋白质。胰岛素合成课题的提出充分体现了老一辈科学家敢为人先、力争创新的科学精神,艰苦奋斗、追求卓越的民族气概,严谨求实、协作创新的科学态度,无私奉献、振兴祖国的坚定信念。

(王　沛)

第三十四章　性激素类药和避孕药

学习目标

1. 知识目标　①了解性激素的生理功能及其分泌调节机制。②了解雌激素类药的药理作用、临床应用及不良反应。③了解孕激素类药物的药理作用、临床应用及不良反应。④了解雄激素类药物的药理作用、临床应用、不良反应及禁忌证。

2. 思政目标　结合我国人工流产的现状，介绍避孕药的药理知识，引导学生树立正确的恋爱观和性爱观，培养学生自尊自爱和对家庭的责任感。

性激素（sex hormone）是由性腺分泌的一类甾体激素，包括雌激素、孕激素和雄激素三大类，临床使用的性激素制剂主要是人工合成品及其衍生物，除用于治疗某些疾病外，主要用作避孕药。常用避孕药多为雌激素和孕激素的复合制剂。

性激素的分泌受下丘脑-垂体前叶-性腺轴的调控（图34-1）。下丘脑分泌促性腺激素释放激素（gonadotropin-releasing hormone，GnRH），促进垂体前叶分泌促卵泡激素（follicle stimulating hormone，FSH）和黄体生成素（luteinizing hormone，LH）。对于女性，FSH促进卵巢中的卵泡生长发育，使其分泌雌激素，同时使LH受体数目增加；LH则可促进卵巢黄体生成，并促使卵巢黄体分泌孕激素。对于成年男性而言，FSH则促进睾丸曲细精管的成熟和睾丸中精子生成，LH可促进睾丸间质细胞分泌雄激素。

性激素对垂体前叶的分泌功能具有正反馈和负反馈两方面的调节作用（图34-1）。在排卵前，雌激素水平较高可直接或间接通过下丘脑，促进垂体分泌LH，导致排卵，这一反馈过程是正反馈调节。而在黄体期，血中雌激素、孕激素升高，导致GnRH分泌减少，抑制排卵，这一反馈过程是负反馈调节，常用的甾体避孕药就是根据这一负反馈而设计的。上述反馈途径是性激素对下丘脑及腺垂体的反馈作用，也称为"长反馈"。垂体促性腺激素FSH、LH水平也能影响下丘脑GnRH的释放，这种反馈途径则称为"短反馈"。

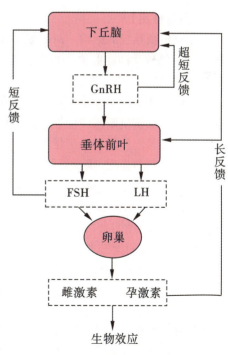

图34-1　女性激素的调节

还有超短反馈，是腺体内的自行正反馈调节，下丘脑分泌的GnRH反作用于下丘脑，促进GnRH释放，从而实现自我调节。性激素的作用机制是通过与靶细胞内的性激素受体特异性结合，影响靶基因mRNA转录和蛋白质的合成，产生生物学效应。

第一节 雌激素类药和抗雌激素类药

一、雌激素类药

【来源】 雌激素(estrogen)具有广泛而重要的生理作用,对中枢神经、心血管、生殖系统、骨骼系统等的生长、发育与功能调节方面等均有重要意义。雌二醇(estradiol,E_2)是卵巢和睾丸分泌的主要天然雌激素,效应最强,而雌酮(estrone,E_1)和雌三醇(estriol,E_3)为雌二醇的肝脏代谢物,从孕妇尿中提取得到。

天然雌激素活性低,以雌二醇为母体,人工合成的高效的衍生物主要包括炔雌醇(ethinylestradiol)、炔雌醚(quinestrol)、戊酸雌二醇(estradiol valerate)等。合成的类固醇类雌激素药物有替勃龙、美雌醇、硫酸雌酮、马烯雌醇等。此外,还合成了一些具有雌激素样作用的非甾体类药物,如己烯雌酚(diethylstilbestrol;乙菧酚,stilbestrol)。

【体内过程】 天然雌激素口服后在肝脏被迅速代谢,生物利用度低,主要采用注射给药。血浆中的雌激素主要与性激素结合球蛋白结合,也可与白蛋白结合。代谢物雌酮和雌三醇大部分以葡萄糖醛酸或硫酸酯结合的形式经肾脏排出,小部分从胆道排泄并形成肝肠循环。人工合成的炔雌醇、炔雌醚或乙烷雌酚等吸收后贮存于脂肪组织中再缓慢释放,不易在肝脏中代谢,故口服效果好,作用较持久。经酯化的衍生物如苯甲酸雌二醇等,肌内注射后吸收缓慢,其作用时间延长。雌二醇贴片经皮给药,药物可通过皮肤缓慢而稳定地吸收,无肝脏首过消除,其血药浓度比口服给药稳定。

【药理作用】

1. 对生殖系统的影响 对未成年女性,雌激素能促进女性第二性征和性器官发育成熟,如子宫发育、乳腺腺管增生、脂肪分布变化等。对成年女性,除保持女性性征外,它可使子宫内膜增殖变厚,与孕激素共同参与形成月经周期。

2. 对排卵的影响 小剂量雌激素在孕激素配合下,能促进促性腺激素分泌,促进排卵;但大剂量可通过负反馈机制减少促性腺激素释放,从而抑制排卵。

3. 对乳腺的作用 小剂量雌激素能促进乳腺导管增生及腺泡生长发育;大剂量时可抑制催乳素对乳腺的刺激作用,减少泌乳。

4. 对代谢的影响 雌激素能激活肾素-血管紧张素-醛固酮系统,有轻度水钠潴留和升高血压作用;雌激素在儿童能增加骨骼的钙盐沉积,加速长骨骨骺闭合,在成人则能增加骨量,改善骨质疏松,并能预防绝经期女性骨质丢失。此外,雌激素还可降低血清胆固醇、磷脂及低密度脂蛋白水平,升高高密度脂蛋白水平。

5. 对神经系统的影响 雌激素能促进神经元生长、分化、存活与再生,并促进神经胶质细胞发育及突触形成,还能促进乙酰胆碱、DA等多种神经递质的合成。

6. 对心血管系统的影响 雌激素可以增加一氧化氮和前列腺素的合成,舒张血管,抑制血管平滑肌的异常增殖和迁移,发挥心脏保护作用。

7. 其他作用 雌激素可使凝血因子Ⅱ、Ⅶ、Ⅸ、Ⅹ增加,促进凝血过程。雌激素还有抗雄激素作用。

【临床应用】

1. 围绝经期综合征 更年期女性因卵巢功能降低,雌激素分泌减少,而垂体促性腺激素分泌增多,导致内分泌失调而引起一系列症状,如恶心、失眠、情绪不安、面部潮红等。雌激素可抑制垂体促性腺激素分泌而减轻各种症状。小剂量长期应用还能有效预防冠心病、心肌梗死等心血管疾病。

2.功能性子宫出血　雌激素可促进子宫内膜增生,修复出血创面,使不规则出血停止,也可适当配伍孕激素以调整月经周期。

3.卵巢功能不全和闭经　原发性或继发性卵巢功能低下患者以雌激素替代治疗可促进外生殖器、子宫及第二性征的发育,与孕激素合用能形成人工月经周期。

4.乳房胀痛和退乳　部分女性停止授乳后,乳汁继续分泌可导致乳房胀痛,大剂量雌激素能干扰催乳素对乳腺的刺激作用,使乳汁分泌减少而退乳消痛。

5.晚期乳腺癌　雌激素能缓解绝经后晚期乳腺癌患者的症状,但绝经期以前的患者禁用,因这时反而可能促进肿瘤生长。

6.前列腺癌　大剂量雌激素可抑制垂体促性腺激素分泌,导致睾丸萎缩及雄激素生成减少,同时本身又有抗雄激素作用,故可用于前列腺癌的治疗。

7.痤疮　青春期痤疮是雄激素分泌过多,刺激皮脂腺分泌,导致局部腺管阻塞及继发感染所致,雌激素能抑制雄激素分泌和拮抗雄激素作用。

8.骨质疏松症　对绝经后或老年女性骨质疏松症患者,雌激素可减少骨质吸收,防止骨折的发生。

9.其他用途　雌激素与孕激素合用可用于避孕。小剂量雌激素对阿尔茨海默病有一定的治疗作用。

【不良反应】　雌激素常见恶心、头晕、厌食等不良反应。大剂量可引起水肿,故高血压患者慎用。长期大剂量应用有引起子宫出血的风险,故子宫内膜炎患者慎用。此外,绝经后雌激素替代疗法可显著增加子宫内膜癌的发病风险。妊娠期不应使用雌激素,以免影响胎儿正常发育。

二、抗雌激素类药

抗雌激素类药(anti-estrogen drug)是指能与雌激素受体结合,竞争性拮抗雌激素作用的一类药物。目前此类临床常用药有氯米芬(clomifene)、他莫昔芬(tamoxifene)、雷洛昔芬(raloxifene)等。此类药物对乳腺和子宫表现为雌激素拮抗作用,但对骨骼及脂代谢则发挥类似雌激素样作用。

氯米芬

氯米芬可竞争性与雌激素受体结合而拮抗雌激素的作用,阻止雌二醇的负反馈调节,促进垂体前叶促性腺激素分泌,诱发排卵。在临床上可用于治疗不孕、功能性子宫出血、月经不调、晚期乳腺癌及长期使用避孕药后发生的闭经等。主要不良反应有多胎、视觉异常等。长期大剂量服用可引起卵巢肥大,故卵巢囊肿者禁用。

他莫昔芬

他莫昔芬为雌激素受体部分激动剂,有雌激素样作用,也有抗雌激素作用,对依赖雌激素才能持续生长的肿瘤细胞有抑制作用。本药为乳腺癌激素治疗的第一线药物,常用于姑息治疗已绝经的晚期乳腺癌患者,一般疗效较好。

第二节　孕激素类药和抗孕激素类药

一、孕激素类药

天然孕激素主要由卵巢黄体分泌,为黄体酮(孕酮,progesterone),妊娠3~4个月后,黄体逐渐萎缩而由胎盘分泌,直至分娩。临床应用的多是人工合成品及其衍生物。按化学结构可分为 2 类。一类是 17α-羟孕酮类,为孕酮衍生物,包括甲羟孕酮(medroxyprogesterone)、甲地孕酮(megestrol)、氯地孕酮(chlormadinone)等。另一类是 19-去甲睾酮类,为睾酮衍生物,包括炔诺酮(norethisterone)、炔诺孕酮(norgestrel)、左炔诺孕酮(levonorgestrel)等。这类药物除有孕激素作用外,都还具有轻微雄激素样作用。

【体内过程】 黄体酮口服首过消除大,需要肌内注射或舌下给药。采用油溶液肌内注射可发挥长效作用。血浆蛋白结合率高,在肝脏代谢,经肾脏排出。人工合成的高效的炔诺酮、甲地孕酮等肝脏代谢较慢,可口服给药。

【药理作用】

1. 对生殖系统的作用 月经后期时,在雌激素作用的基础上,孕激素使子宫内膜由增殖期转变为分泌期,有利于孕卵着床与胚胎发育;在妊娠期,孕激素能抑制子宫收缩,并降低子宫对缩宫素的敏感性,有保胎作用;大剂量时可抑制垂体前叶 LH 的分泌,抑制卵巢的排卵过程。孕激素与雌激素一起促进乳腺腺泡发育,为哺乳做准备。

2. 对代谢的影响 孕激素竞争性地对抗醛固酮,促进 Na^+、Cl^- 排泄并产生利尿作用;还可促进蛋白质分解代谢,增加尿素氮的排泄。

3. 对神经系统的影响 孕激素影响下丘脑体温调节中枢,使月经周期的黄体期基础体温轻度升高;还有中枢抑制和催眠作用。

【临床应用】

1. 功能性子宫出血 孕激素类药用于治疗黄体功能不足,子宫内膜不规则成熟和脱落而引起子宫持续性出血。孕激素类药可使增生期子宫内膜协调一致地转为分泌期内膜,停药后 3~5 d 发生撤退性出血。

2. 痛经和子宫内膜异位症 常采用雌激素、孕激素复合避孕药,抑制排卵并减轻子宫痉挛性收缩,从而镇痛;还可使异位的子宫内膜萎缩退化,治疗子宫内膜异位症。

3. 先兆流产与习惯性流产 孕激素类药可用于治疗黄体功能不足引起的先兆流产与习惯性流产,但对于习惯性流产的疗效不确切。19-去甲睾酮类具有雄激素作用,可使女性胎儿男性化,故不宜使用。

4. 其他用途 孕激素类药对子宫内膜腺癌、前列腺癌等也有一定的治疗作用。

【不良反应】 孕激素类药常见子宫出血、经量改变,甚至停经,偶见头晕、恶心呕吐及乳房胀痛。有些不良反应与雄激素活性有关,如性欲改变、多毛或脱发、痤疮。19-去甲睾酮类可致肝功能障碍。大剂量黄体酮可致胎儿生殖器畸形。

二、抗孕激素类药

抗孕激素类药可干扰孕酮的合成和代谢。

米非司酮

米非司酮(mifepristone)为炔诺酮的衍生物,作用于孕激素受体拮抗孕激素的作用。米非司酮与 GCs 药物受体也有较高的亲和力,故有较强抗 GCs 药物作用,还有较弱的雄激素样活性。口服有效,血浆蛋白结合率较高,血浆 $t_{1/2}$ 长,因此可有效延长下一个月经周期,不宜持续给药。米非司酮与内源性孕激素竞争子宫内膜的孕激素受体,发挥抗孕激素作用,使子宫内膜缺乏孕激素维持而发生坏死脱落,具有抗着床作用,可单独用作房事后避孕。米非司酮通过对抗孕酮对子宫肌的抑制作用,使子宫肌出现阵挛,具有抗早孕作用,可终止早期妊娠,可能引发阴道出血等严重不良反应,但一般无须特殊处理。贫血、正在接受抗凝治疗和 GCs 药物治疗的女性患者不宜使用该药。

第三节　雄激素类药和抗雄激素类药

一、雄激素类药

天然雄激素(androgens)主要是由睾丸间质细胞分泌的睾酮(testosterone)。肾上腺皮质、卵巢和胎盘也能分泌少量睾丸素。目前临床使用的雄激素是人工合成的睾丸素及其衍生物,如甲睾酮(methyltestosterone)、丙酸睾酮(testosterone propionate)、苯乙酸睾酮(testosterone phenylacetate)等。

【药理作用】

1.生殖系统作用　雄激素类药可促进男性性征和生殖器官发育成熟,促进精子的生成与成熟。较大剂量雄激素还能抑制下丘脑与垂体前叶分泌促性腺激素,使睾丸的雄激素合成和精子发生功能受到抑制,对女性也可减少卵巢分泌雌激素。此外,尚有抗雌激素作用。

2.同化作用　雄激素类药可促进蛋白质合成(同化作用),减少蛋白质分解(异化作用),促进生长发育,使肌肉发达,体重增加,尿排氮量减少,呈正氮平衡;并可出现水、钠、钙、磷潴留现象,促进骨质形成。

3.增强骨髓造血功能　骨髓功能低下时,较大剂量雄激素能刺激骨髓造血功能,特别是红细胞生成。机制可能是其促进肾脏分泌促红细胞生成素和直接刺激骨髓合成亚铁血红素。

4.免疫增强作用　雄激素类药能促进免疫球蛋白合成,增强机体的免疫功能和抗感染能力;此外,尚有类似 GCs 药物的抗炎作用。

5.心血管系统调节作用　雄激素类药通过激活雄激素受体和偶联钾通道,降低胆固醇,调节凝血和纤溶过程,还可舒张血管平滑肌,降低血管张力。

【临床应用】

1.替代疗法　雄激素类药用于治疗无睾症及类无睾症,前者为两侧睾丸先天缺失或后天缺损,后者为睾丸功能不足,用睾酮可作为补充治疗。

2.围绝经期综合征和功能性子宫出血　主要利用雄激素类药抗雌激素的作用,使子宫平滑肌及其血管收缩,内膜萎缩而止血。对严重出血病例,可用己烯雌酚、黄体酮、丙酸睾酮3种激素的混合物同时注射,达到止血的目的。停药时应逐渐减少药量,停药后易出现撤退性出血。

3.晚期乳腺癌　对晚期乳腺癌或乳腺癌转移者,采用雄激素类药治疗,可使部分病例的病情得到缓解;此外,雄激素类药尚有对抗催乳素对乳腺癌的刺激作用。其治疗效果与癌细胞中雌激素受体浓度有关,受体浓度高者,疗效较好。

4.贫血　雄激素类药可使骨髓造血功能得到明显改善,特别是红细胞生成加速,但起效较慢,一般在用药2~4个月才出现疗效。

5.虚弱　由于雄激素类药的同化作用,各种消耗性疾病、骨质疏松症、生长迟缓、长期卧床、放疗等身体虚弱状况可用小剂量雄激素进行治疗,加快体质恢复。

6.前列腺增生　雄激素类药可降低前列腺内双氢睾酮水平,防止良性前列腺增生发生,但治疗效果不显著。

【不良反应】　①女性长期应用雄激素类药可引起多毛、痤疮、声音变粗、闭经、乳腺退化、性征改变等男性化现象。男性长期应用雄激素类药可能发生性欲亢进,也可出现女性化现象,如乳房肿大,这是雄激素在性腺外组织转化为雌激素所致;长期用药后的负反馈作用可使睾丸萎缩,精子生成减少。②$17\alpha$ 位由烷基取代的睾酮类药物可干扰肝内毛细胆管的排泄功能,引起胆汁淤积性黄疸,如发现黄疸,应立即停药。

【禁忌证】 因雄激素类药有水钠潴留作用,故肾炎、肾病综合征、心力衰竭及高血压患者慎用。孕妇及前列腺癌患者禁用。

二、抗雄激素类药

抗雄激素类药是指能够对抗雄激素生理效应的药物,包括雄激素合成抑制剂、雄激素受体阻断剂等。

环丙孕酮(cyproterone)为17α-羟孕酮类衍生物,具有很强的抗雄激素作用,也有孕激素活性,能负反馈抑制垂体促性腺激素的分泌,使体内睾酮分泌水平降低。还可阻断雄激素受体,抑制内源性雄激素的作用,抑制男性严重性功能亢进。在临床上环丙孕酮与雌激素合用,可治疗女性特发性多毛症和严重痤疮。对前列腺癌,当其他药物无效或者患者无法耐受时,可服用环丙孕酮。因本药抑制性功能和性发育,故禁用于未成年人。

第四节　避孕药

药物避孕是控制生育的主要方法之一。生殖是一个复杂的生理过程,包括精子和卵细胞的形成、成熟、排放、受精、着床、胚胎发育、分娩多个环节,阻断其中任何环节均可达到避孕或终止妊娠的目的。避孕药能影响生殖过程的不同环节,从而达到抗生育的目的,是一种安全、有效及使用方便的避孕方法。

一、主要抑制排卵和着床的避孕药

此类药物多由孕激素和雌激素以不同的种类与剂量配伍而成。目前常用的为甾体避孕药,如复方炔诺酮片、复方甲地孕酮片、复方炔诺孕酮乙片、复方甲地孕酮注射液等。

【药理作用】

1. 抑制排卵　外源性雌激素类药通过干扰下丘脑-垂体-卵巢轴的正常功能,通过负反馈机制抑制下丘脑释放 GnRH,使垂体分泌 FSH 和 LH 减少,同时直接影响垂体激素对 GnRH 的反应,不出现排卵前 LH 高峰,故不发生排卵。

2. 改变宫颈黏液黏稠度　本类药可使宫颈黏液的分泌减少、黏稠度增加,不利于精子穿透,从而阻止精子进入宫腔。

3. 抗着床作用　本类药使子宫内膜的正常增殖受到抑制,促使其萎缩,因此不适宜受精卵的着床。

4. 其他作用　本类药影响子宫及输卵管平滑肌的正常生理活动,使受精卵不能及时地被输送到子宫内;还能抑制黄体内甾体激素的生物合成等。

【不良反应】

1. 类早孕反应　在用药初期可出现恶心呕吐、食欲减退、乳房胀痛等轻微的类早孕反应,由雌激素引起。轻者无须处理,坚持服药2~3个月后症状可减轻或消失。

2. 阴道出血　又称突破性出血,多发生在用药后最初的几个周期,可加服炔雌醇。

3. 闭经　少数女性用药后可发生闭经,如服药后连续2个月发生闭经,应立即停药。

4. 乳汁分泌减少　少数哺乳期女性服药后可发生乳汁减少。

5. 其他反应　如凝血功能亢进、轻度肝损伤等。也可能出现痤疮、皮肤色素沉着,个别人可能出现血压升高。

【禁忌证】 急、慢性肝炎或肾炎,乳腺肿块患者禁用。CHF、糖尿病需用胰岛素控制、高血压、子宫肌瘤患者慎用。

二、主要影响精子生成的避孕药

棉　酚

棉酚(gossypol)是从棉花的根、茎、种子中提取的一种黄色酚类物质。临床应用的制剂有乙酸棉酚、普通棉酚、甲酸棉酚等。动物实验证实棉酚的作用部位在睾丸生精上皮细胞,用药 4～5 周后大部分精曲小管萎缩,生精上皮细胞几乎消失,从而使精子数减少,直到无精子。停药后可以逐渐恢复。连服 2 个月可达节育标准,有效率达 99% 以上。不良反应有食欲减退、乏力、恶心和性功能减退,少数病例有低钾血症、血清丙氨酸转氨酶升高等。

孕激素-雄激素复合剂

较大剂量孕激素和雄激素可反馈性抑制垂体前叶促性腺激素的分泌,抑制精子的发生。两者合用有协同作用,可减少各药剂量,从而减少不良反应。雄激素可补充体内睾酮的不足,用以维持正常性功能。目前这种类型的男用避孕药正处于研究阶段。

环丙氯地孕酮(cyproterone acetate)是一种强效孕激素,为抗雄激素药物,可竞争性对抗雄激素的作用。大剂量时可抑制促性腺激素的分泌,减少睾丸内雄激素结合蛋白的产生,抑制精子生成,干扰精子成熟。

三、外用避孕药

目前常用的外用避孕药多是一些具有较强杀精子作用的药物,可制成胶浆、片剂或栓剂等,放在阴道深处,药物可自行溶解而散布在子宫颈表面和阴道壁,发挥杀精作用,从而达到避孕目的,因此又称杀精剂。本类药不良反应小,极少产生全身性反应。常用的杀精剂有孟苯醇醚等,使用方便,避孕效果良好,不会影响人体生理状态的内分泌功能。

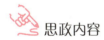 思政内容

关爱女性,护卫健康

我国是世界上人工流产率和重复率最高的国家之一,且趋于年轻化。《中国卫生健康统计年鉴(2021)》发布的数据显示,中国每年的人工流产数量在 900 万左右,这并未统计私人医院和诊所的数据。在接受人工流产手术的人群中,25 岁以下女性占 47.5%,未婚女性占 49.7%,多次流产率为 55.9%。2015 年中国计划生育协会发布的《大学生性与生殖健康状调查》显示,我国 10.1% 的大学生曾做过人工流产,20.3% 曾发生过性行为。未采用科学的避孕措施是避孕失败而导致人工流产的主要原因。

人工流产会对女性的生殖和心理健康造成严重影响。多次人工流产容易引起输卵管炎、宫颈和宫腔粘连、闭经等,造成继发性不孕。人工流产手术中或术后还存在出血过多、子宫穿孔及感染、急性子宫内膜炎、盆腔炎等风险,严重者可能会危及生命。谨慎对待婚前性行为、掌握科学避孕方法、减少意外妊娠发生率,是避免频繁流产对女性健康的伤害的重要举措。

当代大学生应树立正确的恋爱观,平等、尊重和理解他人感受,自尊自爱,要有责任感,理性对待感情,正确认识爱情和性的区别。

（王　沛）

第三十五章　抗菌概论

📖 **学习目标**

1. 知识目标　①了解化学治疗的含义。②掌握有关抗菌药物的常用术语。③初步掌握常用各类抗菌药物的抗菌原理及抗菌药物产生耐药的机制。④了解如何合理应用抗菌药物。

2. 思政目标　①回顾抗生素发展史,结合青霉素和链霉素的发现,激发学生的刻苦求知欲,培养学生的创新思维和科学严谨的学习、工作态度。②从细菌耐药性的问题出发,结合抗生素滥用的现状,使学生深刻感受医药事业的责任,引导学生树立终生学习的理念,以激发学生的社会责任感与使命感。

　　用于防治病原微生物、寄生虫或肿瘤细胞所致疾病的药物治疗统称为化学治疗(chemotherapy),简称化疗。化疗所用的药物称为化疗药物(chemotherapeutical drug),主要包括抗病原微生物药、抗寄生虫药和抗恶性肿瘤药。理想的化疗药物应具有药动学特性好、对病原体选择性高、对人体无毒或毒性很低、病原体对其不易产生耐药性、使用方便、价格低廉等特点。

　　在抗菌药物的临床应用过程中,能否正确处理病原体、药物和机体三者之间的关系(图35-1),决定着抗菌药物治疗的成败。在

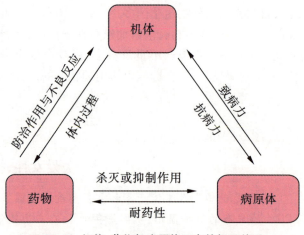

图35-1　机体、药物与病原体三者的相互关系

充分发挥抗菌药物对病原体的选择性抑制或杀灭作用的同时,应尽量避免和减少抗菌药物对患者的不良反应,尤其要注意保护患者的免疫功能,以协助药物迅速清除病原体,促进患者康复,达到理想的效果;在治疗细菌感染性疾病的过程中,通过合理用药,防止或延缓病原体耐药性的产生,延长抗菌药物的临床使用寿命。

第一节　常用术语

　　1. 抗菌药物　抗菌药物(antibacterial drug)是指对细菌有抑制或杀灭作用的药物,包括抗生素(青霉素、四环素等)和人工合成抗菌药物(喹诺酮类、磺胺类等药物)。

　　2. 抗生素　抗生素(antibiotic)是某些微生物(包括细菌、真菌和放线菌)在代谢物中产生的能

抑制或杀灭其他微生物的一类物质,按照来源分为天然抗生素和人工半合成抗生素。

3.抗菌谱　抗菌谱(antibacterial spectrum)是指药物的抗菌范围。根据抗菌谱的不同,抗菌药物分为广谱抗菌药物和窄谱抗菌药物。广谱抗菌药物是指对革兰氏阳性菌、革兰氏阴性菌等多种病原微生物有抗菌作用的药物,有些药物对衣原体、支原体、立克次体、螺旋体、原虫等也有抑制作用,如四环素类、氯霉素等。窄谱抗菌药物是指仅作用于单一菌种或单一菌属的药物,如异烟肼等。抗菌药物的抗菌谱是临床选择用药的依据。

4.抑菌药　抑菌药(bacteriostatic drug)是指治疗浓度时仅能抑制病原菌的生长繁殖而无杀菌作用的药物,如红霉素类、磺胺类、四环素类等。

5.杀菌药　杀菌药(bactericidal drug)是指不仅能抑制病原微生物的生长繁殖,还具有杀灭作用的药物,如青霉素类、头孢菌素类、氨基糖苷类抗生素等。

6.抗菌活性　抗菌活性(antibacterial activity)是指抗菌药物抑制或杀灭病原菌的能力。体外抗菌活性常用最低抑菌浓度(minimum inhibitory concentration, MIC)和最低杀菌浓度(minimum bactericidal concentration, MBC)来表示。MIC是指在体外实验中,能够抑制培养基内细菌生长的最低浓度。MBC是指能够杀灭培养基内细菌的最低浓度。有些药物的MIC和MBC很接近,如氨基糖苷类抗生素;有些药物的MBC比MIC大,如青霉素类和头孢菌素类抗生素。

7.抗生素后效应　抗生素后效应(post antibiotic effect, PAE)是指某些抗菌药物与细菌短暂接触或撤药后其浓度低于MIC或消失,但细菌生长仍受到持续抑制的效应。PAE是评价抗菌药物药效学的重要参数和设计临床给药方案的参考依据。对于PAE较长的药物,如氟喹诺酮类抗菌药物、氨基糖苷类抗生素,可适当延长给药间隔时间,减少给药次数。

8.首次接触效应　首次接触效应(first expose effect, FEE)是指抗菌药物在初次接触细菌时有强大的抗菌效应,再次接触或连续与细菌接触,并不明显地增强或再次出现明显的抗菌效应,需要间隔相当时间(数小时)后才会再起作用。如氨基糖苷类抗生素存在明显的首次接触效应。

9.化疗指数　化疗指数(chemotherapeutic index, CI)是评价化疗药物安全性和有效性的重要指标,常以化疗药物的半数致死量与治疗感染动物的半数有效量的比值(LD_{50}/ED_{50})来表示,也可用5%致死量与95%有效量的比值(LD_5/ED_{95})来表示。化疗指数越大,说明药物毒性越小,临床应用价值越高。但应注意,青霉素类药物CI数值大,对人体几乎无毒,但可能发生过敏性休克这种严重的不良反应。

第二节　抗菌药物的作用机制

抗菌药物主要通过特异性干扰细菌的生化代谢过程,影响其结构和功能,使其失去生长繁殖的能力而达到抑制或杀灭细菌的作用。

一、抑制细菌细胞壁的合成

与哺乳动物不同,细菌细胞膜的外层有厚而坚韧的细胞壁,除维持细菌细胞外形的完整和正常功能外,还可抵抗菌体内强大的渗透压,使其免受外周环境变化的影响,并能与机体相互作用。因此,细胞壁是抗菌药物的作用靶点。抑制细菌细胞壁合成的药物,可造成细胞壁缺损,引起菌体膨胀、破裂而死亡。

细胞壁的主要成分为肽聚糖(peptidoglycan),又称黏肽。革兰氏阳性菌的细胞壁较厚(含有15~50层肽聚糖),革兰氏阴性菌细胞壁较薄(含有1~2层肽聚糖)且肽聚糖层的外侧有脂蛋白、脂质双层、脂多糖等组成的外膜。细胞壁结构的不同导致了这两类细菌对药物的敏感性有很大差异。

人和动物细胞没有细胞壁和肽聚糖,故抑制细菌细胞壁合成的药物对其几乎没有毒性。

青霉素类、头孢菌素类、万古霉素类、杆菌肽、磷霉素、环丝氨酸等药物可抑制细菌细胞壁合成的不同阶段而发挥抗菌作用。如β-内酰胺类抗生素可作用于青霉素结合蛋白,抑制转肽作用,阻碍肽聚糖的交叉联结,导致细菌细胞壁缺损,屏障功能丧失,在渗透压的作用下水分渗入菌体内,使菌体膨胀、变形、破裂而死亡。

二、增加细菌细胞膜的通透性

细菌细胞膜位于细胞壁内侧,是由类脂质双分子层和中间镶嵌蛋白质构成的一种半透膜,具有物质交换、渗透屏障、合成黏肽等功能。有些抗菌药物可通过某种方式增加细胞膜的通透性,使菌体内的蛋白质、氨基酸、核苷酸等外漏而导致细菌死亡。通过影响细菌细胞膜通透性发挥抗菌作用的药物主要包括多黏菌素、多烯类抗生素和咪唑类抗真菌药。

三、抑制细菌蛋白质的合成

常用抗菌药物中,有些抗菌药物能阻止细菌蛋白质合成的某个阶段而抑制蛋白质合成,如大环内酯类、林可霉素类、氨基糖苷类、四环素类、氯霉素类等。

细菌蛋白质的合成是在细胞质内通过核糖体循环完成的,其过程包括起始、肽链延伸及终止3个阶段。①起始阶段:细菌核糖体为70S,由30S和50S亚基组成。氨基糖苷类抗生素可阻止30S亚基与50S亚基合成始动复合物。②肽链延伸阶段:四环素类抗生素能与核糖体30S亚基结合,阻止氨基酸tRNA进入A位,抑制肽链的形成;氯霉素、林可霉素、大环内酯类能与50S亚基结合,通过抑制肽酰基转移酶或移位酶而阻止肽链延长。③终止阶段:氨基糖苷类抗生素可阻止终止因子与A位结合,使合成的肽链不能从核糖体释放出来,导致核糖体循环受阻,合成异常或无功能的肽链,从而发挥杀菌作用。由于人体细胞的核糖体为80S,由40S和60S亚基组成,因此抗菌药物在临床常用剂量时,可选择性地抑制细菌蛋白质合成,而对人体没有明显影响。

四、抑制细菌核酸代谢

根据化学组成不同,核酸可分为核糖核酸(ribonucleic acid,RNA)和脱氧核糖核酸(deoxyribonucleic acid,DNA)。菌体内DNA和RNA的合成需要酶的参与,而许多抗菌药物通过影响酶的活性抑制核酸代谢来发挥抗菌作用。如喹诺酮类药物可抑制细菌拓扑异构酶Ⅱ或拓扑异构酶Ⅳ,阻碍细菌DNA复制,从而产生杀菌作用。氟胞嘧啶在体内代谢为氟尿嘧啶后,可抑制腺苷酸合成酶活性,干扰真菌DNA合成。利福平能特异性地抑制细菌的DNA依赖性RNA多聚酶,阻碍mRNA合成而杀灭细菌。

五、抑制细菌叶酸代谢

叶酸是细菌合成嘌呤、嘧啶的前体,对细胞的分裂生长及体内重要物质的合成有着重要作用,但细菌不能直接利用环境中的叶酸,必须自身合成四氢叶酸供自身生长繁殖所需。细菌以蝶啶和对氨基苯甲酸为原料,在二氢蝶酸合成酶的作用下合成二氢蝶酸,后者与谷氨酸生成二氢叶酸,再经二氢叶酸还原酶的作用还原为四氢叶酸。四氢叶酸作为一碳单位传递体的辅酶参与嘌呤、嘧啶核苷酸的合成。如磺胺类药和甲氧苄啶可分别抑制二氢蝶酸合成酶和二氢叶酸还原酶,干扰细菌叶酸代谢,抑制细菌生长繁殖。

第三节 细菌耐药性

细菌耐药性,又称抗药性,是指细菌对抗菌药物不敏感,从而使药物对耐药菌的疗效降低或无效的现象。

一、耐药性的种类

耐药性可根据细菌耐药性的发生原因分为固有耐药性和获得耐药性。

固有耐药性(intrinsic resistance),又称天然耐药性,是由细菌染色体基因所决定的,可代代相传,不会改变,与抗菌药物的使用无关,如链球菌对氨基糖苷类抗生素天然耐药、肠道革兰氏阴性杆菌对青霉素 G 天然耐药。

获得耐药性(acquired resistance)是指细菌与抗菌药物接触后,细菌对药物的敏感性下降或消失,大多由质粒介导,但亦可由染色体介导,如金黄色葡萄球菌产生 β-内酰胺酶而对 β-内酰胺类抗生素耐药。这种耐药性可因不再接触抗生素而消失,也可由质粒将耐药基因转移给染色体传递给子代细菌,成为固有耐药性。获得耐药性可通过突变或垂直传递,更多见的是水平转移,即通过转导、转化、接合等方式转移给其他细菌。

二、细菌耐药性产生的机制

(一)产生灭活酶

这是细菌产生耐药性的最重要、最常见的机制。细菌可产生一种或多种酶来降解或修饰抗菌药物,使药物结构发生改变而失去抗菌活性。常见的灭活酶分为水解酶和合成酶两类。

1. 水解酶 如 β-内酰胺酶,能使 β-内酰胺类抗生素结构中的 β-内酰胺环水解裂开而失去抗菌活性。目前,根据水解酶作用底物不同,可将其分为青霉素酶、头孢菌素酶、碳青霉烯酶等几类。

2. 合成酶 又称钝化酶,可催化某些基团与抗菌药物的羟基或氨基结合,使抗菌药物失活,如细菌在接触氨基糖苷类抗生素后产生乙酰化酶、腺苷化酶及磷酸化酶,可将乙酰基、核苷酰基和磷酸基结合到氨基糖苷类抗生素分子上,使氨基糖苷类抗生素的结构改变而失去抗菌活性。

3. 某些细菌 可产生乙酰转移酶灭活氯霉素,或产生酯酶灭活大环内酯类抗生素,金黄色葡萄球菌可产生核苷转移酶灭活林可霉素。

(二)改变靶位结构

在抗菌药物使用过程中,细菌可改变抗菌药物的作用靶位结构,使其不能识别、结合抗菌药物,导致耐药性的产生。抗菌药物作用靶位的改变主要有以下两种方式。

1. 改变结合部位的靶蛋白 细菌靶蛋白结构改变或产生新的靶蛋白,使抗菌药物与抗菌药物的亲和力降低或不能结合,从而产生耐药性。例如,由于细菌 RNA 聚合酶的 β 亚基结构发生改变,导致其与利福平的结合能力下降,从而对利福平产生耐药;肺炎球菌可通过生成新的变异型青霉素结合蛋白(penicillin-binding protein,PBP)(如 PBP_{2X} 及 PBP_{2B})而对头孢菌素、青霉素及碳青霉烯类的亲和力降低。

2. 靶蛋白的数量增加 即抗菌药物对药物靶蛋白出现高表达,在原使用剂量下,抗菌药物已全部结合,但细菌靶蛋白仍有存留,故可以维持细菌的正常形态与功能,从而对抗菌药物产生耐药性。如对甲氧苄啶耐药的大肠埃希菌,可产生大量的二氢叶酸还原酶,但其与甲氧苄啶亲和力低,使细菌仍可维持其正常生长繁殖。

（三）降低细胞膜通透性

在正常情况下，细菌可通过多种方式阻止抗菌药物进入菌体发挥作用，产生耐药性，如细菌细胞壁障碍或细胞膜通透性改变。如革兰氏阴性杆菌除产生钝化酶外，还可诱导细菌肽聚糖合成增多，使细胞壁增厚，进而阻止氨基糖苷类抗生素进入菌体产生耐药性。

（四）增强主动排出系统功能

某些细菌可将进入菌体的药物排出体外，因其需要消耗能量，故称主动排出系统。如有些细菌（大肠埃希菌、金黄色葡萄球菌、铜绿假单胞菌、空肠弯曲杆菌等）可将进入人体内的四环素、大环内酯类、喹诺酮类、氯霉素等泵出体外而产生耐药性。但此耐药系统不具有特异性，也即耐药菌能将多种化学结构的抗菌药物排出菌体外，使细菌耐药呈现多重耐药的特点。

（五）改变代谢途径或产生拮抗物

有些细菌可通过改变其代谢途径而产生耐药性。如在正常情况下，细菌多利用对氨基苯甲酸及二氢蝶啶在二氢蝶酸合成酶作用下合成自身所需的二氢蝶酸，二氢蝶酸与谷氨酸合成二氢叶酸，再转化为四氢叶酸，作为一碳单位的载体，参与体内多种生化过程。但对磺胺类药耐药的细菌，则可自行利用外源性叶酸，经叶酸还原酶作用直接获得二氢叶酸，从而使磺胺类药无效。此外，磺胺类药与金黄色葡萄球菌接触后，其体内的对氨基苯甲酸含量可增加 20～100 倍，与磺胺类药竞争二氢蝶酸合成酶，致使该菌对磺胺类药产生耐药性。

第四节　合理应用抗菌药物的原则

在治疗感染性疾病的过程中，随着抗菌药物的广泛使用，许多细菌感染性疾病得到了有效控制，明显改善了患者的生活质量。但是，抗菌药物的不合理使用，尤其是滥用，给临床治疗带来了许多严重的问题，如药物的毒性反应、过敏反应、二重感染、细菌耐药性、多重耐药性等。因此，必须合理应用抗菌药物，既能使感染性疾病得到有效的治疗，又能减少不良反应，更降低耐药菌株的产生，延长抗菌药物的使用时间。

一、合理应用抗菌药物的基本原则

细菌引起的感染性疾病在临床上较常见。在使用抗菌药物过程中，应全面了解患者基本情况，明确各项指征，合理选择抗菌药物，采用适量剂量及疗程，以保证抗菌药物安全、有效，尽量减少患者用药风险。因此，抗菌药物的应用必须遵循以下基本原则。

（一）根据患者适应证选择药物

应根据患者的临床表现、实验室检查或影像学结果，尽早查明病因，确定病原菌类型。只有诊断为细菌、真菌、支原体、衣原体、螺旋体、立克次体等病原微生物及部分原虫所致的感染，方可应用抗菌药物。缺乏感染证据、诊断不成立者及病毒感染者，均无应用抗菌药物指征。

对于临床诊断为细菌性感染的患者，在无法获取培养标本时或在未获知细菌培养及药敏试验结果之前，可根据患者的感染部位、基础疾病、发病情况、发病场所、既往抗菌药物用药史及其治疗反应等推测可能的病原菌，并结合当地细菌耐药性监测数据，先给予抗菌药物经验治疗。在获知病原学检测及药敏试验结果后，结合先前的治疗反应调整用药方案；对培养结果阴性的患者，应根据经验治疗的效果和患者情况采取进一步诊疗措施。

（二）根据抗菌药物特点选药

应根据各种抗菌药物的抗菌谱、药效学、药动学特点，结合患者的病情、感染部位、全身情况等,制定恰当、合理的给药方案。

（三）选择合适的抗菌药物品种、剂量、给药途径、给药次数、疗程等

1.品种选择　根据病原菌种类及药敏试验结果,尽可能选择针对性强、窄谱、安全、价格适当的抗菌药物。若需要进行经验治疗,应根据可能的病原菌及当地耐药状况选药。

2.给药剂量选择　一般按各种抗菌药物的治疗量范围给药。治疗重症感染(如血流感染、感染性心内膜炎等)和抗菌药物不易达到的部位感染(如中枢神经系统感染等),抗菌药物剂量宜较大(治疗量范围高限);治疗单纯性下尿路感染时,由于多数药物在尿中浓度远高于血药浓度,可应用较小剂量(治疗量范围低限)。

3.给药途径选择　对于大多数轻、中度感染患者,可选择口服吸收良好的抗菌药物进行口服治疗,不必采用静脉或肌内注射给药。仅在下列情况下可先予以注射给药:①不能口服或不能耐受口服给药的患者(如吞咽困难者);②患者存在明显可能影响口服药物吸收的情况(如呕吐、严重腹泻、胃肠道病变或肠道吸收障碍等);③所选药物有合适的抗菌谱,但无口服剂型;④需在感染部位迅速达到有效药物浓度的感染(如感染性心内膜炎、化脓性脑膜炎等);⑤感染严重、病情进展迅速,需紧急治疗者(如血流感染、重症肺炎等);⑥对口服治疗依从性差的患者。肌内注射给药只适用于不能口服给药的轻、中度感染者,不适于重症感染者。接受注射给药的患者经初始注射治疗病情好转并能口服时,应及早转为口服给药。

皮肤黏膜局部应用抗菌药物很少被吸收,并且易导致耐药菌产生,因此治疗全身性感染或脏器感染时应避免局部用药。抗菌药物的局部应用只限于少数情况:①全身给药后在感染部位难以达到有效浓度时,可合并局部给药作为辅助治疗,如治疗中枢神经系统感染时某些药物可同时鞘内给药,包裹性厚壁脓肿脓腔内注入抗菌药物等;②眼部及耳部的感染;③某些皮肤表层及口腔、阴道等黏膜表面的感染。供全身应用的品种应避免局部应用。局部用药宜采用刺激性小、不易吸收、不易导致耐药性和过敏反应的抗菌药物。青霉素类、头孢菌素类等较易产生过敏反应的药物不可局部应用。氨基糖苷类抗生素等具有耳毒性的药物不可局部滴耳。

4.给药次数选择　为保证药物在体内能发挥最大疗效,应根据药动学和药效学相结合的原则给药。青霉素类、头孢菌素类和其他β-内酰胺类、红霉素、克林霉素等时间依赖性抗菌药物,应每日多次给药。喹诺酮类抗菌药物、氨基糖苷类抗生素等浓度依赖性药物可1次/d给药。

5.疗程选择　抗菌药物疗程因感染不同而异,一般宜用至体温正常、症状消退后72～96 h,有局部病灶者需用药至感染灶控制或完全消散。但血流感染、感染性心内膜炎、化脓性脑膜炎、伤寒、布鲁氏菌病、骨髓炎、B族链球菌咽炎和扁桃体炎、侵袭性真菌病、结核病等,需较长疗程方能彻底治愈。

（四）避免抗菌药物的不合理应用

抗菌药物一般对病毒、支原体或衣原体的感染无效,而上呼吸道感染多数是病毒性感染,因此,除确诊为细菌性或继发性细菌感染外,不宜应用抗菌药物。除病情严重或疑为细菌感染者外,发病原因不明患者不宜使用抗菌药物。除供局部应用的磺胺米隆、磺胺嘧啶银等外,应尽量避免局部用药,以减少过敏反应和耐药菌株的产生。

（五）严格掌握抗菌药物的预防性用药

目前抗菌药物预防性应用过滥,导致耐药菌株发生或产生其他不良后果。因此,应严格控制其预防性用药,仅限于经临床实践证明确实有效的少数情况。如青霉素或氨苄青霉素用于风湿性心脏病、先天性心脏病、动脉硬化性心脏病患者需进行口腔、尿路、心脏手术之前;在结肠手术前应用甲硝唑加庆大霉素或卡那霉素,预防术后多种需氧菌与厌氧菌感染;接触过流行性脑膜炎、结核病、白喉患者而无免疫力者,可采用药物预防接触性感染。

（六）特殊人群抗菌药物应用原则

患者的生理、病理及免疫状况可影响药物的作用,对不同的患者使用抗菌药物,品种、剂量、疗程等均应有所不同。

1. 老年患者抗菌药物的应用　老年人生理性肾功能减退,故老年患者尤其是高龄患者应用青霉素类、头孢菌素类和其他β-内酰胺类抗菌药物时可按轻度肾功能减退减量给药。

老年患者宜选用毒性低并具杀菌作用的抗菌药物,无用药禁忌者可首选青霉素类、头孢菌素等β-内酰胺类药物。氨基糖苷类抗生素具有肾毒性、耳毒性,应尽可能避免应用。万古霉素、去甲万古霉素、替考拉宁等药物应在有明确应用指征时慎用,必要时进行血药浓度监测,并据此调整剂量,以达到安全、有效的目的。

2. 新生儿与小儿患者抗菌药物的应用　新生儿一些重要器官功能尚未完善,对许多药物包括抗菌药物的耐受性较差,容易发生严重不良反应。新生儿感染使用抗菌药物时需要注意:①避免应用毒性大的抗菌药物,包括主要经肾脏排泄的氨基糖苷类抗生素、万古霉素、去甲万古霉素等,以及主要在肝脏代谢的氯霉素等。确有应用指征时,需进行血药浓度监测,据此调整给药方案。②避免应用可能发生严重不良反应的药物,如四环素类、喹诺酮类、磺胺类、呋喃类等。③新生儿肾功能尚不完善,主要经肾脏排出的青霉素类、头孢菌素类等β-内酰胺类药物需减量应用,以防止药物在体内蓄积导致严重中枢神经系统毒性。④新生儿的组织器官日益成熟,抗菌药物在新生儿的药动学亦随日龄增长而变化,因此使用抗菌药物时应按日龄调整给药方案。青霉素类、头孢菌素类等β-内酰胺类药物和氨基糖苷类抗生素等在乳汁中含量低。哺乳期患者应避免应用对乳儿毒性较大的药物,如氨基糖苷类、喹诺酮类、四环素类、氯霉素、磺胺类等。哺乳期患者应用任何抗菌药物时均宜暂停哺乳。

3. 肾功能减退患者抗菌药物的应用　①尽量避免使用具有肾毒性的抗菌药物,确有应用指征时,严密监测肾功能。②根据感染的严重程度、病原菌种类、药敏试验结果等,选用无肾毒性或肾毒性低的抗菌药物。③使用主要经肾脏排泄的药物,须根据患者肾功能减退程度及抗菌药物在人体内清除途径调整给药方案。

根据抗菌药物体内过程特点及其肾毒性,肾功能减退时抗菌药物的选用有以下几种情况:①主要由肝胆系统排泄,或经肾脏和肝胆系统同时排出的抗菌药物,如阿奇霉素、多西环素、克林霉素、头孢哌酮、头孢曲松等,可维持原治疗量或剂量略减;②主要经肾脏排泄,无肾毒性或仅有轻度肾毒性的抗菌药物,应按照肾功能减退程度调整给药方案;③有肾毒性的抗菌药物如氨基糖苷类、万古霉素类、多黏菌素类,应避免用于肾功能减退者,如确有使用本类药的指征时,应监测血药浓度,据此调整给药方案,疗程中需严密监测患者的肾功能;④接受肾脏替代治疗的患者,应根据腹膜透析、血液透析和血液滤过对药物的清除情况调整给药方案。

4. 肝功能减退患者抗菌药物的应用　①肝功能减退时,应避免使用主要经肝脏或有相当量经肝脏清除或代谢并可导致毒性反应的药物,如氯霉素、利福平、红霉素酯化物等。②主要由肝清除且无明显毒性反应的药物,肝病时仍可正常应用,但需谨慎,必要时减量,治疗过程中需严密监测肝功能。红霉素等大环内酯类(不包括酯化物)、克林霉素、林可霉素等属于此类。③经肝脏、肾脏2种途径清除且毒性较小的药物,在严重肝病患者尤其肝、肾功能同时减退的患者应减量使用,如青霉素类、头孢菌素类等。④主要经肾脏排泄,如氨基糖苷类、糖肽类抗生素,肝功能减退时无须调整剂量。

二、抗菌药物的联合应用

随着抗菌药物的广泛使用,细菌耐药株不断出现,抗菌药物疗效明显减弱,因此,联合用药的现象越来越多。联合用药的目的是发挥抗菌药物的协同抗菌作用,以增强疗效,减少不良反应和延迟或减少耐药菌的出现。

（一）抗菌药物联合应用的指征

1.病因未明的严重感染　对病因尚不清楚的脓毒血症,应联合应用抗葡萄球菌药物和抗革兰氏阴性菌的药物及时有效地控制病情,一旦有了细菌培养的药敏试验结果,根据药敏试验结果调整抗菌药物。

2.单一抗菌药物不能控制的严重混合感染　多数情况下单一用药不能达到有效的治疗效果,应联合应用,以扩大抗菌范围来控制病情。如腹腔脓肿常涉及需氧菌和厌氧菌混合感染,可采用氨基糖苷类或第三代头孢菌素等抗革兰氏阴性菌抗生素和甲硝唑等抗厌氧菌药物联合治疗。

3.延缓耐药性的产生　需要长疗程治疗时,但病原菌易产生耐药性的感染(如某些侵袭性真菌病),需要联合应用不同抗菌机制的药物才能控制感染,如抗结核病治疗时,常以异烟肼为基础药物,采用二联、三联甚至四联用药,以防止耐药菌的出现。

4.减少毒副作用　联合用药可减少单个用药的使用剂量,减少药物的毒副作用。如氟胞嘧啶和两性霉素 B 联合治疗人类免疫缺陷病毒阳性者的隐球菌性脑膜炎时,可减少两性霉素 B 的用量,从而减少其肾毒性。

（二）联合用药的结果

2 种或 2 种以上抗菌药物联合应用时,可出现协同、相加、无关、拮抗等效果。根据抗菌药物作用性质的不同,将抗菌药物分为 4 类:第一类为细菌繁殖期杀菌剂,如青霉素类、头孢菌素类、万古霉素类抗生素等;第二类为细菌静止期杀菌剂,如氨基糖苷类、多黏菌素类抗生素等;第三类为快速抑菌剂,如四环素类、氯霉素类、林可霉素类、大环内酯类抗生素等;第四类为慢效抑菌剂,如磺胺类药等。一般来说,如果抗菌药物的作用机制不同,联合用药一般表现为协同作用;如果作用机制相同,则多表现为拮抗作用。例如,第一类和第二类联合应用可获得增强作用,如青霉素破坏细菌细胞壁结构,有利于氨基糖苷类抗生素透过细胞膜进入细胞内发挥作用;第二类和第三类联合应用常有相加作用,因为它们的作用机制都是通过不同靶点干扰细菌蛋白质的合成;第三类和第四类联合应用一般可获得相加作用;第一类和第三类不能联合用药,否则可出现拮抗作用,如青霉素和四环素、大环内酯类合用,由于后者迅速抑制蛋白质合成,阻止细菌生长繁殖而使细菌处于静止期,致使繁殖期杀菌药青霉素不能干扰细菌细胞壁的合成,进而减弱青霉素杀菌作用;第一类和第四类联用无大影响,一般不主张联用,如有联用指征时,也可联用,如流行性脑膜脑炎,青霉素和磺胺嘧啶联用可提高疗效。

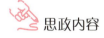 思政内容

客观求实,开拓进取

中国古籍《本草拾遗》记载蟾下虫尘土和胡燕窠土能治疗疮痛,史书上亦有豆腐霉治疗疖痛的记载。早在 19 世纪 70 年代,科学家已注意到微生物间的拮抗现象。1928 年,英国微生物学家亚历山大·弗莱明(Alexander Fleming)发现在培养葡萄球菌的平皿中,被青霉菌污染的周围无葡萄球菌菌落,推测它产生的一种物质(后被命名为青霉素)可抑制细菌生长。青霉素的发现使感染性疾病的治疗发生了巨大变革。

随着科学技术的进步,新抗生素的发现转向有目的、有规律的寻找与合成。1944 年,英国微生物学家瓦克斯曼(Waksman)和学生通过有目的的筛选,发现了链霉素,宣告了无特殊治疗的结核病

治疗时代的结束。之后,多种抗生素陆续被发现。1966年,6-氨基青霉烷酸的成功合成开辟了生产半合成青霉素的道路。

近年来,除继续致力于筛选对耐药菌有效、具有新抗微生物谱和具有新作用机制或新作用靶位的抗生素之外,人们开始寻找提高抗生素效能、增强宿主防御功能的"抗菌"物质,如β-内酰胺增强剂、药物渗透促进剂、抗生素钝化酶抑制剂、药物排出阻滞剂、细菌生物被膜形成抑制剂等。

在抗生素发现的历史长河中,我们看到了古人认真细心的观察和总结能力,近代科学家刻苦钻研、开拓创新的态度,以及团队协作的无穷力量。

杜绝滥用抗生素,积极应对"超级细菌"

抗生素的发现使人类告别了无法控制细菌感染的"黑暗时代"。但因滥用或过度使用抗生素,细菌耐药率和耐药程度愈发严重。2022年权威期刊《柳叶刀》上的一篇研究报道,2019年全球有127万人直接死于抗生素耐药,多达495万人的死亡与抗生素耐药性感染有关。抗生素耐药也成为人类第三大死亡原因。世界卫生组织发出预警,如不积极应对,至2050年抗生素耐药性感染将成为威胁人类健康的头号杀手。

在中国,抗生素耐药问题十分严峻。中国细菌耐药检测网数据显示,2020年全国肺炎球菌对红霉素和克林霉素的耐药率高达90%以上,碳青霉烯耐药鲍曼不动杆菌检出率达53.7%,大肠埃希菌对第三代头孢菌素和喹诺酮的耐药率均在50%以上。中国是世界上抗生素产量第一、消费占全球一半的国家。据报道,中国二级和三级医院中超过一半的抗生素处方都是不合理的。如果任由其发展下去,各种各样的"超级细菌"会不断出现,现有抗生素将在20年内对新的菌种失去疗效。人们迫切需要规范抗生素的使用,优化抗生素处方。

目前,多重耐药细菌引起的感染已成为临床亟待解决的难题。面对"超级细菌",不断研发新药品才是有利的对抗武器。近年来,抗菌肽疗法、噬菌体疗法、宿主导向疗法等在防控耐药方面具有巨大的应用潜力。作为医学生,我们要承担起社会责任并树立终身学习的理念,积极投身对抗"超级细菌"的新药研发,树立正确使用抗生素的观念,通过抗生素合理使用的科普宣教活动,提高社会公众对抗生素的正确认识。

(王 沛)

1. 知识目标　①掌握 β-内酰胺类抗生素(青霉素类、头孢菌素类)抗菌作用机制、细菌的耐药机制、抗菌谱、适应证、作用特点、不良反应及其防治。②了解非典型 β-内酰胺类抗生素的抗菌作用特点和临床应用。

2. 思政目标　回顾青霉素的发现史,启发学生要善于观察、勤于思考;结合我国青霉素的研发和量产过程,激发学生追求真理、勇于创新、科研报国的热情。

β-内酰胺类抗生素(β-lactam antibiotics)是目前临床最常用的抗生素,包括青霉素类、头孢菌素类及近年来新发现的其他 β-内酰胺类。β-内酰胺类抗生素的化学结构基础是均含有一个 β-内酰胺环,而青霉素类的主核是6-氨基青霉烷酸(6-aminopenicillanic acid,6-APA),头孢菌素类的主核则为7-氨基头孢烷酸(7-aminocephalosporanic acid,7-ACA)。青霉素类、头孢菌素类抗生素的基本化学结构见图36-1。

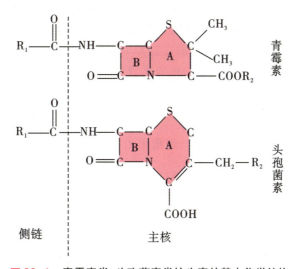

图 36-1　青霉素类、头孢菌素类抗生素的基本化学结构

β-内酰胺类抗生素是通过干扰细菌细胞壁合成来发挥抗菌作用的。细胞壁是由复杂的多聚物,主要由肽聚糖(peptidoglycan)构成,肽聚糖主要由多糖和多肽通过转肽酶作用交联形成,细菌菌体内的青霉素结合蛋白(penicillin-binding protein,PBP)具有转肽酶功能,催化转肽反应形成坚韧的细胞壁。β-内酰胺类抗生素可以和 PBP 活性位点通过共价键结合,抑制转肽酶活性,进而阻止肽聚糖的合成,导致细菌细胞壁缺损,菌体膨胀破裂。同时 β-内酰胺类抗生素还增强细菌的自溶酶活性,使菌体自溶或细胞壁水解。

因 β-内酰胺类抗生素对已合成的细胞壁没有影响,细菌在繁殖期合成大量细胞壁,因而对繁殖期细菌的作用较静止期强。哺乳动物的细胞没有细胞壁,所以 β-内酰胺类抗生素对人和动物的毒性很小。因而 β-内酰胺类抗生素具有抗菌活性强、抗菌谱广、毒性低、疗效好的共同特点,临床应用广泛。

细菌对 β-内酰胺类抗生素产生耐药性在临床极为普遍,其主要的耐药机制如下。①细菌生产 β-内酰胺酶(β-lactamase):这是最常见的耐药机制,β-内酰胺酶水解 β-内酰胺环而使其失去抗菌活性。②"牵制机制":是指 β-内酰胺酶可能与 β-内酰胺类抗生素结合,进而影响药物与作用靶位的结合而产生耐药,又称"陷阱机制"。③药物对 PBP 的亲和力降低:这是内源性耐药途径,主要是由于细菌 PBP 结构变化、高表达或产生新型低亲和力 PBP,其与 β-内酰胺类抗生素的结合量相对或绝对减少而产生耐药。④药物不能到达有效作用部位:β-内酰胺类抗生素主要通过细菌外膜的孔道(如 OmpF 和 OmpC)进入细菌内部,细胞孔道数量的减少或结构的变化都会影响药物到达作用部位。多数对 β-内酰胺类抗生素敏感的革兰氏阴性菌的耐药可通过这一途径产生耐药;另外,某些细菌也可能表达药物主动外排泵,进而产生耐药作用。⑤自溶酶的减少:青霉素类抗生素对某些金黄色葡萄球菌的杀菌作用差,可能由于此类细菌缺少自溶酶,这类细菌不仅对青霉素类抗生素产生耐药,也会对头孢菌素类抗生素产生耐药。

第一节　青霉素类抗生素

青霉素类(penicillins)是最早用于临床的抗生素,化学结构是由母核 6-APA 和侧链组成。母核由噻唑环(A 环)和 β-内酰胺环(B 环)组合而成,为抗菌活性的重要部分;而侧链多与抗菌谱、耐酸、耐酶等药理特性有关。青霉素根据其来源的不同,分为天然青霉素和半合成青霉素两大类,而后者根据其抗菌谱、对青霉素酶的稳定性、是否耐酸等,进一步分为 5 类:①口服耐酸青霉素类,如青霉素 V;②耐酶青霉素类,如甲氧西林;③广谱青霉素类,如氨苄西林、阿莫西林等;④抗铜绿假单胞菌青霉素类,如羧苄西林;⑤抗革兰氏阴性杆菌青霉素类,如美西林、替莫西林。

一、天然青霉素

青霉素 G

青霉素 G(penicillin G)是由青霉菌培养液中获得的第一个用于临床的抗生素,具有作用强、产量高、成本低等特性。目前临床常用其钠盐形式,晶体粉末状态在室温下稳定,易溶于水,水溶液稳定性差,室温下放置大部分会降解失效,同时可产生抗原性降解产物,应现用现配。另外,青霉素 G 易被酸、碱、醇、氧化剂、金属离子分解破坏,故应避免配伍使用。除此以外,青霉素 G 不耐青霉素酶,故对产青霉素酶的细菌无效;并且容易引起过敏反应,严重者可导致死亡。

【体内过程】　青霉素 G 不耐酸,易被胃酸或肠道细菌产生的 β-内酰胺酶破坏,故不宜口服。常用肌内注射,吸收迅速且完全,注射后 0.5 ~ 1.0 h 血药浓度达到峰值,有效浓度维持 4 ~ 6 h。血浆蛋白结合率为 46% ~ 55%,吸收后广泛分布于细胞外液,能广泛分布于全身,如肝脏、胆、肾脏、肠道、关节腔、浆膜腔、胎盘、淋巴液等部位,房水和脑脊液中含量较低,但是炎症时可达有效浓度。青霉素 G 几乎全部以原形经肾脏排泄,约 10% 经肾小球滤过,90% 经肾小管分泌排出,$t_{1/2}$ 为 0.5 ~ 1.0 h。为延长青霉素 G 的作用时间,临床可采用肌内注射水溶性较差的普鲁卡因青霉素(procaine benzylpenicillin)或长效苄星青霉素(benzathine benzylpenicillin),由于二者在注射部位溶解吸收缓慢,且注射剂量有限,血药浓度较低,仅用于治疗轻症或预防感染。

【抗菌作用】　青霉素 G 为繁殖期杀菌剂,对敏感菌有强大的杀伤作用,对机体无明显毒性,主要通过抑制细菌转肽酶活性而发挥强大的抗菌作用。主要的敏感菌包括:①大多革兰氏阳性球菌,如溶血性链球菌、草绿色链球菌、肺炎球菌、金黄色葡萄球菌(产酶的金黄色葡萄球菌除外)、表皮葡萄球菌等;②革兰氏阳性杆菌,如白喉棒状杆菌、炭疽杆菌、产气荚膜梭菌、破伤风杆菌、乳酸杆菌、丙酸杆菌等;③革兰氏阴性球菌,如脑膜炎奈瑟菌、淋病奈瑟菌等;④螺旋体及放线杆菌,如梅毒螺旋体、钩端螺旋体、回归热螺旋体等。青霉素对大多数革兰氏阴性杆菌作用较弱,对肠球菌不敏感,对真菌、病毒、立克次体等均无效。

【临床应用】　青霉素 G 是治疗敏感的革兰氏阳性球菌、杆菌及螺旋体所致的感染性疾病的首选药。

1. 革兰氏阳性球菌感染　青霉素 G 可以治疗溶血性链球菌引起的蜂窝织炎、咽炎、扁桃体炎、猩红热等,肺炎球菌引起的大叶性肺炎、支气管肺炎等,草绿色链球菌引起的心内膜炎,淋病奈瑟菌引起的淋病,敏感金黄色葡萄球菌引起的疖、痈、败血症等。

2. 革兰氏阳性杆菌感染　青霉素 G 可以治疗白喉、破伤风、炭疽和流产后产气荚膜梭菌所致的败血症等,因其对细菌产生的外毒素无效,故必须合用抗毒素。

3. 革兰氏阴性球菌感染　青霉素 G 是治疗脑膜炎奈瑟菌引起的流行性脑脊髓膜炎的首选药。

4. 螺旋体感染　青霉素 G 可以治疗梅毒、钩端螺旋体病及螺旋体引起的回归热等。

【不良反应】

1. 过敏反应　青霉素 G 对人体的毒性很低,常见的不良反应是过敏反应,发生率为 3% ~ 10%,居各类药物之首。轻者常见药疹、皮炎、支气管哮喘、脉管炎、血清病样反应等,停药后可消失;严重者可发生过敏性休克,主要表现为胸闷、心悸、面色苍白、喉头水肿、冷汗、脉搏细弱、血压下降、昏迷等,抢救不及时可导致死亡,死亡率约为 0.001%。发生过敏反应的原因是青霉素在溶液中降解为青霉噻唑蛋白、青霉烯酸或氨基青霉烷酸(APA)高蛋白聚合物等降解产物及青霉素本身可以作为过敏原引起过敏反应。

因此,使用青霉素时,应采取以下防治措施:①详细询问用药过敏史,对青霉素过敏者禁用;②避免滥用和局部用药;③初次注射、用药间隔 3 d 以上或更换厂家、批号者均需皮试,阳性者禁用;④不在没有急救药物(如肾上腺素)和抢救设备的条件下使用;⑤避免空腹使用,注射液应新鲜配制,患者用药后至少观察 30 min;⑥做好急救准备,一旦发生过敏性休克,应立即皮下或肌内注射 0.1% 肾上腺素 0.5 ~ 1.0 mL,严重者应将肾上腺素稀释后缓慢静脉注射或滴注,必要时加入糖皮质激素类(GCs)药物和抗组胺药,可同时采用其他急救措施,如吸氧、补液、给予升压药等。

2. 赫氏反应　应用青霉素 G 治疗梅毒、钩端螺旋体病或炭疽等感染性疾病时,患者出现疾病症状加重的表现,如全身不适、寒战、发热、咽痛、肌痛、心率加快,称为赫氏反应(Herxheimer reaction)。一般发生于开始治疗后的 6~8 h,不超过 24 h,较少引起严重后果。其可能是由大量病原体被杀死后释放的物质形成的免疫复合物所造成。

3. 其他反应　肌内注射青霉素 G 可产生红肿、疼痛或硬结;鞘内注射青霉素 G 可引起脑膜炎或神经刺激症状;大剂量静脉滴注青霉素钾盐或钠盐,可引起水、电解质紊乱,甚至心脏抑制;肾衰竭患者大剂量使用青霉素 G,可出现惊厥等中枢神经系统不良反应。

二、半合成青霉素

天然青霉素具有不耐酸、不耐酶、易耐药、抗菌谱窄、不良反应多等缺点,为克服以上缺点,在青霉素母核 6-APA 基础上引入不同侧链,得到耐酸、耐酶、广谱、不良反应少的半合成青霉素。常见的半合成青霉素可分为以下 5 类。

（一）口服耐酸青霉素类

代表药青霉素 V（penicillin V）的抗菌谱同青霉素 G，但抗菌活性不及青霉素 G。耐酸不耐酶，口服有效，约 60% 经十二指肠吸收，口服后 45 min 血药浓度达到峰值，$t_{1/2}$ 为 1～2 h，血浆蛋白结合率为 80%。能进入胎盘和乳汁中，约 30% 在肝脏代谢，代谢物及原形由尿排泄。青霉素 V 主要用于治疗革兰氏阳性敏感菌引起的轻度感染，如链球菌引起的咽炎、扁桃体炎、丹毒、猩红热等，肺炎球菌引起的中耳炎、鼻窦炎，或敏感菌引起的软组织感染，也可以用于风湿热的预防。由于口服吸收剂量有限，一般不用于严重感染。

（二）耐酶青霉素类

主要代表药物有甲氧西林（methicillin）、苯唑西林（oxacillin）、氯唑西林（cloxacillin）、双氯西林（dicloxacillin）、氟氯西林（flucloxacillin）等。本类药由于化学结构中有较大的侧链取代基，空间上可以保护 β-内酰胺环避免被青霉素酶水解，其中氯唑西林稳定性最强。除甲氧西林对酸不稳定外，其他均耐酸，可口服、可注射。血浆蛋白结合率均大于 90%，主要以原形经肾脏排泄。抗菌谱与青霉素 G 相似，但抗菌活性仍不及青霉素 G。对产酶的金黄色葡萄球菌有效，故在临床上多用于治疗耐青霉素金黄色葡萄球菌所致败血症、心内膜炎、肺炎、骨髓炎、肝脓肿、皮肤软组织感染等。本品不良反应较少，除与青霉素 G 有交叉过敏反应外，少数患者口服时会有轻微的胃肠道反应。

（三）广谱青霉素类

代表性药物为氨苄西林（ampicillin）和阿莫西林（amoxicillin）。耐酸，可口服，但不耐酶。抗菌谱与青霉素 G 相比，主要增加了对革兰氏阴性菌的抗菌作用，但对革兰氏阳性菌的作用不如青霉素 G。本类药不产酶，故对产酶金黄色葡萄球菌无效。

氨苄西林

氨苄西林（ampicillin）可口服、肌内或静脉注射，口服后 3 h 血药浓度达到峰值，$t_{1/2}$ 为 1.0～1.5 h，在体内分布广，尤以肝脏、肾脏及胆汁中浓度最高，主要以原形经肾脏排泄。对革兰氏阴性杆菌如伤寒和副伤寒杆菌、沙门菌、百日咳鲍特菌、大肠埃希菌、痢疾志贺菌等有效，但对铜绿假单胞菌无效。在临床上主要用于治疗敏感菌所致的伤寒、副伤寒、泌尿道及呼吸道感染。有轻微的胃肠道反应，过敏反应发生率较高，以皮疹最常见，与青霉素 G 有交叉过敏反应。

阿莫西林

阿莫西林（amoxicillin）口服吸收迅速且完全，口服后 2 h 血药浓度达到峰值，$t_{1/2}$ 为 1.0～1.3 h。抗菌谱、抗菌活性、耐药性与氨苄西林相似，但对肺炎球菌、肠球菌、沙门氏菌属、幽门螺杆菌的杀菌作用比氨苄西林强。除用于治疗敏感菌所致的呼吸道感染外，还可用于慢性活动性胃炎和消化性溃疡的治疗。不良反应发生率为 5%～6%，以恶心呕吐、腹泻等消化道反应和皮疹为主；少数患者血清转氨酶升高，偶有嗜酸性粒细胞增多、白细胞降低和二重感染。与青霉素 G 有交叉过敏反应，对青霉素 G 过敏者禁用。

（四）抗铜绿假单胞菌青霉素类

代表药物为羧苄西林（carbenicilli）和哌拉西林（piperacillin）。本类药为广谱抗生素，对铜绿假单胞菌有较强作用。抗菌机制是与铜绿假单胞菌特有的 PBP 多位点结合，且可通过细胞膜。大部分不耐酸、不耐酶，对产酶金黄色葡萄球菌无效。

羧苄西林

羧苄西林(carbenicilli)口服不吸收,只能注射给药,血浆蛋白结合率为50%,其体内分布与青霉素G相似,$t_{1/2}$为1 h左右,约90%以原形经肾脏排泄。抗菌谱与氨苄西林相似,对革兰氏阴性杆菌,尤其是对铜绿假单胞菌效果好,且不受病灶脓液的影响;对革兰氏阳性菌的作用弱于青霉素G。常用于烧伤继发铜绿假单胞菌感染的治疗。单用易耐药,又因严重感染时用量大,目前已被哌拉西林等取代。毒性低,偶见粒细胞缺乏及出血。

哌拉西林

哌拉西林(piperacillin)是抗菌谱最广、抗菌作用最强的半合成青霉素,口服不吸收,常采用肌内注射和静脉给药,血浆蛋白结合率为17%~22%,$t_{1/2}$为1 h左右,在体内分布广,脑脊液中浓度较高。对革兰氏阴性杆菌的抗菌活性强于氨苄西林和羧苄西林,尤其是对铜绿假单胞菌的抗菌活性,是羧苄西林的8~16倍。在临床上主要用于治疗严重的革兰氏阴性菌感染,如对青霉素和氨苄西林耐药菌引起的尿路感染、烧伤继发的创伤感染、菌血症、肺炎等。与氨基糖苷类抗生素合用效果更佳,可用于治疗粒细胞减少免疫缺陷症患者的感染。不良反应少,可见皮疹、皮肤瘙痒等反应,少数患者可出现腹泻等胃肠道反应。

美洛西林

美洛西林(meloillin)对克雷伯菌的抗菌效果优于羧苄西林,抗肠杆菌的效果较替卡西林强。在临床上主要用于治疗敏感的革兰氏阴性杆菌引起的各种感染,尤其对败血症的疗效较好。过敏反应发生率低于氨苄西林和哌拉西林。

阿洛西林

阿洛西林(azlocillin)的抗菌谱与羧苄西林相似,抗菌活性强于羧苄西林,对耐羧苄西林和庆大霉素的铜绿假单胞菌也有较好的作用。主要用于治疗铜绿假单胞菌、大肠埃希菌及其他肠杆菌科细菌所致的感染。

替卡西林

替卡西林(ticarcillin)的抗菌谱与羧苄西林相似,抗铜绿假单胞菌活性较羧苄西林强2~4倍,呋苄西林则强6~10倍。两者主要用于治疗铜绿假单胞菌感染。毒性低,偶有皮疹、药物热。但呋苄西林局部刺激性强,不宜肌内注射。

(五)抗革兰氏阴性杆菌青霉素类

代表药有美西林(mecillinam)、替莫西林(temocillin)、匹美西林(pivmecillinam)。本类药为窄谱抗生素,对革兰氏阴性杆菌作用强,但对铜绿假单胞菌无效,对革兰氏阳性菌作用弱。美西林仅作用于部分肠道革兰氏阴性杆菌,如大肠埃希菌、肺炎杆菌、沙门菌、志贺菌等。本类药与PBP结合,使菌体结构变圆,抑制细菌分裂繁殖,故为抑菌药。与其他作用于PBP的抗菌药物合用,可提高疗效。在临床上主要用于治疗敏感菌所致的泌尿生殖道感染、皮肤及软组织感染。不良反应发生率低,以胃肠道反应和过敏反应为主。替莫西林主要用于治疗产酶的革兰氏阴性杆菌(如产酶流感菌)、脑膜炎奈瑟菌、淋病奈瑟菌等所致的感染。对β-内酰胺酶稳定。在临床上主要用于治疗敏感菌所致的尿路感染和软组织感染。

第二节　头孢菌素类抗生素

　　头孢菌素（cephalosporin）是从头孢菌素 C 的产生菌（cephalosporium acremonium）中发现的，随后在真菌培养液中分离出的抗菌成分。其化学结构中含有与青霉素相同的 β-内酰胺环，故其理化特性、生物活性、作用机制、临床应用等方面与青霉素相似，也能与细菌的不同 PBP 结合，干扰细菌细胞壁合成。除此之外，目前临床使用的头孢菌素是以母核 7-ACA 接不同侧链而制成的半合成抗生素。因而与青霉素相比，头孢菌素具有抗菌谱广、抗菌作用强、对 β-内酰胺酶稳定、毒性小、过敏反应少等优点。根据不同品种研制时间的先后和抗菌谱、抗菌强度、对 β-内酰胺酶的稳定性、肾毒性的不同，将头孢菌素分为 5 代（表 36-1）。

表 36-1　头孢菌素的分类及特点

分类	代表药物	作用特点
第一代头孢菌素	头孢噻吩（cephalothin） 头孢唑林（cefazolin） 头孢氨苄（cephalexin） 头孢拉定（cefradine） 头孢羟氨苄（cefadroxil） 头孢孟多（cefamandole）	①对产青霉素酶的金黄色葡萄球菌和其他敏感的革兰氏阳性菌作用强，对革兰氏阴性菌的作用不及第二、三代头孢菌素。②对金黄色葡萄球菌产生的 β-内酰胺酶较稳定，对革兰氏阴性菌产生的 β-内酰胺酶稳定性不如第二、三代头孢菌素。③对肾脏具有一定的毒性，尤其在剂量过大、疗程长或与氨基糖苷类抗生素合用时尤为明显
第二代头孢菌素	头孢西丁（cefoxitin） 头孢克洛（cefaclor） 头孢呋辛（cefuroxime） 头孢尼西（cefonicid）	①抗革兰氏阳性菌作用与第一代头孢菌素相似或稍弱，对革兰氏阴性菌作用比第一代头孢菌素明显增强，较第三代头孢菌素弱，对部分厌氧菌有效，对铜绿假单胞菌无效。②对各种 β-内酰胺酶都比较稳定。③肾毒性较第一代头孢菌素小
第三代头孢菌素	头孢噻肟（cefotaxime） 头孢泊肟酯（cefpodoximeproxetil） 头孢唑肟（ceftizoxime） 头孢曲松（ceftriaxone） 头孢哌酮（cefoperazone） 头孢他啶（ceftazidime）	①对革兰氏阳性菌的作用不如第一、二代头孢菌素强，对革兰氏阴性杆菌的作用较强，对铜绿假单胞菌、厌氧菌有效。②对各种 β-内酰胺酶具有高度稳定性。③对肾脏基本无毒
第四代头孢菌素	头孢吡肟（cefepime） 头孢唑兰（cefozopran） 头孢噻利（cefoselis） 头孢匹罗（cefpirome）	①高效、广谱，对革兰氏阳性菌、阴性菌及大部分厌氧菌的作用比第三代头孢菌素更强。②对 β-内酰胺酶高度稳定。③无肾毒性
第五代头孢菌素	头孢吡普（ceftobiprole） 头孢洛林（ceftaroline） 头孢比罗（cephalosporins biro）	①抗菌谱主要针对耐甲氧西林金黄色葡萄球菌和多重耐药的肺炎球菌。②对大部分 β-内酰胺酶稳定，但可被超广谱β-内酰胺酶或金属 β-内酰胺酶分解。③无肾毒性

【体内过程】　多数头孢菌素不耐酸,但头孢拉定、头孢氨苄、头孢羟氨苄、头孢克洛、头孢呋辛等耐酸,口服吸收良好。头孢菌素可广泛分布于全身各组织,可通过胎盘,在滑液、心包积液中可达较高药物浓度。第三、四代头孢菌素穿透力强,全身各部位包括前列腺、房水、脑脊液、胆汁中均可达到有效浓度。头孢菌素一般经肾脏排泄,尿中浓度较高。头孢哌酮、头孢曲松主要经胆汁排泄。多数药物 $t_{1/2}$ 较短($0.5 \sim 2.0$ h),但部分药物如头孢曲松 $t_{1/2}$ 可达 8 h。

【抗菌作用及应用】　头孢菌素为杀菌药,抗菌机制与青霉素类相同,主要通过与 PBP 结合,抑制细胞壁合成而发挥抗菌作用。细菌可产生头孢菌素酶而产生耐药,与青霉素类有部分交叉耐药性。

1.第一代头孢菌素　代表药物为头孢噻吩、头孢拉定等,抗菌谱与广谱青霉素相似,可被细菌产生的 β-内酰胺酶破坏,与青霉素存在部分交叉耐药性。

本类药特点:①对敏感的革兰氏阳性菌(如肺炎球菌、链球菌及葡萄球菌等)作用强,对金黄色葡萄球菌产生的 β-内酰胺酶稳定性优于第二、三代头孢菌素。②对革兰氏阴性菌的作用不及第二、三代头孢菌素,对革兰氏阴性菌产生的 β-内酰胺酶不稳定;对铜绿假单胞菌、耐药肠杆菌和厌氧菌无效。③具有一定的肾毒性。④口服头孢氨苄、头孢拉定主要用于治疗肺炎球菌、化脓性链球菌、耐青霉素金黄色葡萄球菌(耐甲氧西林金黄色葡萄球菌除外)及其他敏感的革兰氏阳性菌、阴性菌引起的轻度感染和中度感染;头孢唑啉主要用于治疗耐青霉素金黄色葡萄球菌及敏感菌所致的呼吸道感染、皮肤感染、软组织感染、尿路感染等,亦可用于预防外科手术后感染。

2.第二代头孢菌素　代表药物为头孢呋辛、头孢克洛、头孢孟多等。

本类药特点:①与第一代头孢菌素相比,第二代头孢菌素增加了对革兰氏阴性菌抗菌作用,但较第三代头孢菌素弱,对部分厌氧菌有效,对铜绿假单胞菌无效;②对 β-内酰胺酶比较稳定;③肾毒性较第一代头孢菌素小;④在临床上主要用于治疗大肠埃希菌、克雷伯菌、变形杆菌等敏感菌所致的肺炎、胆道感染、泌尿道感染、皮肤及软组织感染、骨组织感染,以及耐青霉素的淋病。

3.第三代头孢菌素　代表药物包括头孢噻肟、头孢哌酮、头孢他啶、头孢曲松等。

本类药特点:①对革兰氏阳性菌作用不如第一、二代头孢菌素,对革兰氏阴性杆菌作用较强,优于第一、二代头孢菌素,对铜绿假单胞菌、厌氧菌有效;②对 β-内酰胺酶高度稳定;③对肾脏基本无毒;④穿透力强,可用于治疗耐药菌引起的呼吸道、胃肠道、泌尿道、胆道、胸腹腔、盆腔、骨关节、皮肤及软组织等部位的重症感染。可通过血脑屏障,因而可用于治疗新生儿脑膜炎,肠杆菌科细菌所致的成人脑膜炎须选用头孢他啶、头孢曲松。头孢曲松、头孢哌酮也是治疗伤寒的首选药。

4.第四代头孢菌素　代表药为头孢吡肟、头孢匹罗等。

本类药特点:①对革兰氏阳性菌、阴性菌及大部分厌氧菌显示广谱抗菌活性;对 PBP 有高度亲和力,因而与第三代头孢菌素相比,增强了抗革兰氏阳性菌活性,特别是对大肠埃希菌、金黄色葡萄球菌、铜绿假单胞菌的活性。②对 β-内酰胺酶高度稳定,还有较强的抗耐甲氧西林金黄色葡萄球菌(methicillin resistant staphylococcus aureus,MRSA)的活性。③主要用于治疗对第三代头孢菌素耐药的革兰氏阴性杆菌引起的重症感染。

5.第五代头孢菌素　代表药物为头孢吡普、头孢洛林等。

本类药特点:①抗菌谱主要针对 MRSA 和多重耐药的肺炎球菌;②对大部分 β-内酰胺酶稳定,但可被超广谱 β-内酰胺酶或金属 β-内酰胺酶分解;③无肾毒性。主要用于治疗 MRSA 或耐万古霉素金黄色葡萄球菌(vancomycin resistant staphylococcus aureus,VRSA)引起的感染,如社区获得性肺炎、包括糖尿病足感染在内的复杂性皮肤和皮肤软组织感染。

【不良反应】　头孢菌素的不良反应较少,主要有以下不良反应。

1.肾毒性　第一代头孢菌素不良反应最严重,第三代头孢菌素基本无毒,故肾功能不全者禁用第一、二代头孢菌素。

2.胃肠道反应 头孢菌素口服给药有食欲减退、恶心呕吐、腹泻等胃肠道反应。

3.过敏反应 多为皮疹、荨麻疹等,偶见过敏性休克。第一、二代头孢菌素与青霉素类存在交叉过敏现。

4.双硫仑样反应 有甲硫四唑侧链的头孢菌素(如头孢孟多、头孢哌酮、拉氧头孢等)有抑制乙醛脱氢酶的功能,服药期间饮酒可出现双硫仑样反应,如呼吸困难、心动过速、腹部绞痛、恶心呕吐等。

5.其他反应 第三、四代头孢菌素偶见二重感染。头孢孟多、头孢哌酮可致低凝血酶原血症而引起出血,可用维生素 K 解救,静脉给药时可发生静脉炎。

第三节 其他 β-内酰胺类抗生素

其他 β-内酰胺类抗生素主要包括碳青霉烯类、头霉素类、氧头孢烯类、单环 β-内酰胺类四大类,由于在化学结构上,其无青霉素类、头孢菌素类抗生素的典型结构,故又称非典型 β-内酰胺类抗生素。

一、碳青霉烯类

碳青霉烯类(carbapenems)是抗菌谱最广、抗菌活性最强、对 β-内酰胺酶高度稳定的一类药物。代表药有亚胺培南(imipenem)、美罗培南(meropenem)、帕尼培南(panipenem)、法罗培南(faropenem)、比阿培南(biapenem)、厄他培南(etapenem)等。

亚胺培南

亚胺培南(imipenem)口服不吸收,血浆蛋白结合率约为 20%,在体内分布广,主要分布于细胞间液、肾脏、盆腔、前列腺、肺、胆汁、扁桃体等部位,部分可通过血脑屏障。$t_{1/2}$ 约为 1 h,主要经肾脏排泄。体内主要被肾脱氢肽酶灭活,为延长其 $t_{1/2}$,在临床上常与肾脱氢肽酶抑制剂西司他丁以 1∶1 组成复方制剂,又称泰能(tienam),用于治疗肠杆菌科细菌和铜绿假单胞菌引起的多重耐药感染;院内获得性肺炎伴免疫缺陷者发生的感染;需氧菌和厌氧菌感染。常见的不良反应为恶心呕吐、腹泻、药疹、静脉炎等,也可有一过性血清转氨酶升高。大剂量可引起惊厥、意识障碍等中枢神经系统不良反应。故中枢神经系统感染和 3 个月以下的婴儿不宜使用。

美罗培南

美罗培南(meropenem)与亚胺培南相比,抗菌谱更广,抗菌活性更高,对肾脱氢肽酶稳定,因此,无须与脱氢肽酶抑制药合用。临床应用及不良反应同亚胺培南。

二、头霉素类

头霉素类(cepharmycins)临床主要代表药有头孢西丁(cefoxitin)、头孢美唑(cefmetazole)、头孢替坦(cefotetan)、头孢米诺(cefminox)等,是由链霉菌产生的头霉素 C 经半合成改造侧链而制得的。本类药的特点:化学结构与头孢菌素相似,抗菌谱和抗菌活性与第二代头孢菌素相同,抗厌氧菌作用强于第三代头孢菌素。对 β-内酰胺酶的稳定性较头孢菌素强。

头孢西丁

头孢西丁(cefoxitin)吸收后在组织中分布广泛,容易通过血脑屏障,$t_{1/2}$ 约为 0.7 h,主要以原形经肾脏排泄。为部分合成抗生素,抗菌谱广,甲氧西林敏感金黄色葡萄球菌、溶血性链球菌、肺炎球菌对其敏感。对 β-内酰胺酶稳定性较高,故对耐青霉素金黄色葡萄球菌及对头孢菌素耐药的细菌可有较强活性。在临床上用于治疗需氧菌和厌氧菌引起的盆腔、腹腔及妇科的混合感染。常见的不良反应有皮疹、蛋白尿、嗜酸性粒细胞增多等。

三、氧头孢烯类

氧头孢烯类(oxacephalosporins)代表药有拉氧头孢(latamoxef)、氟氧头孢(flomoxef)。本类药的特点:抗菌谱、抗菌活性类似于第三代头孢菌素,对厌氧菌有较强作用,对 β-内酰胺酶稳定。在脑脊液中含量高,可用于脑膜炎、呼吸道感染、败血症等的治疗。

拉氧头孢

拉氧头孢(latamoxef)血药浓度维持较久,$t_{1/2}$ 为 2.3 ~ 2.8 h。在临床上多用于治疗敏感菌所致的呼吸道感染、泌尿生殖道感染、胆道感染、脑膜炎、败血症等。不良反应以皮疹最多见,偶见凝血酶原减少引起的出血,饮酒后可产生双硫仑样反应。而氟氧头孢无此反应。

四、单环 β-内酰胺类

单环 β-内酰胺类(monobactams)的代表药物有氨曲南(astreonam)、卡芦莫南(carumonam)。由土壤寄生细菌产生,通过化学结构修饰获得。

氨曲南

氨曲南(aztreonam)口服不吸收。肌内注射,生物利用度为 89.5%,血浆蛋白结合率为 56%,$t_{1/2}$ 为 1.7 h。给药后可分布至全身多数组织器官及体液,可透过胎盘屏障,脑膜炎时脑脊液中可达到有效血药浓度,约 70% 的药物以原形经肾脏排泄。革兰氏阴性菌如肠杆菌科细菌、流感杆菌、淋病奈瑟菌对本药非常敏感,氨曲南对铜绿假单胞有效。对大多数 β-内酰胺酶高度稳定。主要用于革兰氏阴性杆菌引起的呼吸道感染、腹腔感染、盆腔感染及败血症的治疗。不良反应少且轻,主要为皮疹、血清转氨酶升高、胃肠道不适等。与青霉素类交叉过敏反应少,可用于青霉素过敏患者。与氨基糖苷类抗生素联合使用有协同杀菌作用。

第四节 β-内酰胺酶抑制药及其复方制剂

一、β-内酰胺酶抑制药

临床常用的 β-内酰胺酶抑制药(β-lactamase inhibitor)有克拉维酸(clavulanic acid)、舒巴坦(sulbactam)、三唑巴坦(tazobactam)3 种。结构上与 β-内酰胺类抗生素相似,本身仅有很弱的抗菌作用,但与 β-内酰胺类抗生素合用可增强后者抗菌作用。

克拉维酸

克拉维酸(clavulanic acid)是从链霉菌培养液中获得,口服吸收好,也可注射给药,在体内分布广,不能通过血脑屏障,$t_{1/2}$ 为 0.8 ~ 1.5 h。对金黄色葡萄球菌产生的 β-内酰胺酶及肠杆菌科细菌、嗜血杆菌属、淋病奈瑟菌等质粒介导产生的 β-内酰胺酶有强大的抑制作用;对摩氏摩根菌、沙雷菌属和铜绿假单胞菌等的染色体导入的 β-内酰胺酶抑制作用较差。主要用于治疗产 β-内酰胺酶的金黄色葡萄球菌、表皮葡萄球菌、肠球菌、流感嗜血杆菌等所致的呼吸道感染、腹腔感染、盆腔感染、尿路感染。不良反应较少。

舒巴坦

舒巴坦(sulbactam)为半合成 β-内酰胺酶抑制药。口服吸收差,在体内分布广,不易通过血脑屏障,$t_{1/2}$ 为 1 h,以原形从尿中排出。较克拉维酸稳定,抗酶范围略广于克拉维酸。在临床上主要用于治疗产 β-内酰胺酶的肠杆菌、厌氧菌、铜绿假单胞菌等所致的呼吸道感染、腹腔感染、盆腔感染及尿路感染。

三唑巴坦

三唑巴坦(tazobactam)为舒巴坦衍生物,抑酶作用强于克拉维酸和舒巴坦。在临床上主要用于治疗腹腔感染、下呼吸道感染、尿路感染、皮肤软组织感染等。

二、β-内酰胺类抗生素的复方制剂

长期或不合理应用 β-内酰胺类抗生素会导致细菌产生耐药性,使抗菌作用下降。为了恢复细菌对 β-内酰胺类抗生素的敏感性,加强 β-内酰胺类抗生素的疗效,根据已知的细菌耐药机制,有针对性地将 β-内酰胺类抗生素与 β-内酰胺酶抑制药组成复方制剂,以达到抗耐药的目的。临床常用 β-内酰胺类抗生素的复方制剂如表 36-2 所示。

表 36-2　临床常用 β-内酰胺类抗生素的复方制剂

复方制剂	抗菌药物	辅助药	给药途径
优立新	氨苄西林	舒巴坦	im,iv
奥格门汀	阿莫西林	克拉维酸	po
他唑星	哌拉西林	他唑巴坦	iv
替门汀	替卡西林	克拉维酸	im,iv
舒普深	头孢哌酮	舒巴坦	im,iv
新治菌	头孢噻肟	舒巴坦	im,iv
泰能	亚胺培南	西司他丁	iv,im
克倍宁	帕尼培南	倍他米隆	im,iv
氯唑西林	氨苄西林	氯唑西林	po
凯力达	阿莫西林	双氯西林	po
新灭菌	阿莫西林	氟氯西林	po,im,iv

注:im 为肌内注射;iv 为静脉注射;po 为口服。

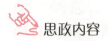 思政内容

青霉素的发现及我国青霉素的研制

1928 年,英国科学家亚历山大·弗莱明(Alexander Fleming,1881—1955 年)将未经清洗的培养

皿放在实验台上阳光照不到的位置,就去休假了。休假归来后,弗莱明顺手拿起培养皿,发现里面飘进一团青霉菌,而接触它的细菌竟然神奇消失了,由此弗莱明发现了青霉素。青霉素的发现,结束了传染病几乎无法治疗的时代,也开启了人类寻找新的抗生素的高潮,人类进入了药物合成的新时代。

　　我国青霉素的研制出现于战争年代,当时的物质条件极其艰苦。1944 年,时任中央防疫处处长的微生物学家汤飞凡,在资料缺乏、设备简陋、测定困难的情况下,与樊庆笙、朱既明等先辈共同努力,制造出中国首批青霉素。解放战争后,童村、马誉澂等一批科学精英成立"上海青霉素实验所",因地制宜,制造出中国首台"青霉素发酵罐",实现了青霉素的工业化生产。1953 年 5 月,我国第一家生产抗生素药品的工厂——上海第三制药厂开始批量生产青霉素。从中华人民共和国成立后第一条青霉素生产线的组建,到今天我国在生物工程领域诸多方面的崛起,一代又一代科研工作者秉承着"追求真理、勇于创新、科研报国"的热情,承袭着为中华人民共和国研制第一支抗生素的热情不懈奋斗。

（杜胜男）

第三十七章 大环内酯类、林可霉素类及万古霉素类抗生素

📖 **学习目标**

1.知识目标 掌握红霉素、林可霉素、万古霉素的抗菌谱,抗菌作用及其原理,临床应用,不良反应。

2.思政目标 通过学习万古霉素耐药的超级耐药菌,结合抗生素的合理应用,教育学生正确使用抗生素的重要性,同时激发学生对于未知领域积极探索的勇气和民族自信心。

第一节 大环内酯类抗生素

大环内酯类(macrolides)抗生素是一组由 2 个脱氧糖分子与 1 个含 14~16 个碳原子大脂肪族内酯环构成的具有相似抗菌作用的一类化合物。1952 年首先发现 14 元环的红霉素,随后红霉素、麦白霉素、乙酰螺旋霉素、麦迪霉素等第一代大环内酯类药物相继问世,被广泛用于治疗革兰氏阳性菌、革兰氏阴性球菌、厌氧菌、军团菌,以及支原体、衣原体等多种病原体引起的感染。此外,可用于对 β-内酰胺类抗生素过敏患者的替代治疗。由于第一代大环内酯类药物对酸不稳定、生物利用度低、抗菌谱窄、易产生耐药等问题,临床应用受到了限制。20 世纪 70 年代人们又相继开发了罗他霉素、罗红霉素、克拉霉素、阿奇霉素、美欧卡霉素、氟红霉素等第二代半合成大环内酯类抗生素,另外还有螺旋霉素、麦迪霉素、交沙霉素、吉他霉素等 16 元环大环内酯类代表药。第二代药物提高了对酸的稳定性和生物利用度,扩大了抗菌谱,增强了抗菌活性,毒性小,不良反应较少,并且对需氧革兰氏阳性球菌具有较强的抗生素后效应(postantibiotic effect,PAE),现已作为呼吸道感染的一线药物。近年来,随着大环内酯类抗生素在感染性疾病中的广泛应用,对本类药耐药的菌株不断增多,如对大环内酯类-林可霉素类-链阳霉素 B(macrolides-lincomycins streptogramins B,MLSB)耐药的菌株,因此近年人们又开发了第三代大环内酯类药物酮内酯类(ketolides),对第一、二代大环内酯类抗生素耐药菌有良好的作用,且抗菌谱广,代表药有泰利霉素、喹红霉素等。这类抗生素具有抗菌活性强、较少产生耐药性等特点,具有良好的应用前景。

一、大环内酯类抗生素的共性

大环内酯类药物在体内过程、抗菌谱、抗菌机制、不良反应等方面基本相同。

【体内过程】

1.吸收 红霉素易被胃酸破坏,口服吸收少,故临床一般口服其肠溶片或酯化制剂。新大环内酯类因结构的改造,不易被胃酸破坏,生物利用度提高,使血药浓度和组织细胞内药物浓度均增加。

如克拉霉素和阿奇霉素对胃酸稳定且易吸收,食物干扰红霉素和阿奇霉素的吸收,但能增加克拉霉素的吸收。

2. 分布　此类药物不易通过血脑屏障,但组织中分布广泛,在肝、肾、肺、脾、胆汁及支气管分泌物中的浓度均可高于同期血药浓度,并可被多核粒细胞和巨噬细胞摄取。红霉素能扩散进入前列腺、胎儿血液循环和母乳中,炎症可促进红霉素的组织渗透。阿奇霉素的血浆浓度较低,主要集中在中性粒细胞、巨噬细胞、肺、痰液、皮下组织、胆汁和前列腺中,然后再从这些细胞或组织缓慢释放,$t_{1/2}$可达 3 d。

3. 代谢　红霉素在肝脏通过细胞色素 P450 代谢并抑制多种药物的氧化。克拉霉素被代谢成具有抗菌活性的 14-羟基克拉霉素。阿奇霉素不在体内代谢。

4. 排泄　红霉素和阿奇霉素主要以活性形式聚积和分泌在胆汁中,存在肝肠循环。克拉霉素及其代谢物主要经肾脏排泄。

【抗菌作用及机制】　大环内酯类抗生素抗菌谱广,对葡萄球菌属(包括产 β-内酰胺酶的葡萄球菌和耐甲氧西林金黄色葡萄球菌)、各种链球菌、肺炎球菌、破伤风杆菌、炭疽杆菌、白喉棒状杆菌、淋病奈瑟菌、脑膜炎奈瑟菌、百日咳杆菌、流感嗜血杆菌、军团菌属等具有强大的抗菌活性;对梅毒螺旋体、钩端螺旋体、肺炎支原体、衣原体、立克次体、弓形虫、非典型分枝杆菌等病原体也有良好的抗菌作用。大环内酯类通常为抑菌剂,高浓度时对敏感菌为杀菌剂,且在碱性环境中抗菌活性增强。

细菌核糖体 50S 亚基上的肽酰基转移酶的肽链移位通道入口处是核糖体的供位(P 位)。处于肽链延长过程中的肽酰基 tRNA,需要通过肽酰基转移酶催化的肽酰基转移反应,将其携带的肽酰基转移到核糖体受位(A 位)新接受的氨基酸上形成新的肽酰基 tRNA,并将其从 A 位移至 P 位,因而 P 位是蛋白质合成过程中肽链延长阶段所必需的。大环内酯类抗生素能透过细胞膜,与 P 位结合,既阻断了 tRNA 结合到 P 位上,又抑制了新合成的肽酰基 tRNA 自 A 位移至 P 位,从而阻断肽链延长,抑制细菌蛋白质合成。大环内酯类抗生素还能在蛋白质合成早期抑制核糖体组装,使功能性核糖体减少,导致蛋白质合成减少而抑制细菌生长。由于大环内酯类在细菌核糖体 50S 亚基上的结合点与林可霉素类、氯霉素相同或相近,这些药合用时会因竞争结合而发生拮抗作用。另外,细菌与哺乳动物体内的核糖体不同,故大环内酯类对哺乳动物核糖体几乎无影响。

【耐药性】　随着大环内酯类抗生素临床应用的增多,细菌对其耐药性日益增加。并且大环内酯类抗生素之间存在交叉耐药性。其耐药机制如下。

1. 靶位点修饰　核糖体甲基化酶可使细菌核糖体与大环内酯类抗生素结合位点(腺嘌呤残基)甲基化,导致结合位点构象改变,降低核糖体与大环内酯类药物的亲和力而引起耐药。因大环内酯类、林可霉素类和链阳霉素 B 的作用部位相仿,故他们之间存在交叉耐药现象。

2. 灭活酶的产生　质粒介导的红霉素酯酶和大环内酯 2-磷酸转移酶可以水解内酯键而破坏内酯环。金黄色葡萄球菌产生的红霉素酯酶可破坏 14、16 元环药物;而大肠埃希菌产生的红霉素酯酶或 2-磷酸转移酶仅破坏 14 元环药物。

3. 主动外排系统增强　耐药基因编码了具有能量依赖性主动外排功能的蛋白质,可将进入菌体内的大环内酯类抗生素泵出,使细菌细胞内的药物浓度明显降低而引起耐药。

4. 细菌通透性降低　如革兰氏阴性细菌可增强其脂多糖外膜的屏障作用,减少大环内酯类抗生素进入菌体。

【临床应用】

1. 链球菌感染　大环内酯类抗生素可用于治疗化脓性链球菌、溶血性链球菌、肺炎球菌等引起的急性扁桃体炎、急性咽炎、鼻窦炎、猩红热、蜂窝织炎。也可防止化脓性并发症和抑制抗链球菌抗体形成。

2.军团菌病　治疗嗜肺军团菌或其他军团菌引起的肺炎及社区获得性肺炎。

3.衣原体、支原体感染　包括沙眼衣原体所致的结膜炎等眼部感染；肺炎支原体、肺炎衣原体所致的肺炎、急性支气管炎、慢性支气管炎急性发作等呼吸系统感染；衣原体属和支原体属所致的尿道炎、宫颈炎、盆腔炎等泌尿生殖道感染。红霉素可在妊娠期作为一线药物治疗泌尿生殖系统衣原体感染，也被用于四环素类禁忌证如婴儿期衣原体肺炎和新生儿眼炎的治疗。

4.棒状杆菌属感染　如白喉、棒状杆菌败血症等。红霉素能根除白喉棒状杆菌，在成年人有效率可达90%，但不能改变白喉棒状杆菌急性感染进程。

5.其他用途　替代青霉素用于治疗对青霉素过敏的葡萄球菌、链球菌或肺炎球菌感染。可作为治疗隐孢子虫病及弓形虫病的备选药物。也用于治疗敏感细菌所致的皮肤软组织感染。

【不良反应】

1.胃肠道反应　口服红霉素偶尔可出现厌食、恶心呕吐和腹泻。新大环内酯类的胃肠道反应发生率虽较红霉素明显降低，但仍为最常见的副作用。

2.肝损伤　长期大量应用可引起胆汁淤积性肝炎，常见发热、黄疸、血清转氨酶升高等，停药后可恢复，故肝功能不全者应慎用。

3.耳毒性　大剂量给药或肝、肾疾病患者，老年患者用药后可引起耳毒性，主要表现为耳鸣、听力下降、前庭功能受损，停药或减量后可恢复。与耳毒性药物合用，尤其肾功能减退患者可能增加耳毒性。

4.过敏反应　偶可出现皮疹、荨麻疹、嗜酸性粒细胞增多等，过敏性休克和血管神经性水肿少见。

5.其他反应　克拉霉素和阿奇霉素可能存在神经系统副作用，包括幻觉、烦躁、焦虑、头晕、失眠、噩梦或意识模糊，停药后减轻或消失。

【药物相互作用】　①大环内酯类可竞争性抑制卡马西平代谢，后者可通过诱导肝微粒体氧化酶来降低大环内酯类的作用。②大环内酯类可抑制细胞色素P450，减少多种药物代谢，增加药物血药浓度，包括茶碱类药物、口服抗凝血药、环孢霉素和甲泼尼龙。如使环孢霉素血药浓度升高3～10倍，延长华法林的凝血时间。另外，可降低茶碱类药物清除率约25%，引起心悸、兴奋、心动过速，甚至死亡。③大环内酯类可清除肠道灭活地高辛的菌群，促进地高辛肝肠循环，使其在体内存留时间延长。④大环内酯类与阿司咪唑或特非那定等抗组胺药合用，可增加心脏毒性，引起心律失常。

二、常用大环内酯类抗生素的特点及应用

红霉素

红霉素（erythromycin）是从链霉菌培养液提取的第一个用于临床治疗的大环内酯类抗生素，是一类具有14元大环内酯环的碱性抗生素，在酸性环境下易被破坏，在碱性条件下抗菌作用增强。曾广泛用于多种感染的治疗，但因其耐药性及胃肠道反应，目前应用已明显减少。为防止其被胃酸破坏，常用制剂有红霉素肠溶片、依托红霉素（无味红霉素）、琥乙红霉素、硬脂酸红霉素、乳糖酸红霉素、红霉素眼膏、外用软膏等。抗菌作用不及青霉素，且易产生耐药性，但停药数月后，其敏感性可恢复。在临床上主要用于治疗耐青霉素金黄色葡萄球菌感染及对青霉素过敏的患者。红霉素是军团菌病、螺旋杆菌所致的败血症或肠炎、支原体肺炎、沙眼衣原体所致的婴儿肺炎及结肠炎、白喉带菌者的首选药，也可用于治疗其他革兰氏阳性菌（如肺炎球菌、溶血性链球菌等）引起的感染。还可替代青霉素用于治疗炭疽、气性坏疽、放线菌病、梅毒等。

罗红霉素

罗红霉素(roxithromycin)是半合成的14元环大环内酯类抗生素,口服吸收好,对胃酸稳定,服用单剂量150 mg,约2 h血药浓度可达峰值。食物可影响其吸收,但牛奶不影响其吸收。脂溶性大、血浆蛋白结合率高,可广泛分布于体液和组织中,如扁桃体、鼻窦、中耳、肺等。大部分以原形由粪及尿液排出。$t_{1/2}$为8.4～15.5 h。抗菌谱与红霉素相似,在临床上多用于治疗敏感菌所致的呼吸道感染、尿路感染、皮肤软组织感染等。不良反应发生率较低,常见恶心呕吐、腹泻、腹痛等。

克拉霉素

克拉霉素(clarithromycin)是半合成的14元环大环内酯类抗生素,口服吸收快且完全,不受食物影响,生物利用度为55%,对胃酸极稳定,食物可延缓其吸收,但不影响其峰值浓度。在体内分布广,尤其在扁桃体、肺、鼻黏膜、皮肤等组织中浓度较高。在肝脏代谢,代谢物14-羟克拉霉素仍具有抗菌活性。大部分代谢物由粪及尿液排出,$t_{1/2}$为3.5～4.9 h。抗菌谱与红霉素及其他大环内酯类相似。对革兰氏阳性菌、军团菌、肺炎支原体及幽门螺杆菌的作用是大环内酯类中作用最强的。在临床上多用于治疗敏感菌所致的呼吸道感染、尿路感染、皮肤软组织感染,与其他药物联合可用于治疗幽门螺杆菌感染和艾滋病继发感染。患者耐受性好,不良反应少。

阿奇霉素

阿奇霉素(azithromycin)为第二代半合成大环内酯类抗生素,是唯一具有15元环结构的化合物。不仅保留了红霉素的优点,而且对酸稳定,降低了胃肠道刺激,具有口服吸收快、组织分布广、细胞内浓度高及$t_{1/2}$长(68 h)等优点,具有明显的PAE,每日仅需给药1次。本药抗菌谱与红霉素相仿但略广。抗嗜肺军团菌、流感嗜血杆菌、支原体、衣原体活性优于红霉素。对肺炎支原体的作用为大环内酯类中最强的。在临床上主要用于治疗敏感菌所致的急性支气管炎和轻中度肺炎、急性扁桃体炎、咽炎、中耳炎、皮肤软组织感染和衣原体所致的性传播疾病。常作为支原体、衣原体肺炎的首选药之一。不良反应较轻微。

乙酰螺旋霉素

乙酰螺旋霉素(acetylspiramycin)为螺旋霉素的乙酰化衍生物。口服易吸收,吸收后脱乙酰基而释放出螺旋霉素。其特点是组织浓度较高,维持时间长,$t_{1/2}$约为3.8 h。抗菌谱与红霉素相似,但其抗菌活性较弱。在临床上主要用于防治革兰氏阳性菌引起的呼吸道感染和软组织感染。不良反应与红霉素相似但较轻。

麦迪霉素

麦迪霉素(medecamycin)是由链丝菌产生的一种多组分的大环内酯类抗生素,因我国产品含较多白霉素,故称为麦白霉素(meleumycin)。其抗菌活性与红霉素相似但较弱。主要对革兰氏阳性菌、革兰氏阴性球菌及支原体等均有作用,在临床上常用于治疗敏感菌引起的呼吸道感染、胆道感染、肠道感染、皮肤软组织感染等,且可作为红霉素的替代品。不良反应较红霉素轻。

泰利霉素

泰利霉素(telithromycin)属于第三代大环内酯类抗生素,因其在红霉素C3位引入酮基结构而获得,故属于酮环内酯类抗生素。口服吸收良好,不受食物影响。组织穿透力强,分布广泛。主要经肝脏转化,可经胆道和尿道排泄。抗菌谱同红霉素,但抗菌活性更强。其酮内酯结构使它对某些细

菌核糖体的结合力高于其他大环内酯类,分别为红霉素和克拉霉素结合力的 10 倍和 6 倍,且不易成为与细菌耐药相关的主动外排泵的底物,因而对许多耐大环内酯类的菌株,包括对 MLSB 耐药的菌株仍然有效。

第二节　林可霉素类抗生素

林可霉素类抗生素包括林可霉素(lincomycin)和克林霉素(clindamycin),林可霉素是由链丝菌产生的林可胺类(lincosamides)碱性抗生素。而克林霉素为林可霉素第 7 位羟基被 Cl⁻ 取代后合成的,又称氯林可霉素。二者抗菌谱和抗菌机制相同,但克林霉素抗菌作用更强,口服吸收好且毒性小,抗菌作用更强,故临床较常用。

【体内过程】　本类药可从胃肠道吸收,不被胃酸破坏。与林可霉素相比,克林霉素吸收迅速且完全,受食物影响小。克林霉素的血浆蛋白结合率(92% ~ 94%)较林可霉素(77% ~ 82%)高。在体内分布广,可在全身各组织和体液迅速达到有效治疗浓度,尤其在骨组织。可透过胎盘,也能进入乳汁中,但不易通过血脑屏障。两药均在肝脏代谢,主要经胆汁、粪便排泄,少数以原形经肾脏排泄。

【抗菌作用及机制】　林可霉素类的化学结构与大环内酯类不同,但抗菌谱相似,通常为抑菌性抗生素,但在高浓度下对高敏感细菌也有杀菌作用。克林霉素的抗菌活性比林可霉素强 4 ~ 8 倍。两者对革兰氏阳性菌具有较强的抗菌作用,对肺炎球菌、金黄色葡萄球菌和白喉棒状杆菌均敏感。对大多数厌氧菌,如梭状芽孢杆菌属、双歧杆菌属及放线菌属有高效,对多数革兰氏阴性菌作用弱或无效。

两药的抗菌机制与大环内酯类相同,能与核糖体 50S 亚基结合,阻止肽链延伸而抑制细菌蛋白质合成。因本类药与红霉素、氯霉素抗菌作用靶点相同,故应避免林可霉素类与红霉素合用,以免产生拮抗作用。

【耐药性】　耐药机制如下。①靶位的变化:核糖体结合点突变,或药物诱导甲基化酶表达而修饰核糖体结合点。②产生灭活酶:与大环内酯类相同,故与大环内酯类存在交叉耐药性。③通透性降低:对红霉素敏感的肠球菌属和革兰氏阴性需氧杆菌由于外膜通透性低而对林可霉素类先天性耐药。

【临床应用】　在临床上常用于治疗敏感革兰氏阳性菌引起的呼吸道感染、软组织感染、骨关节感染、胆道感染等。对 β-内酰胺类治疗无效或对青霉素过敏者有明显疗效,特别是金黄色葡萄球菌所致的急、慢性骨髓炎,克林霉素常用作首选。也可用于治疗厌氧菌(包括脆弱拟杆菌、产气荚膜梭菌、放线菌等)引起的腹腔感染、盆腔感染。

【不良反应】　两药口服或肌内注射均可产生不良反应,多见恶心呕吐、胃部不适、腹泻等胃肠道症状;长期用药可引起严重的假膜性肠炎,严重者可致死,万古霉素或甲硝唑通常可有效地控制此反应。偶见皮疹、骨髓抑制等变态反应。少数患者用药后可出现肝功能异常。

第三节　万古霉素类抗生素

万古霉素类属糖肽类抗生素,包括万古霉素(vancomycin)、去甲万古霉素(norvancomycin)和替考拉宁(teicopianin)。万古霉素系 20 世纪 50 年代从东方链球菌得到,因其能够杀灭对其他抗生素有较强抗药性的菌株而得到广泛应用。去甲万古霉素是我国从诺卡菌属培养液中得到的产品,作用略强于万古霉素,对耐甲氧西林金黄色葡萄球菌(methicillin resistant Staphylococcus aureus, MRSA)和耐甲氧西林表皮葡萄球菌(methicillin resistant Staphylococcus epidermidis,MRSE)作用更强,也是抗脆弱拟杆菌作用最强的抗生素。替考拉宁来自放线菌,与万古霉素化学结构相近,抗菌谱相似,作用机制相同,但不良反应较少,抗菌活性更强,尤其对金黄色葡萄球菌和链球菌更有效。替考拉宁最主要的特征是有一条酰基链连在一个糖基上,可避免万古霉素静脉注射引起的危险性组胺释放。三者为第一代糖肽类抗生素,在药动学特性、抗菌活性及安全性方面,替考拉宁均优于万古霉素和去甲万古霉素。目前已有第二代糖肽类抗生素上市并用于临床,如泰拉万星,主要用于治疗包括 MRSA 在内的金黄色葡萄球菌感染。

【体内过程】　口服不吸收,绝大部分经粪便排泄,可用于治疗难辨梭状芽孢杆菌的消化道感染。肌内注射可引起剧烈疼痛及组织坏死,故一般采用静脉滴注。血浆蛋白结合率约为55%,广泛分布于全身,可进入各组织、体液,能透过胎盘屏障,难以透过非炎性脑膜,也不易渗入房水。在体内很少代谢,90%以上经肾小球滤过,经肾脏排泄,$t_{1/2}$约为 6 h。少量经胆汁排泄。

【抗菌作用及机制】　快速杀菌药,主要对革兰氏阳性菌具有强大抗菌活性,包括敏感葡萄球菌及 MRSA,对厌氧的梭状芽孢杆菌亦有较好作用。对所有革兰氏阴性杆菌(极性大,不能穿过革兰氏阴性菌外膜)、厌氧菌无效。与其他抗生素之间无交叉耐药性。

万古霉素类可结合到细胞壁前体肽聚糖五肽末端,抑制肽聚糖合成中的糖基转移酶、转肽酶、D,D-羧肽酶等的活性,阻止肽聚糖的延长和交联,阻断构成细菌细胞壁坚硬结构的高分子肽聚糖合成,造成细菌破裂死亡。属于繁殖期杀菌药。

【临床应用】　在临床上用于治疗革兰氏阳性菌所致的严重感染,是治疗 MRSA 引起的败血症、心内膜炎、肺炎、骨髓炎、软组织脓肿等感染性疾病的首选药。也用于对其敏感的耐青霉素肺炎球菌感染、对 β-内酰胺类过敏患者。口服治疗难辨梭状芽孢杆菌性假膜性结肠炎,替考拉宁疗效更佳。

【不良反应】

1.耳毒性　常规剂量万古霉素很少发生耳毒性。肾功能不全患者或服药剂量过大可致血药浓度超过 800 mg/L,即可引起耳鸣、听力减退,严重者甚至出现耳聋,如及早停药可恢复正常,少数患者停药后仍有引起耳聋的危险。应避免同服有耳毒性的药物。

2.肾毒性　万古霉素较常见,发生率为14.3%,主要损伤肾小管,表现为蛋白尿、管型尿、少尿、血尿、氮质血症甚至肾衰竭。用药期间需定期检查肾功能和尿常规,应避免与有肾毒性的药物合用。

3.变态反应　万古霉素可引起斑块皮疹和过敏性休克,也出现寒战、皮疹及高热。快速静脉注射万古霉素时,后颈部、上肢及上身出现的皮肤潮红、红斑、荨麻疹、心动过速、低血压等特征性症状,称为"红人综合征(red man syndrome)"或"红颈综合征(red neck syndrome)"。这可能与静脉注射万古霉素速度过快引起组胺释放有关。去甲万古霉素和替考拉宁很少引起"红人综合征"。可用肾上腺素、抗组胺药进行治疗。

4.其他反应　口服可引起恶心呕吐、口内有金属味和眩晕,静脉注射可出现疼痛、静脉炎等。

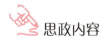 思政内容

人类健康的"最后一道防线"

细菌的抗生素耐药已成为日益严峻的全球公共卫生问题,各种耐药的"超级细菌"威胁着人类的健康与生命。近年来,世界卫生组织多次发布报告指出,目前新抗生素的研发严重不足,难以面

对日趋严峻的耐药菌感染威胁。糖肽类抗生素万古霉素曾被誉为人类对付超级细菌——耐甲氧西林金黄色葡萄球菌(methicillin resistant Staphylococcus aureus,MRSA)的"终极抗生素",然而,2002年后出现了万古霉素中度耐药金黄色葡萄球菌(vancomycin-intermediate Staphylococcus aureus,VISA)和耐万古霉素金黄色葡萄球菌(vancomycin resistant Staphylococcus aureus,VRSA)的菌株。此外,在世界范围内,耐万古霉素肠球菌(vancomycin resistant Enterococci,VRE)对人类的威胁也日益加剧。针对国内感染病例数据的分析显示,每年多重耐药的 MRSA、VRSA、VRE 等耐药菌感染人群达1 000万以上,研发新型抗耐药菌新药迫在眉睫。2018 年,我国中国科学院上海药物研究所在《医药化学杂志》(Journal of Medicinal Chemistry)上报道了新型糖肽类抗生素衍生物,其对多重耐药金黄色葡萄球菌和粪肠球菌的抗菌活性高于万古霉素128 ~ 1 024 倍。或许,这些坚持不懈的科学家才是人类健康的"最后一道防线"。

(杜胜男)

第三十八章 氨基糖苷类抗生素和多黏菌素类抗生素

学习目标

1. 知识目标 ①掌握氨基糖苷类抗生素如链霉素、庆大霉素、卡那霉素、妥布霉素、阿米卡星、奈替米星的抗菌机制、抗菌谱、适应证、细菌耐药机制、不良反应及其防治。②了解大观霉素、新霉素的抗菌作用和临床应用。

2. 思政目标 讲述我国残疾舞蹈家邰丽华的事迹,结合氨基糖苷类抗生素的药物不良反应,教育学生独立自主、自强不息,培养学生科学、严谨的学习态度。

第一节 氨基糖苷类抗生素

氨基糖苷类抗生素(aminoglycoside antibiotics)是一类由氨基糖和氨基环醇苷键相连接而形成的抗生素。根据来源不同分为 2 类:一类是天然来源的,包括链霉菌属产生的链霉素(streptomycin)、卡那霉素(kanamycin)、妥布霉素(tobramycin)、巴龙霉素(paromomycin)、大观霉素(spectinomycin)、新霉素(neomycin)等,小单孢菌属产生的庆大霉素(gentamicin)、西索米星(sisomicin)、小诺霉素(micronomicin)、阿司米星(astromicin)等;另一类为人工半合成的阿米卡星(amikacin)、奈替米星(netilmicin)、阿贝卡星(arbekacin)、异帕米星(isepamicin)等。

一、氨基糖苷类抗生素的共性

氨基糖苷类抗生素的优点在于抗菌谱广,抗革兰氏阴性杆菌活性高于青霉素和第一代头孢菌素,是目前治疗需氧革兰氏阴性杆菌感染的重要药物之一。共同缺点是无抗厌氧菌活性,口服吸收差,有不同程度肾毒性、耳毒性等不良反应,虽然毒性较其他类抗生素严重,但仍是一类高效、广谱的抗生素。

【体内过程】

1. 吸收 氨基糖苷类抗生素的极性、解离度大,脂溶性小,口服难吸收,可用于治疗肠道感染。多采用肌内注射,吸收快速且完全,达峰时间为 0.5~2.0 h。为避免药物浓度过高导致不良反应,不主张静脉注射给药。其中,新霉素因其严重的肾毒性仅能局部给药。

2. 分布 血浆蛋白结合率除链霉素为 35%外,其他均较低,大多低于 10%。主要分布在细胞外液,在肾皮质及内耳淋巴液中高度蓄积,与其肾毒性、耳毒性直接相关。不易通过血脑屏障,可透过胎盘屏障,但不能渗入机体细胞内。

3. 代谢与排泄 在体内不被代谢,主要以原形经肾脏排泄。$t_{1/2}$ 为 2~3 h,肾功能不全者易导致药物蓄积中毒,应降低剂量或增加服药间隔。

【抗菌作用及机制】 氨基糖苷类抗生素的抗菌作用相似,是快速的静止期杀菌药。其杀菌作用特点是:①仅对需氧菌(如大肠埃希菌、肠杆菌属、变形杆菌属、志贺菌属等)有强大的杀菌作用,对需氧革兰氏阴性菌(如沙雷菌属、沙门菌属、分枝杆菌属等)也有一定的抗菌活性。对厌氧菌无效。②抗生素后效应长,且持续时间与浓度呈正相关。③具有首次接触效应,即细菌首次接触氨基糖苷类抗生素时,能被迅速杀死。④其杀菌速率和杀菌持续时间与浓度呈正相关;⑤在碱性环境中抗菌活性增强。

氨基糖苷类抗生素的抗菌机制:主要是通过抑制细菌蛋白质合成及干扰细菌细胞膜通透性而发挥抗菌作用。其对蛋白质合成的 3 个阶段(始动阶段、肽链延伸阶段和终止阶段)都有影响。①始动阶段:抑制 70S 始动复合物的形成,干扰核糖体组装。②肽链延伸阶段:进入菌体细胞内与核蛋白体 30S 亚基上的靶蛋白结合,使 mRNA 的密码错译,生成无功能的蛋白质。③终止阶段:阻碍终止因子进入核蛋白体,使已形成的肽链不能释放,并阻止核蛋白体 70S 核糖体解离,使核糖体循环利用受阻,最终导致细菌体内核蛋白体的耗竭,导致细菌死亡。另外,氨基糖苷类抗生素通过吸附作用与菌体胞质膜结合,使通透性增加,破坏细胞膜完整性,使药物更容易进入菌体内,导致细菌细胞内必需营养物质外漏而死亡。由于细菌对氨基糖苷类抗生素的摄取是一个需能过程,而厌氧菌没有足够的能量用于此种摄取,故氨基糖苷类抗生素对厌氧菌无效。

【耐药机制】 细菌对氨基糖苷类抗生素产生耐药性的机制如下。①产生钝化酶:这是氨基糖苷类抗生素耐药性的主要机制。病原体可产生乙酰化酶、腺苷化酶、磷酸化酶等钝化酶,分别将乙酰基、腺苷、磷酸连接到氨基糖苷类抗生素的氨基或羟基上,使药物不能与核糖体结合而失效。不同类型的酶可以灭活不同的氨基糖苷类抗生素,因此,本类药之间有的存在交叉耐药现象。②改变细胞膜通透性或使转运系统功能异常:细菌外膜膜孔蛋白表达或结构发生改变,细胞膜通透性降低,或者产生外排泵阻止药物进入菌体内而使药物浓度下降。③靶位结构改变:氨基糖苷类抗生素的结合点在核糖体 30S 亚基上,基因突变使菌株核糖体靶位蛋白改变,影响进入细胞内的抗生素与核糖体的结合。

【临床应用】 氨基糖苷类抗生素主要用于治疗敏感的革兰氏阴性杆菌所致的呼吸道感染、尿路感染、皮肤软组织感染、胃肠道感染、骨关节感染等。但对败血症、肺炎、脑膜炎等严重感染,需要联合应用其他抗革兰氏阴性杆菌的药物,如广谱半合成青霉素、第三代头孢菌素、喹诺酮类抗生素等。联合用药治疗革兰氏阳性菌感染,常与耐酶青霉素、利福平或万古霉素合用。也可用于治疗肠球菌属或草绿色链球菌所致的心内膜炎及金黄色葡萄球菌和表皮葡萄球菌所致的败血症、心内膜炎等严重感染。口服可用于消化道感染的治疗和肠道术前准备,外用制剂用于治疗局部感染。此外,链霉素、卡那霉素可作为抗结核药。非典型分枝杆菌感染主要选用阿米卡星。

【不良反应】

1. 肾毒性 氨基糖苷类抗生素是药源性肾衰竭的常见诱因。经肾小球滤过,对肾组织的亲和力极高,可大量蓄积于肾皮质,导致肾小管尤其是近曲小管上皮细胞线粒体损害,钙调节转运过程受阻,引起肾小管肿胀,甚至坏死。临床通常表现为蛋白尿、管型尿、血尿等,严重时可导致无尿、氮质血症和肾衰竭。本类药的肾毒性与药物在肾皮质中的聚积量成正比,严重程度依次为新霉素>卡那霉素>庆大霉素>妥布霉素>阿米卡星>奈替米星>链霉素>依替米星。为了防止和减少肾毒性的发生,临床用药时应定期检查肾功能,如尿量每 8 h 少于 240 mL,则应立即停药。有条件的地方应做血药浓度监测,根据患者的肾功能调整给药方案。同时避免与肾毒性的药物(如强效利尿药、顺铂、两性霉素 B、第一代头孢菌素、多黏菌素、万古霉素等)合用。

2. 耳毒性 耳毒性包括前庭神经和耳蜗听神经功能损伤。前庭神经功能损伤表现为眩晕、恶心呕吐、视力减退、眼球震颤和共济失调,其发生率依次为新霉素>卡那霉素>链霉素>西索米星>阿米卡星≥庆大霉素≥妥布霉素>奈替米星>依替米星。耳蜗听神经功能损伤表现为耳鸣、听力减退和永久性耳聋。耳聋是不可逆的,并能影响子宫内的胎儿,其发生率依次为新霉素>卡那霉素>阿米卡星>西索米星>庆大霉素>妥布霉素>奈替米星>链霉素>依替米星。氨基糖苷类抗生素引起耳毒性的主要机制与其在内耳淋巴液中有较高药物浓度有关,过高可损伤内耳柯蒂器内、外毛细胞的能量产生及利用,引起细胞膜上 Na^+–K^+–ATP 酶功能障碍,造成毛细胞损伤。大剂量或长疗程使用时应密切监测。避免与有耳毒性的强效利尿剂呋塞米、万古霉素或顺铂等药物合用。孕妇用药可损害胎儿耳蜗功能,故儿童、老年人、孕妇等慎用或禁用。

3. 神经肌肉麻痹　大剂量给药时可出现心肌抑制、血压下降、肢体瘫痪和呼吸衰竭,损害严重程度与给药剂量和给药途径有关。其原因可能是药物与 Ca^{2+} 络合,使体液内的 Ca^{2+} 含量降低,或与突触前膜的钙结合部位结合,抑制神经末梢乙酰胆碱释放,造成神经肌肉接头处传递阻断而出现呼吸肌麻痹。临床表现为呼吸衰竭,严重导致死亡,容易被误认为过敏性休克。肾功能减退、血钙过低及重症肌无力患者易发生,应立即服用葡萄糖酸钙和新斯的明,以对抗这种神经肌肉阻断作用。不同的氨基糖苷类抗生素引起神经肌肉阻滞的严重程度依次为新霉素>链霉素>卡那霉素>奈替米星>阿米卡星>庆大霉素>妥布霉素>依替米星。血钙过低、重症肌无力患者禁用或慎用本类药。

4. 变态反应　氨基糖苷类抗生素可引起嗜酸性粒细胞增多、各种皮疹、发热等,也可致过敏性休克。其中链霉素过敏性休克发生率仅次于青霉素,且死亡率较高,故使用前应询问过敏史,也应做皮试,对链霉素过敏者禁用。用后应注意观察,一旦发生变态反应,应立即注射肾上腺素进行抢救。

二、常用氨基糖苷类抗生素

链霉素

链霉素(streptomycin)是 1944 年从链霉菌培养液中分离获得的第一个用于临床的氨基糖苷类抗生素,也是最早使用的抗结核药,目前仍是抗结核病的二线药物。临床常用其硫酸盐。

【体内过程】　链霉素口服吸收极少,肌内注射吸收快,注射后 30~45 min 血药浓度达到峰值,血浆蛋白结合率为 35% 。主要分布于细胞外液,不易通过血脑屏障,容易渗入胸腔、腹腔、结核性脓腔和干酪化脓腔,并达有效浓度。可通过胎盘。主要经肾脏排泄,少量从胆汁排出,也有少量从乳汁、唾液和汗液中排出。

【抗菌作用】　链霉素的抗菌作用较青霉素广,对结核分枝杆菌有强大的抗菌作用。对许多革兰氏阴性杆菌(如大肠埃希菌、克雷伯菌属、变形杆菌属、肠杆菌属、沙门菌属、志贺菌属、布鲁氏菌属等)也具有较强的抗菌作用,脑膜炎奈瑟菌和淋病奈瑟菌对本品亦敏感。链霉素是氨基糖苷类抗生素中对铜绿假单胞菌和其他革兰氏阴性杆菌抗菌活性最低的抗生素。链霉素与其他氨基糖苷类抗生素之间表现为单向交叉耐药,即对链霉素耐药的菌株对其他氨基糖苷类抗生素仍敏感。

【临床应用】　①链霉素是治疗鼠疫与兔热病的首选药。②链霉素与青霉素合用治疗草绿色链球菌、肠球菌引起的感染性心内膜炎。③链霉素与其他抗结核药联合用于结核病的治疗,以延缓耐药性的产生。④链霉素与四环素合用治疗布鲁氏菌病。

【不良反应】　链霉素最常见的不良反应为耳毒性,主要影响前庭功能,且多为永久性的;其次为神经肌肉麻痹,肾毒性比其他氨基糖苷类抗生素略轻。容易引起过敏反应,以皮疹、发热、血管神经性水肿较多见,也可引起过敏性休克,死亡率较青霉素高。

【禁忌证】　对链霉素或其他氨基糖苷类抗生素过敏的患者禁用。

庆大霉素

庆大霉素(gentamicin)是1969年从放线菌科小单胞菌的培养液中获得的一种多组分抗生素。常用其盐酸盐,易溶于水。

【体内过程】 庆大霉素水溶液稳定,口服吸收很少,主要用于肌内注射或静脉滴注,吸收迅速且完全,达峰时间为1 h,体内分布广,可分布于细胞外液,血浆蛋白结合率低,可透过胎盘屏障,但不易通过血脑屏障。主要以原形经肾脏排泄,$t_{1/2}$为4 h,肾功能不全者$t_{1/2}$可明显延长。

【抗菌作用】 庆大霉素的抗菌谱比链霉素广,对革兰氏阴性菌如肠道杆菌及铜绿假单胞菌有良好的抗菌活性,尤其对沙雷菌属作用更强,为氨基糖苷类抗生素的首选药。对奈瑟菌、流感嗜血杆菌、布鲁氏菌等也有抗菌作用;对革兰氏阳性菌中金黄色葡萄球菌高度敏感,对大多数炭疽杆菌、白喉棒状杆菌、放线菌属敏感,但对溶血性链球菌、草绿色链球菌和肺炎球菌作用较差。

【临床应用】 ①治疗革兰氏阴性杆菌感染:如败血症、肺炎、骨髓炎、腹腔感染、脑膜炎、胆道及烧伤感染。②治疗铜绿假单胞菌感染:庆大霉素可与羧苄西林等广谱半合成青霉素或头孢菌素联合应用,以提高疗效。③治疗心内膜炎:一般与青霉素、羧苄西林、氯霉素、头孢菌素等联合应用,以增强疗效。④治疗肠道感染:口服庆大霉素用于治疗细菌性痢疾、伤寒、致病性大肠埃希菌肠炎等所致的肠道感染,或用于结肠手术前准备,结肠手术前与克林霉素、甲硝唑合用可降低结肠手术后的感染率。⑤庆大霉素还可局部用于皮肤、黏膜表面感染和眼、耳、鼻部感染。

【不良反应】 庆大霉素最常见的不良反应是耳毒性,尤其以前庭功能损伤多见,大多于用药1～2周或停药数周后发生。为防止和减少耳毒性,应定期监测血药浓度、听力和前庭功能。肾毒性也较常见,通常为可逆性,停药后可恢复。偶见过敏反应,甚至休克。

阿米卡星

阿米卡星(amikacin),又称丁胺卡那霉素,是卡那霉素半合成衍生物,是第三代氨基糖苷类抗生素。临床应用广泛,常用其硫酸盐。

【体内过程】 阿米卡星口服不易吸收,肌内注射迅速吸收,45～90 min血药浓度达到峰值,血浆蛋白结合率低于3.5%,主要分布于细胞外液,可在肾皮质和内耳淋巴液中蓄积,不易通过血脑屏障,可透过胎盘屏障。98%的药物以原形经尿排出,$t_{1/2}$为2.2 h。

【抗菌作用】 阿米卡星是抗菌谱最广的氨基糖苷类抗生素,对革兰氏阴性杆菌和金黄色葡萄球菌均有较强的抗菌活性,但作用较庆大霉素弱。其突出优点是对肠道革兰氏阴性杆菌和铜绿假单胞菌产生的多种氨基糖苷类灭活酶稳定,对一些氨基糖苷类耐药菌感染仍然有效,常作为首选药。本品与β-内酰胺类联合可获协同抗菌作用。

【临床应用】 ①治疗革兰氏阴性菌感染:如铜绿假单胞菌、变形杆菌、沙雷菌属、大肠埃希菌、克雷伯菌属、不动杆菌属等所致的菌血症、心内膜炎、急性支气管炎、肺炎、胸膜炎、复发性尿路感染、妇科感染等。②治疗葡萄球菌所引起的各种感染。③治疗结核分枝杆菌及其他一些非典型分枝杆菌感染。

【不良反应】 阿米卡星的不良反应主要为耳蜗损害,其发生率较庆大霉素高,而前庭功能损害的发生率与庆大霉素、妥布霉素相似。其肾毒性低于庆大霉素,大多是可逆的。少引起神经肌肉接头阻滞反应。偶见药物热、视力模糊、嗜酸性粒细胞增多及肝功能异常。

卡那霉素

卡那霉素(kanamyin)是由链霉菌分离得到的抗生素,含有A、B、C 3种成分,卡那霉素A为主要成分,临床用其硫酸盐。

【体内过程】　卡那霉素肌内注射后 $0.5\sim1.0$ h 血药浓度达到峰值，$t_{1/2}$ 约为 2.5 h。血浆蛋白结合率很低，较易渗透进入胸腔、腹腔，不易通过血脑屏障。约 90% 的药物以原形自尿中排泄。

【抗菌作用】　卡那霉素主要对大肠埃希菌、肺炎克雷伯菌、变形杆菌、结核分枝杆菌、金黄色葡萄球菌等敏感，而铜绿假单胞菌、厌氧菌、立克次体、真菌、病毒等均对本品耐药。曾被广泛用于各种肠道革兰氏阴性杆菌感染的治疗，但因其不良反应较大，现在已逐渐被庆大霉素、妥布霉素取代。

【临床应用】　卡那霉素口服治疗敏感菌所致的肠道感染或肠道手术前准备，并有减少肠道细菌产生氨的作用，对肝硬化消化道出血患者的肝性脑病有一定的防治作用；也作为第二线抗结核药与其他药物合用；另外，肌内注射可治疗肺炎、败血症及尿路感染，但多联用其他药物。

【不良反应】　卡那霉素最常见的不良反应为耳蜗听神经功能损伤，所致的听力减退多为双侧性，停药后部分患者症状可能逐渐减轻。其亦可造成肾损伤，其毒性介于新霉素和链霉素之间。

妥布霉素

妥布霉素（tobramycin）是从链霉菌培养液中分离获得，也可由卡那霉素 B 脱氧获得。

【体内过程】　妥布霉素口服难吸收，肌内注射吸收迅速，可在 30 min 内达峰浓度。能透过胎盘屏障，也可渗入胸腔、腹腔及滑膜腔中并达到有效血药浓度，约有 93% 以原形经肾脏排泄。

【抗菌作用】　妥布霉素抗菌谱与庆大霉素近似，对肺炎杆菌、肠杆菌属、变形杆菌属的抑菌或杀菌作用均比庆大霉素强。对铜绿假单胞菌的作用是庆大霉素的 $2\sim5$ 倍，且对耐庆大霉素菌株仍有效。

【临床应用】　妥布霉素在临床上常用于治疗铜绿假单胞菌所致的各种感染。通常应与能抗铜绿假单胞菌的青霉素类或头孢菌素合用。对其他革兰氏阴性杆菌的抗菌活性不如庆大霉素。

【不良反应】　不良反应较庆大霉素轻，可引起耳、肾毒性，也可出现胃肠道反应及血清转氨酶升高等。

大观霉素

大观霉素（spectinomycin）是由链霉菌产生的一种氨基环醇类抗生素。

【体内过程】　大观霉素口服不吸收，可深部肌内注射给药，血浆蛋白结合率低，单次给药后，100% 以原形随尿液排出。

【抗菌作用】　大观霉素对青霉素 G 耐药的淋病奈瑟菌仍具有较好的抗菌活性，对多数革兰氏阳性菌及革兰氏阴性杆菌抗菌活性差。

【临床应用】　大观霉素在临床上主要用于治疗淋病奈瑟菌所致的尿道炎、前列腺炎、宫颈炎和直肠感染。

【不良反应】　不良反应极少，可见局部疼痛、荨麻疹、眩晕、寒战、发热等。

奈替米星

奈替米星（netilnicn）又名乙基西索霉素，属新的氨基糖苷类抗生素。

【体内过程】　奈替米星药动学特性类似阿米卡星。

【抗菌作用】　奈替米星对肠杆菌科大多数细菌均具强大的抗菌活性，对葡萄球菌和其他革兰氏阳性球菌的作用则抗菌谱与庆大霉素相似，对铜绿假单胞菌和大肠埃希菌、克雷伯菌属、沙门菌属、变形杆菌等都具有较强的抗菌活性。因能对抗多种灭活酶，对耐其他氨基糖苷类药物的革兰氏阴性杆菌及耐青霉素金黄色葡萄球菌感染依然有效。也具有阿米卡星对多种氨基糖苷类灭活酶稳定和与 β-内酰胺类有协同作用的优点。

【临床应用】　奈替米星在临床上主要用于治疗各种敏感菌引起的严重感染，如呼吸道感染、菌血症、腹内感染、骨和软组织感染及复杂尿路感染等。奈替米星与β-内酰胺类联合用于儿童及成年人粒细胞减少伴发热和病因未明发热的治疗。

【不良反应】 耳毒性、肾毒性是氨基糖苷类抗生素中最低的,但仍应注意。

依替米星

依替米星(etimicin)为新的半合成水溶性氨基糖苷类抗生素。

【体内过程】 依替米星血浆蛋白结合率约为25%,$t_{1/2}$约为1.5 h,给药后24 h内约80%以原形随尿排出。

【抗菌作用】 依替米星对大部分革兰氏阳性菌及革兰氏阴性菌有良好的抗菌作用,尤其对大肠埃希菌、肺炎克雷伯菌、肠杆菌属、沙雷菌属、奇异变形杆菌、沙门菌属、流感嗜血杆菌及葡萄球菌属等有较高抗菌活性;对部分铜绿假单胞菌、不动杆菌属、产青霉素酶的葡萄球菌、低水平耐甲氧西林金黄色葡萄球菌(MRSA)等具一定抗菌活性。

【临床应用】 依替米星在临床上常用于治疗敏感菌所致的呼吸道、泌尿生殖系统、皮肤和软组织等部位感染。

【不良反应】 不良反应较轻,发生耳毒性、肾毒性和神经肌肉阻滞的程度均较奈替米星、阿米卡星轻,是目前氨基糖苷类药物不良反应发生率最低的药物。

新霉素

新霉素(neomycin)属于广谱抗生素。

【体内过程】 新霉素口服吸收少。故可用于肠道感染的治疗和肠道消毒,主要经肾脏排泄。

【抗菌作用】 新霉素对多种革兰氏阳性菌、革兰氏阴性菌及结核分枝杆菌均有较好的抗菌活性。

【临床应用】 新霉素在临床上用于治疗各种皮肤和黏膜感染,包括烧伤、创伤、溃疡及感染性皮肤病,也可用于肝性脑病前期以降低血氨。

【不良反应】 新霉素毒性比卡那霉素大。肌内注射及静脉注射均可产生明显的耳毒性、肾毒性,现已禁止全身使用。

第二节 多黏菌素类抗生素

多黏菌素类(polymyxins)抗生素是1947年从多黏杆菌培养液中分离获得的一组多肽类抗生素,含有A、B、C、D、E、M等几种成分,临床常用的有多黏菌素B(polymyxin B)和多黏菌素E(polymyxin E)。一般不作为全身应用首选药,多被新型β-内酰胺类、氨基糖苷类抗生素或喹诺酮类药物取代。

【体内过程】 多黏菌素类抗生素口服不易吸收,肌内注射2 h左右血药浓度达到峰值,血浆蛋白结合率较低,有效血药浓度可维持8~12 h,在体内分布广,以肝脏、肾脏中浓度最高,并可长时间保持。不易扩散到胸腔、腹腔、关节腔中;较难通过血脑屏障,脑膜炎时浓度可增加,胆汁中浓度较低。体内代谢慢,主要经肾脏排泄,给药后12 h内仅有0.1%经尿排除,随后逐渐增加,故连续给药会导致药物在体内蓄积。$t_{1/2}$约为6 h,儿童较短,为1.6~2.7 h。

【抗菌作用】 多黏菌素类抗生素为窄谱、慢效杀菌药,对繁殖期和静止期细菌均有杀菌作用。只杀灭某些革兰氏阴性杆菌,如大肠埃希菌、克雷伯菌属、肠杆菌属及铜绿假单胞菌呈高度敏感,对志贺菌属、沙门菌属、流感嗜血杆菌、百日咳鲍特菌及脆弱拟杆菌以外的其他拟杆菌也较敏感。与利福平、磺胺类药和甲氧苄啶合用,对大肠埃希菌、肠杆菌属、肺炎杆菌、铜绿假单胞菌及对多黏菌素类不敏感的革兰氏阴性菌均具有协同抗菌作用。多黏菌素 B 和多黏菌素 E 的抗菌谱相似,但前者抗菌活性略高于后者。

【抗菌机制】　本类药主要作用于细菌胞质膜,多肽类抗生素含有带正电荷的游离氨基,能与革兰氏阴性杆菌细胞膜磷脂中带负电荷的磷酸根结合,形成复合物,而亲脂链插入膜内脂肪链中,破坏胞质膜,细胞内的磷酸盐、核苷酸、蛋白质等大量营养成分外漏,导致细菌营养物质缺乏而死亡。同时,本类药进入细菌体内也影响核质和核糖体的功能。本类药不易产生耐药性,故多黏菌素类药物疗效相对稳定。多黏菌素 B 与多黏菌素 E 之间存在交叉耐药。

【临床应用】　①主要用于治疗对其他抗生素耐药而难以控制,但对本药敏感的铜绿假单胞菌引起的严重感染(如败血症、腹膜炎、呼吸道感染、胆道感染、尿路感染、烧伤后感染),对革兰氏阴性菌和耐药菌引起的严重感染(如脑膜炎、肾盂肾炎、细菌性痢疾、婴儿腹泻)有一定的疗效。但现在已被疗效好、毒性低的其他抗生素取代。②与利福平、磺胺类药和甲氧苄啶合用,具有协同抗菌作用,可以提高治疗多重耐药的革兰氏阴性杆菌导致的医院内感染的疗效。③口服用于肠道术前准备和消化道感染的治疗。④用于创面、五官、呼吸道、泌尿道、鞘内革兰氏阴性杆菌感染的治疗。

【不良反应】　本类药在常用量下即出现明显不良反应,发生率高达 25%,主要表现为肾毒性和神经毒性。多黏菌素类抗生素一般不作为首选药。

1. 肾毒性　肾毒性是多黏菌素类抗生素最常见、严重的不良反应,主要损伤肾小管上皮细胞,为多黏菌素与肾小管上皮细胞结合,导致蓄积增多所致,表现为血尿、蛋白尿、管型尿、氮质血症,严重时可造成尿素氮和血清肌酐水平增高,甚至可发生急性肾衰竭,停药后可恢复。应用本类药时,必须监测肾功能,必要时调整剂量。不宜与氨基糖苷类抗生素等有肾毒性的药物合用,肾功能不全者慎用或禁用。

2. 神经毒性　神经毒性较常见,与肾毒性相似,停药后可消失。轻者主要表现为头晕、周围神经炎和面部麻木,重者出现共济失调、昏迷、意识障碍、神经肌肉麻痹、呼吸抑制等症状。发生率与剂量明显相关,停药后症状即可消失。新斯的明抢救无效,只能采用人工呼吸进行抢救。肾功能不全及原有神经肌肉疾病者(如重症肌无力)应慎用。

3. 变态反应　变态反应的主要表现为瘙痒、皮疹、药物热等,吸入给药可引起哮喘。

4. 其他反应　肌内注射可致局部疼痛,静脉给药可引起静脉炎。偶见粒细胞减少和肝毒性。

【药物相互作用】　①与氨基糖苷类抗生素、万古霉素、甲氧西林等合用时,可增加肾毒性。②与筒箭毒、肌肉松弛药或麻醉药合用时,可增强神经肌肉阻滞作用。③与酸化尿液的药物合用时,可增强抗菌活性。

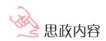 思政内容

于无声处展现生命的蓬勃

在 20 世纪 70 年代,链霉素曾被广泛使用,但是它的耳毒性却给许多儿童带来了无法挽回的伤害。邰丽华是我国著名舞蹈家,2 岁时因高热使用链霉素导致失聪。在 2005 年春节联欢晚会上,她因领舞《千手观音》而家喻户晓。她带领艺术团开展大量公益慈善活动和义演,并用演出收入设立"我的梦"和谐基金,为四川地震灾区、革命老区、国际慈善项目捐款。邰丽华以艺术与心灵之美赢得了人们的广泛赞誉,被誉为"美与人性的使者",被世界残疾人代表大会评为"全球六亿残疾人的形象大使",被联合国机构授予"联合国教科文组织和平艺术家"称号。邰丽华无疑是不幸的,但是她能从不幸的谷底到达艺术的巅峰,也许生命本身就是一次绝美的舞蹈,于无声处展现生命的蓬勃。

邰丽华只是诸多药物不良反应的受害者之一。链霉素不良反应的发现,不仅仅在于揭示其对个体的影响,它最大的意义在于提醒科研工作者除了要发现药物的治疗作用外,还要最大可能地发现和避免药物毒副作用的危害。

(杜胜男)

第三十九章　四环素类抗生素和氯霉素

学习目标

1.知识目标　掌握四环素类(四环素、多西霉素、米诺环素)及氯霉素的抗菌谱、抗菌机制、临床应用和不良反应。

2.思政目标　回顾"伤寒玛丽"的故事,结合新冠疫情的形式,向学生传播公共卫生事业的重要性,让学生客观对待无症状感染者。

第一节　四环素类抗生素

四环素类抗生素(tetracycline antibiotics)是结构中带有共轭双键四元稠合环的抗生素,是酸、碱两性物质,在酸性水溶液中较稳定,在碱性水溶液中易破坏,故临床常用的是其盐酸盐。因此类抗生素对多种革兰氏阴性菌和革兰氏阳性菌、立克次体、支原体、衣原体、螺旋体及某些原虫均有高度抑制作用,因而属于广谱抗生素。四环素类可分为天然品和半合成品2类。天然品由链霉菌属发酵获得,包括四环素、土霉素、金霉素、地美环素;近年来,各种天然四环素类由于对一些常见致病菌的作用较差,且耐药菌株日益增多,正在逐渐被口服吸收好、抗菌作用强、耐药菌株少、不良反应轻的半合成品所取代,其中包括多西环素、米诺环素、替加环素和美他环素。

一、四环素类抗生素的共性

【体内过程】

1.吸收　天然四环素类口服吸收不完全,各药物吸收率差别较大,金霉素最低(30%),四环素、土霉素和地美环素居中(60% ~70%),多西环素和米诺环素最高(95% ~100%)。四环素类抗生素(多西环素和米诺环素除外)与食物同服则减少吸收,食物或其他药物中的金属离子(Ca^{2+}、Mg^{2+}、Fe^{2+}或 Fe^{3+}、Al^{3+})可与其络合而减少吸收,故应避免与铁制剂,含钙、镁和铝的食品或抗酸药同服。

2.分布　四环素类抗生素的血浆蛋白结合率差异较大(40% ~80%)。在体内分布广,主要集中在肝、肾、脾、皮肤、牙齿、骨骼等组织,容易沉积于骨和牙组织内,影响儿童牙齿和骨骼发育。能透过胎盘屏障和血脑屏障,在乳汁中的浓度也较高。

3.代谢和排泄　药物绝大多数在小肠被重吸收形成肝肠循环,故胆汁中药物浓度是血药浓度的 10 ~20 倍。部分在肝脏代谢,主要转运到胆汁和尿液。在胆汁中的浓度可超出血中浓度。除米诺环素在肝脏代谢外,其余的大多数四环素类抗生素主要以原形经肾脏排泄。本类药可在肝脏浓缩并经胆汁排入肠腔,部分可经肝肠循环再吸收。肝功能减退或胆汁梗阻会降低本类药的排泄,导

致其 $t_{1/2}$ 延长或血药浓度过高。

【抗菌作用】 四环素类抗生素为快速抑菌剂,高浓度呈杀菌作用,属于广谱抗生素。四环素类抗生素的抗菌活性强弱依次为替加环素>米诺环素>多西环素>美他环素>地美环素>四环素>土霉素。

抗菌谱包括革兰氏阳性菌、革兰氏阴性菌、立克次体、支原体、衣原体、螺旋体及一些原虫。其对革兰氏阳性菌作用较强,但不如青霉素类和头孢菌素;对革兰氏阴性菌如脑膜炎奈瑟菌、痢疾杆菌、大肠埃希菌、鼠疫耶尔森菌(又称鼠疫杆菌)、布鲁氏菌属、弯曲杆菌等有效,但不如氨基糖苷类抗生素和氯霉素,且肠球菌对其耐药;此外,四环素类抗生素对70%以上的厌氧菌有抗菌活性,如脆弱类杆菌、梭形芽孢杆菌、放线菌等敏感,尤以半合成品作用较好,但作用不及甲硝唑、克林霉素和氯霉素;对某些原虫,如阿米巴也有抑制作用,常用四环素,后因耐药性和不良反应多,目前已不作为首选。而土霉素仍可用于治疗肠阿米巴病,但对肠外阿米巴病无效。此外,对铜绿假单胞菌、真菌、病毒无效。

【抗菌机制】 本类抗生素能快速抑制细菌生长,高浓度时也有杀菌作用。其抗菌机制是抑制细菌蛋白质的合成,因其能与细菌核糖体30S亚基结合,阻止氨基酰-tRNA进入A位形成复合物,妨碍肽链延伸而干扰蛋白质的合成。此外,四环素还引起细胞膜通透性改变,使细胞内的核苷酸和其他重要物质外漏,从而抑制DNA复制。哺乳动物细胞不存在主动转运四环素生物机制,同时其核糖体对药物的敏感性低,因此该药物仅抑制细菌蛋白质的合成。

【耐药机制】 细菌对四环素类抗生素的耐药性日渐增多,且同类药物之间存在明显交叉耐药现象,特别是金黄色葡萄球菌、大肠埃希菌、志贺菌属更明显。其耐药性产生的机制如下。①核糖体保护蛋白:已知细菌细胞质中有9种核糖体保护蛋白,可与核糖体结合,并由GTP水解提供能量而引起核糖体构型的改变,但并不改变或阻止蛋白的合成,仅使四环素不能与其结合,保护核糖体免受四环素作用,使细菌具备了抵抗四环素类抗生素的能力。②外排泵蛋白:革兰氏阳性菌和革兰氏阴性菌均含具有四环素抗药性的tet外排泵基因,它们都编码膜结合外排泵蛋白。这些外排泵可以逆浓度差将四环素-阳离子复合物泵出细胞外,降低细胞内药物浓度,从而保护细胞内的核糖体产生耐药性。③灭活或钝化酶:细菌产生灭活酶,对四环素结构进行化学修饰,使其灭活。

【临床应用】 四环素类抗生素用于治疗多种感染性疾病,主要适用于支原体、衣原体、立克次体、螺旋体所致的感染。

1.立克次体感染　包括斑疹伤寒、Q热、恙虫病等,四环素可用作首选。对柯克斯立克次体所致的非典型肺炎疗效显著。

2.支原体感染　本类药可有效改善支原体引起的非典型肺炎;对支原体所致的尿路感染疗效好,多西环素作为首选。

3.衣原体感染　四环素类抗生素对肺炎衣原体引起的肺炎、支气管炎、鹦鹉热,沙眼衣原体引起的非特异性尿道炎、宫颈炎、性病淋巴肉芽肿、包涵体结膜炎、沙眼等疗效好,口服或局部应用均可,首选多西环素。

4.螺旋体感染　本类药对回归热螺旋体引起的回归热和螺旋体引起的慢性游走性红斑最有效,且常首选多西环素。可作为次选药治疗雅司螺旋体引起的雅司病、梅毒螺旋体引起的梅毒及钩端螺旋体引起的脑膜炎和Weill综合征。

5.细菌性感染　四环素类抗生素是治疗肉芽肿鞘杆菌引起的腹股沟肉芽肿、霍乱弧菌引起的霍乱和布鲁氏菌引起的布鲁氏菌病的首选药。也可作为次选药治疗革兰氏阴性菌、革兰氏阳性菌及放线菌引起的颈面部、腹腔、胸腔等处感染;也可联合其他药物,用于治疗幽门螺杆菌引起的消化性溃疡。

【不良反应】

1. **胃肠道反应**　口服后可刺激胃黏膜引起上腹部不适,如厌食、恶心呕吐、腹痛、腹泻等。反应与剂量成正比,严重者可引起食管溃疡。减少用量、小量多次服用或餐后服用可减轻胃肠刺激症状;因局部刺激性大,不能肌内或皮下注射。静脉滴注可引起静脉炎。

2. **二重感染**　正常口腔、肠道均存在寄生菌。长期应用广谱抗生素,部分敏感菌会被抑制,少数耐药菌大量繁殖,从而引起新的感染,称为二重感染或菌群交替症。四环素类抗生素为广谱抗生素,因其在肠道吸收不完全,在肠道内药物浓度较高,故容易引起二重感染,通常包括以下几种情况。①真菌感染:以白念珠菌感染多见,表现为鹅口疮,应用抗真菌药予以治疗。②伪膜性肠炎:一般多因难辨梭状芽孢杆菌过度生长所致,表现为严重腹泻、发热、休克等,且粪中含有黏膜碎片和中性粒细胞,可以口服甲硝唑或万古霉素进行治疗。

3. **对骨骼、牙齿发育的影响**　主要发生在胎儿和婴幼儿,本类药能与新形成的骨和牙齿中的 Ca^{2+} 结合,使牙釉质发育不全,色素沉着而致牙齿变黄,骨骼发育受限。四环素较土霉素明显。故孕妇、哺乳期女性和 8 岁以下儿童禁用。

4. **肝毒性**　大剂量长期口服或肠外给药日剂量达到 2 g 以上,可使药物沉积于肝细胞线粒体,干扰脂蛋白的合成和甘油三酯的输出,造成急性肝细胞脂肪变性、坏死,容易发生于孕妇,特别是伴有肾盂肾炎的孕妇,容易出现致死性肝中毒。肝、肾功能不全者禁用。

5. **肾毒性**　可见肾损伤,原有肾功能不全者禁用。使用过期的四环素可导致肾小管酸中毒和其他的肾损伤,并引起血尿素氨增加。除多西环素外,其他四环素可在肾功能不全者体内蓄积达中毒水平。

6. **光敏反应**　当服用四环素类抗生素的患者受到阳光和紫外线照射时,容易出现晒伤。这主要是由于四环素类在皮肤聚积而导致紫外线吸收,然后激活药物发出低频率能量而损伤皮肤组织,导致红斑,或加重晒伤,或引起类似晒伤的反应。地美环素最常发生光敏反应,多西环素引起光敏反应较四环素、米诺环素多见。

7. **前庭反应**　如头昏眼花、恶心呕吐等,这与四环素类聚积在内耳淋巴液并影响其功能有关。多西环素和米诺环素相对易发生前庭反应,停药后可恢复。

二、常用四环素类药物

四环素

四环素(tetracycline)属于天然类抗生素。口服后 2~4 h 血药浓度达到峰值,血浆蛋白结合率低,可渗入胸腔和腹腔,容易在骨髓、骨骼和牙齿沉积,也可进入乳汁及胎儿循环,穿透能力强,但不易通过血脑屏障;能在肝内积聚,存在肝肠循环,胆汁浓度为血药浓度的 5~20 倍,主要经肾脏排泄。$t_{1/2}$ 为 6~9 h。抗菌谱广,对革兰氏阳性菌的抗菌活性明显强于革兰氏阴性菌,为治疗敏感菌感染首选药或次选药。其中,对革兰氏阳性菌的作用不如青霉素类和头孢菌素类,而对革兰氏阴性菌的作用不如氨基糖苷类抗生素和氯霉素。本药曾广泛用于治疗多种感染性疾病,但因耐药菌株日益增多和不良反应较多,现已不作为首选药。

多西环素

多西环素(doxycyeline),又称脱氧土霉素、强力霉素,是土霉素的脱氧衍生物,属长效半合成四环素类,具有速效、强效和长效的特点,现已取代天然四环素类作为各种适应证的首选药或次选药。口服吸收迅速且完全,口服后 2 h 血药浓度达到峰值,不易受食物影响,生物利用度高达 90%~95%。血浆蛋白结合率高,吸收后快速分布于全身组织并易进入细胞内。口服和注射能达相同血药浓度。$t_{1/2}$ 为 12~22 h,有效治疗浓度可维持 24 h 以上,故可每日服药 1 次。大部分药物随胆汁排入肠腔,但多以无活性的结合物或络合物存在,故对肠道菌群影响小,也很少引起二重感染。肾功能不全时仍可使用。抗菌谱与四环素相同,但抗菌活性是四环素的 2~10 倍。在临床上多用于治疗敏感菌所致的上呼吸道感染、胆道感染、扁桃体炎、淋巴结炎、蜂窝织炎、老年慢性支气管炎等;也用于治疗斑疹伤寒、羌虫病、支原体肺炎等。另外,特别适用肾外感染伴肾衰竭及胆道感染。也用于治疗痤疮、前列腺炎和呼吸道感染。现已基本取代天然四环素作为首选药。不良反应较四环素少见,主要为胃肠道反应,如恶心呕吐、腹泻等,容易导致光敏反应,出现皮肤痒感、红斑、水肿等,严重者可起水疱,溃破后形成糜烂或溃疡。因此,为减少其发生,用药期间应避免接触阳光或紫外线照射。8 岁以下儿童、孕妇和哺乳期女性同样应禁用。

米诺环素

米诺环素(minocycline)属于半合成品。脂溶性明显高于其他四环素类抗生素,口服吸收良好,迅速且完全,吸收率高达 95%。口服后 2~3 h 血药浓度达到峰值,有效治疗浓度可维持 12 h 以上。组织渗透性高于多西环素,分布广泛,容易通过血脑屏障,在甲状腺、前列腺、肺、肝脏、乳腺等组织可达有效浓度;尤其在泪液、唾液中浓度远比四环素高,在脑脊液中的浓度高于其他四环素类。主要在肝脏代谢,$t_{1/2}$ 为 14~18 h,其尿中排出原形药物远低于其他四环素类。24 h 尿排出率为 5%~10%,肝、肾功能不全者应用本品无明显影响。

本药抗菌谱与四环素相似,抗菌活性比四环素强 2~4 倍,对耐四环素菌株也有良好的抗菌作用,对革兰氏阳性菌的作用强于革兰氏阴性菌,尤其对葡萄球菌的作用更强。对肺炎支原体、沙眼衣原体、立克次体等也有较好的抑制作用。在临床上主要用于治疗上述敏感病原体所致的感染,酒糟鼻、痤疮和沙眼衣原体所致的性传播疾病,以及上述耐药菌引起的感染。一般不作为首选药。

米诺环素不良反应较多,主要是前庭功能失调,表现为眩晕、恶心呕吐、共济失调等,可能的原因是该药在内耳淋巴液高浓度聚积,前庭功能受到影响所致,但停药后症状可消失。

替加环素

替加环素(tigecycline)属甘氨酰环肽类抗生素,是首个被批准上市静脉注射用甘氨酰四环素类抗生素。替加环索给药后有 22% 以原形经尿液排泄,其平均 $t_{1/2}$ 为 27 h(单剂量 100 mg)至 42 h(多剂量)。因此,建议每 12 h 用药 1 次。口服难以吸收,需静脉给药。在体内分布广,在胆囊、肺、结肠的药物浓度较高,59% 的原形经胆汁由粪便排泄,33% 由尿液排出,$t_{1/2}$ 约为 42 h。药理作用机制与四环素类药物相似,但其对核糖体 A 位的亲和力比后者强。其抗菌活性比四环素强。研究表明,替加环索能避免病原微生物对抗菌药物耐药的机制——外排泵和核糖体保护,故不仅对耐四环素类菌株有良好的药理作用,而且对其他对抗菌药物耐药的菌株也有效(铜绿假单胞菌除外),如 MRSA、MRSE、耐青霉素肺炎球菌、耐万古霉素肠球菌、超广谱 β-内酰胺酶耐药菌株等。目前替加环素被批准用于治疗大肠埃希菌、粪肠球菌(仅万古霉素敏感株)、金黄色葡萄球菌、无乳链球菌、咽峡链球菌、化脓性链球菌和脆弱拟杆菌、多形拟杆菌、单形拟杆菌、普通拟杆菌、费氏柠檬酸杆菌、阴沟肠杆菌、产酸克雷伯菌、肺炎克雷伯菌、产气荚膜梭菌、微小消化链球菌等引起的成年人腹内感染和皮肤软组织感染。常见的不良反应为恶心呕吐和腹泻,其他不良反应目前少见。

第二节 氯霉素

氯霉素(chloramphenicol)是从委内瑞拉链丝菌培养液中提取制得的抗生素,其右旋体无抗菌活性,目前临床使用人工合成的左旋体。

【体内过程】 氯霉素口服吸收迅速且完全,口服后 0.5 h 达有效血药浓度,2~3 h 血药浓度达到峰值。血浆蛋白结合率为 50%~60%,生物利用度为 75%~90%,在体内分布广,容易通过血脑屏障。无炎症时,脑脊液药物浓度为血药浓度的 21%~50%,脑膜炎时脑脊液药物浓度可达血药浓度的 45%~89%。能透过胎盘屏障,可分泌进入乳汁。还能透过血眼屏障进入眼组织,无论全身或局部用药均可达到有效治疗浓度。90% 的药物在肝脏与葡萄糖醛酸结合或经还原反应生成无活性产物,经肾脏排泄;少数以原形从尿液排泄,尿液中可达有效浓度。$t_{1/2}$ 较短,为 1.5~4.0 h,新生儿的 $t_{1/2}$ 显著高于成年人,肝功能不全时 $t_{1/2}$ 可延长。

【抗菌作用及机制】 氯霉素为快速抑菌剂,高浓度呈现杀菌作用,对流感嗜血杆菌、脑膜炎奈瑟菌和淋病奈瑟菌产生强大的杀菌作用。不仅可有效地对抗各种需氧菌和厌氧菌感染,而且对革兰氏阴性菌的抗菌活性强于革兰氏阳性菌,对革兰氏阴性菌中伤寒沙门菌、流感嗜血杆菌、副流感嗜血杆菌、百日咳杆菌的作用强于其他抗生素,对立克次体感染如斑疹伤寒也有效,对革兰氏阳性菌如葡萄球菌、肺炎球菌有一定的抗菌作用。但弱于青霉素,对某些厌氧菌(如产气荚膜梭菌、破伤风梭菌等)也有一定的抗菌活性。对衣原体、螺旋体、立克次体的作用强。而对结核分枝杆菌、真菌、病毒、真菌、原虫均无效。

抗菌机制主要是作用于细菌核糖体的 50S 亚基结合,通过与 rRNA 分子可逆性结合,抑制 rRNA 直接介导的转肽酶反应而阻断肽链的延长,从而抑制细菌蛋白质合成。阻止肽链的末端羧基与氨基酰 tRNA 的氨基发生反应,从而妨碍肽链的延伸,使蛋白质合成受阻。另外,因氯霉素的结合位点与大环内酯类、林可霉素类非常相近,故这些药物联合应用会相互竞争靶点,从而产生拮抗作用或交叉耐药。

【耐药机制】 细菌产生耐药性多是通过产生一种氯霉素乙酰转移酶而获得对氯霉素耐药,此酶是一种细胞内酶,催化氯霉素转化成无抗菌活性的乙酰基代谢物。另外,细菌也可降低胞质膜通透性,最终使药物无法进入菌体而难以发挥作用。细菌对氯霉素产生耐药性较缓慢,但也可自动消失。

【临床应用】 由于临床使用时容易导致严重的血液系统毒性,氯霉素一般不作为首选药。但由于其脂溶性高,组织、血脑屏障和血眼屏障穿透力较强,以及对细胞内致病菌有效等特性,仍可用于治疗以下严重感染。

1. 细菌性脑膜炎和脑脓肿 氯霉素因在脑脊液中浓度高而对脑膜炎奈瑟菌、肺炎球菌、流感嗜血杆菌等常见的致脑膜炎细菌具有杀菌作用,可替代 β-内酰胺类用于治疗对氨苄西林耐药菌或对青霉素过敏患者的感染。氯霉素与青霉素合用是治疗脑脓肿的首选方案,适用于需氧菌、厌氧菌混合感染引起的耳源性脑脓肿。

2. 伤寒、副伤寒 氯霉素口服可治疗伤寒、副伤寒,但因其毒性较大,现多首选喹诺酮类或第三代头孢菌素;非流行期伤寒杆菌对氯霉素较敏感,而流行期伤寒杆菌多已对氯霉素产生耐药,故适用于散发病例。

3. 厌氧菌感染 氯霉素可用于治疗厌氧菌引起的腹腔感染或盆腔感染等,尤其适用病变累及中枢神经系统患者。为有效控制需氧菌和厌氧菌等的混合性感染,多可与氨基糖苷类抗生素合用。

4. 立克次体感染 氯霉素可用于治疗 Q 热、落基山斑疹热、地方性斑疹伤寒等立克次体感染。

回归热、鼠疫、布鲁氏菌病、鹦鹉热等也可选用氯霉素。对四环素等过敏或无效者可用氯霉素作替代药。

5. 眼部感染　氯霉素易透过血眼屏障，全身或局部用药均能在角膜、虹膜、房水等部位达到有效治疗浓度，故可作为敏感菌引起的眼内、外感染及沙眼的有效治疗药物。

【不良反应】　因氯霉素存在严重的血液系统毒性，故临床应用受限。

1. 骨髓造血功能障碍　骨髓造血功能障碍是氯霉素最严重的毒性反应。早期表现为可逆性的骨髓抑制，如贫血，白细胞、血小板减少，但其发生多与剂量、疗程有关（可能是因氯霉素抑制造血细胞线粒体中的 70S 核糖体，使血红蛋白合成减少而导致贫血），一般停药后可逐渐恢复；严重时可出现不可逆的再生障碍性贫血，其发生与剂量、疗程无直接关系。临床表现为血小板减少所致的出血倾向、瘀点、瘀斑等，以及因粒细胞减少所致的感染征象（如高热、咽痛、黄疸、苍白等）。此类反应虽较少见，但死亡率极高。故应用氯霉素的时候应严格选择适应证，避免滥用；定期查血常规，发现异常及时停药。

2. 灰婴综合征　本病多见于新生儿、早产儿，因其肝脏葡萄糖醛酸转移酶活性不足，氯霉素分解代谢受限，导致氯霉素在体内大量蓄积，进而干扰线粒体核糖体的功能。临床主要表现为呕吐、低体温、全身性发绀、微循环障碍、呼吸抑制甚至休克，故称"灰婴综合征"。其中 40% 的患儿在 2 ~ 3 d 内死亡，类似情况亦可发生在肝、肾功能不全的成年人。因此，应注意控制剂量，注意观察，如及早停药，尚可完全恢复。妊娠末期或分娩期的孕妇及老年人应慎用，早产儿、新生儿禁用。

3. 其他反应　少数患者发生过敏反应（皮疹、药热、血管神经性水肿），还可见溶血性贫血（葡萄糖-6-磷酸脱氢酶缺陷者）、二重感染。

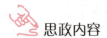 思政内容

疫情中的"超级传播者"
——伤寒玛丽

　　2020 年突如其来的新冠疫情打乱了人们对于鼠年的憧憬。在其后 3 年疫情防控中，"无症状感染者"被大家所熟知，这类患者也是疫情中的隐性传播者。在人类历史中，第一位被报道的隐性传播者就是"伤寒玛丽"。玛丽是一位厨娘，在她所服务的家庭，雇主往往不久后就染上伤寒。1906 年她所服务的银行家亨利·沃伦一家人突然感染伤寒，沃伦无法理解家人怎么会突然患上伤寒，于是聘请伤寒研究专家乔治·索伯前来调查。索伯博士研究后发现了玛丽。经过检测，玛丽体内存在大量活跃的伤寒杆菌。玛丽一生直接传染了不计其数的伤寒患者，而她自己始终没有发病。在那个卫生意识淡漠的年代，一定不只一位这样的病菌携带者，但玛丽的传奇经历使得"伤寒玛丽"成为传染病史上著名的案例。"伤寒玛丽"使人类首次意识到存在无症状感染者。她的案例对公共卫生和疾病防控产生了深远影响，促使人们更加重视无症状感染者和疾病的隐性传播。此外，它也改变了人类对于传染病的认知和处理方式。从"伤寒玛丽"开始，传染病不再仅限于对已知病例的干预，更需要观察和检验所有传播方式的可能。

（杜胜男）

第四十章 人工合成抗菌药物

人工合成抗菌药物包括喹诺酮类、磺胺类、甲氧苄啶、硝基呋喃类及硝基咪唑类。临床常用的人工合成的抗菌药物是含"氟原子"的喹诺酮类;磺胺类中的磺胺嘧啶常用于治疗脑膜炎;硝基咪唑类主要抗滴虫、抗阿米巴原虫、抗厌氧菌、抗贾第鞭毛虫,代表药有甲硝唑、替硝唑、奥硝唑、尼莫唑等;硝基呋喃类(如呋喃妥因和呋喃唑酮)用于治疗肠道感染、尿路感染。

第一节 喹诺酮类抗菌药物

喹诺酮类(quinolones)抗菌药物是人工合成的以4-喹诺酮(或称吡酮酸)为基本结构的抗菌药物(图40-1),根据开发时间及抗菌谱的不同分为4代。

第一代(1962—1969年)以萘啶酸为代表,因抗菌谱窄,抗菌能力弱,仅对大肠埃希菌等少数革兰氏阴性杆菌有作用,用于治疗尿路感染,目前已淘汰。

第二代(1969—1979年)以吡哌酸为代表,抗菌谱有所扩大,由革兰氏阴性菌扩大到部分革兰氏阳性菌,且对铜绿假单胞菌有效。抗菌活性增强,但血药浓度低,口服吸收量仍然较少,但可达到有效尿药浓度。不良反应明显减少,仅限于急、慢性肠道和尿路感染。

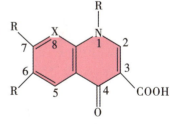

图40-1 喹诺酮类抗菌药物的基本化学结构

第三代以诺氟沙星为代表,还有环丙沙星、氧氟沙星、左氧氟沙星、依诺沙星、培氟沙星等,主要是在喹诺酮基本结构基础上引入氟原子的一系列含氟喹诺酮药物。均为广谱抗菌药物,加强了对铜绿假单胞菌在内的一些革兰氏阴性菌的抗菌活性,对葡萄球菌等革兰氏阳性菌也有抗菌作用,尤其对耐药革兰氏阴性杆菌仍很敏感。抗菌活性强,不良反应少,在临床上已广泛用于治疗泌尿道、胃肠道、呼吸道等的全身感染。

第四代主要为20世纪90年代后至今研制的喹诺酮类,如莫西沙星、加替沙星等。第四代对球菌作用更好,吸收快,在体内分布广,血浆 $t_{1/2}$ 长,除保留了前三代的抗革兰氏阴性菌活性外,又增强了抗革兰氏阳性菌、军团菌、支原体、衣原体、厌氧菌的活性,对多数致病菌所致的疾病临床疗效已

达到或超过了 β-内酰胺类抗生素,且不良反应较少。

一、喹诺酮类抗菌药物的共性

【体内过程】 大部分喹诺酮类抗菌药物口服吸收迅速且完全,口服后 1~2 h 血药浓度达到峰值,除诺氟沙星和环丙沙星外,其余药物的生物利用度均达80%~95%。喹诺酮类抗菌药物可以与 Ca^{2+}、Fe^{2+}、Mg^{2+} 发生螯合反应,因此不能与含有这些离子的食物和药物同服。多数喹诺酮类抗菌药物的血浆蛋白结合率低,大多在14%~30%,很少超过40%(但莫西沙星可达50%左右),在组织和体液分布广泛,在肺、肝脏、肾脏、膀胱、前列腺、卵巢、输卵管、子宫内膜的药物浓度高于血药浓度。培氟沙星、氧氟沙星、环丙沙星可通过血脑屏障。左氧氟沙星具有较强的组织穿透性,可在细胞内达到有效治疗浓度。大部分药物主要通过肝脏、肾脏消除。培氟沙星、诺氟沙星、环丙沙星从尿中排出较少,在11%~44%,其余药物则为50%~90%,可在尿中长时间维持杀菌水平。氧氟沙星、环丙沙星在胆汁中的浓度远远超过其血药浓度。

【抗菌作用及机制】 喹诺酮类抗菌药物属于广谱杀菌药,第三代喹诺酮类抗菌药物的早期代表诺氟沙星,尽管对革兰氏阴性菌和部分革兰氏阳性菌有较强的抗菌活性,但其抗菌活性并不显著。第三代喹诺酮类抗菌药物的后期代表药物环丙沙星、氧氟沙星等的抗菌活性更强大,对军团菌、支原体、衣原体特别是厌氧菌的抗菌活性显著提高,其中环丙沙星对铜绿假单胞菌的杀灭活性最强。以加替沙星、莫西沙星等为代表的第四代喹诺酮类抗菌药物除保留了对革兰氏阴性菌的良好抗菌活性外,进一步增强了对革兰氏阳性菌、结核分枝杆菌、军团菌、支原体、衣原体的杀灭作用,也提高了对厌氧菌的抗菌活性。

喹诺酮类抗菌药物的抗菌机制主要是抑制细菌 DNA 拓扑异构酶(topoisomerase)。拓扑异构酶Ⅱ,又称 DNA 回旋酶(DNA gyrase),参与 DNA 超螺旋的形成。拓扑异构酶Ⅳ则参与细菌子代染色质分配到子代细菌中。拓扑异构酶Ⅱ和拓扑异构酶Ⅳ是喹诺酮类抗菌药物的主要作用靶点(图40-2)。

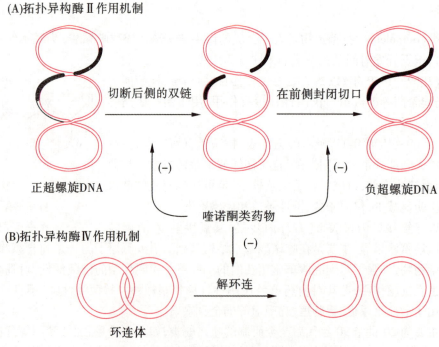

图40-2 喹诺酮类抗菌药物的作用机制示意

拓扑异构酶Ⅱ是抗革兰氏阴性菌的主要作用靶点。通常细菌 DNA 在拓扑异构酶Ⅱ的作用下,以负超螺旋的形式存在于菌体内,喹诺酮类抗菌药物可抑制细菌拓扑异构酶Ⅱ,使细菌 DNA 无法维持正常的形态和功能,进而影响 DNA 的复制,使细菌不能分裂,最终死亡,属于杀菌药。哺乳动物真核细胞中不含拓扑异构酶Ⅱ,故喹诺酮类抗菌药物的不良反应少。

拓扑异构酶Ⅳ是抗革兰氏阳性菌的主要作用靶点,此酶具有解环链活性,在 DNA 复制过程中可将环链的子代 DNA 解环链。喹诺酮类抗菌药物通过抑制拓扑异构酶Ⅳ而发挥干扰环链的子代 DNA 解环链作用,从而抑制细菌 DNA 复制而产生抗菌作用。

喹诺酮类抗菌药物还存在其他特殊抗菌机制,如诱导菌体 DNA 修复,从而造成 DNA 错误复制,导致细菌死亡;高浓度喹诺酮类抗菌药物还可抑制细菌 RNA 及蛋白质合成。此外,抗菌后效应也被认为是喹诺酮类抗菌药物的抗菌作用机制之一。

【耐药机制】 喹诺酮类抗菌药物的耐药机制如下。①靶位改变:拓扑异构酶Ⅱ基因突变,降低了拓扑异构酶Ⅱ对喹诺酮类抗菌药物的亲和力,这种作用靶位的改变通常产生低度耐药性;高水平的耐药由拓扑异构酶Ⅱ和拓扑异构酶Ⅳ同时发生变异造成。②细菌外排泵(efflux pump)的增加:外排泵可以将抗菌药物排出菌体外,减少喹诺酮类抗菌药物在菌体内的积蓄,从而增强了细菌的耐药性。③胞质膜通透性降低:细菌细胞膜上的孔蛋白与喹诺酮类抗菌药物的通透性相关,细菌长期接触药物可引起菌体细胞膜孔蛋白丢失,从而导致细胞通透性下降而引起耐药。

【临床应用】 第一、二代喹诺酮类产品萘啶酸和吡哌酸,由于仅对革兰氏阴性杆菌有效、口服吸收差及不良反应多,只用于治疗敏感菌的尿路感染和肠道感染。目前临床主要应用抗菌活性强、毒性低的第三、四代氟喹诺酮类抗菌药物,此类药物具有抗菌谱广、抗菌活性强、口服吸收良好,以及与其他类别的抗菌药物之间交叉耐药较少等特点。

1. 呼吸系统感染 喹诺酮类抗菌药物常用于治疗肺炎球菌、流感嗜血杆菌引起的支气管炎和鼻窦炎,对于肺炎杆菌、铜绿假单胞菌、金黄色葡萄球菌所致的肺炎和支气管感染也具有良好的疗效。环丙沙星和左氧氟沙星可有效治疗结核分枝杆菌和非典型分枝杆菌感染,左氧氟沙星、加替沙星、莫西沙星对由衣原体、支原体、军团菌引起的呼吸道感染有效。

2. 泌尿生殖道感染 环丙沙星、氧氟沙星与β-内酰胺类同为首选药,用于治疗单纯性淋病奈瑟菌所致的尿道炎或宫颈炎,但对非特异性尿道炎或宫颈炎疗效差。环丙沙星是铜绿假单胞菌性尿道炎的首选药。喹诺酮类抗菌药物对敏感菌所致的急、慢性前列腺炎及复杂性前列腺炎均有较好的效果。

3. 肠道感染 喹诺酮类抗菌药物可以杀死多种导致腹泻、胃肠炎、细菌性痢疾的细菌,如弯曲菌属、肠产毒性大肠埃希菌、志贺菌属和沙门菌属。也可有效地治疗耐药菌株伤寒和其他沙门菌属感染及肠产毒性大肠埃希菌引起的旅行性腹泻。还能与其他药合用,治疗发热性中性粒细胞减少和腹腔内感染。

4. 其他用途 除诺氟沙星外的其他喹诺酮类抗菌药物均可用于治疗骨骼系统感染(包括革兰氏阴性杆菌所致的骨髓炎和骨关节感染)、皮肤软组织感染(包括革兰氏阴性杆菌所致的五官感染和创面感染)、化脓性脑膜炎和由克雷伯菌属、肠杆菌属、沙雷菌属所致的败血症。

【不良反应】

1. 胃肠道反应 胃肠道反应最常见,如胃部不适、恶心呕吐、嗳气、腹痛、腹泻等。一般症状较轻,停药后症状即可消失。

2. 中枢神经系统毒性 喹诺酮类抗菌药物由于引入了氟原子,因而具有较强的脂溶性,容易通过血脑屏障进入脑组织,从而引起头晕、头痛、失眠、眩晕、情绪不安等中枢神经系统的不良反应。女性发病率高于男性,且 45 岁以下的人群发生频率高。重症者出现复视、抽搐、意识改变、幻觉、幻视等。特别是当喹诺酮与茶碱或者 NSAID 联合用药时常见。故有中枢神经系统疾病或疾病史的患者不适宜服用此类药物。发生率依次为氟罗沙星>诺氟沙星>司帕沙星>环丙沙星>依诺沙星>氧氟沙星>培氟沙星>左氧氟沙星。

3. 过敏反应 使用喹诺酮类抗菌药物可出现血管神经性水肿、皮肤瘙痒、皮疹等过敏症状,平均发生率为 0.6%。个别患者出现光敏反应,即光照部位出现瘙痒性红斑,洛美沙星最常见,故服用期间应避免日照。

4. 心脏毒性 直接改变心脏节律的可能性,可见 Q-T 间期延长、尖端扭转型室性心动过速、心室颤动等。

5. 对肌肉骨骼系统的影响 少数患者出现肌无力、肌肉疼痛及严重的关节疼痛、炎症等,极少数青春期前病例出现可逆性关节痛。哺乳期女性可通过乳汁致婴儿前囟膨胀、颅内压增高,因此儿童、青少年、孕妇及哺乳期女性禁用。另外,某些喹诺酮类抗菌药物尚可引起肌腱炎甚至肌腱破裂,尤其在饮食中镁缺乏时,此不良反应更显著,而诺氟沙星和环丙沙星无此毒性。

6. 肝、肾损伤 喹诺酮类抗菌药物对肝功能的影响主要表现为血清转氨酶、碱性磷酸酶、淀粉酶、乳酸脱氢酶等升高,一般停药后即可消失。本类药主要以原形经肾脏排泄,大剂量可出现尿结晶,引起继发性肾损伤,严重时可导致急性肾衰竭。

7. 其他反应 18 岁以下患者、孕妇及哺乳期女性禁用。

【药物相互作用】 喹诺酮类抗菌药物能抑制咖啡因、华法林、茶碱在肝脏的代谢,同服时可增加它们的血药浓度而引起不良反应;还可与抗酸药络合而减少其从肠道吸收,故应避免同服。喹诺酮类抗菌药物不宜与阿的平、H_2 受体拮抗剂合用。

二、常用喹诺酮类抗菌药物

诺氟沙星

诺氟沙星(norfloxacin),又称氟哌酸,是第三代喹诺酮类药物中第一个用于临床的药物。口服生物利用度仅为 35%~45%,在体内分布广,容易受食物影响,血浆蛋白结合率低。在粪便中的排出量最高可达给药量的 53%,在肾脏和前列腺中的药物浓度分别高达血药浓度的 6.6 倍和 7.7 倍,吸收后约 30% 以原形经肾脏排泄。$t_{1/2}$ 为 3~4 h。抗菌谱广、抗菌作用强。对大多数革兰氏阴性杆菌的抗菌活性与氧氟沙星相似,对金黄色葡萄球菌、肺炎球菌、溶血性链球菌、肠球菌属等革兰氏阳性菌及厌氧菌不如氧氟沙星和环丙沙星。在临床上主要用于治疗胃肠道、泌尿道的敏感菌感染。

环丙沙星

环丙沙星(ciprofloxacin)的抗菌谱与诺氟沙星相似,是喹诺酮类抗菌药物中应用最广的药物。口服吸收较快,口服后 0.5~2.0 h 血药浓度达到峰值,生物利用度约为 70%,血浆蛋白结合率为 40%,广泛分布于许多组织或体液中,且在胆汁中有较高的浓度,脑部发生炎时可通过血脑屏障。原形药物从尿中的排出量与给药途径有关,口服时为 29%~44%,静脉滴注时为 45%~60%。$t_{1/2}$ 为 3.3~4.9 h。

环丙沙星是目前在临床上抗铜绿假单胞菌、肠球菌、肺炎球菌、葡萄球菌、链球菌、淋病奈瑟菌、革兰氏阴性杆菌活性最强的喹诺酮类抗菌药物,对多数厌氧菌不敏感。在临床上主要用于治疗呼吸道、消化道、泌尿道、生殖道、皮肤软组织、骨关节、腹腔、盆腔、五官等部位的感染。其不良反应一般可耐受,因可诱发跟腱炎和跟腱断裂,老年人和运动员慎用,静脉滴注时血管局部有刺激反应。

氧氟沙星

氧氟沙星(ofloxacin)是高效广谱抗菌药物。药动学性质显著优于诺氟沙星,口服吸收迅速且完全,口服后 2～3 h 血药浓度达到峰值。在体内分布广,在前列腺、肺、骨、耳鼻喉及痰液中均能达到较高浓度。可通过血脑屏障到达脑脊液,脑膜炎时脑脊液中药物浓度为血药浓度的 50%～75%。胆汁中药物浓度更高,约为血药浓度的 7 倍。$t_{1/2}$ 约为 7 h。氧氟沙星对革兰氏阳性菌、革兰氏阴性菌,如伤寒沙门菌、结核分枝杆菌、厌氧菌、奈瑟菌属、耐药金黄色葡萄球菌等均有较强作用,对沙眼衣原体、肺炎支原体有良好的效果,对耐氨苄西林、庆大霉素的铜绿假单胞菌也敏感。在临床上主要用于治疗敏感菌所致的尿路感染、呼吸道感染、胆道感染、皮肤软组织感染和五官感染。对结核分枝杆菌也有较好的抗菌活性,对耐链霉素、异烟肼的结核分枝杆菌仍有效,也用作治疗结核病的二线药物。不良反应少见且较轻,主要是胃肠道反应,偶见神经系统症状和血清转氨酶升高。长期大剂量应用可出现轻微精神功能障碍。肾功能减退及老年患者应减量。

左氧氟沙星

左氧氟沙星(levofloxacin)是氧氟沙星的左旋异构体,而氧氟沙星则为左、右旋异构体各半的消旋体,故左氧氟沙星的抗菌活性为氧氟沙星的 2 倍,临床用量为氧氟沙星的 1/2。口服吸收迅速,口服后 1～2 h 血药浓度达到峰值,生物利用度接近 100%,85% 的药物以原形由尿排出。对葡萄球菌和链球菌的抗菌活性通常是环丙沙星的 2～4 倍,对厌氧菌的抗菌活性为环丙沙星的 4 倍,对肠杆菌科的抗菌活性与环丙沙星相当。左氧氟沙星除对临床常见的革兰氏阳性、革兰氏阴性致病菌表现出极强的抗菌活性外,对支原体、衣原体及军团菌也有较强的杀灭作用。最突出特点是不良反应远少于氧氟沙星,是目前已上市喹诺酮类抗菌药物中不良反应最少的药物,主要不良反应为胃肠道反应。

洛美沙星

洛美沙星(lomefloxacin)口服吸收完全,生物利用度为 90%～98%,尿中原形药物排出量大,70% 以上的药物以原形由尿液排泄,$t_{1/2}$ 为 7～8 h。洛美沙星对繁殖期细菌和蛋白质合成抑制期细菌均显示迅速杀菌作用,并具有明显的抗生素后效应。体内抗菌活性较诺氟沙星、氧氟沙星和左氧氟沙星高,但不如氟罗沙星。对洛美沙星高度敏感菌有肠杆菌科的大多数菌属、奈瑟菌属及军团菌,中度敏感菌有假单胞菌属和不动杆菌属。对葡萄球菌属具有较强的活性,对衣原体、支原体、结核分枝杆菌等也有作用,但不如对革兰氏阴性菌、革兰氏阳性菌的活性高。在临床上主要用于治疗敏感菌引起的呼吸道感染、尿路感染、消化道感染、皮肤软组织感染和骨组织感染,并能获得良好的疗效。不良反应发生率约为 3.5%,主要表现为胃肠道反应、神经系统症状、变态反应等。洛美沙星是最易发生光敏反应的喹诺酮类抗菌药物,且其发生率随用药时间延长而增高,如 3 d 疗程者发生率为 4%,7 d 疗程者为 10%;还可使裸鼠皮肤发生癌变。

氟罗沙星

氟罗沙星(fleroxacin)为口服喹诺酮类抗菌药物。口服吸收完全,生物利用度接近 100%。血和尿中原形药物浓度高而持久,$t_{1/2}$ 长,具有广谱高效和长效的特点。对革兰氏阴性菌和革兰氏阳性菌、分枝杆菌、厌氧菌、支原体、衣原体均具有强大的抗菌活性。在体外抗菌活性与诺氟沙星或氧氟沙星相当,远不如环丙沙星,但在体内抗菌活性却均远远超过它们。在临床上主要用于治疗敏感菌所致的呼吸道感染、尿路感染、胃肠道感染及皮肤软组织感染。不良反应相对较多,发生率高达20%,其中胃肠道反应发生率为 11%,神经系统反应发生率为 9%,但均不严重,患者可耐受。个别患者出现光敏反应。

司帕沙星

司帕沙星(sparfloxacin)为长效喹诺酮类抗菌药物,口服吸收良好,$t_{1/2}$较长(17.6 h),可每天给药1次。具有强大的组织穿透力,可进入多种组织和体液,所达药物浓度相当于血药浓度的0.9～2.1倍,也可在脑脊液中达到血药浓度的24%,持续给药可达35%。以原形经胆汁排泄,在胆汁中的浓度为血药浓度的5倍,可形成肝肠循环。50%以上的药物随粪便排泄,25%在肝脏代谢失活。对革兰氏阳性菌、厌氧菌、结核分枝杆菌、衣原体、支原体的抗菌活性显著优于环丙沙星,并优于氧氟沙星;对军团菌、革兰氏阴性菌的抗菌活性与氧氟沙星相近。在临床上用于治疗敏感菌引起的外科感染、妇科感染、五官感染、胃肠道感染、呼吸道感染、泌尿生殖道感染、皮肤软组织感染等,也用于对异烟肼、利福平耐药的结核病患者。主要不良反应为神经系统反应、过敏反应、胃肠道反应,偶见血清转氨酶升高。易产生光敏反应,用药期间及停药后3～5 d需严格避光(紫外线、日光及自然光),心脏毒性和中枢神经毒性也较常见,临床应用时应严格控制。

莫西沙星

莫西沙星(moxifloxacin),又称莫昔沙星,口服生物利用度约为90%,体内分布较环丙沙星广,$t_{1/2}$为12～15 h,抗菌后效应达6 h。尿液中原形药物的排泄量约为20%。莫西沙星既保留了喹诺酮类抗菌药物抗革兰氏阴性菌高度活性的特点,又增强了抗革兰氏阳性菌的活性,作用强于环丙沙星,对多数革兰氏阳性菌(如金黄色葡萄球菌、肺炎球菌)和厌氧菌作用强,对结核分枝杆菌作用较强,且对军团菌、幽门螺杆菌、结肠弯曲菌、衣原体、支原体也具有较强的抗菌活性,对肠杆菌科细菌、铜绿假单胞菌的作用不及环丙沙星,分别是环丙沙星的1/2和1/8。但对MRSA、肺炎球菌(青霉素敏感和耐药)、各组链球菌等革兰氏阳性菌的作用强于其他喹诺酮类抗菌药物,且较少引起耐药。在临床上用于治疗敏感菌所致的呼吸道感染,包括慢性支气管炎急性发作、轻度或中度的社区获得性肺炎、急性鼻窦炎,以及皮肤和软组织感染。不良反应有消化道反应(呕吐和腹泻)、血清转氨酶升高、神经精神系统反应、心电图Q–T间期延长(心脏病患者慎用),以及光敏性皮炎(较司帕沙星轻)。

曲伐沙星

曲伐沙星(trovafloxacin)的蛋白结合率为70%,主要在肝脏代谢,$t_{1/2}$为10 h,其中23%经尿排出,63%经粪便排出。对肠杆菌科细菌和铜绿假单胞菌的作用与环丙沙星相似或略低,对肺炎球菌(青霉素敏感或耐药)、化脓性链球菌、葡萄球菌(包括耐甲氧西林但环丙沙星敏感菌株)和部分粪肠球菌有良好的活性;流感嗜血杆菌、莫拉卡他菌、肺炎支原体及其他支原体属、军团菌、肺炎衣原体、沙眼衣原体、幽门螺杆菌、厌氧菌等亦对本药敏感。其前体药物阿拉沙星(alafloxacin)可用于治疗尿路感染、外科感染、皮肤软组织感染、腹腔感染、性传播疾病等。静脉给药后于血清中迅速水解成曲伐沙星而起作用,用于治疗院内外呼吸道感染、单纯性尿路感染等。用药时眩晕发生率较高(11%)。

第二节 磺胺类抗菌药物

磺胺类药(sulfonamide)是叶酸合成抑制剂,1930年被发现可用于治疗溶血性链球菌感染,是第一个治疗全身感染的化疗药物。由于耐药菌株的出现、患者过敏反应的发生及青霉素的问世,磺胺类药的临床应用减少。但其对流行性脑脊髓膜炎和鼠疫疗效显著,且性质稳定、价格低廉。20 世纪70 年代中期,磺胺类药与甲氧苄啶协同作用的发现,以及磺胺甲𫫇唑(SMZ)与甲氧苄啶(TMP)复方制剂的问世,使磺胺类药又重新受到重视。

一、磺胺类抗菌药物的共性

【体内过程】　磺胺类药口服主要在胃和小肠吸收,吸收率均在 90% 以上。磺胺类药的血浆蛋白结合率不同,除磺胺嘧啶为 20% ~25% 以外,其余大多在 80% ~90%。可广泛渗入全身组织及胸膜液、腹膜液、滑膜液、房水、唾液、汗液、尿液、胆汁等细胞外液,但不能进入细胞内液。可通过血脑屏障,在脑脊液中的浓度可达血药浓度的 30% ~80%,脑膜炎时可达血药浓度的 80% ~90%。主要在肝脏代谢,经乙酰化代谢为无抗菌活性物质,但其仍具有磺胺类药的毒性。磺胺类药及其乙酰化物在碱性尿液中溶解度高,在中性或酸性环境下形成结晶尿,导致肾损伤,乙酰化物的溶解度低于原形药物,更容易结晶析出。少量经乳汁、胆汁及粪便排出。

【抗菌作用及机制】　磺胺类药抗菌谱较广,对大多数革兰氏阳性球菌和革兰氏阴性菌、诺卡菌属、沙眼衣原体、某些原虫均有较好的抑制活性;选择性抑制某些肠道细菌,如大肠埃希菌、克雷伯菌属、志贺菌属、沙门菌属、肠杆菌属等,对化脓性链球菌、肺炎球菌、流感嗜血杆菌、奇异变形杆菌、放线菌、卡氏肺孢子菌等也有一定的抑制作用。对病毒、支原体、立克次体、螺旋体无效。

细菌生长繁殖需要叶酸,但细菌不能直接利用外源性叶酸,必须以蝶啶、对氨基苯甲酸为原料,在二氢蝶酸合成酶催化下生成二氢蝶酸,进一步与谷氨酸生成二氢叶酸(FH_2)。FH_2 在二氢叶酸还原酶作用下转变成四氢叶酸(FH_4)。FH_4 是细胞分裂增殖所必需的辅酶,活化的 FH_4 作为一碳基团载体的辅酶,参与细菌 DNA 前体物质——嘌呤和嘧啶的合成。磺胺类药与对氨基苯甲酸的结构相似,可与对氨基苯甲酸竞争二氢蝶酸合成酶,阻止细菌 FH_2 的合成,从而发挥抗菌作用(图 40-3)。磺胺类药对已合成的叶酸无效,属于慢效抑菌药。

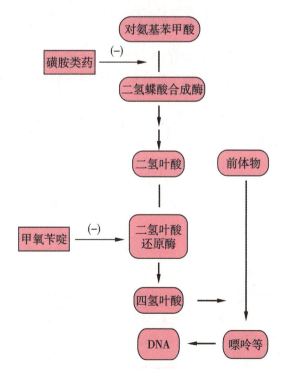

图 40-3　磺胺及甲氧苄啶对细菌叶酸代谢的影响示意

【耐药机制】 哺乳动物细胞和某些细菌缺乏叶酸合成所需的酶,不能自身合成叶酸而必须依赖外源性叶酸,因此对磺胺类药耐药。细菌对磺胺类药的耐药性通常是不可逆的,其原因可能在于:①细菌二氢蝶酸合成酶经突变或质粒转移导致对磺胺类药亲和力降低,因而不能有效地与对氨基苯甲酸竞争结合二氢蝶酸合成酶导致耐药;②某些耐药菌株对磺胺类药通透性降低,导致耐药;③磺胺类药对二氢蝶酸合成酶的抑制作用被微生物通过选择或突变而增加的天然底物对氨基苯甲酸所抵消;④某些耐药细菌改变了代谢途径而直接利用外源性叶酸。

【临床应用】

1. 全身性感染 选用口服易吸收的磺胺类药,治疗脑膜炎奈瑟菌、流感嗜血杆菌、葡萄球菌、大肠埃希菌等敏感菌导致的感染性疾病;也可治疗诺卡菌病、弓形虫病等。与甲氧苄啶合用,可以治疗复杂性泌尿道、呼吸道、肠道感染、伤寒等。

2. 肠道感染 选用磺胺类药——柳氮磺吡啶(sulfasalazine),口服或作为栓剂给药时不吸收,在微生物作用下分解为磺胺吡啶和5-氨基水杨酸,对结缔组织有特殊的亲和力,发挥抗菌、抗炎和免疫抑制作用,同时抑制前列腺素的合成。用于治疗慢性炎症性肠病,如节段性肠炎或溃疡性结肠炎。

3. 局部应用 磺胺醋酰钠滴眼液或眼膏可有效治疗细菌性结膜炎和沙眼;磺胺米隆或磺胺嘧啶银乳膏局部应用可预防和治疗小面积、轻度烧烫伤继发创面感染,可有效减轻烧伤脓血症。

【不良反应】

1. 过敏反应 常见发热、皮疹,偶见剥脱性皮炎、荨麻疹、血管神经性水肿等,长效制剂更常见,严重者可死亡。所有磺胺类药及其衍生物(包括碳酸酐酶抑制剂、噻嗪类、呋塞米、磺酰脲类降血糖药等)间存在交叉过敏反应,故过敏者禁用。

2. 肾损伤 磺胺类药及其乙酰化物在中性或酸性条件下易沉淀而析出结晶,引起血尿或尿路阻塞,导致肾损伤。增加饮水量和碱化尿液,能有效预防结晶尿,同时避免长期应用。磺胺异噁唑和磺胺甲噁唑在尿液中水溶性高于磺胺嘧啶,不易产生结晶尿。磺胺类药也可能引起多种肾病及变态性肾炎。

3. 血细胞生成障碍 长期用药可引起溶血性贫血或再生障碍性贫血、白细胞减少、粒细胞减少及血小板减少,可能与抑制骨髓造血和过敏反应有关。葡萄糖-6-磷酸脱氢酶缺乏的患者容易引起溶血性贫血。

4. 神经系统反应 少数患者出现头晕、头痛、乏力等症状,一般较轻微,不必停药。用药期间应避免高空作业或驾驶。磺胺类药不宜用于2岁以下的婴幼儿及临产前的孕妇。

5. 消化系统 口服后可出现恶心呕吐、食欲减退,一般症状轻微,停药后可恢复。

6. 肝损伤 可出现黄疸、肝功能减退,严重者可发生急性肝坏死。

7. 其他反应 如甲状腺功能减退、低血糖、增加香豆素的抗凝血作用。

二、常用磺胺类抗菌药物

(一)全身应用磺胺类抗菌药物

这类磺胺类药的抗菌谱和抗菌活性基本相同,主要差别在于它们的药动学不同。根据它们$t_{1/2}$的不同可分为3种类型:①短效磺胺类药,如磺胺二甲嘧啶和磺胺异噁唑;②中效磺胺类药,如磺胺嘧啶和磺胺甲噁唑;③长效磺胺类药,如磺胺多辛和磺胺间甲氧嘧啶。

磺胺异噁唑

磺胺异噁唑(sulfafurazole,SIZ,菌得清)生物利用度为100%,$t_{1/2}$短,吸收快,排泄快。主要经肝脏乙酰化代谢,以原形或代谢物经肾脏排泄。血和尿中的乙酰化代谢物均为30%。本药的乙酰化代谢物在尿中溶解度比其他磺胺类药高,由于尿中浓度较高,因而有利于治疗尿路感染。

磺胺嘧啶

磺胺嘧啶(sulfadiazine,SD)口服易吸收,但较缓慢,是磺胺类药中血浆蛋白结合率最低和血脑屏障透过率最高的药物,在脑脊液中的浓度可达血药浓度的80%,对防治流行性脑膜炎有突出效果。对普通型流行性脑脊髓膜炎、脑膜炎也有很好的疗效。与乙胺嘧啶合用治疗弓形虫病。还可用于治疗敏感菌引起的尿路感染和上呼吸道感染。易在尿中形成结晶析出,故应多饮水,同服碳酸氢钠碱化尿液,减少结晶尿对肾脏的损伤。与甲氧苄啶合用可增加抗菌效果。

磺胺甲噁唑

磺胺甲噁唑(sulfamethoxazole,SMZ,新诺明)口服易吸收和排泄均较慢,$t_{1/2}$为10~12 h。在脑脊液中的浓度虽低于磺胺嘧啶,但也用于治疗流行性脑脊髓膜炎;其尿中浓度虽不及磺胺异噁唑,但也适用于治疗尿路感染,尤其是大肠埃希菌所致的单纯性尿道炎,较少引起肾损伤。也用于治疗中耳炎、呼吸道感染、支原体感染、伤寒等。该药与甲氧苄啶组成复方制剂——复方新诺明,由于二者具有协同作用,增强了抗菌效果。

磺胺多辛

磺胺多辛(sulfadoxine,SDM)$t_{1/2}$为150~200 h,肾功能减退时可延长到500~600 h。是目前临床磺胺类药中血药浓度维持时间最长者,可7 d给药1次,故称周效磺胺。可用于治疗溶血性链球菌、肺炎球菌、志贺菌属等所致的感染。但本药的抗菌活性较弱,不单独使用,可与乙胺嘧啶合用预防疟疾和治疗耐氯喹的恶性疟疾。

(二)局部应用磺胺类抗菌药物

磺胺米隆

磺胺米隆(mafenide,SML;甲磺灭脓)抗菌谱广,对铜绿假单胞菌、金黄色葡萄球菌和破伤风杆菌有效,抗菌活性不受脓液和坏死组织中对氨基苯甲酸的影响。药物可较快渗入创面和焦痂,适用于烧伤和大面积创伤后的感染,同时提高植皮成功率。用药局部有疼痛及烧灼感,有时出现过敏反应。大面积使用有可能导致酸中毒,故多选用其醋酸盐等。

磺胺嘧啶银

磺胺嘧啶银(sulfadiazine silver,SD-Ag)既有磺胺嘧啶的抗菌作用,又有银盐的收敛作用。SD-Ag抗菌谱广,对多数革兰氏阳性菌和革兰氏阴性菌有良好的抗菌活性,增强了对铜绿假单胞菌的抗菌活性,显著强于磺胺米隆。抗菌作用不受脓液中对氨基苯甲酸的影响。在临床上用于预防和治疗Ⅱ度、Ⅲ度烧伤或烫伤的创面感染,并可促进创面干燥、结痂及愈合。

磺胺醋酰

磺胺醋酰(sulfacetamide,SA)钠盐溶液呈中性,几乎无刺激性,穿透力强,故适用于眼科的感染性疾病,如沙眼等眼部感染。

（三）用于肠道感染的磺胺类抗菌药物

柳氮磺吡啶

柳氮磺吡啶（sulfasalazine，SASP）口服难吸收，本身无抗菌活性，在肠道分解释放出有活性的磺胺吡啶和5-氨基水杨酸，具有抗菌、抗炎和免疫抑制作用。用于治疗节段性肠炎、溃疡性结肠炎或肠道手术前预防感染。本品疗程长，因有少量吸收，长期服药可产生较多的不良反应，如胃肠道反应（恶心呕吐）、皮疹、药物热、白细胞减少等，此外，柳氮磺吡啶还会影响精子活力，可能会导致不孕症。

第三节　其他人工合成抗菌药物

甲氧苄啶

甲氧苄啶（trimethoprim，TMP）通常与磺胺甲噁唑合用，很少单用，属于抑菌药。药动学特性与磺胺甲噁唑相似，但口服吸收较磺胺甲噁唑迅速且完全，口服后血药浓度达到峰值的时间约为 2 h。可广泛分布于全身组织和体液，在脑脊液和胆汁中浓度高，炎症时脑脊液中的浓度接近血药浓度。甲氧苄啶脱甲基化为其主要代谢途径，其中 80% ~90% 以原形药物排出。

甲氧苄啶是细菌二氢叶酸还原酶抑制剂，阻碍四氢叶酸的合成。磺胺类药则竞争二氢叶酸合成酶，妨碍二氢叶酸的合成。故两者合用，可使细菌的叶酸代谢受到双重阻断，因而抗菌作用大幅提升。甲氧苄啶的抗菌谱与磺胺类药相近，抗菌作用比磺胺甲噁唑强 20~100 倍。大多数革兰氏阳性菌和革兰氏阴性菌对其敏感，但单用易产生耐药性。甲氧苄啶可单独用于治疗急性尿路感染和细菌性前列腺炎，但单独应用易产生耐药，常与磺胺甲噁唑或磺胺嘧啶合用，治疗呼吸道感染、尿路感染、胃肠道感染，也用于治疗肺孢子虫感染、诺卡菌感染、伤寒杆菌和其他沙门菌属感染等。

甲氧苄啶毒性较小，有胃肠反应、皮疹等过敏反应，大剂量久用可干扰人体叶酸代谢，引起可逆血常规变化，如巨幼细胞贫血、白细胞和血小板减少等，必要时可给予甲酰四氢叶酸制剂。甲氧苄啶可致畸，故孕妇、哺乳期女性、新生儿、骨髓造血功能不全者禁用。

甲硝唑

甲硝唑（metronidazole），又称灭滴灵，为硝基咪唑衍生物。口服吸收迅速且完全，血浆蛋白结合率为 10% ~20%。在体内分布广，可通过血脑屏障和胎盘。主要在肝脏代谢，主要以羟基和酸性代谢物经肾脏排出，10% 以下的药物以原形由尿液中排出。$t_{1/2}$ 约为 8 h。抗菌机制是其分子中的硝基在细菌细胞内的无氧环境中被还原成氨基，进而抑制病原体 DNA 的合成，因而对厌氧菌有较强的杀灭作用。甲硝唑对厌氧性革兰氏阳性、阴性杆菌都有较强的杀灭作用，耐药菌株少，是治疗阿米巴病的首选药，也是治疗滴虫病、贾第鞭毛虫病的特效药。甲硝唑不良反应少且轻，最常见恶心和口内有金属味，偶见呕吐、腹泻、腹痛、头痛。少数患者可出现白细胞暂时性减少，但长期、大量口服甲硝唑有致癌作用，妊娠早期禁用。因甲硝唑干扰乙醛代谢，如服药期间饮酒，可出现急性乙醛中毒，故用药期间和停药 1 周内禁用含乙醇的饮料。

替硝唑

替硝唑（tinidazole）是甲硝唑的衍生物。口服吸收良好，生物利用度高，$t_{1/2}$ 长，主要由尿排泄，少量随粪便排出,血浆蛋白结合率为12%,能进入各种体液,并可通过血脑屏障。疗效优于甲硝唑,临床适应证与甲硝唑相同,而不良反应较少。

呋喃妥因

呋喃妥因(nitrofurantoin)为人工合成的硝基呋喃类抗菌药物。口服吸收迅速,但$t_{1/2}$较短,约为0.5 h,在体内代谢快,给药量的40% ~50%以原形经肾脏排泄,棕色代谢物使尿液变色。不宜用于治疗全身性感染。其抗菌机制在于敏感菌可以将本药还原成活性产物来抑制乙酰辅酶 A 等多种酶,从而干扰细菌糖代谢并损伤 DNA。对大多数革兰氏阳性、阴性菌均具有杀灭作用,包括大肠埃希菌、肠球菌、肺炎克雷伯菌、葡萄球菌等。在酸性尿中其杀菌作用增强。在临床上主要用于治疗敏感菌所致的急性下尿路感染、慢性菌尿症及反复发作的慢性尿路感染,但对上尿路感染效果较差。常见的不良反应有胃肠道反应,大量应用或肾功能不全者可出现肢体麻木、感觉异常等周围神经炎,久用可引起间质性肺炎和肺纤维化,偶见皮疹、药物热等过敏反应。先天性葡萄糖-6-磷酸脱氢酶缺乏者、新生儿和孕妇使用后可发生溶血性贫血,故禁用呋喃妥因。

呋喃唑酮

呋喃唑酮(furazolidone,痢特灵)口服吸收差,肠道药物浓度高,对多数致病菌有抑制作用,主要用于治疗肠炎、细菌性痢疾、伤寒及副伤寒等肠道感染性疾病。对幽门螺杆菌有抑制作用,可用于治疗幽门螺杆菌引起的胃窦炎、胃溃疡及十二指肠溃疡。如与甲硝唑和铋剂联合应用,疗效更佳。栓剂可用于治疗阴道毛滴虫病。不良反应与呋喃妥因相似,但少见且轻微。

呋喃西林

呋喃西林(nitrofurazone)毒性大,仅作为表面消毒剂,用于治疗化脓性中耳炎、创面、皮肤感染等。对本类药过敏者禁用,新生儿及肝、肾功能不全者禁用。

奥硝唑

奥硝唑(ornidazole)是一种继甲硝唑、替硝唑之后的第三代新型硝基咪唑类衍生物,具有良好的抗厌氧菌、抗阿米巴原虫、抗阴道毛滴虫和贾第鞭毛虫的作用。口服生物利用度达90%,在体内分布广,主要在肝脏代谢,绝大部分以游离或结合代谢物的形式经尿排泄。奥硝唑的原药和中间代谢物均有活性,作用于厌氧菌、阿米巴原虫、贾第鞭毛虫和阴道毛滴虫细胞的 DNA 发挥作用。临床应用、不良反应与甲硝唑类似,但不良反应较轻且较少。禁用于对硝基咪唑类药物过敏的患者,中枢神经系统有器质性病变的患者,如癫痫等。禁用于各种器官硬化症、造血功能低下、慢性酒精中毒患者。

利奈唑胺

利奈唑胺(linezolid)是合成的噁唑烷酮类抗菌药物。口服吸收迅速且完全,绝对生物利用度约为100%,所以,口服或静脉给药无须调整剂量。利奈唑胺能与细菌 50S 亚基的 30S 核糖体 RNA 上的位点结合,阻止 70S 初始复合物的形成,抑制细菌蛋白质合成。由于其独特的作用机制,因此与其他抗菌药物无交叉耐药性。对多种耐药的革兰氏阳性球菌有效,包括耐甲氧西林金黄色葡萄球菌(MRSA)、耐甲氧西林表皮葡萄球菌(MRSE)、耐万古霉素肠球菌(VRE)等。在临床上主要用于控制 MRSA 或 VRE 等所致的系统感染,包括菌血症、肺炎、复杂性皮肤软组织感染等。不良反应有消化道反应及失眠、头晕、皮疹、味觉改变、口腔念珠菌病等。

复方新诺明

复方新诺明(co-trimoxazole)是甲氧苄啶和磺胺甲噁唑1∶5比例的复方制剂。这2个药结合是因为它们的药动学相似,其抗菌作用比两药单独等量应用时强数十倍。通常口服给药,只有不能口服药物或肺孢子菌肺炎患者才静脉给药。两药均分布于全身,甲氧苄啶主要集中在前列腺、阴道等相对酸性环境,因而复方新诺明对这些部位的感染有较好的疗效。两药以原形和代谢物经肾脏由尿排出。

复方新诺明抗菌谱比磺胺类药更广,对大多数革兰氏阳性菌和革兰氏阴性菌具有抗菌活性,包括链球菌、肺炎球菌、葡萄球菌、克雷伯菌、流感嗜血杆菌、卡氏肺孢子菌、淋病奈瑟菌、脑膜炎奈瑟菌、志贺菌、伤寒沙门菌、奇异变形杆菌、大肠埃希菌等。复方新诺明由于其双重阻断四氢叶酸合成而具有协同抗菌作用。其中磺胺甲噁唑可与对氨基苯甲酸竞争性作用于细菌体的二氢蝶酸合成酶,阻止细菌二氢叶酸合成;而甲氧苄啶是二氢叶酸还原酶抑制剂,可选择性抑制细菌的二氢叶酸还原酶活性,使二氢叶酸不能被还原成四氢叶酸,从而抑制细菌的生长繁殖。二者配伍,可使细菌的叶酸代谢受到双重阻断,从而产生协同抗菌效应,并使抑菌作用转为杀菌作用,减少耐药菌株的产生。

在临床上主要用于治疗泌尿生殖道感染,伤寒杆菌、鼠伤寒杆菌及其他沙门菌属所致的感染,志贺菌属所致的肠道感染,流感嗜血杆菌、肺炎球菌引起的慢性支气管炎急性发作。对卡氏肺孢子菌感染和奴卡菌感染,复方新诺明为目前主要选用药物。不良反应主要表现为皮肤反应,也可引起恶心呕吐等胃肠道反应。部分出现巨幼细胞贫血、白细胞减少和血小板减少。所有这些反应均可通过同服叶酸而缓解,叶酸只保护患者而并不能进入菌体内。对于葡萄糖-6-磷酸脱氢酶缺乏的患者,此药可能引起溶血性贫血。

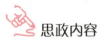 思政内容

从染料到药物的华丽转身
——磺胺的发现

德国科学家格哈德·多马克(Gerhard Domagk,1895—1964年)于1927年开始研究抗感染药物,立志找到能控制感染的有机化学药物。基于保罗·埃尔利希(Paul Ehrlich,1854—1915年)曾发现红色的偶氮染料对锥虫有效,结合海因里希·赫连(Heinrich Hörlein)早年发现给染料连上磺胺基团能增加其对羊毛的着色作用,多马克想到给偶氮染料连上磺胺能不能增加染料对细菌的亲和力呢?1932年,多马克发现百浪多息(Prontosil)可以使感染链球菌的小鼠存活,偶氮染料和磺胺被命运般地连到了一起,由此诞生了第一个抗菌药物——百浪多息。1935年,多马克试验性地给感染链球菌的女儿应用百浪多息,2 d后女儿好转,且无任何不良反应。此后,多项临床应用也证实百浪多息能显著降低链球菌感染相关疾病的死亡率。科学家后来发现这种药物可以裂解为两部分,幸运的是活性部分磺胺是无色的。此后,在没有抗生素的年代,磺胺被广泛用于感染性疾病的治疗,挽救了无数人的生命。因此,磺胺的发现过程不仅反映了当时社会的需求和科技的进步,而且展现了科学家为了医学的发展表现出来的百折不挠的精神,他们为解决公共卫生问题做出了巨大努力。

(杜胜男)

第四十一章 抗真菌药和抗病毒药

1. 知识目标 ①掌握抗真菌药(灰黄霉素、两性霉素 B、制霉菌素、咪唑类抗真菌药)的抗真菌作用、临床应用和不良反应。②了解抗病毒药的临床应用。
2. 思政目标 ①回顾丙型肝炎病毒的发现历史,培养学生攻克医学难关的探索精神和"医者仁心、敬佑生命"的职业精神。②讲述陈薇团队研发"重组新型冠状病毒疫苗(腺病毒载体)"的事例,培养学生自主创新、勇攀科技高峰的爱国情怀和守卫人民生命安全和健康的担当精神。

第一节 抗真菌药

真菌感染可分为浅部真菌感染和深部真菌感染 2 类。浅部真菌感染多由各种癣菌引起,主要侵犯皮肤、毛发、指(趾)甲、黏膜等部位,可引起体癣、头癣、手足癣、花斑癣等,发病率高。深部真菌感染常由白念珠菌、新型隐球菌等引起,可侵犯深部组织和内脏器官,病情严重,致死率高。

抗真菌药(antifungal agent)是指具有抑制真菌生长繁殖或直接杀灭真菌的一类药物。根据化学结构的不同,可分为:①抗生素类,如两性霉素 B、制霉菌素、灰黄霉素;②唑类,如酮康唑、氟康唑、伊曲康唑等;③丙烯胺类,如特比萘芬;④嘧啶类,如氟胞嘧啶。

一、抗生素类抗真菌药

两性霉素 B

两性霉素 B(amphotericin B),又称庐山霉素(fungilin),自 20 世纪 50 年代以来已成为治疗各种严重真菌感染的首选药之一,但因毒性大,其广泛应用受到限制。

【体内过程】 两性霉素 B 口服和肌内注射均难以吸收,口服生物利用度仅为 5%,且刺激性大,在临床上一般采用缓慢静脉滴注。血浆蛋白结合率为 90%~95%,肝、脾中的药物浓度较高,肺、心次之。不易通过血脑屏障,脑膜炎时需鞘内注射。主要在肝脏代谢,代谢物及约 5% 的原形缓慢从尿中排出,$t_{1/2}$ 约为 24 h。本药不易被透析所清除。

【药理作用】 两性霉素 B 几乎对所有的真菌(包括白念珠菌、新型隐球菌、球孢子菌、曲霉菌、皮炎芽生菌、荚膜组织胞浆菌、孢子丝菌属等)均有抗菌作用,为广谱抗真菌药。

抗菌机制为选择性地与真菌细胞膜上的重要成分麦角固醇结合,使细胞膜的屏障作用受损,细胞膜通透性增加,引起真菌细胞内小分子物质(如氨基酸、甘氨酸等)和电解质外渗,导致真菌停止生长或死亡。由于细菌细胞膜不含麦角固醇,故对细菌无效。

【临床应用】 两性霉素 B 为目前治疗深部真菌感染的首选药。静脉滴注主要用于治疗各种真菌性肺炎、心内膜炎、尿路感染等;除静脉滴注外,还可小剂量鞘内注射治疗真菌性脑膜炎;口服仅用于治疗肠道真菌感染;局部应用治疗皮肤、指甲、黏膜等表浅部位的真菌感染。

【不良反应】 两性霉素 B 不良反应较多且严重,多见于静脉滴注后 1 ~ 2 h。静脉滴注过快可出现心动过速、心室颤动或心搏骤停,故在使用过程中应及时针对患者的症状,调整药物使用剂量。两性霉素 B 在初次静脉给药后可引起恶心呕吐、头痛、高热等症状,继续使用症状将逐渐减轻。患者在使用药物初期必须住院接受严密观察,观察其反应和生命体征,嘱咐其卧床休息。鞘内注射可引起严重头痛、颈项强直、背部及下肢疼痛等,甚至瘫痪。此外,尚有肝、肾损伤及血液系统毒性反应。

灰黄霉素

灰黄霉素(griseofulvin)为非多烯类抗生素。

【体内过程】 灰黄霉素口服吸收因制剂不同而异,油脂食物和微粒、颗粒制剂可促进其吸收。分布于全身,尤以皮肤、脂肪、毛发、指甲等组织的药物浓度较高。本药与病变组织的亲和力大,有利于抑制患病部位癣菌,并阻止其继续侵害敏感皮肤。主要在肝脏代谢灭活,用药后 5 d 约 50% 的药物从尿中排出,$t_{1/2}$ 为 14 ~ 24 h。

【药理作用】 灰黄霉素能抑制敏感真菌的有丝分裂,对各种浅部皮肤癣菌(包括小孢子癣菌、毛癣菌、表皮癣菌)均有抑制作用,对细菌、深部真菌无效。

【临床应用】 灰黄霉素主要用于治疗各种皮肤癣菌感染。对头癣、体股癣、手足癣等疗效较好,对指(趾)甲癣疗效较差。治疗皮肤癣菌感染一般需要用药数周至数月,待癣病变组织完全脱落、新组织生出后才不易复发。本药毒性大,临床用途现多被伊曲康唑(itraconazole)或特比萘芬(terbinafine)所取代。

【不良反应】 灰黄霉素的不良反应较多,常见头痛、恶心呕吐、腹泻、皮疹、药物热、嗜睡、眩晕、共济失调。偶见白细胞减少。动物实验表明本药有致畸作用,故孕妇禁用。

制霉菌素

制霉菌素(nystatin)的抗真菌作用和机制与两性霉素 B 相似,对念珠菌的抗菌作用较强,且不易产生耐药性。但毒性更大,不能注射给药。口服难吸收,对全身真菌感染无治疗作用,但可用于防治消化道念珠菌病。本药在临床上仅用于局部治疗皮肤、口腔等浅表部位的念珠菌感染。大剂量口服可引起恶心呕吐、腹泻等胃肠道反应。阴道用药可致白带增多。

二、唑类抗真菌药

酮康唑

酮康唑(ketoconazole)属咪唑类广谱抗真菌药,是第一个广谱口服抗真菌药。

【体内过程】 酮康唑口服生物利用度与胃酸有关,酸性环境或高脂肪饮食有助于其溶解吸收,故宜就餐时或餐后立即服用。84% 的药物与血浆蛋白结合,15% 与红细胞结合,约 1% 呈游离型。在体内分布广,但不易通过血脑屏障。主要在肝脏代谢,大部分由胆汁排泄。一般剂量时,其 $t_{1/2}$ 为 6.5 ~ 9.0 h,随剂量增加 $t_{1/2}$ 延长。

【药理作用】 酮康唑对多种浅部、深部真菌均有抗菌作用,主要通过与敏感真菌细胞膜上麦角固醇结合,增加细胞膜通透性而抑制或杀灭真菌。

【临床应用】　酮康唑为广谱抗真菌药,在临床上用于治疗多种浅部、深部真菌感染,如皮肤真菌感染、指甲癣、阴道白念珠菌病、胃肠霉菌感染等;白念珠菌、粪孢子菌、荚膜组织胞浆菌等引起的全身感染。上述临床应用均可被作用更强的伊曲康唑所替代。

【不良反应】　酮康唑常见恶心呕吐、厌食等胃肠反应。偶见脱发、过敏性皮炎、月经紊乱、男性乳房增大、性欲减退、肝损伤等。动物实验表明本药有致畸作用,故孕妇禁用。

咪康唑

咪康唑(miconazole)抗真菌谱广,口服吸收差,生物利用度低,血浆蛋白结合率高达90%,且不易通过血脑屏障,鞘内注射可达到治疗脑膜炎所需脑脊液药物浓度,$t_{1/2}$为20~24 h。目前主要局部应用治疗皮肤、黏膜及指(趾)甲的真菌感染,疗效优于克霉唑和制霉菌素;口服用于治疗轻度食管真菌感染;静脉给药用于治疗多种深部真菌感染;鞘内给药用于治疗真菌性脑膜炎。全身用药不良反应多,可引起恶心呕吐、腹泻、头晕、皮疹、贫血等,静脉给药可引起寒战、发热、心律失常、血栓性静脉炎等。孕妇禁用。

克霉唑

克霉唑(clotrimazole)口服吸收差,能诱导肝药酶,连续用药数日血药浓度降低。为广谱抗真菌药,对阴道毛滴虫和某些革兰氏阳性菌也有作用。对浅部真菌和深部真菌均有抑制作用,对深部真菌的作用不如两性霉素B,对浅部真菌中的皮肤真菌作用强,对头癣无效。主要供外用,治疗体癣、手足癣和耳道真菌感染;栓剂可用于治疗真菌阴道炎;口含片用于治疗鹅口疮。不良反应较多且严重,胃肠道反应明显,也可出现肝损伤等。

伊曲康唑

伊曲康唑为目前作用最强的唑类抗真菌药,抗真菌谱广。口服吸收良好,在体内分布广,能聚集于皮肤、脂肪组织、指甲等部位,但在脑脊液中浓度低。单次给药后,$t_{1/2}$为30~40 h,连续多次给药4 d才能达到稳态血药浓度,故推荐采用负荷剂量给药。抗菌作用与氟康唑相似,主要用于治疗系统性念珠菌病、曲霉病、隐球菌脑膜炎、组织胞浆菌病、芽生菌病、球孢子菌病、副球孢子菌病等深部真菌病,也可用于治疗手足癣、体癣、股癣、甲癣、花斑癣、真菌性结膜炎、皮肤念珠菌病和口腔、阴道念珠菌感染等浅部真菌病。不良反应较轻,表现为胃肠道反应、头痛、头晕、皮肤瘙痒、药疹等。孕妇禁用。

伏立康唑

伏立康唑(voriconazole)为广谱抗真菌药,可口服,也可静脉注射,口服吸收比较完全,生物利用度达90%,血浆蛋白结合率达60%,分布广泛,能分布到各种组织和体液内,主要在肝脏代谢,绝大部分以代谢物形式从尿中排出,以原药形式排出的仅占1%。抗真菌活性强,为氟康唑抗菌作用的50~100倍,其最大特点是对多种耐药真菌深部感染有显著治疗作用。不良反应主要表现为消化道刺激症状,但发生率低于氟康唑,且易耐受。

氟康唑

氟康唑(fluconazole)为广谱、高效、低毒的新型三唑类抗真菌药,体内抗菌活性比酮康唑强5~20倍。口服易吸收且分布广,脑脊液中浓度较高,可达血药浓度的50%~90%。极少在肝脏代谢,尿中原形排泄量可达给药量的80%以上。$t_{1/2}$为24~30 h,肾功能不全者$t_{1/2}$明显延长,故应减少剂量。对白念珠菌、新型隐球菌、荚膜组织胞浆菌及皮肤癣菌均有明显抗菌活性,在治疗艾滋病患者隐球菌性脑膜炎时常用作首选药。主要用于治疗皮肤癣菌、新型隐球菌引起的脑膜炎及口腔、消化道念珠菌病,还可治疗皮肤癣、甲癣。不良反应发生率低,常见恶心呕吐、腹痛或腹泻等胃肠道反应,偶见脱发、皮疹。因氟康唑可能导致胎儿缺陷,故禁用于哺乳期女性、孕妇和儿童。

卡泊芬净

卡泊芬净(caspofungin)为棘白菌素类抗真菌药,是葡聚糖合成酶的抑制剂,其通过损害真菌细胞壁而产生杀菌作用。口服给药不易吸收,需静脉给药。在血浆中,约97%的药物与血浆蛋白结合,其血浆 $t_{1/2}$ 为 9~11 h。在临床上用于治疗两性霉素 B 无效的曲霉病,也可用于治疗念珠菌败血症、念珠菌感染所致的腹腔脓肿、腹膜炎和腹腔感染。患者对本药的耐受性良好,静脉输液可出现静脉炎,因此应缓慢静脉滴注。此外,偶可引起胃肠道反应和面色潮红。

三、丙烯胺类抗真菌药

特比萘芬

特比萘芬(terbinafine)是丙烯胺类广谱抗真菌药,口服吸收良好,由于首过消除效应,进入血液循环的量仅约为 40%,血浆蛋白结合率高达 99%,主要分布于皮肤角质层,在皮肤、甲板、毛囊等组织可长时间维持较高浓度。本药在肝脏代谢,代谢物经肾脏排出。对各种浅表真菌如表皮癣菌属、小孢子菌属、毛癣菌属等有杀菌作用,对白念珠菌有抑制作用。体外抗皮肤真菌活性比伊曲康唑强10 倍。其作用机制为抑制真菌合成麦角固醇的角鲨烯环氧合酶,使其合成受阻,致真菌细胞膜的屏障功能障碍。在临床上主要用于治疗体癣、手癣、足癣、股癣及甲癣。具有作用快、疗效高、复发少、毒性低等特点。不良反应发生率低,主要为胃肠道反应,也可出现皮疹、荨麻疹等过敏反应。

四、嘧啶类抗真菌药

氟胞嘧啶

氟胞嘧啶(flucytosine),又称5-氟胞嘧啶,是人工合成的嘧啶类广谱抗真菌药。口服吸收迅速且完全,吸收率可达80%。血浆蛋白结合率低,跨膜穿透力强,在体内分布广,容易通过血脑屏障。80%~90%的药物以原形从尿中排出。氟胞嘧啶通过真菌细胞的胞嘧啶渗透酶被摄入真菌细胞内,在胞嘧啶脱氨酶作用下去氨基转化为活性产物5-氟尿嘧啶。5-氟尿嘧啶与尿嘧啶化学结构相似,竞争性抑制尿嘧啶所参与的核酸代谢,干扰真菌 DNA 和 RNA 的合成。单独应用易产生耐药性,其疗效不如两性霉素 B。在临床上主要与两性霉素 B 合用,治疗白念珠菌、新型隐球菌、芽生菌等敏感菌株所致的深部真菌感染,如肺部感染、尿路感染、败血症、心内膜炎等。不良反应较少,主要为恶心呕吐、腹泻等胃肠道反应,偶可引起骨髓抑制,出现白细胞减少、血小板减少、贫血等;还可引起肝损伤、血清转氨酶升高、肾损伤等。动物实验表明本药有致畸作用,故孕妇及哺乳期女性不宜使用。

第二节　抗病毒药

病毒是体积最小、结构最简单的非细胞型病原微生物,包括 DNA 病毒和 RNA 病毒 2 类。主要由核心基因组(DNA 或 RNA)及外面的蛋白质衣壳组成,以基因组为模板,通过转录和逆转录、翻译等复杂的生化过程,复制 DNA 或 RNA,合成蛋白质,组装产生新的病毒颗粒。其增殖过程包括以下步骤:①病毒识别并吸附到宿主细胞的表面;②侵入宿主细胞;③脱壳;④合成核酸多聚酶;⑤合成核酸;⑥合成蛋白质及翻译后修饰;⑦子代病毒的组装;⑧从宿主细胞释放子代病毒(图 41-1)。理论上讲,阻止病毒增殖过程中任一环节的药物,均可起到防治病毒性感染疾病的作用。

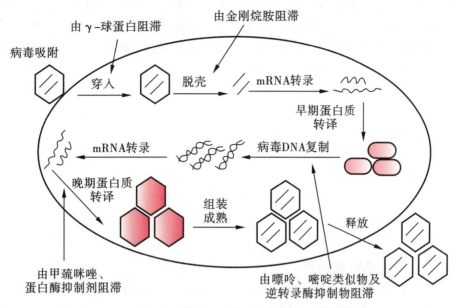

图 41-1 病毒的生物合成及抗病毒药作用环节

一、广谱抗病毒药

利巴韦林

利巴韦林(ribavirin),又称病毒唑、三唑核苷,为人工合成的广谱抗病毒药。

【体内过程】 利巴韦林口服吸收迅速,生物利用度约为 45% ,也可经气雾吸入,药物在呼吸道分泌液中的浓度高于血药浓度。可透过胎盘,也能进入乳汁,在肝脏代谢,主要经肾脏排泄。

【药理作用】 利巴韦林是鸟嘌呤类似物,对多种 RNA 病毒、DNA 病毒有抑制作用,包括流感病毒、副流感病毒、腺病毒、疱疹病毒、呼吸道合胞病毒、痘病毒、鼻病毒、肠病毒、甲型肝炎病毒、丙型肝炎病毒、流行性出血热病毒等。利巴韦林在细胞内先后磷酸化为一、二、三磷酸型,其中一磷酸利巴韦林竞争性抑制一磷酸肌苷脱氢酶,进而干扰三磷酸鸟苷的合成;三磷酸利巴韦林竞争性抑制病毒 RNA 聚合酶,阻碍 mRNA 的转录过程。

【临床应用】 利巴韦林在临床上主要用于防治流行性感冒、疱疹、麻疹、流行性出血热、腺病毒肺炎等,对甲型病毒性肝炎、乙型病毒性肝炎也有效。

【不良反应】 少数人用药后可出现胃肠道反应、头痛、皮疹、白细胞减少等症状,停药后可恢复。

【禁忌证】 动物实验表明本药有致畸作用,故孕妇禁用。

干扰素

干扰素(interferon,IFN)是机体细胞在病毒感染或受其他刺激后,体内产生的一类蛋白质类细胞因子,具有抗病毒、免疫调节和抗增生作用。目前已被证明有抗病毒作用的干扰素有 α、β、γ 3 种。干扰素在病毒感染的各个阶段都发挥一定的作用,能激活宿主细胞的某些酶,以降解病毒

mRNA,抑制蛋白质的合成、翻译和装配。在临床上主要用于治疗急性病毒感染性疾病,如流感、病毒性心肌炎、流行性腮腺炎、乙型脑炎等;慢性病毒感染性疾病,如慢性活动性肝炎、巨细胞病毒感染等。也可与利巴韦林联合使用,治疗慢性乙型病毒性肝炎。不良反应少,全身用药可出现一过性发热、恶心呕吐、倦怠、肢端麻木,在治疗急性病毒感染与慢性病毒感染期间会造成白细胞减少,进而引起骨髓抑制,故患者在使用药物期间应注意观察患者有无出血倾向,如牙龈、皮肤黏膜、鼻腔等是否有紫斑,在患者使用药物期间还要告知患者尽量避免各种能引起出血的因素,如各种尖锐利器所引起的外伤、指甲用力挠破皮肤、硬毛牙刷所引起的牙龈出血等。

二、抗人类免疫缺陷病毒药

人类免疫缺陷病毒(human immunodeficiency virus,HIV)为 RNA 逆转录病毒,目前已发现的病毒主要有 HIV-1、HIV-2 2 种。HIV 能选择性侵犯 $CD4^+T$ 细胞,一旦进入细胞,HIV 利用逆转录酶将 RNA 逆转录为 DNA,然后在宿主细胞内病毒 DNA 被转录和翻译成大分子非功能多肽,在 HIV 蛋白酶的作用下进一步裂解成小的功能蛋白及结构蛋白,最终导致 $CD4^+$ 淋巴细胞减少,引起获得性免疫缺陷综合征(acquired immunodeficiency syndrome,AIDS)。目前已批准用于临床的抗 HIV 药物有核苷类逆转录酶抑制药、非核苷类逆转录酶抑制药和 HIV 蛋白酶抑制药 3 类。

(一)核苷类逆转录酶抑制药

核苷类逆转录酶抑制药(nucleoside reverse transcriptase inhibitor,NRTI)为嘧啶或嘌呤类似物。此类药物一般首先必须在宿主细胞质内发生磷酸化,形成活性代谢物——三磷酸核苷类似物,继而作为酶的底物竞争性抑制病毒逆转录酶,阻止病毒 DNA 合成。此类药物有齐多夫定(zidovudine,ZDV)、去羟肌苷(didanosine)、拉米夫定、斯塔夫定(stavudine)、扎西他滨(zalcitabine)和阿巴卡韦(abacavir)。

齐多夫定

齐多夫定(zidovudine,ZDV)为脱氧胸苷衍生物,是第一个上市的抗 HIV 药物,也是治疗 AIDS 的首选药。

【体内过程】 齐多夫定口服吸收迅速,生物利用度为 52%~75%,血浆蛋白结合率为 34%~38%。在体内分布广,主要在肝脏代谢,约 18% 原形药物经尿排出,血浆 $t_{1/2}$ 约为 1 h。部分肝代谢物有毒性,其血浆 $t_{1/2}$ 约为 2.7 h。

【药理作用】 齐多夫定对多种逆转录病毒有抑制作用。通过竞争性地抑制天然核苷与逆转录酶的结合而抑制逆转录酶,进而阻碍病毒的合成。齐多夫定对 HIV-1 和 HIV-2 均有抑制作用。单独用药易产生耐药性。常与拉米夫定(lamivudine)或去羟肌苷(didanosine)合用。

【临床应用】 齐多夫定可减轻或缓解 AIDS 相关症状,减缓疾病进展,延长患者生存期。在临床上常与其他抗 HIV 药物合用,以增强疗效,防止或延缓耐药性的产生(鸡尾酒疗法)。

【不良反应】 齐多夫定的不良反应主要为骨髓抑制,发生率与剂量、疗程有关,可出现白细胞或红细胞减少,多发生在连续用药 6~8 周或用量较大时。也可引起胃肠道反应、喉痛、肌痛、发热、肌无力、失眠、皮疹、震颤、心电图异常、肝功能异常、粒细胞减少、贫血、味觉改变等。用药期间应定期检查血常规和肝功能。

去羟肌苷

去羟肌苷(didanosine)也属于核苷逆转录酶抑制药,抗 HIV 活性较强。生物利用度为 30%~40%,食物干扰其吸收,血浆蛋白结合率低于 5%。可作为严重 HIV 感染的首选药,更适合于齐多夫定治疗无效或对其不能耐受者。不良反应发生率高,常见于儿童,主要包括外周神经炎、胰腺炎、腹泻、肝炎、心肌炎和中枢神经反应。

(二)非核苷类逆转录酶抑制药

非核苷类逆转录酶抑制药(NNRTI)有奈韦拉平(nevirapine)、地拉韦定(delavirdine)、依法韦伦(efavirenz)等。它们为人工合成化合物,化学结构各不相同,可结合于逆转录酶活性区域附近,改变酶构象,抑制其活性。

奈韦拉平

奈韦拉平(nevirapine)为非核苷类逆转录酶抑制药,可非竞争性抑制 HIV 逆转录酶,与 HIV 逆转录酶的活性中心结合,阻断逆转录酶活性,抑制 HIV 的复制。在临床上常与核苷类逆转录酶抑制剂或蛋白酶抑制剂联合应用,治疗 HIV 感染。最常见的不良反应是皮肤损害、过敏反应、抑郁和肝毒性。

(三)HIV 蛋白酶抑制药

HIV 蛋白酶抑制药有沙奎那韦(saquinavir)、利托那韦(ritonavir)、奈非那韦(nelfinavir)、英地那韦(indinavir)、安泼那韦(amprenavir)等。能选择性抑制 HIV 蛋白酶,对 HIV-1 复制有很强的抑制作用。不良反应有身体脂肪重新分布、胰岛素抵抗、高脂血症、恶心呕吐、腹泻、感觉异常等。

利托那韦

利托那韦(ritonavir)为 HIV 蛋白酶抑制药,通过抑制蛋白酶活性,使 HIV 在被感染的细胞中产生不成熟的蛋白颗粒,阻止 HIV 传播。在临床上常与其他抗 HIV 药物联合使用,治疗 AIDS。主要不良反应为恶心呕吐、腹泻、过敏反应、支气管痉挛、脂肪重新分布等。

三、抗流感病毒药

金刚烷胺

金刚烷胺(amantadine)为人工合成饱和三环癸烷的氨基衍生物。作用于病毒复制早期,阻止 RNA 病毒进入宿主细胞,且干扰病毒脱壳和核酸释放过程。特异性抑制甲型流感病毒,主要用于甲型流感病毒感染的防治,预防效果达 50%～80%,对已发病者早期给药可改善症状,缩短疗程。还用于帕金森病的防治。少数患者口服出现厌食、恶心、眩晕、嗜睡等症状,大剂量应用可出现失眠、烦躁、共济失调、惊厥等。脑血管硬化及癫痫患者、幼儿、孕妇及哺乳期女性禁用。

奥司他韦

奥司他韦(oseltamivir),又称达菲,在体内转化为活性物质,从而抑制甲、乙型流感病毒的神经氨酸酶,阻止新形成的病毒颗粒从被感染细胞释放和传播。在临床上主要用于治疗甲、乙型流感。主要不良反应有胃肠道反应、头晕、疲劳、咽痛、咳嗽等。

四、抗疱疹病毒药

阿昔洛韦

阿昔洛韦(aciclovir),又称无环鸟苷,为人工合成的嘌呤核苷类衍生物。

【体内过程】　阿昔洛韦口服吸收差,生物利用度为 15%～30%。口服 200 mg 后血浆峰浓度平均为 0.4 ~ 0.8 μg/mg。在体内分布广,容易通过血脑屏障。60% ~ 90% 以原形从尿液排出,$t_{1/2}$ 为 2 ~ 4 h。

【药理作用】 阿昔洛韦在体内转化为三磷酸无环鸟苷,抑制病毒 DNA 聚合酶,阻止病毒 DNA 复制。对疱疹病毒感染细胞有高度选择性,疱疹病毒感染细胞内的药物浓度为正常细胞的 40 ~ 100 倍,对Ⅰ型和Ⅱ型单纯疱疹病毒作用最强,对水痘-带状疱疹病毒、EB 病毒的作用稍弱,对巨细胞病毒作用差,对乙型肝炎病毒也有抑制作用。

【临床应用】 阿昔洛韦在临床上常作为单纯疱疹病毒感染的首选药。局部应用治疗疱疹性角膜炎、单纯疱疹和带状疱疹,口服和静脉注射可有效治疗单纯疱疹脑炎、生殖器疱疹、免疫缺陷患者单纯疱疹感染等。

【不良反应】 阿昔洛韦的不良反应较少,常见胃肠道反应、皮疹、嗜睡、发热、药疹等。静脉注射阿昔洛韦前要告诉患者多喝水,避免引起静脉炎和急性肾衰竭。阿昔洛韦与两性霉素 B 在使用过程中应及时经常更换注射部位,以减少血栓静脉炎的发生。不宜与氨基糖苷类抗生素等具有肾毒性的药物同用。急性或慢性肾功能不全者不宜用本品静脉滴注,滴速过快可引起肾衰竭。

【禁忌证】 小儿及哺乳期女性慎用。孕妇禁用。

伐昔洛韦

伐昔洛韦(valacyclovir)是阿昔洛韦的前体药,口服吸收迅速,生物利用度高,在体内转变为阿昔洛韦而发挥作用,有效血药浓度持久。临床应用同阿昔洛韦。

更昔洛韦

更昔洛韦(ganciclovir)对单纯疱疹病毒和带状疱疹病毒的抑制作用与阿昔洛韦相似,但对巨细胞病毒抑制作用强于阿昔洛韦 100 倍。骨髓抑制发生率较高,并具有潜在的致癌作用,故只用于严重的巨细胞病毒感染的治疗和预防,也可用于单纯疱疹病毒感染的治疗。用药期间应定期检查血常规。

阿糖腺苷

阿糖腺苷(vidarabine,ara-A)为人工合成的嘌呤核苷类衍生物,是广谱、高效的抗病毒药物,对单纯疱疹病毒、水痘-带状疱疹病毒和巨细胞病毒均具有强大的抑制作用。主要用于治疗单纯疱疹病毒性脑炎、角膜炎、新生儿疱疹,也可用于治疗免疫功能低下患者的带状疱疹和水痘感染。常见的不良反应有眩晕、恶心呕吐、腹泻、腹痛,偶见骨髓抑制、白细胞和血小板减少等。本药有致畸作用,故孕妇禁用。

碘 苷

碘苷(idoxuridine)可竞争性抑制胸苷酸合成酶,干扰 DNA 复制,为抗 DNA 病毒药。在临床上用于治疗单纯疱疹病毒引起的急性疱疹性角膜炎,对浅层上皮角膜感染效果好,对更深层的基质感染无效。本品全身应用毒性大,仅限于局部用药。长期应用可出现角膜混浊。局部用药有瘙痒、疼痛、水肿。孕妇、肝功能不全及造血功能不全者禁用。

五、抗乙型肝炎病毒药

拉米夫定

拉米夫定(lamivudine)是胞嘧啶核苷的类似物。

【体内过程】　拉米夫定口服吸收快,生物利用度高,在体内分布广,约70%的药物以原形经肾脏排泄,$t_{1/2}$约为9 h。

【药理作用】　拉米夫定抗病毒作用和机制与齐多夫定相似,可迅速抑制肝炎病毒复制,使血清转氨酶降低,长期应用可减轻或阻止肝炎进化为肝硬化和肝癌。

【临床应用】　拉米夫定在临床上主要与齐多夫定合用治疗 AIDS,也可用于治疗病毒活动性乙型病毒性肝炎、乙型病毒性肝炎后肝硬化失代偿,防治肝移植术后乙型病毒性肝炎的复发。

【不良反应】　拉米夫定的不良反应轻且少,主要有头痛、恶心、失眠、疲劳和胃肠道反应。

阿德福韦

阿德福韦(adefovir)为腺嘌呤核苷类似物,阿德福韦在细胞内被磷酸激酶转化为具有抗病毒活性的二磷酸盐,可与腺苷酸底物竞争掺入病毒 DNA 链,终止 DNA 链的延长,使病毒的复制受到抑制。阿德福韦与拉米夫定无交叉耐药性。

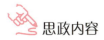 思政内容

躬身求索,护佑生命

血源性肝炎是一个全球性的重大健康问题,是导致肝硬化和肝癌最主要的原因。2020 年诺贝尔生理学或医学奖授予了美国科学家哈维·阿尔特、查尔斯·赖斯及英国科学家迈克尔·霍顿,以表彰他们在发现丙型肝炎病毒方面所做出的贡献。丙型肝炎病毒的发现揭示了其他慢性肝炎病例的病因,使无偿献血者开展丙型肝炎病毒等的筛查和研发抗病毒新药成为可能,挽救了数百万人的生命。丙型病毒性肝炎是目前病毒性肝炎中人类历史上唯一可以通过药物治疗达到临床治愈的疾病。科学之路如同火炬接力,一批批科学家躬身求索,一点点丰富了人们对医学的认识、对生命的认知,使人们朝着更健康的生活迈进。

向险而行,为国铸盾

疫苗是抗击新型冠状病毒感染最有力的武器。中国的疫苗,必须由中国自主研发。陈薇院士临危受命,率领团队围绕新型冠状病毒的病原传播变异、快速检测技术、疫苗抗体研制等展开研究。她在一线超负荷运转,每天只睡三四个小时;3 个多月下来,青丝变白发……2020 年 3 月 16 日,陈薇院士领衔的科研团队研制的腺病毒载体疫苗获批正式进入临床研究阶段,这是全球首支进入临床试验的新型冠状病毒疫苗。2021 年 2 月 25 日,重组新型冠状病毒疫苗(腺病毒载体)获国家药品监督管理局批准上市,对全国上下民心士气的稳定发挥了重要作用。陈薇院士奋战在抗疫一线,与新型冠状病毒殊死搏斗,呕心沥血、心系人民、默默奉献,为医学生树立了榜样。

（于　爽）

第四十二章　抗结核药和抗麻风药

第一节　抗结核药

结核病是由结核分枝杆菌引起的一种慢性传染病,可感染全身多种组织器官(肺、脑膜、肠、肾、骨等),其中以肺结核最常见,其次为结核性脑膜炎、肠结核、肾结核、骨结核。目前在全世界,感染性疾病致死率最高的仍为结核病。

抗结核药是能抑制或杀灭结核分枝杆菌、预防和治疗结核病的药物。根据临床疗效、不良反应和患者的耐受情况,将抗结核药分为两大类:①第一线抗结核药,通常指疗效高、不良反应较少、患者较易耐受的药物,包括异烟肼、利福平、乙胺丁醇、吡嗪酰胺、链霉素等;②第二线抗结核药,指毒性较大、疗效较差,多用于对一线抗结核药产生耐药性或与一线抗结核药配伍使用的药物,包括对氨基水杨酸、乙硫异烟胺、氧氟沙星、卡那霉素、阿米卡星、司帕沙星等。此外,近几年人们又开发了一些疗效较好、毒副作用相对较小的抗结核药,如左氧氟沙星、莫西沙星、利福定、利福喷汀、新大环内酯类等,它们在耐多药肺结核的治疗中起着重要作用。

一、常用抗结核药

异烟肼

异烟肼(isoniazid,INH),又称雷米封(rimifon),为异烟酸的衍生物。

【体内过程】　异烟肼口服或注射均易吸收,口服后 1~2 h 血药浓度达到峰值。血浆蛋白结合率低,在体内分布广,可分布于全身各组织器官,尤其是脑脊液、胸腔积液、腹腔积液、关节腔、肾组织和淋巴结中药物浓度较高,且容易通过血脑屏障,可渗入纤维化或干酪化的结核病灶中。异烟肼大部分在肝脏代谢为乙酰化异烟肼和异烟酸,代谢物及少量药物原形经肾脏排泄。人体对异烟肼乙酰化的速率有明显的种族性和个体差异,分为快乙酰化型和慢乙酰化型。快乙酰化型 $t_{1/2}$ 为

70 min 左右,慢乙酰化型 $t_{1/2}$ 为 2～5 h。中国人大多为快乙酰化型,欧美人则慢乙酰化型比例高。

【药理作用】　异烟肼对结核分枝杆菌抗菌作用强大、选择性高。对生长旺盛的结核分枝杆菌有强大的杀菌作用,对静止期的结核分枝杆菌有抑菌作用,对细胞内、外的结核分枝杆菌均有作用。其作用强度与渗入病灶部位的浓度有关,低浓度时有抑菌作用,高浓度时有杀菌作用,其最低抑菌浓度为 0.025～0.050 mg/L,10 mg/L 具有杀菌作用。异烟肼的抗菌作用机制尚未完全明了,目前主要认为是通过抑制结核分枝杆菌细胞壁特有的成分——分枝菌酸的合成而产生作用。

【临床应用】　异烟肼因具有疗效好、毒副作用小、口服方便、价格低廉等优点,是目前治疗全身各部位、各类型结核病的首选药。单独用药易产生耐药性,在临床上常采用联合用药,以增强疗效,缩短疗程,防止或延缓耐药性的产生。

【不良反应】　异烟肼不良反应发生率与剂量有关,治疗量时不良反应少且轻,大剂量时或慢代谢型患者较易出现不良反应。

1. 神经毒性　多见于剂量大、维生素 B_6 缺乏者及慢乙酰化型者,可引起:①周围神经炎,表现为四肢麻木、震颤、步态不稳等;②中枢神经系统兴奋,表现为头痛、眩晕、兴奋、失眠、惊厥、共济失调、精神错乱等。异烟肼的化学结构与维生素 B_6 相似,其神经毒性可能与其增加维生素 B_6 排泄和竞争性抑制维生素 B_6 参与的有关神经的物质代谢有关。嗜酒者、儿童、营养不良者更容易出现神经毒性。用异烟肼时可同时预防性应用维生素 B_6,以防治异烟肼的神经毒性。

2. 肝毒性　一般剂量可有暂时性血清转氨酶升高,较大剂量或长期用药可致肝损伤。单项血清转氨酶升高不必停药,但需定期检查肝功能,若持续升高或出现其他肝功能障碍症状应停药。快乙酰化型患者较多见肝毒性。与利福平合用时,肝功能异常的发生率明显增高。

3. 其他反应　如皮疹、发热、粒细胞减少、血小板减少、口干、上消化道不适等。

【禁忌证】　肝功能不全、癫痫、精神病患者及孕妇慎用。

【注意事项】　异烟肼口服可出现恶心呕吐、上腹部不适等胃肠道反应,应改为饭后服用。提醒患者异烟肼可干扰乙醇代谢,增加肝损伤发病率,用药期间不宜饮酒。

利福平

利福平(rifampicin,RFP),又称甲哌利福霉素。

【体内过程】　利福平口服吸收迅速且完全,吸收率可达90%以上,个体差异大,穿透力强,食物可减少其吸收。广泛分布于各种组织和体液,体内大部分组织和体液内均可达到有效抗菌浓度,能进入细胞、结核空洞、痰液及胎儿体内。利福平主要在肝脏代谢,代谢物去乙酰基利福平具有一定的抗菌活性,仅为利福平的10%。利福平及其代谢物经胆汁排泄时可形成肝肠循环,延长药物作用时间。$t_{1/2}$ 为 1.5～5.0 h。原形药物及代谢物呈橘红色,可使尿、粪、唾液、泪液、汗液、痰等染成橘红色或棕红色,应预先告知患者。

【药理作用】　利福平抗菌谱广且作用强大。对结核分枝杆菌、麻风分枝杆菌、革兰氏阳性球菌,尤其是耐药金黄色葡萄球菌、革兰氏阴性球菌的抗菌作用较强。较高浓度对革兰氏阴性杆菌如大肠埃希菌、奇异变形杆菌、流感嗜血杆菌,某些病毒和沙眼衣原体也有抑制作用。对巨噬细胞、纤维空洞、干酪样病灶中的结核分枝杆菌也有杀灭作用,是全效杀菌药。

利福平的抗菌作用机制为特异性地抑制细菌 DNA 依赖性 RNA 多聚酶,阻碍 mRNA 合成。结核分枝杆菌对利福平易产生耐药性,不宜单用,需与其他抗结核药异烟肼、乙胺丁醇等合用,既可增强疗效,又可延缓耐药性产生。

【临床应用】　①各种类型的结核病:利福平是目前治疗结核病的主要药物之一,常与其他抗结核药合用以增强疗效,防止耐药性的产生。②麻风病:利福平是目前治疗麻风病的重要药物之一。③耐药金黄色葡萄球菌及其他敏感菌所致的感染。④严重的胆道感染。⑤眼部感染:利福平滴眼液可用于沙眼、急性结膜炎和角膜炎的治疗。

【不良反应】

1. 胃肠道反应　主要有恶心呕吐、腹痛、腹泻等,一般不严重。

2. 肝损伤　表现为黄疸、血清转氨酶升高、肝大等,肝功能正常者较少;慢性肝病、酒精中毒或与异烟肼合用时较易出现肝损伤。用药期间应定期检查肝功能,有严重肝病、胆道阻塞患者禁用。

3. 过敏反应　少数人可出现药疹、药热。对本药过敏者禁用。

4. 神经系统反应　可见头痛、眩晕、嗜睡、乏力、视物模糊、运动失调等。

5. 致畸作用　动物实验表明利福平有致畸作用,妊娠3个月内孕妇禁用。哺乳期患者用药期间应停止哺乳。

6. 流感综合征　使用大剂量利福平可引起发热、寒战、头痛、肌肉酸痛等类似流感症状,故应避免大剂量间隔用药。

乙胺丁醇

乙胺丁醇(ethambutol,EMB)是人工合成的一线抗结核药,抗菌活性低于异烟肼、利福平和链霉素,对其他微生物几乎无作用。单用可缓慢产生耐药性且与其他抗结核药无交叉耐药性。抗菌机制可能为与二价离子(如 Mg^{2+})结合,干扰细菌 RNA 合成。主要与异烟肼、利福平联用治疗各种类型的结核病,可增强疗效,延缓耐药性产生。由于毒性低,基本取代了对氨基水杨酸。口服吸收快,吸收率约为80%,经2~4 h血药浓度即可达峰值,并广泛分布于全身的组织和体液中,$t_{1/2}$ 为2~4 h,约75%的药物以原形经肾脏排出。

目前常用量不良反应发生率低于2%,治疗量较安全,较严重的毒性反应为球后视神经炎,表现为视力模糊、视力减退、管状视野、红绿色盲等,大多数出现在连续大剂量使用2~6个月后。一旦出现视力障碍或下降,应立即停药并给予维生素 B_6、烟酰胺等,一般可恢复;也可出现胃肠道反应(如恶心呕吐)、过敏反应和肝损伤,尤其是与异烟肼、利福平合用时更应注意。

吡嗪酰胺

吡嗪酰胺(pyrazinamide,PZA)为人工合成的烟酰胺类似物。口服吸收迅速,广泛分布于全身各组织和体液中,大部分在肝脏水解,少部分以原形由尿排出,$t_{1/2}$ 为9~10 h。吡嗪酰胺抗结核分枝杆菌作用弱于异烟肼、利福平和链霉素,与异烟肼和利福平合用有显著的协同作用。在酸性环境下对结核分枝杆菌有较强的抑制和杀灭作用。单独使用易产生耐药性,与其他抗结核药无交叉耐药性。现临床上常采用低剂量(每日 15~30 mg/kg)、短疗程的吡嗪酰胺进行三联或四联联合用药,治疗其他抗结核药疗效不佳的患者。吡嗪酰胺长期、大量使用可发生严重的肝损伤,表现为血清转氨酶升高、黄疸、肝细胞坏死等。用药期间应定期检查肝功能,肝功能异常者慎用或禁用。本品也可引起高尿酸血症、胃肠道反应、过敏反应等。有痛风病史者慎用。

链霉素

链霉素(streptomycin)为最早用于抗结核病的药物,疗效不及异烟肼和利福平。本药不易透过细胞膜,也不易渗入纤维化、干酪化及厚壁空洞病灶,故对细胞内和上述病灶内的结核分枝杆菌不易发挥抗菌作用;不易通过血脑屏障,故对结核性脑膜炎效果较差。链霉素单用易产生耐药性,且长期应用易产生严重的耳毒性,目前在抗结核药治疗中已逐渐被其他药物所取代。在临床上主要与其他抗结核药联合使用,治疗重症结核病,如浸润性肺结核、粟粒性结核等。

对氨基水杨酸

对氨基水杨酸(para-aminosalicylic acid,PAS)为二线抗结核药。其抗菌作用机制为竞争性抑制二氢叶酸合成酶,干扰结核分枝杆菌叶酸合成。仅对细胞外的结核分枝杆菌有抑制作用,抗结核分枝杆菌作用弱于异烟肼、利福平和链霉素。耐药性产生缓慢,与其他抗结核药无交义耐药性。口服易吸收,可分布于全身组织与体液中,2 h 左右血药浓度达到峰值,主要在肝脏代谢,大部分转化成乙酰化物,经肾脏排出,$t_{1/2}$约为 1 h。在临床上主要与异烟肼和链霉素联合使用,可增强疗效,延缓耐药性的产生。本药毒性低,但不良反应发生率可高达 10%～30%,常见胃肠道反应,也可引起皮疹、发热、关节痛、白细胞减少等,长期大剂量使用可出现肝、肾损伤。

乙硫异烟胺

乙硫异烟胺(ethionamide)为异烟酸的衍生物,仅对结核分枝杆菌有作用,抗菌效力较异烟肼弱,但穿透力较强,可分布于全身各组织和体液中。易到达结核病灶内,对其他抗结核药耐药的菌株仍有效。在临床上主要与其他抗结核药联合,用于一线药物治疗无效者。不良反应以胃肠道反应较多见,也可致周围神经炎及肝损伤,应定期检查肝功能。

卷曲霉素

卷曲霉素(capreomycin)是多肽类抗生素,可抑制结核分枝杆菌蛋白质的合成。抗结核分枝杆菌活性为异烟肼的 10% 和链霉素的 50%,单用易产生耐药性,且与新霉素和卡那霉素有交叉耐药性。在临床上主要与其他抗结核药合用,治疗耐药感染的复治患者。不良反应与链霉素相似,但较链霉素轻。

环丝氨酸

环丝氨酸(cycloserine)通过阻碍细菌细胞壁的合成,对多种革兰氏阳性、阴性菌有抗菌作用,抗结核作用弱于异烟肼和链霉素。其优点是不易产生耐药性和交叉耐药性。在临床上主要与其他抗结核药合用治疗耐药感染的复治患者。主要不良反应是神经系统毒性反应、胃肠道反应及发热。

氟喹诺酮类药

氟喹诺酮类(quinolone)药如氧氟沙星、环丙沙星、莫西沙星等,口服易吸收,生物利用度高,在体内分布广,尤其是在巨噬细胞内、呼吸道内浓度高,具有良好的抗结核分枝杆菌作用,杀菌作用强,不易产生耐药性,与其他抗结核药之间无交叉耐药性。在临床上主要与其他抗结核药合用,治疗多种耐药的结核分枝杆菌感染。

罗红霉素

罗红霉素(roxithromycin,RXM)为大环内酯类抗生素,是其中抗结核分枝杆菌作用最强的一个。其作用机制是能与细菌核糖体的 50S 亚基可逆性结合,抑制肽链的延长,阻碍细菌蛋白质的合成。在临床上主要与异烟肼或利福平合用,有协同作用。

利福定

利福定(rifandin)是我国首先应用于临床的人工合成利福霉素的衍生物,抗菌作用强大,抗菌谱广。其抗结核分枝杆菌能力比利福平强 3 倍,对麻风分枝杆菌的抑制作用也优于利福平。利福定与异烟肼、乙胺丁醇等抗结核药有协同作用,其抗菌作用机制、耐药机制与利福平相同,不良反应与利福平相似。利福定与利福平有交叉耐药现象,故不适用于后者使用无效患者。一般情况下利福定与异烟肼、乙胺丁醇等合用,可延缓耐药性的产生。但临床观察发现,它的稳定性差,容易改变晶形而失效,且复发率也较高,现已少用。

利福喷汀

利福喷汀（rifapentine）也是利福霉素的衍生物，抗菌活性比利福平强 7 倍。其抗菌作用机制和抗菌谱与利福平相同，与其他抗结核药（如异烟肼、乙胺丁醇、链霉素等）有协同抗菌作用。利福喷汀 $t_{1/2}$ 长，约为 26 h，每周用药 1~2 次即可。在临床上主要用于结核病、麻风的治疗。不良反应较利福平少且轻。

二、抗结核药的应用原则

结核病用药治疗时应遵循"早期用药、联合用药、适量用药、规律用药、全程督导"五项原则。首先应明确患者属于"初治"还是"复治"，并了解患者抗结核病的用药史，根据病情的严重程度、病灶部位、体外药敏试验等采用不同的标准治疗方案。

1. 早期用药　早期用药是指患者一旦确诊为结核病后，应立即给药治疗。早期结核病多为浸润性，病灶内血流量大，药物容易进入病灶，且病灶内结核分枝杆菌生长旺盛，对药物敏感。此外，患者初期机体抵抗力强，病灶局部血液循环无明显障碍，有利于药物渗入病灶内，能促进炎症吸收，从而获得满意疗效。而晚期结核病常见纤维化、干酪化及厚壁空洞形成，病灶及周围血管血流量减少，药物不易接近结核分枝杆菌，不利于治疗。

2. 联合用药　大部分未接触过抗结核药的结核分枝杆菌对利福平、异烟肼、吡嗪酰胺、乙胺丁醇、链霉素很敏感，单用一种药物时，结核分枝杆菌极易产生耐药性，加之长期大剂量使用易产生毒性反应，因此为提高疗效、降低药物的毒性、缩短疗程、防止或延缓耐药性的产生，在结核病治疗中必须强调采用二联、三联甚至四联用药。临床上常将 2 种或 2 种以上的抗结核药联合用于治疗结核病，一般以异烟肼为基础，加其他 1~2 个抗结核药。对重症结核病（如结核性脑膜炎、结核空洞、肾结核等），开始就应采用 4 个或更多抗结核药合用。

3. 适量用药　适量用药是指用药剂量要适当，药量不足，组织内药物难以达到有效浓度，且亦诱发细菌产生耐药性而使治疗失败；药物剂量过大则易产生严重不良反应而使治疗难以继续。

4. 规律用药　结核病是一种容易复发的疾病，过早停药会使已被控制的细菌再度繁殖或迁延，导致治疗失败。所以，结核病的治疗必须做到有规律长期用药，不能随意改变药物剂量或改变药物品种，否则难以成功。为充分发挥药物疗效，避免病变的迁移和复发，必须按病情需要确定用药的剂量、用法与疗程，有规律地用药。目前，结核病的治疗分为短程疗法和长程疗法 2 种。短程疗法一般为 6~9 个月，是一种强化疗法。长程疗法一般为 12~18 个月，可根据病情联合用药或单用一种抗结核药做彻底治疗，以巩固疗效，彻底治愈结核病。临床多采用短程强化疗法，具体方法是利福平与异烟肼联合，用于结核病的初治；对病情严重、病灶广泛的，常采用前 2 个月强化治疗，用异烟肼、利福平和吡嗪酰胺，后 4 个月巩固治疗，每日给异烟肼和利福平。如药敏试验发现对异烟肼有耐药者或属严重病例，则强化期再加用链霉素，巩固期则加用乙胺丁醇。对恶性病变或患者体质差，如营养不良、免疫功能低下，或复发同时有并发症者，仍需坚持 1 年甚至 1 年以上的长程疗法。

5. 全程督导　世界卫生组织提出的全程督导治疗是当今控制结核病的首要策略，可保证患者规律用药，提高治愈率。即患者的病情、用药、复查等都应在医务人员的监督之下，在全程化疗期间（一般为 6 个月）均有医务人员指导，确保得到规范治疗。

第二节　抗麻风药

麻风是由分枝杆菌属的麻风分枝杆菌引起的慢性传染性疾病,其病变主要是损害皮肤、黏膜及周围神经,中晚期还可累及五官、外生殖器和内脏器官,严重者可造成肢体残疾或畸形,使患者失去劳动力。目前治疗麻风的药物主要有氨苯砜、利福平、氯法齐明等。

氨苯砜

氨苯砜(dapsone,DDS)为砜类化合物,是治疗麻风的首选药。

【体内过程】　氨苯砜口服吸收快且完全,吸收率为93%,口服后4～8 h血药浓度达到峰值,常规剂量时血药浓度一般为10～15 μg/mL。在体内分布广,以肝脏、肾脏、肌肉、皮肤等组织中药物浓度较高,病变皮肤部位的药物浓度比正常皮肤高数倍。氨苯砜主要在肝脏乙酰化代谢,可形成肝肠循环,故在血液中存留时间长,70%～80%的药物以代谢物形式从尿排出,$t_{1/2}$为20～30 h。

【药理作用】　氨苯砜对麻风分枝杆菌有较强的抑菌作用,大剂量有杀菌作用,对其他微生物几乎无作用。其作用机制为竞争性抑制敏感菌的二氢叶酸合成酶,干扰叶酸的合成,进而阻止麻风分枝杆菌的复制,起到抑菌作用。

【临床应用】　氨苯砜为治疗麻风的首选药。治疗时从小剂量开始直至最适剂量,一般用药3～6个月症状有所改善,鼻、口、咽喉和皮肤病变逐渐恢复,麻风分枝杆菌逐渐消失,细菌完全消失需要用药1～3年甚至3年以上,神经病变的恢复和瘤型麻风患者的麻风分枝杆菌的消失需要持续治疗更长时间,甚至需服药5年以上。鉴于治疗麻风的长期性,且单用氨苯砜易产生耐药性,故氨苯砜常与利福平或氯法齐明合用。

【不良反应】　常见溶血性贫血和发绀,葡萄糖-6-磷酸脱氢酶(G-6-PD)缺乏者较易发生;其次为高铁血红蛋白血症。口服氨苯砜可出现胃肠道反应、头痛、周围神经病变、发热、皮疹、血尿等。因氨苯砜对肝脏有一定的毒性,故应定期检查血常规及肝功能。治疗早期或剂量增加速度过快可出现麻风症状加重反应,即"氨苯砜综合征",表现为发热、周身不适、剥脱性皮炎、黄疸伴肝坏死、淋巴结肿大、贫血等,一旦发生,应立即停药,可用沙利度胺或GCs药物治疗。

【禁忌证】　严重贫血,G-6-PD缺乏,肝、肾功能不全,过敏,精神病患者禁用。

利福平

利福平对麻风分枝杆菌及砜类耐药的菌株均有快速的杀灭作用,单用易产生耐药性,故常与氨苯砜联合用于麻风的治疗,以延缓耐药性的产生,达到治疗效果。

氯法齐明

氯法齐明(clofazimine),又称氯苯吩嗪,可抑制麻风分枝杆菌,与其他抗分枝杆菌药合用对结核分枝杆菌、溃疡分枝杆菌所致的感染亦有效。此外,氯法齐明具有抗炎作用,对治疗和预防Ⅱ型麻风反应结节性、多形性红斑均等均有效。抗菌作用机制尚不清楚,可能与其干扰麻风分枝杆菌核酸代谢,抑制菌体蛋白质合成有关。在临床上常与氨苯砜或利福平合用,治疗各型麻风。主要不良反应为皮肤及角膜色素沉着,沉着部位呈红色。用药者的尿、痰和汗液可呈红色。本药排泄极慢,$t_{1/2}$约为70 d。

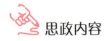 思政内容

大医大爱,守护生命

钟南山院士长期致力于重大呼吸道传染病及慢性呼吸系统疾病的研究、预防与治疗。在严重急性呼吸综合征(SARS)和新冠疫情面前,钟南山院士本着"治病救人"的朴实职业理想,两次临危受命,挂帅出征,发挥自己在病理学、流行病学领域的专长,冲锋在抗疫的第一线。他凭借精湛医术和坚强斗志,尊重科学、尊重规律,勇挑重担,在疫情防控、重症救治、科研攻关方面做出了杰出贡献。钟南山以其专业精神、求是担当和仁心大爱,诠释了"健康所系,性命相托"的初心和使命,用仁心仁术守护着人民的生命健康。

(于　爽)

第四十三章　抗寄生虫药

📖 **学习目标**

1. 知识目标　掌握氯喹、奎宁、青蒿素、伯氨喹、乙胺嘧啶的抗疟作用、不良反应和适应证。

2. 思政目标　①回顾屠呦呦不顾科研条件艰苦，屡次失败，最终开创性地从中草药中分离出青蒿素的事例，引导学生体会老一辈科研工作者艰苦奋斗、永不放弃、攻坚克难、求真创新的科学精神，培养学生勇攀医学高峰的科研精神。②讲述屠呦呦因提取青蒿素治疗疟疾并获得诺贝尔生理学或医学奖的事例，引导学生认识中医药防治传染病的价值，增强文化自信，自觉传承和弘扬凝聚数千年中国智慧的中医药文化，提高民族自豪感。

人体内致病性寄生虫包括原虫及蠕虫两大类：原虫类致病的主要有疟原虫、阿米巴原虫、阴道毛滴虫；蠕虫类致病的主要有血吸虫、丝虫、蛔虫、钩虫、蛲虫、鞭虫及绦虫，后5种主要寄生在人体肠道，又称肠道蠕虫。因此，抗寄生虫药主要包括抗疟药、抗阿米巴药、抗阴道毛滴虫药、抗血吸虫药、抗丝虫药、抗肠蠕虫药。

第一节　抗疟药

疟疾是流行于热带、亚热带地区，由雌性按蚊传播进入人体的疟原虫所引起的传染性疾病，临床表现以间歇性寒战、高热、出汗、脾大、贫血等为主要特征。寄生于人体内致病的疟原虫主要有恶性疟原虫、间日疟原虫、三日疟原虫和卵形疟原虫，分别引起恶性疟、间日疟、三日疟和卵形疟。在我国主要是间日疟和恶性疟，其他2种较少见。恶性疟病情较严重，甚至危及生命。抗疟药通过作用于疟原虫生活史的不同环节，发挥治疗或预防疟疾的作用。目前尚无一种药能对疟原虫生活史的各个环节都有杀灭作用。因此，只有了解疟原虫的生活史及各种抗疟药的作用环节，才能根据不同目的正确选用药物。

一、疟原虫的生活史和抗疟药的作用环节

疟原虫的生活史可分为人体内的无性生殖阶段和雌性按蚊体内的有性生殖阶段。

（一）疟原虫在人体内无性生殖阶段

1. 红细胞外期　受疟原虫感染的雌性按蚊叮咬人时，在其体内发育形成的子孢子随唾液进入人体，随即侵入肝细胞发育、繁殖，形成大量裂殖体。间日疟原虫子孢子有2种类型，即速发型与迟发型。速发型潜伏期短（12～20 d），侵入肝细胞即开始增殖；迟发型潜伏期长（≥6个月），在肝细胞

内经过一段休眠期后才开始繁殖,是间日疟复发的根源。恶性疟和三日疟原虫不存在迟发型子孢子,故不引起复发。作用于此期的药物有乙胺嘧啶、伯氨喹等,它们可作为病因性预防及根治药物。

2. 红细胞内期 红细胞外期形成的裂殖体分裂成数以万计的裂殖子,致肝细胞破坏而释出,部分被吞噬细胞吞噬消灭,部分侵入红细胞内发育成裂殖体、裂殖子,破坏红细胞并释放出大量裂殖子及其代谢物,以及红细胞破坏产生的大量变性蛋白,刺激机体引起寒战、高热等症状,即疟疾发作。小部分裂殖子再侵入其他红细胞重新进行裂体增殖,可引起临床症状反复发作。恶性疟的发病周期为36~48 h,间日疟为48 h,三日疟为72 h。作用于此期的药物有氯喹、奎宁、青蒿素等,它们可控制症状和预防性抑制症状发作。

(二)疟原虫在雌性按蚊体内有性生殖阶段

红细胞内的疟原虫不断裂体增殖,经增殖3~5代后,部分裂殖子发育成雌、雄配子体。在按蚊刺吸患者的血液时,雌、雄配子体随血液进入蚊体内发育成子孢子,移行至唾液腺内,成为疟疾传播的根源。一只蚊子的唾液腺内含有的子孢子数可多达20万个,此时按蚊具有传染性。若不被吸入蚊体,则在人体内经30~60 d即衰老变性而被消灭。伯氨喹能杀灭各种疟原虫的配子体,乙胺嘧啶能抑制雌、雄配子体在蚊体内发育,两者均有控制疟疾传播和流行的作用。

二、常用抗疟药

(一)主要用于控制症状的抗疟药

主要用于控制症状的抗疟药通过杀灭红细胞内期的裂殖体,中断疟原虫的无性生殖周期,发挥控制疟疾症状发作和症状抑制性预防作用。

氯 喹

氯喹(chloroquine)是人工合成的4-氨基喹啉类化合物。其分子结构见图43-1。

【体内过程】 氯喹口服吸收快且完全,口服后1~2 h血药浓度达到峰值,广泛分布于全身组织,在肝脏、脾、肾脏、肺等组织中的浓度常达血浆浓度的200~700倍,红细胞内的浓度为血浆浓度的10~20倍,而被疟原虫入侵的红细胞内的药物浓度又比正常红细胞内浓度高约25倍。在肝脏代谢,主要代谢物去乙基氯喹仍有抗疟作用,30%的代谢物及70%的

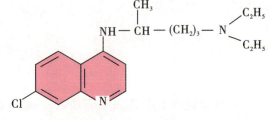

图43-1 氯喹分子结构

原形药从尿中排出,酸化尿液可加速其排泄。因药物在组织内贮存,代谢和排泄都很缓慢,故作用持久,$t_{1/2}$长达3~5 d。

【药理作用及临床应用】

1. 抗疟作用 氯喹能杀灭间日疟、三日疟及敏感的恶性疟原虫的红细胞内期的裂殖体,能迅速控制疟疾症状的发作,对恶性疟有根治作用,是控制疟疾症状的首选药。其特点是起效快、疗效高、作用持久。多数病例在用药后24~48 h内症状消除,48~72 h内血中疟原虫消失。由于药物在体内代谢和排泄缓慢,作用持久,故能延迟良性疟症状的复发,在进入疫区前1周和离开疫区后4周期间,每周服药1次即可。但对子孢子、休眠子和配子体无效,不能用于病因预防及控制远期复发和传播。

氯喹抗疟作用机制复杂,与氯喹在疟原虫溶酶体内的高度浓集有关。①疟原虫生长发育所需的氨基酸主要来自宿主红细胞的血红蛋白。氯喹为弱碱性药物,可升高疟原虫体内细胞液的pH值,影响蛋白酶的活性,从而降低疟原虫分解和利用血红蛋白的能力,阻断疟原虫生存必需氨基酸

的供应。②疟原虫在消化血红蛋白时可释放具有膜溶解作用的有毒物质血红素。正常时,疟原虫血红素聚合酶催化血红素转变为无害的疟色素。氯喹能抑制该酶活性,可致血红素堆积,使疟原虫细胞膜溶解破裂而死亡。③氯喹可插入疟原虫 DNA 双螺旋结构中,形成 DNA-氯喹复合物,影响DNA 复制和 RNA 转录,从而抑制疟原虫的分裂繁殖。

2.抗肠外阿米巴病作用　氯喹可杀灭阿米巴滋养体。由于它在肝脏的浓度高,可用于阿米巴肝脓肿的治疗。详见本章第二节。

3.免疫抑制作用　大剂量氯喹能抑制免疫反应,在临床上用于类风湿关节炎、系统性红斑狼疮等自身免疫病的治疗。

【不良反应】　氯喹用于治疗疟疾时,不良反应较少且轻微,仅有轻度头晕、头痛、胃肠不适、耳鸣、烦躁、皮肤瘙痒、皮疹等,患者一般能良好耐受,停药后上述症状迅速消失。长期大剂量用药可引起视网膜病及阿-斯综合征,故应定期进行眼科检查,以免发生严重的不良反应。

【禁忌证】　氯喹有耳毒性及致畸作用,故孕妇禁用。

奎　宁

奎宁(quinine)是从金鸡纳树皮中提得的一种生物碱,是最早用于控制症状的抗疟药。曾是治疗疟疾的主要药物,现已不作为首选药。但是由于耐药性问题日趋严重,奎宁又重新受到重视。

【体内过程】　奎宁口服吸收迅速且完全,口服后 1~3 h 血药浓度达到峰值,血浆蛋白结合率约为70%,在体内分布广,主要分布于肝脏、肾脏,脑脊液中浓度较低,红细胞内浓度较高。80%的药物在肝脏被氧化分解而失效,代谢物和少量原形药经肾脏排出,24 h 内几乎全部排泄,故连续给药无蓄积。

【药理作用及临床应用】　奎宁的抗疟作用机制与氯喹相似。奎宁对各种疟原虫的红细胞内期裂殖体均有杀灭作用,能迅速控制临床症状;对间日疟和三日疟原虫的配子体有效,对红细胞外期疟原虫及恶性疟原虫的配子体无效。因其疗效较氯喹差且毒性大,对一般疟疾控制症状,奎宁已不作为首选药。在临床上主要用于治疗耐氯喹或耐多药的恶性疟。因其起效快,对脑型或其他重症疟疾不能口服给药时,可采用缓慢静脉滴注治疗,有利于昏迷患者的抢救。

【不良反应】

1.金鸡纳反应　表现为恶心呕吐、耳鸣、头痛、听力减退、视力减弱等,多因用药过量所致,一般停药后上述症状可恢复。剂量过大可损害视神经,引起复视或弱视,甚至引发暂时性耳聋。

2.心血管系统反应　剂量过大或静脉给药过快可致严重心脏抑制、血压下降、呼吸浅慢和心律失常,并伴有高热、谵妄、昏迷等,因此使用奎宁时静脉滴注速度要慢,同时严密观察血压,防止静脉给药过快引起血压剧降、休克甚至死亡。

3.过敏反应　可引起皮疹、哮喘、血管神经性水肿等过敏反应。

4.其他反应　很少发生急性溶血性贫血伴肾衰竭(黑尿热)。

【禁忌证】　因奎宁有兴奋子宫平滑肌的作用,故孕妇禁用,月经期女性慎用。

青蒿素

青蒿素(artemisinin)是我国科学家从菊科植物黄花蒿(*Artemisia annua* L.)和大头黄花蒿中提取的一种新型抗疟药,属倍半萜内酯过氧化物。将青蒿素进行结构改造,可得到蒿甲醚(artemether)和青蒿琥酯(artesunate),均可用于抗疟治疗。其活性代谢物双氢青蒿素(dihydroartemisinin)也已作为抗疟药使用,且疗效好,复发率低。

【体内过程】　青蒿素口服吸收迅速,口服后 0.5~1.0 h 血药浓度达到峰值。在体内分布广,胆汁中浓度较高,其次是肝脏、肾脏、脾等。易通过血脑屏障进入脑组织。由于代谢和排泄均较快,维持有效血药浓度时间短,难以彻底杀灭疟原虫,故停药后复发率较高。

【药理作用及临床应用】 青蒿素为新型抗疟药,能快速杀灭各种疟原虫红细胞内期裂殖体,48 h 内疟原虫从血中消失,对红细胞外期无效。作用机制尚未完全阐明,可能是青蒿素被疟原虫体内的血红素或 Fe^{2+} 铁催化,产生自由基,破坏疟虫表膜和线粒体结构,导致虫体死亡。因为青蒿素与氯喹只有低度交叉耐药,可用于治疗耐氯喹或对多种药物耐药的恶性疟。青蒿素可通过血脑屏障,对脑型恶性疟的救治有良效。青蒿素的最大缺点是复发率高达 30%,与伯氨喹合用时可使复发率降至 10% 左右,因而,青蒿素必须与伯氨喹合用根治间日疟。

【不良反应】 青蒿素不良反应少,偶见恶心呕吐、腹痛、腹泻、血清转氨酶轻度升高等。大剂量应用可见骨髓抑制和肝损伤,并有胚胎毒性,故孕妇慎用。

(二)主要用于控制复发与传播的抗疟药

伯氨喹

伯氨喹(primaquine),又称伯喹,是人工合成的 8-氨基喹啉类衍生物。其分子结构见图 43-2。

【体内过程】 伯氨喹口服吸收快且完全,口服后 1~2 h 血药浓度达到峰值。主要分布于肝脏,其次是肺、脑、心脏等组织。体内代谢迅速,主要经肾脏排泄,$t_{1/2}$ 为 3~6 h。因血中有效浓度维持时间不长,必须每日连续用药。

【药理作用及临床应用】 伯氨喹为疟原虫红外期裂殖体杀灭药,对间日疟红细胞外期迟发型子孢子有较强的杀灭作用,对各种疟原虫的配子体也有杀灭作用,是控制复发和阻止疟

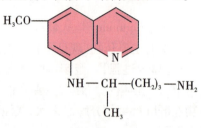

图 43-2 伯氨喹分子结构

疾传播的首选药。通常与红细胞内期抗疟药氯喹等合用,根治间日疟,减少耐药性的发生。伯氨喹抗疟原虫的作用机制尚不明确,可能与线粒体损伤、促进氧自由基生成、影响疟原虫的能量代谢和呼吸有关。

【不良反应】 毒性较大是本药的一大特点,目前尚无适当药物可以取代。治疗量不良反应较少,可引起头晕、恶心呕吐、发绀、腹痛等,停药后症状可消失。少数特异质者在小剂量时也可发生急性溶血性贫血和高铁血红蛋白血症,与患者体内红细胞缺乏葡萄糖-6-磷酸脱氢酶有关,患者在使用伯氨喹期间应密切观察尿液颜色,一旦颜色改变,应立即停药,防止发生溶血或高铁血红蛋白血症。服药期间应避免驾驶或高空作业。

(三)主要用于病因性预防的抗疟药

乙胺嘧啶

乙胺嘧啶(pyrimethamine),又称息疟定,是病因性预防疟疾的首选药。

【体内过程】 乙胺嘧啶口服吸收慢而完全,口服后 4~6 h 血药浓度达到峰值,主要分布于肾脏、肺、肝脏、脾等。代谢物经肾脏缓慢排出,少量随乳汁排出。$t_{1/2}$ 为 4~6 d,服药 1 次有效血药浓度可维持约 2 周。

【药理作用及临床应用】 乙胺嘧啶为二氢叶酸还原酶抑制药,对疟原虫酶的亲和力远大于对人体酶的亲和力,可阻止二氢叶酸转变为四氢叶酸,阻碍核酸的合成。乙胺嘧啶对恶性疟和间日疟某些虫株的红细胞外期原发型子孢子有杀灭作用。对疟原虫红细胞内期裂殖体的核分裂亦有抑制作用,但不能阻止成熟阶段原虫分裂,故临床起效缓慢,需在用药后第二个增殖期才见效。乙胺嘧啶虽不能直接杀灭配子体,但含药血液随配子体被按蚊吸入后,能阻止疟原虫在蚊体内的孢子增殖,起控制传播的作用。在临床上主要用于疟疾的病因性预防,与磺胺多辛合用,可治疗耐氯喹的

恶性疟。

【不良反应】 治疗量乙胺嘧啶不良反应少且轻微,偶可致皮疹。长期大剂量服用可干扰人体叶酸代谢,引起巨幼细胞贫血、粒细胞减少,及时停药或用甲酰四氢叶酸钙治疗可恢复。过量可引起急性中毒,表现为恶心呕吐、发热、发绀、惊厥,甚至死亡。本品有致畸和胚胎毒性作用,故孕妇禁用。

第二节 抗阿米巴药

阿米巴病是由溶组织内阿米巴原虫感染所致。溶组织内阿米巴原虫有包囊和滋养体 2 个发育时期。包囊为传播因子,在饮食污染进入人体小肠后,在肠腔内脱囊并迅速分裂为小滋养体寄生于肠道,部分小滋养体转移至结肠形成新的包囊,随粪便排出体外,成为阿米巴病的传染源。滋养体为致病因子,侵入肠壁,破坏肠黏膜和黏膜下组织,可引起急、慢性阿米巴痢疾,可致腹痛、腹泻、便血等。同时大滋养体可随血液侵入肠外组织(如肝脏、脑、肺等),大量繁殖产生阿米巴炎症或脓肿,称为肠外阿米巴病,如阿米巴肝、肺脓肿和脑脓肿。

抗阿米巴药主要作用于滋养体,对包囊效差。按作用部位、疗效的不同,可将其分为抗肠内、肠外阿米巴药,抗肠内阿米巴药,以及抗肠外阿米巴药。

一、抗肠内、肠外阿米巴药

甲硝唑

甲硝唑(metronidazole)为人工合成的 5-硝基咪唑类化合物。同类药物还有替硝唑、尼莫唑、奥硝唑和塞克硝唑,它们的药理作用与甲硝唑相似,但疗效更优,不良反应相对较少。甲硝唑分子结构见图 43-3。

【体内过程】 甲硝唑口服吸收迅速且完全,口服后 1~3 h 血药浓度达到峰值,生物利用度约为 95% ,血浆蛋白结合率约为 20%。在体内分布广,可渗入全身组织和体液,包括阴道分泌物、精液、唾液和乳汁,也可通过血脑屏障和胎盘屏障。主要在肝脏代谢,代谢物及原形药主要经肾脏排泄。亦可经乳汁排泄。$t_{1/2}$ 为 8~12 h。

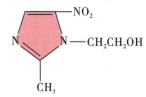

图 43-3 甲硝唑分子结构

【药理作用及临床应用】

1. 抗阿米巴作用 甲硝唑对肠内、肠外阿米巴滋养体均有强大杀灭作用,是治疗急性阿米巴痢疾和肠外阿米巴病的首选药。因在肠腔内药物浓度低,对肠腔内阿米巴滋养体效果差。治疗肠内阿米巴病单用甲硝唑时,复发率高,需与抗肠内阿米巴药合用以便根治。

2. 抗厌氧菌作用 甲硝唑对革兰氏阳性或革兰氏阴性厌氧杆菌、球菌都有较好的抗菌作用,主要用于治疗厌氧菌感染引起的腹腔、盆腔、口腔、骨和骨关节感染及由此引起的败血症等。也可与其他抗菌药物合用,防治妇科手术、胃肠外科手术时厌氧菌感染。

3. 抗滴虫作用 甲硝唑对阴道毛滴虫有直接杀灭作用。口服可分布于阴道分泌物、精液和尿液,对男性、女性滴虫感染均有良好的疗效,女性患者联合阴道局部用药及夫妻同治,疗效更佳。

4. 抗贾第鞭毛虫作用 甲硝唑是目前治疗贾第鞭毛虫病最有效的药物,治愈率可达 90%。

【不良反应】

1. 胃肠道反应 表现为恶心呕吐、腹痛、腹泻、舌炎、口内有金属味等,停药后可消失。

2. 神经系统反应 表现为头痛、头晕、肢体麻木、感觉异常、共济失调、惊厥等。一旦出现,应立即停药。急性中枢神经系统疾病患者禁用。

3.过敏反应　少数人可出现荨麻疹、潮红、白细胞轻度减少等，停药后可自行恢复。

【禁忌证】　急性中枢神经系统疾病患者禁用。孕妇及哺乳期女性禁用。长期大量应用有致癌作用。因可抑制乙醛脱氢酶，使乙醇作用增强，服药期间饮酒可出现恶心呕吐、腹痛、腹泻、头痛等症状，一旦出现，应立即停药。

二、抗肠内阿米巴药

二氯尼特

二氯尼特（diloxanide）为二氯乙酰胺类衍生物，是目前最有效的肃清肠腔内包囊的药物。口服吸收迅速，口服后1 h血药浓度达到峰值，在体内分布广。对于无症状或仅有轻微症状的排包囊者有良好的疗效，对慢性阿米巴痢疾也有效，对急性阿米巴痢疾疗效差，须用甲硝唑控制症状后再用本品，可肃清肠腔内包囊，防止复发。对肠外阿米巴病无效。不良反应轻，偶有恶心呕吐、腹泻、瘙痒、皮疹等。大剂量时可导致流产，故孕妇禁用，但未见致畸作用。

三、抗肠外阿米巴药

依米丁和去氢依米丁

依米丁（emetine）是从吐根碱中提取出的一种生物碱，又称吐根碱。去氢依米丁（dehydroemetine）为其衍生物，抗阿米巴作用更强，毒性略低。2种药物对溶组织内阿米巴滋养体有直接杀灭作用，用于治疗急性阿米巴痢疾和阿米巴肝脓肿，能迅速控制临床症状。对肠内阿米巴滋养体无效，不适用于症状轻微的慢性阿米巴痢疾及无症状的阿米巴包囊携带者。因毒性大，对心肌有较强的抑制作用，一般只在阿米巴病病情严重且甲硝唑治疗无效时使用。由于其刺激性很强，只能深部肌内注射。

本类药毒性大，主要表现为严重心脏毒性，出现低血压、心律失常，甚至心力衰竭，还可出现神经肌肉阻断作用、局部刺激性等。使用期间必须严格控制剂量，并随时观察患者心血管系统症状，注射前后2 h要求患者卧床休息，并检查脉搏和血压有无变化。若用药期间发现脉搏超过110次/min、心电图出现明显变化、有明显的血压下降或全身无力，应立即停药。孕妇、儿童和有心、肝、肾疾病者禁用。

氯　喹

氯喹为抗疟药（见本章第一节），也有杀灭肠外阿米巴滋养体的作用。口服吸收迅速且完全，肝脏中药物浓度比血浆中药物浓度高数百倍，而肠壁的分布量较少，对肠内阿米巴病无效。在临床上仅用于甲硝唑治疗无效或禁忌的阿米巴肝炎或肝脓肿，应与抗肠内阿米巴药合用，以防复发。

第三节　抗滴虫药

滴虫病主要是指阴道毛滴虫引起的滴虫性阴道炎，多数通过性接触传播。阴道毛滴虫也可寄生于男性泌尿生殖道。抗滴虫药主要用于治疗阴道毛滴虫感染引起的阴道炎、尿道炎和前列腺炎。为保证疗效，应夫妻同时治疗。抗滴虫药常有甲硝唑、乙酰胂胺等。

甲硝唑

甲硝唑是目前治疗阴道滴虫病的首选药,口服和局部应用疗效均佳,主要用于泌尿生殖道毛滴虫感染的治疗。

乙酰胂胺

乙酰胂胺(acetarsol)为五价胂剂,其复方制剂称作滴维净。在甲硝唑耐药株感染时,可改用乙酰胂胺局部治疗。此药有轻度局部刺激作用,使阴道分泌物增多。阴道毛滴虫可通过性接触或公共浴厕间接传播,为保证疗效,应夫妇同时治疗。

第四节 抗血吸虫药和抗丝虫药

一、抗血吸虫药

血吸虫病是由血吸虫寄生于人体而引起,是一种严重危害人类健康的疾病,目前主要分布在非洲、南美洲和亚洲。人体内寄生的血吸虫有日本血吸虫、曼氏血吸虫、埃及血吸虫等,在我国流行的血吸虫病是由日本血吸虫引起,主要分布在长江流域及其以南的12个省、市、自治区。中华人民共和国成立后血吸虫病在国内已得到有效控制,但目前在南方部分农村尚有流行。

酒石酸锑钾是最早用于治疗血吸虫病的特效药,但因其必须静脉注射,对心脏、肝脏毒性大,现已少用。目前在临床上主要使用广谱抗血吸虫药吡喹酮,该药具有疗效高、疗程短、毒性低、可口服的等优点,现已完全取代了酒石酸锑钾在临床上的应用。

吡喹酮

吡喹酮(praziquantel)为人工合成的吡嗪异喹啉衍生物。

【体内过程】 吡喹酮口服吸收迅速且完全,口服后 1~2 h 血药浓度达到峰值,首过消除明显,生物利用度低。门静脉中药物浓度为血药浓度的 10 倍左右。分布于多种组织,以肝脏、肾脏、脂肪等组织中浓度高,可通过血脑屏障。主要在肝脏代谢,经肾脏和胆汁排泄,$t_{1/2}$ 为 2~3 h,24 h 内排出用药量的 90%。

【药理作用及临床应用】 吡喹酮是目前治疗日本血吸虫病的唯一药物,也是治疗各种绦虫病的首选药。对多种血吸虫(如日本血吸虫、埃及血吸虫、曼氏血吸虫)均有杀灭作用,对成虫作用强,对幼虫作用弱。对其他吸虫(如姜片虫、华支睾吸虫、肺吸虫、肝吸虫)也有杀灭作用。对各种绦虫感染及其幼虫引起的囊虫病、包虫病也有良好疗效。

吡喹酮的作用机制主要是提高虫体肌肉活动,引起虫体痉挛性麻痹,从而失去吸附能力,导致虫体脱离宿主组织而遭破坏死亡。

【不良反应】 吡喹酮的不良反应少且短暂。口服后可出现腹部不适、腹痛、腹泻、恶心、头晕、头痛、嗜睡等,服药期间应避免驾车和高空作业。偶有发热、瘙痒、荨麻疹、关节痛、肌痛等,与虫体被杀死后释放异体蛋白有关。少数出现心电图改变。

【禁忌证】 严重心脏病、肾病、肝病患者及有精神病病史者慎用。孕妇禁用。

二、抗丝虫药

丝虫病由丝状线虫寄生于人体淋巴系统致病。寄生于人体的丝虫有 8 种,我国流行的丝虫病由班氏丝虫和马来丝虫引起,它们主要寄生于淋巴系统。丝虫病早期主要表现为淋巴管炎和淋巴结炎,晚期出现淋巴管阻塞症状。蚊子为传播媒介。自 20 世纪 40 年代发现以来,乙胺嗪一直是治疗丝虫病的首选药。

乙胺嗪

乙胺嗪(diethylcarbamazine)为哌嗪衍生物,其枸橼酸盐称为海群生。

【体内过程】 乙胺嗪口服吸收迅速,口服后 1~2 h 血药浓度达到峰值。广泛分布于人体各组织和体液,大部分在体内氧化失活,代谢物及原形药主要经肾脏排泄,酸化尿液能促进其排泄,碱化尿液则减慢其排泄。$t_{1/2}$ 约为 8 h,。

【药理作用及临床应用】 乙胺嗪能杀灭体内的班氏丝虫和马来丝虫,但需依赖宿主防御机制参与。乙胺嗪分子中的哌嗪部分可使微丝蚴的肌细胞膜超极化,导致虫体麻痹而脱离寄生部位;也可破坏微丝蚴表膜的完整性,致抗原暴露,使其易遭宿主防御系统的破坏。在临床上主要用于治疗丝虫病,对马来丝虫的疗效优于班氏丝虫,对微丝蚴的作用胜于成虫。

【不良反应】 乙胺嗪的不良反应轻微,常见厌食、恶心呕吐、头痛、无力等,通常在几天内消退。丝虫成虫和蚴虫死亡释出大量异体蛋白引起的过敏反应较明显,表现为肌肉关节酸痛、皮疹、畏寒、发热、哮喘、淋巴结肿大、血管神经性水肿、心率加快、胃肠功能紊乱等,可用地塞米松缓解症状。

第五节　抗肠蠕虫药

肠道蠕虫包括肠道线虫(如蛔虫、钩虫、蛲虫、鞭虫等)、肠道绦虫(如牛肉绦虫、猪肉绦虫)、肠道吸虫(如姜片吸虫、异形吸虫等)。在我国肠蠕虫病以肠道线虫感染最普遍。抗肠蠕虫药是驱除或杀灭肠道蠕虫的药物。近几年来,高效、低毒、广谱抗肠蠕虫药不断问世,使多数肠蠕虫病得到了有效治疗和控制。

甲苯达唑

甲苯达唑(mebendazole)为苯并咪唑类衍生物,具有广谱、高效、低毒等特点。其分子结构见图 43-4。

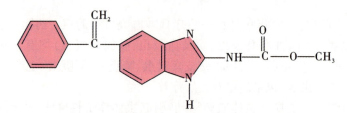

图 43-4　甲苯达唑分子结构

【体内过程】 甲苯达唑口服吸收少,首过消除明显,生物利用度为 22%,血浆蛋白结合率约为 95%。大部分在肝脏代谢为极性强的羟基及氨基代谢物,通过胆汁由粪便排出,未吸收部分以原形随粪便排出。

【药理作用及临床应用】 甲苯达唑不仅能杀灭各种线虫和绦虫的成虫,而且对蛔虫、蛲虫、鞭虫、钩虫的虫卵和幼虫也有杀灭和抑制作用,其疗效常在 90% 以上,尤其适用于上述蠕虫的混合感染。其作用机制是影响虫体多种生化代谢途径,与虫体微管蛋白结合并抑制微管聚集,从而抑制分泌颗粒转运和其他亚细胞器运动,抑制虫体对葡萄糖的摄取,使虫体糖原消耗完毕,ATP生成减少,虫体生长发育受到抑制,导致虫体死亡。在临床上主要用于治疗蛔虫、蛲虫、鞭虫、钩虫、绦虫、鞭毛虫及粪类圆线虫的单独治疗或联合治疗。

【不良反应】 甲苯达唑无明显不良反应。少数患者用药后可出现短暂的腹痛和腹泻。大剂量时偶见血清转氨酶升高、变态反应、脱发、粒细胞减少等。孕妇和2岁以下儿童及肝、肾功能不全者禁用。

阿苯达唑

阿苯达唑(albendazole),又称肠虫清,为甲苯达唑的同类物,也属苯并咪唑衍生物,是高效、低毒的广谱驱肠虫药,疗效优于甲苯达唑。

【体内过程】 阿苯达唑口服吸收迅速且完全,口服后$2.5 \sim 3.0$ h血药浓度达到峰值。在体内分布广,在肝脏、肾脏、肌肉、肺等组织中均能达到较高浓度,容易通过血脑屏障。主要在肝脏代谢,87%的代谢物及部分原形药在24 h内从尿中排出,13%从粪便中排出,在体内无蓄积。$t_{1/2}$约为9 h。

【药理作用及临床应用】 阿苯达唑的作用机制与甲苯达唑相似,可抑制寄生虫对葡萄糖的吸收,导致虫体糖原耗竭,或抑制延胡索酸还原酶系统,阻碍ATP的产生,使寄生虫无法存活和繁殖。尚有完全杀死钩虫卵和鞭虫卵及部分杀死蛔虫卵的作用。在临床上主要用于治疗蛔虫、蛲虫、绦虫、鞭虫、钩虫、粪类圆线虫等的单独感染及混合感染,也可治疗各种类型的包虫病、囊虫病。

【不良反应】 阿苯达唑的不良反应较少,偶有腹痛、腹泻、恶心、头痛、头晕、口干、乏力、皮疹等。少数患者可出现血清转氨酶升高,停药后血清转氨酶可恢复正常。也可引起脑炎综合征。

【禁忌证】 对本品过敏者,孕妇,2岁以下儿童,癫痫患者,肝、肾功能不全者禁用。

哌 嗪

哌嗪(piperazine),又称驱蛔灵,是常用的驱蛔虫药。该药对蛔虫和蛲虫有较强的驱除作用,对钩虫和鞭虫作用不明显。其机制与其引起虫体弛缓性麻痹有关。主要用于驱除肠道蛔虫,治疗蛔虫所致的不完全性肠梗阻和早期胆道蛔虫。对蛲虫病也有一定的疗效,但用药时间较长,目前已少用。不良反应轻,大剂量时可出现恶心呕吐、腹泻、上腹部不适、荨麻疹;每日剂量超过6 g可发生震颤、共济失调、脑电图异常等神经系统症状。肝病、肾病、神经系统疾病或有癫痫病史者禁用。

噻嘧啶

噻嘧啶(pyrantel)为人工合成四氢嘧啶衍生物,是广谱抗肠蠕虫药。对蛔虫、钩虫、蛲虫、毛圆线虫感染均有较好的疗效,但对鞭虫感染无效。口服不易吸收,全身毒性小。其作用机制为抑制虫体胆碱酯酶,使乙酰胆碱堆积,导致虫体痉挛性麻痹,脱落而排出体外。在临床上主要用于治疗蛔虫、钩虫、蛲虫单独或混合感染。不良反应轻而短暂,主要为腹部不适、恶心呕吐、腹痛、腹泻等胃肠道反应。其次为头晕、头痛、胸闷、皮疹、血清转氨酶升高等。急性肝炎、肾炎、严重心脏病患者禁用,孕妇与2岁以下儿童禁用。

左旋咪唑

左旋咪唑(levamisole)是咪唑类衍生物四咪唑的左旋异构体,对蛔虫、蛲虫、钩虫均有明显驱虫作用。其驱虫作用机制为抑制虫体琥珀酸脱氢酶活性,减少能量生成,使虫体麻痹,失去附着能力而排出体外。还具有增强免疫功能作用,可提高细胞内cGMP水平,增强免疫力,以及用于肿瘤辅助治疗等。在临床上用于治疗蛔虫、钩虫、蛲虫感染,以及类风湿关节炎、系统性红斑狼疮等。不良反应较轻而且短暂,治疗量可见恶心呕吐、腹痛等胃肠反应。大剂量或多次给药,偶尔出现粒细胞减少、肝功能减退等。妊娠早期及肝、肾功能不全者禁用。

氯硝柳胺

氯硝柳胺(niclosamide),又称灭绦灵,为水杨酰胺类衍生物,对多种绦虫成虫有杀灭作用,对牛肉绦虫、猪肉绦虫、阔节裂头绦虫和短膜壳绦虫感染均有效,对牛肉绦虫病的疗效较好。其抗虫机制为抑制虫体细胞内线粒体氧化磷酸化过程,使能量物质 ATP 生成减少,妨碍虫体生长发育。主要用于治疗牛肉绦虫、猪肉绦虫、短膜壳绦虫感染,服用本药后,应用硫酸镁导泄,可将死亡节片迅速排出。下水前涂于皮肤可预防血吸虫感染和稻田皮炎。本药不良反应少,偶见胃肠不适、恶心、腹痛、头晕、胸闷、发热、乏力、皮肤瘙痒等。

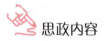思政内容

坚定信念,不懈追求
——青蒿素的发现

"呦呦鹿鸣,食野之蒿",青蒿素是传统中医药送给世界人民的礼物。在没有先进实验设备、科研条件艰苦的情况下,屠呦呦带领团队为了一个使命,执着于千百次实验,攻坚克难,面对失败不退缩,为促进人类健康和减少患者痛苦做出了重大贡献。屠呦呦发现的全新抗疟药青蒿素,目前仍然是人类治愈疟疾的唯一选择;以青蒿素类药物为基础的联合疗法,至今仍是世界卫生组织推荐的疟疾治疗方法,挽救了全球数百万人的生命。青蒿素的发现,折射出一代中国科研人员的精神风貌,那就是对于国家任务的责任与担当,他们努力发掘中医药这座伟大的宝库,增强自信,勇攀高峰。

(于　爽)

第四十四章 抗恶性肿瘤药

恶性肿瘤,又称癌症(cancer),是严重威胁人类健康的常见多发病。目前对恶性肿瘤的治疗方法主要以外科手术、化学治疗(简称化疗)和放射治疗(简称放疗)为主。抗肿瘤药(antineoplastic drug)或抗癌药(anticancer drug)在肿瘤综合治疗中占有重要的地位。传统以细胞毒作用为主的抗肿瘤药在化疗中仍然起主导作用,但由于对肿瘤细胞缺乏选择性,在杀伤肿瘤细胞的同时,对正常细胞也会造成不同程度的损伤。此外,化疗中肿瘤细胞会对药物产生耐药性,也是化疗失败的重要原因。

近年来,随着肿瘤分子生物学、细胞学、免疫学等研究的进展,抗肿瘤药也由传统的细胞毒作用向靶向不同机制的多环节发展,以肿瘤分子病理过程的关键调控分子为靶点,特异性干预调节肿瘤细胞生物学行为的信号通路的分子靶向药物具有高选择性和高治疗指数的临床应用优势,如肿瘤细胞分化诱导剂、肿瘤细胞凋亡诱导剂、肿瘤耐药性逆转剂、单克隆抗体、抗肿瘤侵袭及转移药及肿瘤的免疫治疗、基因治疗等。可弥补细胞毒类抗肿瘤药化疗重要的缺点。新的治疗手段和有效药物在临床的使用,不但开辟了肿瘤治疗新途径,还显著提高了抗恶性肿瘤药的疗效,降低了药物的毒性和肿瘤耐药性,延长了患者的生存周期和改善患者的生活质量。

第一节 抗恶性肿瘤药的药理学基础

一、肿瘤细胞增殖特征

正常组织细胞是以细胞分裂方式进行增殖的。而肿瘤细胞根据其增殖特点,可分为增殖细胞群、非增殖细胞群2类。

1. 增殖细胞群 增殖细胞群是不断按指数分裂增殖的细胞,生长代谢活跃。增殖细胞群和全部肿瘤细胞群的比例称为生长比率(growth fraction,GF)。增长迅速的肿瘤GF值较大,接近1,对化疗药物敏感,如急性白血病、霍奇金病;增长慢的肿瘤,GF值较小,对化疗药物敏感性低,如慢性白血病和多数实体瘤。同一种肿瘤早期的GF值较大,药物的疗效相对较好。

2.非增殖细胞群 非增殖细胞群包括静止期细胞(G_0细胞)、无增殖力细胞和死细胞。静止期细胞暂时不分裂,但具有增殖能力。当多种原因如化疗药物使肿瘤细胞大量死亡时,G_0期细胞可进入增殖周期,成为肿瘤复发的根源。

二、抗恶性肿瘤药的分类

(一)根据细胞增殖周期分类

肿瘤细胞从一次分裂结束到下一次分裂结束的时间称为细胞周期,此间历经4个时相:G_1期(DNA合成前期)、S期(DNA合成期)、G_2期(DNA合成后期)和M期(有丝分裂期)。抗肿瘤药通过影响细胞周期的生化过程或细胞周期调控,对不同周期(或时相)的肿瘤细胞产生细胞毒作用并延缓细胞周期的时相过渡。根据药物对各周期(或时相)肿瘤细胞敏感性的不同,大致将其分为两大类。

1.细胞周期非特异性药物 细胞周期非特异性药物(cell cycle nonspecific agents,CCNSA)是指能杀灭处于增殖周期各阶段包括G_0期的细胞的化学药物,如烷化剂、抗肿瘤抗生素、铂类化合物等。此类药物对恶性肿瘤细胞的作用强,能剂量依赖地快速杀死肿瘤细胞。

2.细胞周期特异性药物 细胞周期特异性药物(cell cycle specific agents,CCSA)仅对增殖周期中的某一期有较强作用,但对G_0期细胞不敏感的化疗药物。如作用于S期的甲氨蝶呤、氟尿嘧啶、巯嘌呤等抗代谢药;作用于M期的长春碱类等。此类药物对肿瘤细胞的杀伤作用弱,达到一定剂量后其抗肿瘤作用不再增强,但具有时间依赖性,需要一定时间才能发挥效果。

(二)根据抗恶性肿瘤药的作用机制分类

1.影响核酸生物合成的药物 本类药分别在不同环节抑制核酸及蛋白质的合成,抑制细胞的分裂和增殖。其中包括:①二氢叶酸还原酶抑制剂,如甲氨蝶呤等;②胸苷酸合成酶抑制剂,如氟尿嘧啶等;③嘌呤核苷酸互变抑制剂,如巯嘌呤等;④核苷酸还原酶抑制剂,如羟基脲等;⑤DNA多聚酶抑制剂,如阿糖胞苷等。

2.影响DNA结构与功能的药物 本类药物可抑制DNA复制过程中的DNA拓扑异构酶活性或破坏DNA结构,影响DNA的结构和功能。这类药物可分为:①烷化剂,如氮芥、环磷酰胺等;②破坏DNA的抗生素类,如丝裂霉素和博来霉素;③破坏DNA的铂类配合物,如顺铂和卡铂等;④拓扑异构酶抑制药,如喜树碱类、鬼臼毒素衍生物等。

3.干扰转录过程和阻止RNA合成的药物 本类药物可嵌入DNA碱基对之间,干扰转录过程,从而阻止RNA的合成,如放线菌素D、柔红霉素、多柔比星等。

4.影响蛋白质合成与功能的药物 本类药物可干扰微管蛋白聚合与解聚、干扰核糖体的功能或影响氨基酸供应。包括:①微管蛋白抑制药,如长春碱类和紫杉醇类等;②干扰核糖体功能的药物,如三尖杉酯碱类;③影响氨基酸供应的药物,如L-门冬酰胺酶等。

5.影响激素平衡的药物 通过调控体内激素平衡,从而抑制某些激素依赖性肿瘤的生长的内分泌治疗药物,如糖皮质激素类药物、雄激素类、雌激素类、孕激素等。

6.分子靶向药物 本类药主要针对恶性肿瘤发生、发展中的关键靶点,具有疗效好、毒性反应轻、耐受性较好等特点。包括:①单克隆抗体类,如利妥昔单抗、曲妥珠单抗、贝伐珠单抗等;②小分子化合物类,如伊马替尼、索拉非尼等。

(三)根据抗恶性肿瘤药的化学结构和来源分类

1.烷化剂 如塞替派、白消安、氮芥、环磷酰胺、亚硝脲类等。

2. 抗代谢药　如氟尿嘧啶、巯嘌呤、甲氨蝶呤、羟基脲、阿糖胞苷等。

3. 抗肿瘤抗生素　如丝裂霉素、柔红霉素、博来霉素、多柔比星、放线菌素 D 等。

4. 抗肿瘤植物药　如三尖杉酯碱类、喜树碱类、紫杉醇类、长春碱类等。

5. 抗肿瘤激素类药　如糖皮质激素类药物、雌激素类、雄激素类、孕激素等。

6. 其他抗肿瘤药　如顺铂、卡铂、L-门冬酰胺酶等。

三、抗恶性肿瘤药的不良反应

目前临床上应用的抗恶性肿瘤药对肿瘤细胞和正常细胞的选择性低,在杀伤肿瘤细胞的同时,对正常细胞也有损伤。其主要不良反应如下。

1. 胃肠道反应　如不同程度的恶心呕吐、食欲减退等,严重者出现广泛溃疡,可致腹痛、腹泻、消化道出血等。应给予患者高蛋白、高热量饮食,避免进食过硬、过热及刺激性食物。

2. 骨髓抑制　骨髓抑制是抗恶性肿瘤药最常见、最严重的不良反应,除部分抗生素如博来霉素、激素类无骨髓毒性外,大多数抗恶性肿瘤药均有此毒性,表现为三系(白细胞、血小板及红细胞)减少,严重时可导致再生障碍性贫血。服用药物期间应定期检查血常规。

3. 免疫抑制　大多数抗恶性肿瘤药可抑制机体的免疫能力,杀伤或抑制免疫细胞,使机体抵抗力下降而导致继发感染。

4. 脱发　大多数抗恶性肿瘤药都损伤毛囊上皮细胞,常于给药后 1~2 周出现脱发,1~2 个月后最明显,停药后毛发可再生。

5. 肝毒性和泌尿系统毒性　甲氨蝶呤、6-巯嘌呤等可致肝大、黄疸、肝功能异常。环磷酰胺等可引起膀胱炎。L-门冬酰胺酶、顺铂等可损害近曲小管和远曲小管,引起肾小管坏死,出现血尿、蛋白尿等。

6. 肺毒性　博来霉素、环磷酰胺可引起肺纤维化,严重时可致死。

7. 心脏毒性　多柔比星可引起心肌退行性病变和心肌间质水肿,三尖杉酯碱可致心率加快、心肌缺血性损害。

8. 神经系统毒性　长春碱、紫杉醇和顺铂可引起周围神经炎、腱反射迟钝等。L-门冬酰胺酶可致大脑功能异常,出现谵妄、精神错乱等。

9. 耳毒性　顺铂有耳毒性,可致耳聋。

10. 其他反应　多数抗恶性肿瘤药可导致基因突变致癌,诱发新的肿瘤;抗恶性肿瘤药可损伤生殖细胞和胚胎,引起不育、致畸等。

四、肿瘤细胞耐药性

肿瘤细胞对化疗药物不敏感现象称为肿瘤耐药。肿瘤细胞对抗肿瘤药产生耐药性是肿瘤化疗失败的重要原因。根据耐药性产生的来源,将其分为天然耐药性(natual resistance)和获得性耐药性(acquired resistance)。天然耐药性是细胞由遗传获得的天生具有的耐药性,即对药物初始即有不敏感现象,如处于非增殖的 G_0 期细胞对多数抗肿瘤药不敏感。获得性耐药性是指细胞对于原来敏感的药物,经过一段时间治疗产生不敏感的现象。最常见的获得性耐药性是多药耐药性(multidrug resistance,MDR),即肿瘤细胞接触某抗肿瘤药后,对其他多种结构、作用机制不同的抗肿瘤药均产生耐药的现象。多药耐药性具有的共同特点包括:①一般是亲脂性药物,分子量在 300~900 kD;②药物经被动扩散进入细胞;③药物在耐药细胞中的含量低于其在敏感细胞中的含量,且不足以对耐药细胞产生细胞毒作用;④耐药细胞膜上多存在一种依赖 ATP 外排药物的跨膜糖蛋白,即 P 糖蛋白。抑制 P 糖蛋白功能的维拉帕米、环孢素等,可以有效抑制肿瘤多药耐药性,提高细胞对药物的敏感性。

肿瘤的耐药机制非常复杂,不同药物具有不同的耐药机制,同一药物也可能具有多种耐药机制。肿瘤多药耐药性的机制比较复杂,主要包括:①药物转运或摄取障碍;②药物活化障碍;③药物靶酶结构和功能或数量的改变;④药物在细胞内的代谢途径发生变化;⑤细胞内药物分解酶增多;⑥细胞自我修复机制增多;⑦细胞外排药物的膜糖蛋白(如 P-糖蛋白)增多;⑧DNA 链间和链内的交叉联结减少。目前研究较多的多药耐药基因(*MDR-1*)及由此基因编码的 P 糖蛋白起到依赖于 ATP 介导药物外排泵(drug effiux pump)作用,降低细胞内药物浓度。此外,多药抗性相关蛋白(multidrug resistance associated protein,MRAP)、谷胱甘肽解毒酶系统、DNA 拓扑异构酶水平或性质的改变亦起重要作用。

第二节 常用抗恶性肿瘤药

抗恶性肿瘤药根据其抗肿瘤生化机制的不同,分为干扰核酸生物合成的药物、影响 DNA 结构与功能的药物、干扰转录过程和阻止 RNA 合成的药物、抑制蛋白质合成与功能的药物、调节激素平衡的药物,以及分子靶向药物。

一、干扰核酸生物合成的药物

干扰核酸合成的药物,又称抗代谢药,化学结构与核酸代谢所需的原料(如叶酸、嘌呤、嘧啶等)相似,可通过特异性干扰核酸代谢,阻止肿瘤细胞分裂和增殖。此类药物主要作用于 S 期细胞,属细胞周期特异性药物。根据药物主要干扰的生化步骤或所抑制的靶酶的不同,抗代谢药分为:①二氢叶酸还原酶抑制剂,如甲氨蝶呤;②胸苷酸合成酶抑制剂,如氟尿嘧啶;③嘌呤核苷互变抑制剂,如巯嘌呤;④核苷酸还原酶抑制剂,如羟基脲;⑤DNA 多聚酶抑制剂,如阿糖胞苷。

甲氨蝶呤

甲氨蝶呤(methotrexate,MTX)的化学结构与二氢叶酸相似,竞争性抑制二氢叶酸还原酶,阻止二氢叶酸(FH_4)还原成四氢叶酸,从而使 N_5,N_{10}-甲烯四氢叶酸产生不足;抑制脱氧胸苷酸(dTMP)合成,继而影响 S 期 DNA 的合成。甲氨蝶呤也可阻止嘌呤核苷酸的合成,故亦能干扰蛋白质的合成。

甲氨蝶呤口服易吸收,血浆蛋白结合率约为 50%,主要以原形经肾脏从尿中排泄,$t_{1/2}$ 为 2~3 h。在临床上常用于治疗儿童急性淋巴细胞白血病、淋巴瘤、绒毛膜上皮癌、乳腺癌、头颈部癌、膀胱癌、卵巢癌、宫颈癌、恶性葡萄胎、睾丸癌等。鞘内注射也可用于中枢神经系统白血病的预防和缓解症状。小剂量应用可治疗一些非癌性疾病,如银屑病、类风湿关节炎等。不良反应包括消化道反应,如口腔炎、胃炎、腹泻、便血等。骨髓抑制作用明显,表现为白细胞、血小板减少,严重者全血细胞减少。长期应用可致肝、肾损伤。为减轻甲氨蝶呤的骨髓毒性,在应用大剂量甲氨蝶呤一段时间后,应使用亚叶酸钙作为救援剂,以保护骨髓正常细胞。妊娠早期使用甲氨蝶呤可致畸胎、死胎。

氟尿嘧啶

氟尿嘧啶(fluorouracil)是尿嘧啶 5 位上的氢被氟取代的衍生物。氟尿嘧啶在体内细胞内转变为 5-氟尿嘧啶脱氧核苷酸(5F-dUMP),从而抑制胸苷酸合成酶,抑制脱氧尿苷酸(dUMP)甲基化转变为脱氧胸苷酸(dTMP),从而影响 DNA 的合成。此外,氟尿嘧啶也可在体内转化成 5-氟尿嘧啶核苷,以伪代谢物掺入 RNA 分子中,干扰 RNA 及蛋白质的合成及功能,最终使细胞死亡。氟尿嘧啶口服吸收不规则,个体差异大,需静脉给药。吸收后分布于全身体液,肝脏和肿瘤组织中浓度较高。

主要在肝脏代谢,分解为二氧化碳和尿素,分别由呼气和尿排出。$t_{1/2}$为 10~20 min。对消化道肿瘤(食管癌、胃癌、结肠癌、胰腺癌、肝癌)和乳腺癌疗效较好,对宫颈癌、卵巢癌、膀胱癌、绒毛膜上皮癌和头颈部癌也有效。在临床上,本药常与其他抗肿瘤药联合应用,是肿瘤联合化疗常用药物之一。常见的不良反应有恶心呕吐、腹泻、厌食、胃肠道及口腔黏膜溃疡、脱发、骨髓抑制等。长期全身给药可见"手足综合征",表现为手掌和足底部红斑和脱屑。

巯嘌呤

巯嘌呤(mercaptopurine,6-MP)是腺嘌呤 6-位氨基被巯基取代的衍生物,属于嘌呤核苷酸互变抑制剂。在体内首先经过酶的催化变为硫代肌苷酸(TIMP)后,阻止肌苷酸转变为腺苷酸和鸟苷酸,干扰嘌呤代谢,阻碍 DNA 合成。对 S 期细胞作用尤为显著,对 G_1 期细胞有延缓作用。肿瘤细胞对6-MP可产生耐药性,因耐药细胞中 6-MP 不易转变成硫代肌苷酸或产生后被迅速降解。6-MP 起效慢,在临床上主要用于急性淋巴细胞白血病的维持治疗,大剂量对绒毛膜上皮癌亦有较好的疗效。常见骨髓抑制和消化道损伤,少数患者可出现黄疸和肝损伤。偶见高尿酸血症。

羟基脲

羟基脲(hydroxycarbamide,HU)为核苷酸还原酶抑制剂,通过抑制核苷酸还原酶,阻止胞苷酸转化为脱氧胞苷酸,进而抑制 DNA 合成。对 S 期细胞有选择性杀伤作用。可使肿瘤细胞集中于 G_1 期,故可用作同步化疗药物,增加化疗或放疗的敏感性。在临床上主要用于治疗慢性粒细胞白血病、真性红细胞增多症、原发性血小板增多症等骨髓增殖性疾病,也可暂时缓解黑色素瘤等。主要不良反应为骨髓抑制,出现白细胞、血小板、血红蛋白减少,停药后可恢复。有轻度消化道反应,如恶心呕吐、胃肠功能紊乱等。有致畸作用,故孕妇禁用。

阿糖胞苷

阿糖胞苷(cytarabine,Ara-c)为 DNA 多聚酶抑制剂,在体内经脱氧胞苷激酶催化成二或三磷酸胞苷(Ara-CDP 或 Ara-CTP),进而影响 DNA 合成,也可掺入 DNA 中干扰 DNA 的复制和 RNA 的功能。有抗肿瘤、免疫抑制作用。与常用抗恶性肿瘤药无交叉耐药。在临床上用于治疗成人急性粒细胞性白血病或单核细胞白血病,对恶性淋巴瘤也有一定的疗效,但需要与柔红霉素等其他抗肿瘤药联合应用。鞘内注射用于治疗脑膜白血病及淋巴瘤,常与甲氨蝶呤交替使用。主要不良反应为胃肠道反应和骨髓抑制。鞘内注射偶见蛛网膜炎或神经系统毒性。静脉注射可致静脉炎,对肝功能有一定的影响。

二、影响 DNA 结构与功能的药物

(一)烷化剂

烷化剂是一类化学性质高度活泼的化合物,具有烷基,能与细胞中的 DNA、RNA 或蛋白质中亲核基团(氨基、羟基和磷酸基)起烷化作用,形成交叉联结或引起脱嘌呤,使 DNA 链断裂,在 DNA 下一次复制时,可使碱基配对错码,造成 DNA 结构和功能损害,属于细胞周期非特异性药物。

环磷酰胺

环磷酰胺(cyclophosphamide,CTX)为氮芥的衍生物,为目前广泛应用的烷化剂。体外无活性,在体内经肝微粒体细胞色素 P450 氧化,裂环生成中间产物醛磷酰胺,在肿瘤细胞内进一步分解出具有强大烷化作用的磷酰胺氮芥,使 DNA 烷化并形成交叉联结,影响 DNA 功能。口服吸收好,也

可静脉注射,个体差异大,不易通过血脑屏障。在肝脏代谢,经肾脏排泄。对恶性淋巴瘤疗效显著,对多发性骨髓瘤、急性淋巴细胞白血病、肺癌、卵巢癌、乳腺癌、神经母细胞瘤、睾丸肿瘤等均有一定的疗效。另外,环磷酰胺可作为免疫抑制药,用于治疗自身免疫病如肾病综合征、系统性红斑狼疮、类风湿关节炎、器官移植的排斥反应等。常见的不良反应包括骨髓抑制、恶心呕吐、脱发等。大剂量环磷酰胺可引起出血性膀胱炎,可能与大量代谢物丙烯醛经泌尿道排泄有关,同时应用巯乙磺酸钠可预防发生。

氮芥

氮芥(chlormethine,nitrogen mustard,HN_2)是最早用于治疗恶性肿瘤的药物,也是第一个用于临床的氮芥类药物。目前,在临床上主要用于治疗霍奇金病、非霍奇金淋巴瘤等。由于氮芥具有高效、速效的特点,尤其适用于纵隔压迫症状明显的恶性淋巴瘤患者。常见的不良反应为恶心呕吐、骨髓抑制、脱发、耳鸣、听力丧失、眩晕、黄疸、月经失调及男性不育等。

噻替派

噻替派(thiotepa,thiophosphoramide,TSPA)是乙酰亚胺类烷化剂的代表,抗恶性肿瘤机制类似氮芥,抗瘤谱较广,主要用于治疗乳腺癌、卵巢癌、肝癌、黑色素瘤、膀胱癌等。脂溶性高,吸收好,选择性较高。局部刺激性小,可静脉注射、肌内注射及动脉内给药与胸(腹)腔内给药。主要不良反应为骨髓抑制,可引起白细胞和血小板减少。

白消安

白消安(busulfan),又称马利兰,属甲烷磺酸酯类,在体内解离后起烷化作用。口服吸收良好,在体内分布广,在肝脏代谢后,经肾脏排出。$t_{1/2}$ 为 2～3 h。小剂量可明显抑制粒细胞生成,可能与药物对粒细胞膜通透性较强有关。大剂量也可抑制红细胞及血小板。对慢性粒细胞性白血病疗效显著,对慢性粒细胞白血病急性病变无效。常见不良反应为消化道反应和骨髓抑制。久用可致闭经或睾丸萎缩。

卡莫司汀

卡莫司汀(carmustine,卡氮芥,BCNU)为亚硝脲类烷化剂。除了烷化 DNA 外,对蛋白质和 RNA 也有烷化作用。BCNU 具有高度脂溶性,可通过血脑屏障。主要用于治疗原发或颅内转移脑瘤,对恶性淋巴瘤、骨髓瘤等有一定的疗效。主要不良反应有骨髓抑制、胃肠道反应、肺部毒性等。

(二)破坏 DNA 的抗生素类

丝裂霉素

丝裂霉素(mitomycin C,MMC),又称自力霉素,化学结构中有苯醌、乙酰亚胺及氨甲酰基团,具有烷化作用。能与 DNA 的双链碱基交叉联结,可干扰 DNA 复制,也能使部分 DNA 链断裂。在体内分布广泛,肌肉、心、肺、肾脏中的浓度较高。不易通过血脑屏障。在肝脏代谢,主要经肾脏排泄。对各期细胞均有杀伤作用,属周期非特异性药物。抗瘤谱广,用于治疗肠癌、膀胱癌、胃癌、肺癌、乳腺癌、慢性粒细胞白血病、恶性淋巴瘤等。常采用静脉给药。不良反应主要为明显而持久的骨髓抑制,其次为消化道反应,偶有心、肝、肾毒性及间质性肺炎发生。注射用药局部刺激大。

博来霉素

博来霉素(bleomycin,BLM)为含多种糖肽的复合抗生素,主要成分为 A2。可与铜离子或铁离子络合,使氧分子转化为氧自由基,从而使 DNA 单链断裂,阻止 DNA 复制,干扰细胞分裂繁殖。BLM 属细胞周期非特异性药物,但对 G 期细胞作用较强,主要用于治疗头颈部、口腔、食管、阴茎、外阴、宫颈等部位的鳞状上皮癌,也用于淋巴瘤的联合治疗。口服吸收差,须注射给药。用药后可有发热、脱发等。肺毒性最严重,可引起间质性肺炎或肺纤维化,可能与肺内皮细胞缺少灭活博来霉素的酶有关,应立即停药并给予 GCs 药物治疗。用药期间应定期做肺 X 射线及肺功能检查。

(三)破坏 DNA 的铂类配合物

顺　铂

顺铂(cisplatin,DDP)为二价铂同 1 个氯原子和 2 个氨基结合成的金属配合物,是第一代铂类配合物。口服无效,需静脉注射给药。顺铂进入体内后,先将所含氯解离,然后与 DNA 链上的碱基形成交叉联结,从而破坏 DNA 的结构与功能。顺铂属周期非特异性药物,能杀灭细胞周期中各期细胞。抗瘤谱广,对多种实体瘤(如头颈部鳞状细胞癌、卵巢癌、膀胱癌、睾丸癌、乳腺癌、宫颈癌、前列腺癌、淋巴肉瘤及肺癌)有较好的疗效。顺铂为当前联合化疗中常用的药物之一,与多种药物有协同作用。血浆蛋白结合率约为 90%,以原形经肾脏缓慢排泄,24 h 排泄量达 25%,给药后 5 d,仅有 43% 的药物排出体外。主要不良反应是胃肠道反应、骨髓抑制、耳毒性等。多次大剂量或短期内重复用药,可出现不可逆的肾功能障碍。

卡　铂

卡铂(carboplatin,CBP)为第二代铂类配合物,作用机制与顺铂类似,但抗肿瘤活性不如顺铂。主要用于治疗小细胞肺癌、睾丸癌、膀胱癌、头颈部癌、顽固性卵巢癌等。不良反应主要是骨髓抑制,部分出现胃肠道反应、肾毒性和耳毒性。

(四)拓扑异构酶抑制药

喜树碱类

喜树碱(camptothecin,CPT)是从我国特有的珙桐科乔木喜树提取出的生物碱。羟喜树碱(hydroxycamptothecin,HCPT)为喜树碱羟基衍生物。拓扑替康(topotecan,TPT)和伊立替康(irinotecan,CPT-11)为正在进行临床试验的新型喜树碱的人工合成衍生物。静脉注射后大部分与血浆蛋白结合,$t_{1/2}$ 长,一次给药血浆中药物可存在 6 d 以上,主要以原形经肾脏排泄。喜树碱类能特异性与 DNA 拓扑异构酶 I 结合,形成药物-酶-DNA 复合物,使 DNA 双链合成中断,产生细胞毒性作用。喜树碱属细胞周期非特异性药物,对 S 期作用强于 G_1、G_2 期。对胃癌、结肠癌、膀胱癌、肝癌、绒毛膜上皮癌、头颈部癌、急性及慢性淋巴细胞白血病等有一定的疗效。主要不良反应为泌尿系统刺激症状(尿急、尿频和血尿)、胃肠道反应、骨髓抑制、脱发等。

鬼臼毒素衍生物

依托泊苷(etoposide,VP-16)、替尼泊苷(teniposide,VM-26)为植物鬼臼的有效成分鬼臼毒素(podophyllotoxin)的半合成衍生物。鬼臼毒素能与微管蛋白相结合,抑制微管聚合,从而破坏纺锤体的形成。但 VP-16 和 VM-26 则不同,主要通过抑制 DNA 拓扑异构酶 II 活性,干扰 DNA 的结构与功能,属细胞周期非特异性药物,主要作用于细胞 S 期和 G_2 期。常与其他药物联合用于治疗肿瘤。与顺铂或博来霉素联合用于治疗晚期睾丸肿瘤;对小细胞肺癌有效率达 40%,与环磷酰胺、多柔比星和长春新碱联用有效率可达 80%。对食管癌、神经母细胞瘤、肾母细胞瘤、淋巴细胞白血病也有一定的疗效。口服生物利用度为 54%,血浆蛋白结合率为 74%～90%,约 40% 药物以原形经肾脏排泄,血浆 $t_{1/2}$ 为 5~7 h。不良反应有骨髓抑制、消化道反应、过敏反应等。

三、干扰转录过程和阻止 RNA 合成的药物

药物可嵌入 DNA 碱基对之间,干扰转录过程,阻止 mRNA 的合成,属于 DNA 嵌入剂。如放线菌素 D 和多柔比星等蒽环类抗生素。

放线菌素 D

放线菌素 D(dactinomycin D),又称更生霉素,为多肽类抗恶性肿瘤抗生素。放线菌素 D 作用机制主要是抑制 RNA 多聚酶的功能,阻止 RNA 特别是 mRNA 的合成,妨碍蛋白质合成而抑制肿瘤细胞的增殖。放线菌素 D 属细胞周期非特异性药物。抗瘤谱较窄,在临床上主要用于恶性葡萄胎、绒毛膜上皮癌、霍奇金病、恶性淋巴瘤、肾母细胞瘤、骨骼肌肉瘤、神经母细胞瘤等的治疗。对骨肉瘤、软组织肉瘤及其他肉瘤也有缓解作用。与放疗联合应用,可提高肿瘤对放射线的敏感性。静脉注射给药,迅速分布于组织中,在肝脏、肾脏、脾、颌下腺中药物浓度较高,不易通过血脑屏障。$t_{1/2}$ 为 36 h。常见的不良反应是消化道反应如恶心呕吐、口腔炎、胃炎等,骨髓抑制较明显,偶见脱发、皮炎、妊娠畸胎等。

多柔比星

多柔比星(doxorubicin,ADM),又称阿霉素,为蒽环类抗生素,可以嵌入 DNA 碱基对之间,结合到 DNA 上,抑制 RNA 转录和合成,也能阻止 DNA 复制。ADM 属细胞周期非特异性药物,S 期细胞对此类药物更敏感。抗瘤谱广,疗效高,主要用于治疗对常用抗肿瘤药耐药的急性淋巴细胞白血病或粒细胞白血病、恶性淋巴肉瘤、乳腺癌、卵巢癌、小细胞肺癌、胃癌、肝癌、膀胱癌等。最严重的不良反应为心脏毒性。早期可出现各种心律失常,严重时可致心肌损害或心力衰竭。右丙亚胺作为化学保护剂,可降低心脏毒性而不影响抗肿瘤疗效。骨髓抑制反应表现为白细胞和血小板减少,但恢复较快。其他可有脱发、口腔炎、皮疹等。

柔红霉素

柔红霉素(daunorubicin,DNR)是蒽环类抗生素,抗恶性肿瘤的机制与多柔比星相同,在临床上主要用于治疗对常用抗肿瘤药耐药的急性淋巴细胞白血病或粒细胞白血病,对儿童疗效好,缓解率高但维持时间短。仅做静脉注射,能广泛分布于各组织,在骨髓、肠道、血细胞内分布较多,其次为心、肝、肾,不能进入脑脊液中。主要不良反应为骨髓抑制、消化道反应和心脏毒性。

四、抑制蛋白质合成与功能的药物

本类药可干扰微管蛋白聚合功能、干扰核蛋白体的功能或影响氨基酸供应,从而抑制蛋白质合成与功能。包括:①微管蛋白抑制药,如长春碱类、紫杉醇类等;②干扰核糖体功能的药物,如三尖杉酯碱类;③影响氨基酸供应的药物,如 L-门冬酰胺酶。

(一)微管蛋白抑制药

长春碱类

长春碱(vinblastin,VLB)及长春新碱(vincristine,VCR)是从夹竹桃科植物长春花中提取的生物碱,又称长春花碱,是干扰蛋白质合成的抗癌药物。长春地辛(vindesine,VDS)和长春瑞滨(vinorelbine,NVB)均为长春碱的半合成衍生物。

【体内过程】 长春碱类口服吸收不完全,需静脉注射给药。在肝脏代谢,主要随胆汁排泄,少部分以原形从尿中排出。长春碱的 $t_{1/2}$ 为 $3\sim23$ h,长春新碱的 $t_{1/2}$ 为 $1\sim20$ h。

【药理作用】 长春碱类属细胞周期特异性药物,主要作用于 M 期细胞。其作用机制为与微管蛋白结合,抑制微管聚合,影响纺锤丝的形成,终止细胞有丝分裂。长春碱对有丝分裂的抑制作用较长春新碱强。还可干扰蛋白质合成和 RNA 多聚酶,对 G_1 期细胞也有作用。

【临床应用】 长春碱类一般与其他化疗药物联合应用。长春碱主要用于治疗睾丸癌、膀胱癌、霍奇金病和非霍奇金淋巴瘤。长春新碱主要用于治疗急性白血病、恶性淋巴瘤、绒毛膜上皮癌,对乳腺癌、头颈部肿瘤、肾母细胞瘤等也有效。长春新碱对儿童急性淋巴细胞白血病疗效好,起效快,常与泼尼松龙合用作为诱导缓解药。

【不良反应】 长春碱类的不良反应主要是骨髓抑制,如白细胞、血小板减少等。胃肠道反应表现为恶心呕吐、腹泻、腹痛、便秘等。另外,长春新碱对骨髓抑制不明显,主要引起神经症状,如肢体麻木、运动反射迟钝或消失、外周神经炎等。

紫杉醇类

紫杉醇(paclitaxel,PTX)是从红豆杉和短叶紫杉的树皮中提取的以醇类为主的化学物质,属于微管蛋白抑制剂。主要机制是特异性地结合到微管蛋白上,促进微管聚合,抑制微管的解聚,从而使纺锤体失去正常功能,终止细胞有丝分裂。本药对卵巢癌和肺癌疗效独特,对肺癌、食管癌、大肠癌、头颈部癌、黑色素瘤、淋巴瘤也有明显的疗效。主要不良反应有脱发、骨髓抑制、神经毒性、心脏毒性和过敏反应。

(二)干扰核糖体功能的药物

三尖杉酯碱类

三尖杉酯碱(harringtonine)和高三尖杉酯碱(homoharringtonine)是从三尖杉属植物的枝、叶和树皮中提取的生物碱。这两种药物可抑制蛋白质合成的起始阶段,使核糖体分离,释放出新生肽链,抑制有丝分裂。这两种药物属细胞周期非特异性药物,对 S 期细胞作用明显。对急性粒细胞白血病疗效较好,也用于急性单核细胞白血病、恶性淋巴瘤等的治疗。不良反应有骨髓抑制及胃肠道反应,偶有心率加快、心肌缺血等心脏毒性。

(三)影响氨基酸供应的药物

L-门冬酰胺酶

L-门冬酰胺是重要的氨基酸,某些肿瘤细胞不能自己合成,需从细胞外摄取。L-门冬酰胺酶(L-asparaginase,L-ASP)可将血清门冬酰胺水解而使肿瘤细胞缺乏门冬酰胺供应,使其生长受限。正常细胞能自身合成门冬酰胺,故影响较少。在临床上主要用于治疗淋巴系统的恶性肿瘤,尤其是急性淋巴细胞白血病和 T 细胞性淋巴瘤。常见的不良反应有消化道反应、过敏反应等。

五、调节激素平衡的药物

某些肿瘤(如乳腺癌、前列腺癌、甲状腺癌、宫颈癌、卵巢癌和睾丸肿瘤)与相应的激素失调有关。因此,应用某些激素或其拮抗药可改变平衡失调状态,以抑制依赖激素的肿瘤生长。严格来讲,本类药不属于化疗药物,为内分泌治疗药物,虽然没有细胞毒类抗肿瘤药的骨髓抑制等毒性反应,但激素的长期和大量应用也可造成其他不良反应。

糖皮质激素类药物

糖皮质激素类(glucocorticoids,GCs)药物中,常用于治疗恶性肿瘤的有泼尼松(prednisone)、泼尼松龙(prednisolone)、地塞米松(dexamethasone,DXMS)等。GCs 药物能溶解淋巴细胞,抑制淋巴细胞有丝分裂,对急性淋巴细胞白血病及恶性淋巴瘤有较好的疗效,对自身免疫性贫血及慢性淋巴细胞白血病也有效。常与其他抗恶性肿瘤药合用治疗霍奇金病及非霍奇金淋巴瘤。因具有免疫抑制作用,GCs 药物有使原来肿瘤扩散的可能,故需慎重应用。也可用于治疗恶性肿瘤引起的发热不退、毒血症等症状。

雌激素类

常用于治疗肿瘤的雌激素类(estrogen)是己烯雌酚(diethylstilbestrol),可反馈性抑制下丘脑、脑垂体释放促间质细胞激素,从而减少睾丸间质细胞与肾上腺皮质的雄激素分泌。可直接对抗雄激素,促进前列腺癌组织生长发育的作用,故对前列腺癌有效。另外,可用于绝经 5 年以上乳腺癌的治疗。

雄激素类

常用于治疗肿瘤的雄激素类(testicoid)有丙酸睾酮(testosterone)、二甲睾酮(methyltestosterone)和氟羟甲酮(fluoxymesterone)。可抑制脑垂体前叶分泌促卵激素,减少雌激素的分泌;还可对抗雌激素对肿瘤的促进作用。主要用于治疗晚期乳腺癌,尤其是骨转移者。

他莫昔芬

他莫昔芬(tamoxifen,TAM)为人工合成的抗雌激素药物,是雌激素受体的部分激动剂,具有雌激素样作用,但强度仅为雌二醇的一半,在体内雌激素水平较高时也可表现为抗雌激素的作用。在临床上主要用于治疗雌激素受体阳性的乳腺癌患者,以及化疗无效的晚期卵巢癌和晚期子宫内膜癌。耐受性良好,主要有生殖系统反应,如月经失调、闭经、外阴瘙痒等。

六、分子靶向药物

目前临床常见的分子靶向药物包括单克隆抗体和小分子化合物 2 类。分子靶向药物主要针对肿瘤发生、发展过程中的关键靶点进行干预。尽管分子靶向药物对其所针对的肿瘤有较突出的疗效,并且耐受性好、毒性反应低,但在相当长的时间内还不能完全取代传统的细胞毒类抗肿瘤药,目前临床一般采用两者联合的用药模式。

(一)单克隆抗体

利妥昔单抗

利妥昔单抗(rituximab)是一种鼠/人嵌合的单克隆抗体,能够与跨膜 CD20 抗原特异性结合。此抗原位于前 B 细胞和成熟 B 细胞,但在造血干细胞、原 B 细胞、正常血细胞或其他正常组织中不存在。该抗原表达于 95% 以上的 B 细胞型非霍奇金淋巴瘤。B 细胞表面 CD20 与抗体结合后,导致 B 细胞溶解,诱导成熟 B 细胞凋亡。因而该药物主要用于非霍奇金淋巴瘤的治疗。另外,本药对于慢性淋巴细胞白血病、多发性骨髓瘤、特发性血小板减少性紫癜、中重度风湿性关节炎也有部分疗效。不良反应主要为与输液相关的发热、畏寒、寒战等。

曲妥珠单抗

曲妥珠单抗（trastuzumab）为重组人源化单克隆抗体，能高选择地与人表皮生长因子受体-2（human epidermal growth factor receptor-2，HER-2）的细胞外部位结合，阻断 HER-2 介导的磷脂酰肌醇 3 激酶（phosphoinositide 3-kinase，PI3K）和促分裂原活化的蛋白激酶（mitogen-activated protein kinase，MAPK）信号通路，进而抑制肿瘤细胞增殖。在临床上单独或与紫杉类联合应用，治疗 HER-2 高表达的转移性乳腺癌。

贝伐珠单抗

贝伐珠单抗（bevacizumab）为重组人源化单克隆抗体，可选择性与人血管内皮生长因子（vascular endothelial growth factor，VEGF）结合，阻碍 VEGF 与其位于肿瘤血管内皮细胞上的 VEGF 受体（VEGFR）结合，抑制肿瘤血管新生，从而抑制肿瘤生长。在临床上与化学药物联合应用，主要用于晚期大肠癌、非小细胞癌、肾癌及乳腺癌的治疗。不良反应主要为高血压、心肌梗死、脑梗死、蛋白尿、胃肠穿孔、阻碍创面愈合等。

（二）小分子化合物

伊马替尼

伊马替尼（imatinib），又称格列卫，是第一个获得批准的靶向肿瘤信号转导治疗药物，为蛋白酪氨酸激酶 Bcr-Abl 抑制剂。通过与 Abl 酪氨酸激酶 ATP 位点结合，抑制激酶活性，阻止 Bcr-Abl 阳性细胞的增殖并诱导其凋亡。此外，还可抑制血小板衍生生长因子（platelet-derived growth factor，PDGF）受体、干细胞因子 c-Kit 受体，从而抑制由 PDGF 和干细胞因子（stemceu factor，SCF）介导的细胞活动。Bcr-Abl 酪氨酸激酶在慢性髓细胞白血病中由于费城染色体异常所产生的一种异常酪氨酸激酶。因而本药可用来治疗慢性粒细胞性白血病急变期、加速期或 α 干扰素治疗失败后的慢性期患者，适于治疗 c-kit（CD117）阳性不能手术切除或发生转移的恶性胃肠道间质肿瘤。常见的不良反应为恶心呕吐、水肿、体液潴留、头痛、肌肉骨骼疼痛等，偶见骨髓抑制。

索拉非尼

索拉非尼（sorafenib）为 VEGFR 阻断药，具有双重抗肿瘤效应，一方面可以通过抑制 RAF/MEK/ERK 信号通路直接抑制肿瘤生长，另一方面又可通过抑制 VEGFR 和血小板衍生生长因子（platelet-derived growth factor receptor，PDGFR）而阻断肿瘤新生血管的形成，间接抑制肿瘤细胞的生长。在临床上用于治疗肝癌和肾癌。不良反应有疲乏、体重减轻、皮疹等。

吉非替尼

吉非替尼（gefitinib）为强效的表皮生长因子受体（epidermal growth factor receptor，EGFR/ErbB1/HER1）酪氨酸激酶抑制剂，可与受体细胞内激酶结构域结合，竞争酶的底物 ATP，阻断 EGFR 的激酶活性及其下游信号通路。在临床上用于治疗既往接受治疗的局部晚期或转移性非小细胞肺癌，对局部晚期或转移性非小细胞肺癌具有抗肿瘤效应，并可改善疾病相关的症状。主要不良反应为恶心呕吐、腹泻等胃肠道反应，以及丘疹、瘙痒等皮肤症状。

拉帕替尼

拉帕替尼（lapatinib）是靶向双重酪氨酸激酶小分子抑制剂，在治疗量可同时阻断 ErbB1/EGFR

和 ErbB2/HER-2 的酪氨酸激酶活性,通过阻断 EGFR/HER-2 的同质和异质二聚体下调信号,抑制肿瘤增殖和转移。目前主要用于治疗晚期乳腺肿瘤和转移性乳腺肿瘤。不良反应有恶心呕吐、腹泻、消化不良等胃肠道反应,还有皮肤干燥、皮疹、呼吸困难、失眠等症状。

第三节　抗肿瘤药的合理应用

临床常用的抗肿瘤药多数存在选择性低、细胞毒性大、肿瘤细胞容易产生耐药性等问题。因而对于肿瘤的治疗多采用综合性疗法。主要是根据患者的身体条件、肿瘤的病理类型及侵犯范围(分期)、药物的作用机制、毒性反应、细胞增殖动力学等情况,合理地、有计划地联合应用现有其他治疗手段(如免疫治疗等)制定用药方案,以提高疗效,降低毒性,延缓耐药性的发生。临床化疗时一般主张 2~3 种药物联合应用,其一般应用原则如下。

一、从细胞增殖动力学方面考虑

1. 招募作用　采用细胞周期非特异性药物和特异性药物的序贯应用方法,招募更多 G_0 期细胞进入增殖周期,以增加肿瘤细胞对药物的敏感性,从而杀死更多的细胞。主要包括:①对增长缓慢的实体瘤,可先用细胞周期非特异性药物杀灭增殖期及部分 G_0 期细胞,使瘤体缩小而招募 G_0 期细胞进入增殖周期;继而应用细胞周期特异性的药物进行杀灭。②对增长快的肿瘤如急性白血病等,宜先用细胞周期特异性药物(作用于 S 期或 M 期药物),使大量处于增殖周期的恶性肿瘤细胞被杀灭,此后再用细胞周期非特异性药物杀伤其他各时相的细胞,待 G_0 期细胞进入细胞周期时,再重复上述疗法。

2. 同步化作用　先用细胞周期特异性药物,将肿瘤细胞阻滞于某一时相,使细胞同步进入下一时相,再作用于后一时相的药物杀灭之。如羟基脲使细胞阻滞于 G_1 期,再用 G_1/S 期药物杀灭。

二、从药物作用机制考虑

根据肿瘤的发病机制,联合应用作用于肿瘤细胞不同生化环节的抗肿瘤药以增强疗效。用 2 种药物阻断同一代谢物合成的不同阶段,如甲氨蝶呤与巯嘌呤合用;阻断产生某一代谢物的几条不同途径,如阿糖胞苷与巯嘌呤合用。

三、从降低药物毒性考虑

1. 减少毒性重叠　大多数抗肿瘤药有抑制骨髓造血系统的不良反应,而长春新碱、博来霉素、激素类药等则无明显的骨髓抑制作用,将它们与骨髓抑制药物合用,可以达到提高疗效并减少骨髓抑制发生的目的。

2. 降低药物毒性　如美司钠可预防环磷酰胺引起的出血性膀胱炎;甲酰四氢叶酸可减轻甲氨蝶呤的骨髓毒性。

四、从药物的抗瘤谱考虑

胃肠道癌选用氟尿嘧啶、环磷酰胺、丝裂霉素、羟基脲等;鳞癌宜用博来霉素、甲氨蝶呤等;骨肉瘤主要以多柔比星和大剂量甲氨蝶呤加甲酰基四氢叶酸钙救援剂等;脑部原发或转移瘤首选亚硝脲类,亦可用羟基脲等。

五、从减少用药剂量考虑

抗肿瘤药不论是细胞周期非特异性药物或细胞周期特异性药物,对肿瘤细胞的杀灭作用均遵循一级动力学原则,一定量的药物只能杀灭一定数量的肿瘤细胞。考虑到机体耐受性等方面的原因,不可能无限制地加大剂量或反复给药。因而抗恶性肿瘤药一般采用大剂量间歇给药,既可发挥药物抗肿瘤的最大疗效,又有利于机体造血功能及免疫功能的恢复,减轻药物的毒性反应,提高机体免疫力及减少耐药性的产生。

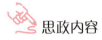 思政内容

免费"两癌"筛查,护航女性健康

宫颈癌和乳腺癌(简称"两癌")是影响女性健康的两大恶性肿瘤。党的十八大以来,为提升我国女性健康水平,我国开展了大规模免费"两癌"筛查工作。国家卫生健康委 2022 年数据显示,截至 2020 年,我国免费"两癌"筛查工作已经覆盖了近 2 600 个县(市、区),完成近 2 亿人次。此项目提前发现了众多"两癌"早期患者,并通过早诊早治,显著提升了患者的存活率和生活质量,为我国妇幼健康这 10 年来的长足进步打下了重要基础。免费"两癌"筛查这一举措不仅减轻了患者的经济负担,缩小了城乡之间、不同经济水平人口之间在医疗服务上的差距,提高了医疗服务的普及性和公平性;而且通过宣传和教育,促进了健康的生活方式的普及和对疾病的有效预防。它不仅是一项医疗健康政策,也是一项重要的社会政治举措,体现了国家对女性健康的重视。

《我不是药神》
——愿病者有其药

《我不是药神》这部口碑爆棚的电影除了有引人深思的剧情外,也将"格列宁"这一神药带入了大众的视野。这部电影是根据真实事件改编而成,剧中的格列宁就是赫赫有名的格列卫(又称伊马替尼),是 BCR-ABL 蛋白抑制剂。2001 年,伊马替尼被批准用于慢性粒细胞白血病的治疗。BCR-ABL蛋白主要由 9 号染色体和 22 号染色体易位后形成的 *BCR-ABL* 融合基因编码产生。该蛋白会导致人体骨髓中的粒细胞不受控制地增长,最终形成慢性粒细胞白血病。格列卫是第一个分子靶向抗癌药,它的问世是人类抗癌历史上的重大突破,不仅改变了癌症的治疗方式,还推动了精准医疗的发展。但是药物前期昂贵的研发费用造成该药市场售价较高。2001 年格列卫被引入我国时,价格高达 23 500 元/盒,患者 1 年花费可谓是天价。如今,多种国产伊马替尼已经进入医保集采药品目录,价格甚至低至几百元。这个价格的出现,能让患者获得巨大的实惠,充分体现出我国强大的制度优势,体现了中国特色社会主义对生命的重视、对个体的关怀。

(杜胜男)

第四十五章 影响免疫功能的药物

影响免疫功能的药物包括免疫抑制药、免疫增强剂,统称为免疫调节药。免疫抑制药是一类可抑制免疫系统作用的药物,包括肾上腺皮质激素、钙调磷酸酶抑制剂、抗增殖/抗代谢和抗体制剂。免疫增强剂是具有免疫刺激、兴奋和恢复作用的药物,含免疫佐剂、免疫恢复剂和免疫替代剂。

第一节 免疫应答和免疫病理反应

早期免疫被认为是机体对抗感染或传染病的能力。现代免疫的概念则是指机体区分自我和非我,执行对抗传染性入侵者(微生物)或调控异常的自身细胞(肿瘤),清除异物,维持机体内环境稳定性的功能。

一、免疫应答

执行免疫功能的组织、器官、细胞和分子构成免疫系统(immune system),免疫细胞和分子针对外源生物性物质所产生的反应称为免疫应答(immune response),是机体接触抗原性异物(外源生物性物质)刺激而产生的特异性的排除这些异物的保护性免疫反应。机体的免疫应答有 2 种类型,即天然免疫应答(innate immune response)和获得性免疫应答(adaptive immune response)。天然免疫应答(又称非特异性免疫应答)是机体遇到病原体之后,迅速产生的一种初级的、无须接触抗原的、特异性低而广泛的免疫反应。获得性免疫应答(又称特异性免疫应答)是抗原特异性的、依赖抗原暴露或接触的、高度特异性的反应。这 2 种类型的免疫应答密切配合发挥作用,在免疫反应的最初阶段,天然免疫活性最强,经过一段时间后获得性免疫逐渐起主导作用,并在最终清除病原体、促进疾病痊愈、防止再次感染中起重要作用。

免疫应答过程很复杂,大致分为以下 3 个时期。

1.感应期(诱导期) 此期为处理和识别抗原的阶段,由巨噬细胞吞噬和处理抗原,并在细胞质内降解、消化,暴露出活性部位而与巨噬细胞 mRNA 结合形成复合体,使 T 细胞、B 细胞得以识别。

2.增殖分化期 此期是免疫活性细胞被抗原激活后分化增殖并产生活性物质的阶段。抗原-

mRNA 复合体能刺激 B 细胞或 T 细胞,使其转化为免疫母细胞并进行增殖。B 细胞增殖分化为浆细胞,可合成多种免疫球蛋白(如 IgG、IgM、IgA、IgD、IgE 等)抗体。T 细胞增殖分化为致敏小淋巴细胞,分别对相应抗原起特异作用。

3. 效应期　此期致敏小淋巴细胞或抗体与抗原结合,产生细胞免疫或体液免疫效应。致敏小淋巴细胞在受抗原刺激时,可有直接杀伤作用或释放淋巴毒素、炎症因子等免疫活性物质,使抗原所在细胞破坏或发生异体器官移植的排斥反应等,称为细胞免疫。抗原与抗体结合,直接或在补体协同下破坏抗原的过程称为体液免疫。不论细胞免疫或体液免疫,其最终结果都是清除抗原,保护机体。

二、免疫病理反应

正常的免疫应答在抗感染、抗肿瘤,以及排斥异体物质方面具有重要作用。免疫系统中任何环节的功能障碍都会导致免疫病理反应的发生。免疫病理反应包括超敏反应、自身免疫病、免疫增殖病、免疫缺陷疾病、器官移植排斥反应和肿瘤。

1. 超敏反应　超敏反应(hypersensitivity)是由抗原性质及机体免疫反应异常引起,免疫应答反应异常的结果是引起异常增高的免疫反应,导致机体生理功能障碍或组织损伤。

2. 自身免疫病　自身免疫病(autoimmune disease)是指机体对自身组织成分产生抗体或致敏淋巴细胞而引起的自身组织损伤,如系统性红斑狼疮、1 型糖尿病、类风湿关节炎、多发性硬化等。

3. 免疫增殖病　免疫增殖病(immunoproliferative disease)是指由于免疫球蛋白产生细胞异常增殖,免疫球蛋白异常增多所致的疾病,如多发性骨髓瘤、巨球蛋白血症等。

4. 免疫缺陷病　免疫缺陷病(immunodeficiency disease)是指机体先天性和获得性免疫系统结构或功能障碍所致的疾病,包括先天性免疫缺陷病和获得性免疫缺陷病,主要表现为免疫功能低下。前者如免疫系统遗传基因异常,后者如人类免疫缺陷病毒(human immuno-deficiency virus,HIV)感染引起的获得性免疫缺陷综合征。免疫功能低下容易患实体瘤、血液肿瘤或感染性疾病。

5. 器官移植排斥反应　器官移植排斥反应(graft rejection)是由免疫系统所介导的排斥反应,是目前开展器官移植的重要障碍。

6. 肿瘤　肿瘤(tumor)的发生机制十分复杂,免疫监视功能低下是其重要机制之一。

免疫系统异常导致的疾病已成为重要的健康问题。目前,研究者所面临的挑战是发掘有效的疫苗对抗不断出现的感染因子,包括 HIV 和埃博拉病毒。研究开发免疫治疗药物控制免疫性疾病,包括自身免疫病如类风湿关节炎、1 型糖尿病、哮喘、系统性红斑狼疮、多发性硬化,传染性疾病和各种过敏性反应,以及实体瘤和血液系统恶性肿瘤。器官移植可作为许多疾病的一种治疗手段,免疫系统介导的器官移植排斥反应则是限制这一技术广泛应用的唯一障碍,因此免疫抑制药将是治疗器官移植排斥反应的重要策略。

第二节　免疫抑制药

免疫抑制药主要用于器官移植和自身免疫病的治疗。目前,常用的免疫抑制药包括钙调磷酸酶抑制剂、抗增殖/抗代谢药、糖皮质激素类(GCs)药物。虽然这些药物治疗器官移植排斥反应和严重的自身免疫病已取得较好的疗效,但是需要长期用药,且非特异性地抑制整个免疫系统。尤其是钙调磷酸酶抑制药和 GCs 药物具有明显的毒副作用,限制了它们的临床应用。针对活化 T 细胞制备的单克隆和多克隆抗体作为重要的辅助性治疗措施,为选择性地作用于特异性免疫细胞提供了可能性,也促进了免疫靶点特异性治疗的发展。近来,许多新药尤其是他克莫司、西罗莫司等新药的研制成功,促进了免疫抑制药的发展。

一、免疫抑制药的特点

1. 选择性差　多数免疫抑制药(immunosuppresant)既能抑制病理免疫反应,又能抑制正常免疫反应;既能抑制细胞免疫,又能抑制体液免疫。

2. 对初次和再次免疫应答反应的抑制强度不同　由于免疫抑制药对处于增殖、分化期的免疫细胞作用强,对已分化成熟的免疫细胞作用弱。因此,免疫抑制药对初次免疫应答反应的抑制作用较强,而对再次免疫应答反应的抑制作用较弱。

3. 不同类型的免疫病理反应对免疫抑制药的敏感性不同　例如,Ⅰ型超敏反应对细胞毒类药物不敏感,因为此类药物对已形成的IgE无效。

4. 不同类型的免疫抑制药针对不同阶段的免疫病理反应　给药时只有选择最佳的给药时机,才能获得最佳的免疫抑制作用。例如,硫唑嘌呤在抗原刺激后24~48 h给药免疫抑制作用最强,因为该药主要影响处于增殖期的淋巴细胞。而GCs药物在抗原刺激前24~48 h给药免疫抑制作用最强,可能与其干扰免疫应答反应的感应期有关。

5. 其他　多数免疫抑制药具有非特异性抗炎作用。

二、免疫抑制药的临床应用

在临床,免疫抑制药主要用于治疗自身免疫病和抑制器官移植排斥反应,但免疫抑制药只能缓解自身免疫病的症状,而无根治作用。治疗自身免疫溶血性贫血、特发性血小板减少性紫癜、慢性肾炎、类风湿关节炎、系统性红斑狼疮、结节性动脉周围炎等自身免疫病,首选GCs药物,对此类药物耐受的病例,可加用或改用其他免疫抑制药。联合用药可提高疗效,减轻毒性反应。常规治疗方案是GCs药物与抗增殖/抗代谢类免疫抑制药合用。

器官移植者需要长期用药,以防止机体对移植组织器官产生排斥反应,常用环孢素,亦可将硫唑嘌呤或环磷酰胺与GCs药物联合应用。在发生明显排斥反应时,应在短期内大剂量用药,症状控制后即减量维持,以防用药过量而产生毒性反应。长期应用免疫抑制药可诱发感染、恶性肿瘤或产生致畸作用。

三、常用的免疫抑制药

常用的免疫抑制药有5类:①钙调磷酸酶抑制剂,如环孢素、他克莫司等;②抗增殖/抗代谢药,如环磷酰胺、雷帕霉素(西罗莫司)、硫唑嘌呤等;③GCs药物,如泼尼松、甲泼尼龙等;④抗体类,如抗淋巴细胞球蛋白等;⑤中药有效成分,如雷公藤总苷等。

环孢素

环孢素(cyclosporin)是从真菌的代谢物中分离得到的含11个氨基酸的中性环肽。因毒性相对较小,成为重要的免疫抑制药。

【体内过程】　环孢素口服吸收慢且不完全,个体差异性大。生物利用度仅为20%~50%,肝移植后、肝病或胃肠功能失调的患者吸收率减少。血浆蛋白结合率达90%,主要与脂蛋白结合。口服后约3.5 h血药浓度达到峰值,血浆$t_{1/2}$成人约为19 h,儿童约为7 h。血液中有33%~47%分布于血浆,4%~9%在淋巴细胞,5%~12%在粒细胞,41%~58%则在红细胞。主要在肝脏代谢后,从胆汁排出,仅有6%经肾脏排泄。

【药理作用及机制】　环孢素能特异性地抑制辅助T细胞的活性,促进其增殖,亦可抑制B细胞的活性。由于不影响吞噬细胞的功能,故其不产生明显的骨髓抑制作用。主要作用机制是环孢素与环孢素受体结合形成复合物,抑制钙调磷酸酶对活化 T 细胞核因子(nuclear factor of activated T cell,NFAT)去磷酸化作用,进而干扰 NFAT 进入细胞核,阻止其转录。

【临床应用】　环孢素在临床上主要用于治疗器官移植后的排斥反应,也可用于系统性红斑狼疮、类风湿关节炎等自身免疫病的治疗。常与肾上腺皮质激素等免疫抑制药合用,以提高疗效。

【不良反应】　环孢素的不良反应发生率较高,其严重程度与用药剂量、用药时间、血药浓度有关。肾毒性是该药最常见的不良反应。肝损伤多见于用药早期,大部分肝毒性病例在减少剂量后可缓解。神经系统毒性,一般在治疗移植排斥或长期用药时发生,表现为震颤、惊厥、癫痫发作、神经痛等。部分出现继发感染和肿瘤。严重过敏反应较罕见。

【禁忌证】　对本品过敏者,以及水痘、带状疱疹等病毒感染者禁用。

他克莫司

他克莫司(tacrolimus,FK-506)是从链霉菌中分离出的一种大环内酯类抗生素,为一种强力的新型免疫抑制药。

【体内过程】　他克莫司口服吸收不完全,且差异较大。生物利用度为 25%,分布于全身,血浆蛋白结合率为 99%。大部分在肝脏代谢,经尿排出,$t_{1/2}$ 约为 10 h。

【药理作用】　他克莫司的作用与环孢素相似。他克莫司与细胞内他克莫司结合蛋白(FK-506 binding protein,FKBP)相互作用,通过抑制钙调磷酸酶而抑制 NFAT 的脱磷酸作用及向细胞核易位,从而抑制 T 细胞的增殖和激活,较环孢素强 100 倍。另外,他克莫司可抑制 T 细胞依赖的 B 细胞产生免疫球蛋白的能力。因此,具有良好的抗排斥作用,并具有抗自身免疫作用。

【临床应用】　他克莫司主要用于治疗器官移植后排斥反应,由于该药对肝脏的亲和力强,可促进肝细胞再生和修复,因而对肝移植疗效显著。同时,他克莫司在治疗特应性皮炎、系统性红斑狼疮、自身免疫性眼病等自身免疫病中也发挥着积极的作用。

【不良反应】　肾毒性较常见,也可见头痛、失眠、乏力等神经毒性。本品为高效肝药酶抑制剂,可抑制环孢素代谢,使其血药浓度升高,增加肾毒性,因此二者不宜合用。

环磷酰胺

环磷酰胺(cyclophosphamide)是烷化剂中最常用的免疫抑制药,主要作用是选择性抑制 B 细胞,大剂量也能抑制 T 细胞,从而阻断体液免疫和细胞免疫反应。在临床上主要用于各种自身免疫病和器官移植时的抗排斥反应,常与皮质激素合用,可减少不良反应的发生。

雷帕霉素

雷帕霉素(rapamycin),又称西罗莫司(sirolimus),是从链霉菌中分离出来的一种抗真菌抗生素,其化学结构属于 31 元大环内酯类。

【体内过程】　雷帕霉素口服给药后迅速吸收,口服后约 1 h 血药浓度达到峰值,生物利用度约为 15%。血浆蛋白结合率约为 40%,经 CYP3A4 代谢,可经 P 糖蛋白转运,经粪便及尿液排泄。对于肾功能稳定的患者,多次给药后血浆 $t_{1/2}$ 为 62 h。

【药理作用及机制】　哺乳动物雷帕霉素靶蛋白(mammalian target of rapamycin,mTOR)是一种丝氨酸苏氨酸蛋白激酶,调节细胞生长繁殖和蛋白质合成。雷帕霉素可通过抑制 mTOR 活性,抑制 T 细胞、B 细胞的活化。此外,该药还抑制白细胞介素-2、γ 干扰素的生成,并抑制膜抗原表达,抑制白细胞介素-2、白细胞介素-4 及生长因子诱导的成纤维细胞、内皮细胞、肝细胞、平滑肌细胞等的增殖,阻断白细胞介素-2 与白细胞介素-2 受体结合后的信号转导。

【临床应用】　雷帕霉素用于治疗多种器官和皮肤移植物引起的排斥反应,尤对慢性排斥反应疗效更明显。与环孢素有协同作用,可以减轻环孢素的肾毒性。与细胞质内 FKBP 结合,但是由于作用路径不一样,这两种药物低剂量联合应用,可产生有效的免疫抑制作用。

【不良反应】 厌食、呕吐和腹泻,严重者出现消化性溃疡、间质性肺炎和脉管炎。

硫唑嘌呤

常用的抗代谢类药物有硫唑嘌呤(azathioprine,Aza;Imuran)和甲氨蝶呤(methotrexate,MTX)。Aza 系嘌呤类抗代谢药,是 6-巯基嘌呤的衍生物,通过干扰嘌呤代谢的所有环节,抑制嘌呤核苷酸的合成,进而抑制 DNA、RNA 和蛋白质合成而发挥抑制 T 细胞、B 细胞、NK 细胞的效应,同时抑制细胞免疫和体液免疫反应,但不抑制巨噬细胞的吞噬功能。在临床上用于治疗肾移植后的排斥反应和自身免疫病(如类风湿关节炎、系统性红斑狼疮等)。不良反应主要有骨髓抑制、胃肠道反应、肝损伤等。

糖皮质激素类药物

糖皮质激素类(glucocorticoids,GCs)药物对免疫反应的许多环节均有影响,主要抑制巨噬细胞对抗原的吞噬和处理;也阻碍淋巴细胞 DNA 合成和有丝分裂,抑制淋巴细胞增值,促进淋巴细胞凋亡,使外周淋巴细胞数明显减少,并损伤浆细胞,从而抑制细胞和体液免疫反应。常用的 GCs 药物有泼尼松、泼尼松龙、地塞米松等。在临床上主要用于治疗自身免疫病、过敏反应性疾病、器官移植、肿瘤治疗等。

抗胸腺细胞球蛋白

抗胸腺细胞球蛋白(antithymocyte globulin,ATG)是从人胸腺细胞免疫的动物获得的一种蛋白质。ATG 具有细胞毒性抗体,能与人 T 细胞表面 CD2、CD3、CD4、CD8、CD11a、CD18、CD25、CD44、CD45 等分子结合,在血清补体的参与下,破坏 T 细胞、B 细胞,尤其是 T 细胞。另外,非特异性抑制细胞免疫反应,亦可抑制抗体形成,还可结合到淋巴细胞表面,抑制淋巴细胞对抗原的识别。有效抑制多种抗原引起的初次免疫应答,对再次免疫应答作用较弱。主要用于防治器官移植后的排斥反应,在抗原刺激前给药作用较强。与其他免疫抑制药(如 Aza、GCs 药物等)联合使用,可提高同种异体肾移植的存活率,还可减少 GCs 药物的用量。还可用于治疗白血病、多发性硬化、重症肌无力、溃疡性结肠炎、类风湿关节炎、全身性红斑狼疮等疾病。常见的不良反应有寒战、发热、血小板减少、关节疼痛、血栓性静脉炎等,静脉注射可引起血清病及过敏性休克。另外,该药可引起血尿、蛋白尿,停药后消失。

雷公藤总苷

我国研究开发的雷公藤总苷(tripterygium glycoside)是从卫矛科植物雷公藤去皮的根种提取的,是效果较肯定的免疫抑制药。可抑制丝裂原和同种异体抗原诱导的小鼠脾淋巴细胞和人外周血淋巴细胞的增殖反应、迟发型超敏反应、宿主抗移植物反应和移植物抗宿主反应。该药还抑制细胞免疫及体液免疫,减少淋巴细胞数量,抑制白细胞介素-2 生成,并有较强的抗炎作用。在临床上用于治疗自身免疫病(如肾炎、红斑狼疮、类风湿关节炎等)取得了明显疗效,且无明显毒副作用,是一种有前途的免疫抑制药。

第三节　免疫增强药

免疫增强药能激活一种或多种免疫活性细胞,用于增强或提高机体免疫功能,使低下的免疫功能恢复正常,或起佐剂作用增强抗原的免疫原性,加速诱导免疫应答反应,或代替体内缺乏的免疫活性成分,发挥免疫替代作用。在临床上主要用于治疗免疫缺陷性疾病、恶性肿瘤及难治性细菌或病毒感染,提高机体抗肿瘤、抗感染能力。

一、免疫增强药的分类

免疫增强药主要分为 5 类。①微生物来源的药物:如卡介苗、短小棒状杆菌苗、溶血性链球菌制剂、辅酶 Q10 等。②人或动物免疫产物:如胸腺素、转移因子、免疫核糖核酸、干扰素、白细胞介素等。③化学合成药物:如左旋咪唑、异丙肌苷、羟壬嘌呤(NPT-15392)、聚肌胞苷酸(poly I:C)、聚肌尿苷酸(poly A:U)等。④生物多糖类:如香菇多糖、灵芝多糖、胎盘脂多糖等。⑤中药及其他:如人参、黄芪、枸杞子、白芍、淫羊藿等的有效成分,植物血凝素(PHA)、刀豆素 A(ConA)等。

二、免疫增强药的临床应用

1. 免疫缺陷性疾病　该类疾病的特点是反复感染,联合应用免疫增强药与抗微生物药,可增强机体的抗感染免疫力。胸腺素、白细胞介素-2、转移因子、干扰素等用于治疗 AIDS、先天性无胸腺症、重症联合免疫缺陷病、毛细血管扩张性共济失调综合征等以细胞免疫缺陷为主的疾病。丙种球蛋白用于治疗先天性无丙种球蛋白血症等体液免疫缺陷性疾病。

2. 慢性难治性感染　某些慢性细菌性、真菌性或病毒性反复感染,单用抗微生物药物难以控制时,可联合应用胸腺素、转移因子、干扰素诱导剂等免疫增强剂。

3. 肿瘤　肿瘤患者除存在不同程度的免疫功能缺陷外,其主要治疗手段——放疗和化疗均对免疫系统有损伤。应用免疫增强药提高患者的免疫功能,不仅可以减轻放疗或化疗引起的免疫系统损伤,而且可以降低肿瘤复发率,延长生存期。

卡介苗

卡介苗(bacillus Calmette-Guérin vaccine,BCG)是牛结核分枝杆菌的减毒活菌苗。本品具有免疫佐剂作用,能增强各种合用抗原的免疫原性,加速诱导免疫应答。可刺激多种免疫细胞(如巨噬细胞、T 细胞、B 细胞和 NK 细胞)活性,增强机体的非特异性免疫功能。研究表明,预防性地应用 BCG,可增强小鼠对病毒或细菌感染的抵抗力,延长荷瘤动物的生存时间,降低死亡率,抑制肿瘤生长速度及转移。在临床上常用于治疗黑色素瘤、白血病、肺癌、乳腺癌、消化道肿瘤。注射局部可见红斑、硬结和溃疡,亦可出现寒战、高热、全身不适等。

左旋咪唑

左旋咪唑(levamisole,LMS)是一种非特异性的免疫增强药,其结构中的咪唑环与含硫部分为主要活性基团,能使低活性的 T 细胞、巨噬细胞和多形核白细胞功能恢复正常,增强或恢复机体的细胞免疫反应和抗肿瘤能力,这可能与其激活环核苷酸磷酸二酯酶,从而降低淋巴细胞和巨噬细胞内 cAMP 浓度有关。另外,也可以在体外模拟胸腺素促使前 T 细胞分化,诱导白细胞介素-2 的产生。在临床上主要用于治疗免疫功能低下者或免疫缺陷者伴发慢性或反复感染,可增强机体的抗病能力。也可用于治疗自身免疫病(如类风湿关节炎、系统性红斑狼疮)等的辅助治疗。常见不良反应为胃肠道反应、神经系统症状和过敏反应。少数患者有白细胞及血小板减少,停药后可恢复。

干扰素

干扰素(interferon,IFN)是一类分泌性糖蛋白,1957年被发现。根据来源不同、理化性质和生物学活性的差异,可将干扰素分为α、β、γ 3类,其中IFN-γ的免疫调节活性最强。IFN具有广谱抗病毒、抗肿瘤和免疫调节功能。

【体内过程】 IFN口服不吸收。肌内或皮下注射,IFN-α吸收率在80%以上,IFN-β和IFN-γ的吸收率较低。注射后4~8 h血药浓度达到峰值,$t_{1/2}$为4~14 h。主要经肾脏排出。

【药理作用及临床应用】 小剂量IFN对细胞免疫和体液免疫都有增强作用,大剂量IFN则产生抑制作用。IFN的抗肿瘤作用,在于其既可直接抑制肿瘤的生长,又可通过免疫调节发挥作用。IFN在临床上用于慢性肝炎的治疗、肿瘤的辅助治疗等。

【不良反应】 IFN常见发热、头痛、乏力、关节痛等不良反应,少数患者出现白细胞减少、血小板减少等。

白细胞介素-2

白细胞介素-2(interleukin-2,IL-2)即T细胞生长因子,是由133个氨基酸组成的多肽。一般通过重组DNA技术由大肠埃希菌获得。IL-2可使细胞毒性T细胞、自然杀伤细胞和淋巴因子活化的杀伤细胞增殖,并使其杀伤活性增强。药理作用主要是促进淋巴细胞分泌抗体和干扰素,具有抗病毒、抗肿瘤、增强机体免疫功能等作用。在临床上主要用于手术、放疗及化疗后肿瘤患者的治疗,还可用于自身免疫病的治疗,对某些病毒性感染也有一定的治疗作用。不良反应有寒战、发热、水钠潴留、氮质血症、胃肠道反应等。

转移因子

转移因子(transfer factor,TF)是从正常人的淋巴细胞或淋巴组织、脾、扁桃体等制备的一种核酸肽,不被RNA酶、DNA酶及胰酶破坏,无抗原性。TF可将供体细胞免疫信息转移给受者的淋巴细胞,使之转化、增殖、分化为致敏淋巴细胞,从而获得供体样的免疫力。由此获得的免疫力较持久,其作用可维持6个月,但不转移体液免疫,不起抗体作用。主要用于原发性或继发性细胞免疫缺陷的补充治疗。

胸腺素 α1

胸腺素 α1(thymosin α1)是从胸腺分离的一组活性多肽,又称胸腺多肽。目前主要通过基因工程技术合成,可诱导T细胞分化成熟,即诱导前T细胞(淋巴干细胞)转变为T细胞,并进一步分化成熟为具有特殊功能的各亚型群T细胞,从而调节胸腺依赖性免疫应答反应。在临床上主要用于治疗细胞免疫缺陷的疾病(包括AIDS),以及某些自身免疫病和病毒感染。除少数过敏反应外,本品一般无严重不良反应。

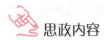 思政内容

嵌合抗原受体T细胞免疫治疗的前世今生

在19世纪末20世纪初,癌症免疫学之父William Coley医生通过"Coley毒素"开启了免疫疗法治疗癌症的历史。后续随着对免疫系统的深入了解,人们发现原来是混合的细菌和病毒激活了人

体免疫,从而形成联动的免疫效果,导致肿瘤消退。也正是认识到这一原理,人们发现对抗癌症的免疫细胞为 T 细胞。一开始,人们只是将 T 细胞在体外进行扩增培养,再回输到人体。这种方法患者获益率较低。进一步的研究发现,原来癌细胞会"隐藏"自己的特征,就算 T 细胞再多,可能也无法找到癌细胞并杀死癌细胞。于是研究人员将肿瘤的特征信息(肿瘤特异性抗原)提取出来,通过实验室分析,将可以识别这些信息的片段分离出来,再给到 T 细胞,帮助 T 细胞找到癌细胞,从而发挥其杀伤作用。这就是 CAR-T 细胞。CAR-T 细胞的全称为嵌合抗原受体 T 细胞(chimeric antigen receptor T cell),即我们给 T 细胞加入了可以识别特定抗原的受体(目前主要为癌细胞的特征受体),使得 T 细胞可以特异性识别带有特定抗原的细胞。

1989 年,第一代 CAR-T 细胞疗法诞生。作为初代 CAR-T 细胞疗法,也奠定了后续 CAR-T 细胞的初始结构。简单来说,就是一个可以与抗原结合的部位+跨膜区域+细胞内的信号传递区域,通过和癌细胞上的抗原结合,启动 T 细胞的杀伤作用。但是初代 CAR-T 细胞疗法的效果不佳,不论是复制能力还是杀伤作用都不高。2002 年,二代 CAR-T 细胞疗法问世。在初代 CAR-T 细胞疗法的基础上,二代 CAR-T 细胞疗法增加了共刺激受体信号,这使得 CAR-T 细胞在准确找到癌细胞的同时,也可以有效地扩增,并对肿瘤形成良好的杀伤效果。2010 年,针对 CD19 靶点的 CAR-T 细胞疗法正式进入临床研究;2011 年首次报道了针对 CD19 靶点的 CAR-T 细胞疗法在慢性淋巴细胞白血病患者中的成功应用。正是 CAR-T 细胞疗法在血液肿瘤中的成功应用,使得 CAR-T 细胞疗法进入大众的视野。自 2017 年 CAR-T 细胞疗法获得 FDA 批准上市之后,全球便掀起了 CAR-T 细胞疗法研发的浪潮。2021 年,中国市场也有 2 款 CAR-T 细胞疗法上市,进入 CAR-T 细胞治疗时代。

除了已经上市的 CAR-T 细胞疗法之外,目前全球范围内还有大量的 CAR-T 细胞疗法的临床试验,在中国也有着大量的临床研究在招募患者。在血液肿瘤治疗中取得了重大治疗成果之后,CAR-T 细胞疗法也将研究领域转向患者数更多的实体肿瘤,寻找新的肿瘤靶点,打破肿瘤微环境束缚等,这些新的进展都将帮助 CAR-T 细胞更好地治疗实体瘤。相信新一代更安全、更有效的CAR-T细胞疗法的面世,将帮助更多患者战胜癌症,重获健康。

(杜胜男)

第四十六章 基因治疗药物

　　基因治疗（gene therapy）是通过一定载体将正常或有治疗价值的目的基因或核酸分子导入靶细胞，在人体内产生特定的功能分子（核酸或蛋白质），从而达到防治疾病的效果。在人体内产生特定的功能分子（核酸或蛋白质），实质上可以看作是导入一个具有治疗作用的给药系统，有人将基因治疗载体或体细胞称为基因药物（gene medicine）。自 1990 年 9 月世界上第一例腺苷脱氨酶缺乏所致的重症联合免疫缺陷病患者接受基因治疗临床试验以来，基因治疗基础和临床研究取得了显著进展。迄今世界范围内批准的基因治疗临床试验项目数已超过 1 800 余项，适应证从遗传病扩展至恶性肿瘤等获得性疾病。基因治疗药物重组腺病毒-p53（recombined p53 adenovirus）和重组人 5 型腺病毒（recombined type 5 adenovirus，H101）在我国正式被批准上市。最近，重症联合免疫缺陷病（severe combined immunodeficiency，SCID）、先天性黑矇症（Leber´s congenital amaurosis，LCA）、肾上腺脑白质营养不良（adrenoleuko dystrophy，ADL）等严重遗传病的临床试验取得不错的结果。基因治疗作为一种全新的治疗手段，尽管在有效性、安全性、可操作性等方面仍面临着诸多棘手问题，但随着人类基因组计划的完成和后基因组研究的开展，以及小干涉 RNA（small interfering RNA，siRNA）等生物技术的应用，基因治疗有望对传统的疾病治疗模式及制药业产生深远的影响。

第一节　基因治疗基础

一、基因治疗的类型

　　基因治疗按基因操作方式分为 2 类，一类为基因增强（gene augmentation）和基因失活（gene inactivation）。基因增强是将目的基因导入靶细胞，目的基因的表达产物能修饰缺陷细胞的功能或使原有的某些功能得以加强，是目前最多的基因治疗方式。基因失活代表性手段包括：利用反义寡核苷酸等片段特异地干扰基因表达；通过核酶（ribozyme）在细胞内特异性降解靶基因的转录产物，控制特定基因的表达；应用 siRNA 使基因沉默，从而调节特定蛋白功能。另一类为基因修正（gene correction）和基因置换（gene replacement），主要是将缺陷基因的异常序列进行矫正或对缺陷基因精确地原位修复，不涉及基因组的其他任何改变。同源重组（homologous recombination）技术将外源正常的基因在特定的部位进行重组,从而使缺陷基因在原位特异性修复,但因同源重组频率太低而无法用于临床。

基因治疗按靶细胞类型又可分为生殖细胞(germ-line cell)基因治疗和体细胞(somatic cell)基因治疗。广义的生殖细胞基因治疗以精子、卵子、早期胚胎细胞作为治疗对象。从理论上讲,直接对生殖细胞进行基因治疗是可行的并能彻底根除遗传病,但由于当前基因治疗技术还不成熟,以及涉及一系列伦理学问题,生殖细胞基因治疗仍属禁区。在现有的条件下,基因治疗仅限于体细胞,基因型的改变只限某一类体细胞,其影响也只限某个体的当代。

二、基因治疗的条件

基因治疗是将外源性目的基因导入人体靶细胞而治疗疾病的方法。因此,目的基因、靶细胞的选择及基因转移的方式是基因治疗的必备条件。

1. 目的基因　根据治疗目的的不同,目的基因可以选择互补 DNA(complementary DNA,cDNA),也可以选择染色体基因组 DNA(genomic DNA);可以是人体正常的基因,也可以是人体基因组所不存在的野生型基因。供转移的目的基因的要求:一是要保证结构及功能上的完整性;二是为了保证基因导入靶细胞后能够正常表达,在导入细胞前,必须将目的基因重组于含有调控序列的质粒或病毒的表达载体(expression vector)的合适位置。

2. 靶细胞的选择　根据治疗的目的选择不同的体细胞作为靶细胞。生殖细胞作为基因转移的靶细胞仅在动物中进行,用来生产治疗药物或建立疾病动物模型等。不同类型的疾病其基因治疗的靶细胞或器官不同。对于某些遗传性疾病,要求对特定细胞的功能缺陷进行纠正,称为原位纠正,它对靶细胞的要求较高。遗传性疾病基因治疗中应用较多的靶细胞是造血干细胞、皮肤成纤维细胞、成肌细胞和肝细胞;而肿瘤中最多采用的是肿瘤细胞本身,其次是淋巴细胞、树突状细胞和造血干细胞。

3. 基因转移的方式　按不同疾病和导入基因的不同性质予以选择。①将含外源基因的载体在体外导入人体自身或异体细胞(或异种细胞),这种细胞被称为“基因工程化的细胞”,经体外细胞扩增后,输回人体。这种途径比较经典、安全,而且效果较易控制,但是步骤多、技术复杂、难度大,不容易推广。②将外源基因装配于特定的真核细胞表达载体,原位或直接导入体内。这种载体可以是病毒性或非病毒性,甚至是裸 DNA。但是,对于这种方式导入的治疗基因及其载体,必须证明其安全性,而且导入体内之后必须能进入靶细胞有效地表达并达到治疗目的。这种途径操作简便,类似于传统给药方法,容易推广。这类基因转移途径目前尚未成熟,存在疗效持续时间短、免疫排斥、安全性等一系列问题。

第二节　基因治疗的应用和前景

基因治疗目前有 3 种方法:第一种是将正确的基因导入细胞来替代错误的突变基因,目的基因的表达产物可修饰缺陷细胞的功能或特异性地抑制某些有害基因表达,从而达到治疗疾病的目的,目前基因治疗多采用这种方式。第二种是直接修复错误的基因,也就是常说的基因编辑。利用同源重组技术将缺陷基因的异常序列进行矫正或对缺陷基因进行精确的原位修复,按照需要改变细胞原有的 DNA 序列。但由于目前同源重组技术的安全性、效率等问题尚待解决,故此类技术尚处于临床研究阶段。第三种是在体外通过基因技术修改细胞,然后把修改的细胞放回人体发挥作用,目前以 CAR-T 细胞疗法为代表。该疗法是把患者的 T 细胞从血液中分离出来,并用慢病毒把设计好的抗原受体基因整合到 T 细胞的基因序列,经过扩增后注射回患者体内,从而激活机体免疫系统对这种抗原的反应。

一、基因治疗的载体

病毒载体介导的基因转移是指将病毒基因中与致病相关的基因去除,而保留其携带基因进入人体的功能,再将外源目的基因通过基因重组技术,组装于病毒的遗传物质中,通过这种重组病毒去感染受体宿主细胞,使目的基因在宿主细胞中表达。病毒载体结构简单,易于改造和操作,有较高的转染效率和良好的靶向性,目前在基因治疗领域应用最广泛,大约85%的临床治疗方案采用了病毒载体。目前有两大类病毒载体最常用,一类是逆转录病毒载体(retroviral vector),一类是腺相关病毒载体(adeno-associated viral vector)。早期的逆转录病毒载体多使用γ-逆转录病毒和C类逆转录病毒,后来又开发出慢病毒(lentivirus)和泡沫病毒(spumavirus)载体。这些病毒不但能感染非分裂的细胞,而且能携带更大片段的基因。通过遗传改造,如去除增强子等方式,这些病毒被改造得更温和,从而大大降低了遗传毒性。而腺相关病毒载体不易整合到宿主基因组,因而更安全,特别是其对神经元的感染效率较高,所以成为神经系统、眼科遗传病等首选的基因载体。各种病毒载体的特点见表46-1。

表46-1　几种常用基因治疗病毒载体的特点

病毒载体	病毒类型	优点	缺点
逆转录病毒载体	RNA病毒	细胞感染率高(可达100%);能感染胶质细胞、神经前体细胞、骨髓淋巴细胞、肝细胞等多种分裂细胞;引起机体的免疫反应较弱	可能导致插入突变或激活癌基因;不能感染非分裂细胞;目的基因容量小(8~10 kb);容易失活,不能纯化
腺病毒载体	线性双链DNA无包膜病毒	细胞感染率高(可达90%);靶细胞范围广(分裂和非分裂细胞);给药途径多;潜在致癌危险小;目的基因容量大(35 kb);稳定性高,易于制备与纯化	转染宿主细胞为一过性的,须反复给药;引起机体的免疫反应强烈;高滴度具有细胞毒性
腺相关病毒载体	线状单链DNA病毒	无致病性;转染效率高;可感染分裂期和非分裂期细胞;能选择性整合入人类19号染色体的特定部位,基因表达稳定;无免疫性,可反复感染;易于分离纯化	目的基因容量小(仅5 kb);依赖于辅助病毒才能增殖;基因表达具有明显的"滞后性";实际应用时很难定向整合
单纯疱疹病毒载体	双链有包膜病毒	目的基因容量大(50 kb),可同时装载多个基因;有较高滴度;免疫原性低;易于操作;适用于脑和神经系统肿瘤的基因治疗	具有神经元毒性作用;基因表达短暂
慢病毒载体	非鼠源性逆转录病毒	可感染分裂期和非分裂期细胞;能将外源基因整合入非分裂期细胞基因组,并长期表达;无明显免疫反应	有发生重组,产生野生型病毒并表达病毒蛋白的危险

非病毒载体介导的基因转移是指通过物理学方法(如电穿孔法、直接注射法)、化学方法(如磷酸钙共沉淀法、脂质体法、纳米粒介导法)、生物学方法(如受体介导的基因转移法、同源重组法)等,从药剂和药理学角度将基因导入靶器官、靶组织或靶细胞并进行表达。目前常用的非病毒载体包括裸DNA/质粒DNA、脂质体载体和聚乙烯亚胺、多聚赖氨酸、壳聚糖等阳离子聚合物载体等。它们生物安全性较好,具有低免疫原性和无传染性,外源基因随机整合率低,目的基因容量大和类型

不受限制,以及使用简单、制备方便、便于保存和检验等优点,近年来越来越受到人们的重视,特别是靶向脂质体、靶向多聚物,以及脂质体/多聚物/DNA 复合物等新材料及新产品的出现,结合电脉冲、超声、纳米等新技术,明显改善了外源基因的导入效率和靶向性,使得非病毒载体成为基因治疗中的热点和当前药剂学研究的前沿课题。尽管其优势明显,但其缺点也不容忽视,非病毒载体介导的基因转移存在外源基因转移率低、表达时间短、对某些载体的物理及化学性质和转染机制不十分清楚等问题。因此,对现有的载体进行改进,获得能在临床上有效应用、靶向性更好并可精确调控的载体将是今后非病毒载体研究的发展方向。

二、基因治疗的应用

随着基因治疗的发展,基因治疗对象也在不断扩大,由原来的遗传病扩展到肿瘤、传染病等。基因治疗病种一般应具备以下条件:①病因已明确,且致病基因已克隆;②致病基因 cDNA 长度较短,加上基因表达调控元件应在病毒的包装范围内;③基因的表达调控比较简单,少量的基因表达产物就能够纠正疾病症状,过量的基因表达也不产生严重的不良反应;④基因能够在多种细胞中表达;⑤对于在体直接应用的方式,基因产物最好能被分泌到细胞外,并通过血液到达全身;⑥缺陷基因的存在及其所表达的错误蛋白质对正常基因表达没有影响。

1. 遗传病基因治疗　目前遗传病基因治疗的首选病例是某些单基因遗传病,这是因为其缺损的基因已确定,人们对致病基因的结构、功能(如定位、测序、调控)及蛋白质产物等都有较深入的研究和认识。迄今遗传病基因治疗临床试验已有十余种,如腺苷脱氨酶(adenosine deaminase,ADA)缺乏导致的重症联合免疫缺陷病(SCID)、家族性高胆固醇血症(familial hypercholesterolemia,FH)、囊性纤维化(cystic fibrosis,CF)、戈谢病(Gaucher disease)、血友病(hemophilia)、地中海贫血(thalassemia)、先天性黑矇症(Leber's congenital amaurosis,LCA)、肾上腺脑白质营养不良(adrenoleuko dystrophy,ADL)等,并取得某些重要的进展。尽管生殖细胞基因治疗是根治遗传病的最终目标,但由于目前基因治疗理论和技术不完备及伦理学问题,遗传病基因治疗仍限于体细胞。

2. 恶性肿瘤基因治疗　理想的肿瘤基因治疗模式是将突变的基因修复或用正常的基因替换即病因性基因治疗。但是,目前的技术手段实际上尚难以实现。现在常用的基因治疗策略主要包括免疫性基因治疗、溶瘤腺病毒基因治疗、自杀基因治疗和辅助性基因治疗。

免疫性基因治疗主要针对肿瘤发生、发展过程中存在着机体免疫系统对肿瘤细胞的免疫耐受状态,而这种状态可能源于肿瘤细胞本身的免疫性不强[如主要组织相容性复合体(MHC)表达不足],也可能源于抗原提呈细胞不能提供足够的共刺激信号(如 B7),或者机体免疫因子分泌不足等。病因性基因治疗主要针对癌基因和抑癌基因,其策略是抑制、阻断癌基因的表达,或者替代、恢复抑癌基因的功能。

溶瘤腺病毒属肿瘤裂解性病毒,其特点如下:①具有复制性,病毒颗粒较小;②能扩展至邻近肿瘤细胞,作用的范围较广;③溶瘤腺病毒可产生溶瘤和抗肿瘤免疫反应。我国批准上市的重组人 5 型腺病毒是基因组改造后的溶瘤腺病毒,其早期基因 EIB 区用于编码 55 kD 蛋白的一段 827 bp DNA 被删除,并通过基因序列的点突变,产生终止密码子而阻止 EIB 55 kD 蛋白的表达,使其选择性地在 P53 蛋白异常的肿瘤细胞中增殖,进而特异性地裂解肿瘤细胞产生溶瘤作用并激发机体抗肿瘤免疫反应。主要用于鼻咽癌等头颈部肿瘤的治疗。

一些来自病毒或细菌的基因具有特殊的功能,其表达产物可将原先对哺乳动物细胞无毒的或毒性极低的前药转换成毒性产物,导致这些细胞死亡,这类基因被称为"自杀基因"(suicide gene)或"药物敏感基因"。根据细胞自杀机制,将自杀基因作为治疗性目的基因应用于肿瘤治疗的研究称为肿瘤的自杀基因疗法。但是由于当前肿瘤形成的分子机制尚未阐明及治疗中目的基因表达调控研究的有限性,该手段目前尚处于理论阶段。

骨髓细胞毒作用是化疗药物主要的毒性反应,限制了化疗药物的应用。此方面的对策之一就是增强肿瘤细胞对化疗药物的敏感性和增强骨髓细胞的耐药性。利用耐药性基因 *MDR-1* 可设计出 2 种基因治疗的方法:一种是应用反义 RNA 技术,抑制异常活化的 *MDR* 基因,从而达到逆转肿瘤细胞化疗耐药的作用;另一方面,利用耐药性基因 *MDR-1* 保护正常组织免受化疗药物的毒性,如将 *MDR-1* 基因导入骨髓前体细胞或干细胞,然后将这些细胞输入体内。其他化疗敏感组织如肝脏同样可以通过导入 *MDR-1* 基因起到保护作用。

3.其他疾病的基因治疗　多基因遗传病包括临床常见的高血压、糖尿病、冠心病、中枢神经系统退行性疾病等,对多基因遗传病的基因治疗主要是通过基因转移赋予细胞一个新的功能。由于多基因遗传病涉及的基因尚不完全清楚,因此难以达到根本性的治疗目的。而一些病毒感染性疾病如 AIDS 的基因治疗,研究已受到广泛重视,可分为 3 个方面:①将 HIV 抗原基因导入靶细胞,激活机体的免疫系统,提高对 HIV 的免疫能力;②在靶细胞内表达类似物(decoy)基因,目的在于降低病毒进入靶细胞的机会和降低 HIV 的复制增殖;③在靶细胞内表达反义核酸或者核酶,从而直接阻断 HIV 的复制增殖或破坏 HIV 基因组。

三、基因治疗的问题和前景

基因治疗作为一种全新的医学治疗方法,虽然在近 30 年里发展十分迅速,但还面临着许多严峻的问题。

1.怎样获得更多有治疗价值的目的基因　基因治疗是导入外源性目的基因以达到治疗疾病的新型医学方法,应该导入什么样的外源性目的基因是基因治疗的另一个关键问题。只有在充分认识疾病相关基因结构与功能的前提下,才能有效地开展基因治疗。目前,大部分疾病(如恶性肿瘤、高血压、糖尿病、冠心病、中枢神经系统退行性疾病)的致病基因还有待进一步确定。

2.如何设计基因转移载体　一个理想的载体需要有高效基因转移率,能将外源性基因定向导入靶细胞,而目前已有的载体均属低效。

3.怎样解决治疗的靶向及表达调控问题　外源基因能否在体内被准确、有效地导入特定的细胞组织并在其中有效表达,即基因在体内表达的空间、时间的精确定位和表达水平的调控。这是基因治疗应用中的关键问题,也是目前基因治疗领域的研究热点。

4.基因治疗简便性　除了考虑病种特殊性外,临床应用的可能性和简便性也是重要因素。在体细胞基因治疗中,如 CAR-T 细胞疗法在临床应用中必须把患者的 T 细胞取出,在离体情况下进行遗传加工,然后输回患者体内。此过程需求高,耗资巨大。

5.怎样正确判断导入外源基因对机体的不利影响　目前采用最多的是逆转录病毒载体,它进入细胞内整合至宿主细胞染色体的部位是随机的。虽然产生插入突变概率很低,但仍有潜在的可能性。

6.伦理学问题　人体基因治疗作为一种医疗手段,存在着普遍意义上的伦理学问题。同时由于对基因结构及其变化规律的复杂性的认识还有待深化,基因治疗对基因组的改变、补充、修复直接关系到人的健康,因此作为改变人体遗传物质的非常规医疗手段又存在着特殊的伦理学问题。

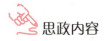 思政内容

多方共同努力，与疾病生死赛跑
——SMA罕见病基因疗法

2016年美国FDA批准了第一个用于治疗2岁以下脊髓性肌萎缩(spinal muscular atrophy,SMA)的基因治疗药物——诺西那生钠(Zolgensma)。SMA是一种常染色体隐性遗传的中枢神经系统退行性疾病,是 *SMN1* 基因变异/缺失造成的。患者主要表现为控制肌肉的神经逐渐退化,肌肉萎缩,大部分患者死于呼吸衰竭。诺西那生钠可以实现SMN1蛋白的表达,改变SMA的疾病进程。这项药物的成功研发是患者家属、科研单位、制药公司共同努力的结果。Arya Singh 是一名SMA患者,她的父母在寻找治疗方案的过程中,发现国家每年用于SMA的研究资金仅为囊肿性纤维化的1/9,生物制药公司也大都忽视了这种疾病。因而 Arya 的父母拿出1 500万美元建立了SMA基金,致力于资助这项疾病的研究。经过不懈努力,他们于2003年争取到了千万美元的SMA创新药计划,并联合多个研究机构和公司开始了SMA的药物研发。2016年底,第一个治疗SMA的药物 Spinraza 被批准上市。而后同类药物诺西那生钠被批准用于该病的治疗。该基因疗法的问世,不仅推动了罕见病事业的发展,更加强了科研机构和制药公司对罕见病的关注。

（杜胜男）

参考文献

[1]杨宝峰,陈建国.药理学[M].10 版.北京:人民卫生出版社,2024.

[2]杨宝峰,陈建国.药理学[M].10 版.北京:人民卫生出版社,2024.

[3]范天黎,韩圣娜,聂亚莉.药理学(新形态教程)[J].天津:天津科学技术出版社,2024.

[4]吴基良,姚继红.药理学(案例版)[M].3 版.北京:科学出版社,2023.

[5]BRUNTON L L,KNOLLMANN B C. Goodman & Gilman's the pharmacological basis of therapeutics[M]. 14th edition. New York:McGraw Hill Medical,2023.

[6]陈建国,俞小瑞.人体功能学[M].2 版.北京:人民卫生出版社,2021.

[7]张慧灵,KELLY H.药理学[M].北京:人民卫生出版社,2021.

[8]国家药典委员会.中华人民共和国药典:2020 版[M].北京:中国医药科技出版社,2020.

[9]王鹏,王世广.药理学[M].郑州:郑州大学出版社,2020.

[10]李小妹,陈立.高级临床药理学[M].北京:人民卫生出版社,2018.

[11]张莉蓉,王鹏.护理药理学[M].郑州:郑州大学出版社,2017.

[12]曹永孝,臧伟进.药理学教程[M].北京:高等教育出版社,2016.

[13]朱依谆,殷明.药理学[M].8 版.北京:人民卫生出版社,2016.